LA REFERENCE iKB

# SANTE PUBLIQUE

## LECTURE CRITIQUE D'ARTICLE
## MEDECINE DU TRAVAIL
## MEDECINE LEGALE

**EDITION 2016**

Dr Anne JOLIVET

Dr Laurent LE

Dr Jérémy LAURENT



Editions Vernazobres-Grego
99 bd de l'Hôpital
75013 PARIS - Tél. : 01 44 24 13 61
www.vg-editions.com



DECEMBRE 2015 - ISBN : 978-2-8183-1366-4

Anne Jolivet est Docteur en médecine, spécialisée en santé publique, et Docteur en Epidémiologie. Elle travaille actuellement comme praticien hospitalier au Centre Hospitalier de l'Ouest Guyanais à St-Laurent du Maroni, et est le chef du pôle de santé publique de cet établissement.

- Je remercie mes proches, amis, collègues et Professeurs qui m'ont aidée, soutenue ou encouragée depuis 2007 pour la rédaction, les relectures et les mises à jour de cet ouvrage. Je remercie particulièrement David pour sa patience et Patrick Bellaïche pour son soutien indéfectible.
- A Eva et Esteban.

# SOMMAIRE


| Chapitre | Item | Intitulé de l'item | Page |
|---|---|---|---|
| **1** | 1 | La relation médecin-malade dans le cadre du colloque singulier ou au sein d'une équipe, le cas échéant pluriprofessionnelle. La communication avec le patient et son entourage. L'annonce d'une maladie grave ou létale ou d'un dommage associé aux soins. La formation du patient. La personnalisation de la prise en charge médicale | 1 |
| **2** | 2 | Les valeurs professionnelles du médecin et des autres professions de santé | 11 |
| **3** | 3 | Le raisonnement et la décision en médecine. La médecine fondée sur des preuves (Evidence Based Medicine, EBM). La décision médicale partagée | 19 |
| **4** | 4 | La sécurité du patient. La gestion des risques. Les évènements indésirables associés aux soins (EIAS) | 27 |
| **5** | 5 | La gestion des erreurs et des plaintes ; l'aléa thérapeutique | 57 |
| **6** | 6 | L'organisation de l'exercice clinique et les méthodes qui permettent de sécuriser le parcours du patient | 65 |
| **7** | 7 | Les droits individuels et collectifs du patient | 71 |
| **8** | 8 | Ethique médicale | 89 |
| **9** | 9 | Certificats médicaux. Décès et législation. Prélèvements d'organes et législation | 109 |
| **10** | 10 | Violences sexuelles | 121 |
| **11** | 11 | Soins psychiatriques sans consentement | 125 |
| **12** | 12 | Responsabilités médicale pénale, civile, administrative et disciplinaire | 135 |
| **13** | 13 | Principes d'une démarche qualité et évaluation des pratiques professionnelles | 141 |
| **14** | 14 | Formation tout au long de la vie. Analyse critique d'une information scientifique et médicale. Gestion des liens d'intérêt | 153 |
| **15** | 15 | Organisation du système de soins. Sa régulation. Les indicateurs. Parcours de soins. | 161 |
| **16** | 16 | La sécurité sociale. L'assurance maladie. Les assurances complémentaires. La couverture médicale universelle. La consommation médicale. Protection sociale. Consommation médicale et économie de la santé. | 181 |
| **17** | 17 | Le système conventionnel | 203 |
| **18** | 18 | La méthodologie de la recherche expérimentale et clinique | 209 |
| **19** | 19 | Mesure de l'état de santé de la population | 229 |
| **20** | 20 | Interprétation d'une enquête épidémiologique | 239 |

| Chapitre | Item | Intitulé de l'item | Page |
|---|---|---|---|
| **21** | 28 | Connaître les principaux risques professionnels pour la maternité, liés au travail de la mère. | 259 |
| **22** | 55 | Maltraitance et enfance en danger. Protection maternelle et infantile. | 263 |
| **23** | 57 | Sujets en situation de précarité | 269 |
| **24** | 142 | Surveillance des maladies infectieuses transmissibles | 277 |
| **25** | 143 | Vaccinations | 293 |
| **26** | 174 | Risques émergents, bioterrorisme, maladies hautement transmissibles | 303 |
| **27** | 175 | Risques sanitaires liés à l'eau et à l'alimentation. Toxi-infections alimentaires | 307 |
| **28** | 176 | Risques sanitaires liés aux irradiations. Radioprotection | 317 |
| **29** | 177 | La sécurité sanitaire des produits destinés à l'homme. La veille sanitaire (voir item 322) | 325 |
| **30** | 178 | Environnement professionnel et santé au travail | 331 |
| **31** | 179 | Organisation de la médecine du travail. Prévention des risques professionnels | 337 |
| **32** | 180 | Accidents du travail et maladies professionnelles : définitions et enjeux | 349 |
| **33** | 197 | Transplantation d'organes : aspects épidémiologique et immunologiques ; principes de traitement et surveillance ; complications et pronostic ; aspects éthiques et légaux | 365 |
| **34** | 246 | Prévention primaire par la nutrition chez l'adulte et l'enfant | 371 |
| **35** | 247 | Modifications thérapeutiques du mode de vie (alimentation et activité physique) chez l'adulte et l'enfant | 375 |
| **36** | 287 | Epidémiologie, facteurs de risque, prévention et dépistage des cancers | 381 |
| **37** | 292 | Prise en charge et accompagnement d'un malade cancéreux à tous les stades de la maladie dont le stade des soins palliatifs en abordant les problématiques techniques, relationnelles, sociales et éthiques. Traitements symptomatiques. Modalités de surveillance. | 395 |
| **38** | 318 | Principes du bon usage du médicament et des thérapeutiques non médicamenteuses | 403 |
| **39** | 319 | La décision thérapeutique personnalisée : bon usage dans des situations à risque | 417 |
| **40** | 320 | Analyser et utiliser les résultats des études cliniques dans la perspective du bon usage – analyse critique, recherche clinique et niveaux de preuve (voir item 3) | 431 |
| **41** | 321 | Education thérapeutique, observance et automédication | 441 |
| **42** | - | Lecture Critique d'Article | 449 |

# TABLE DES MATIERES


| Chapitre | Item | Intitulé de l'item | Objectifs et programme d'enseignement | Page | 1e tour | 2e tour | 3e tour |
|---|---|---|---|---|---|---|---|
| **UE 1 APPRENTISSAGE DE L'EXERCICE MEDICAL ET DE LA COOPERATION INTERPROFESSIONNELLE** | | | | | | | |
| **1** | 1 | La relation médecin-malade dans le cadre du colloque singulier ou au sein d'une équipe, le cas échéant pluriprofessionnelle. La communication avec le patient et son entourage. L'annonce d'une maladie grave ou létale ou d'un dommage associé aux soins. La formation du patient. La personnalisation de la prise en charge médicale | • Expliquer les bases de la communication avec le malade, son entourage et la communication interprofessionnelle.<br>• Etablir avec le patient une relation empathique, dans le respect de sa personnalité, de ses attentes et de ses besoins.<br>• Connaître les fondements psychopathologiques de la psychologie médicale.<br>• Se comporter de façon appropriée lors de l'annonce d'un diagnostic de maladie grave, d'un handicap, d'un décès ou d'un évènement indésirable associé aux soins.<br>• Favoriser l'évaluation des compétences du patient et envisager, en fonction des potentialités et des contraintes propres à chaque patient, les actions à proposer (à lui ou à son entourage) : éducation thérapeutique programmée ou non, actions d'accompagnement, plan personnalisé de soins (voir item 321). | 1 | | | |
| **2** | 2 | Les valeurs professionnelles du médecin et des autres professions de santé | • Analyser l'évolution de cas valeurs depuis les préceptes hippocratiques jusqu'à leur traduction dans les textes réglementaires en vigueur.<br>• Comparer avec les valeurs professionnelles des médecins d'autres pays (USA et GB en particulier).<br>• Connaître les interactions avec les autres professions de santé. | 11 | | | |
| **3** | 3 | Le raisonnement et la décision en médecine. La médecine fondée sur des preuves (Evidence Based Medicine, EBM). La décision médicale partagée | • Analyser les principes du raisonnement hypothético-déductif et de la décision contextualisée en médecine.<br>• Décrire la démarche EBM ; en préciser les limites.<br>• Apprécier dans chaque situation clinique, le poids respectif des trois types de données constituant une approche EBM.<br>• Préciser la notion de niveau de preuve dans son raisonnement et dans sa décision.<br>• Identifier les circonstances d'une décision médicale partagée avec le patient et son entourage (voir item 319).<br>• Préciser les notions d'efficacité, d'efficience et d'utilité dans le raisonnement et la décision médicale.<br>• Comprendre et apprendre la notion de discussion collégiale pour les prises de décision en situation de complexité et de limite des savoirs. | 19 | | | |


E

| Chapitre | Item | Intitulé de l'item | Objectifs et programme d'enseignement | Page | 1e tour | 2e tour | 3e tour |
|---|---|---|---|---|---|---|---|
| **4** | 4 | La sécurité du patient. La gestion des risques. Les évènements indésirables associés aux soins (EIAS) | • Définir les notions de Qualité, Sécurité, évènement indésirable grave (EIG), évènement porteur de risque (EPR), résilience.<br>• Présenter les données quantitatives sur la fréquence et la nature des EIG dans le système de soins ; Enquêtes nationales sur les EIG, évolution dans les dix dernières années.<br>• Connaître les définitions des termes suivants : antisepsie, asepsie, désinfection, décontamination, stérilisation.<br>• Connaître les procédures d'hygiène des mains en milieu de soins, et d'antisepsie de la peau saine, de la peau lésée et des muqueuses.<br>• Connaître et expliquer les mesures préventives des infections associées aux soins (IAS) : infection urinaire, infection sur cathéter vasculaire, pneumonie, infection du site opératoire.<br>• Exposer les grands principes d'organisation de la sécurité sanitaire. Faire un point sur les différences entre la France, les principaux pays européens et les USA.<br>• Définir et pondérer les grandes composantes de la gestion des risques ; préciser l'importance de la composante FHO (facteurs humains et organisationnels) du risque associé aux soins.<br>• Préciser les différentes missions relevant du ministère chargé de la santé et de la HAS. | 27 | | | |
| **5** | 5 | La gestion des erreurs et des plaintes ; l'aléa thérapeutique | • Préciser les différents temps successifs d'une démarche permettant une culture positive de l'erreur : analyse des EIG, Revue de Mortalité Morbidité, information et plan d'action ; prévention des dommages de « seconde victime » pour le professionnel de santé.<br>• Acquérir les bases de l'analyse approfondie des causes de d'erreur (modèle de Reason, barrières de prévention, récupération, atténuation, l'analyse des causses racines).<br>• La compensation de l'erreur : préciser les missions de l'Offica National d'Indemnisation des accidents médicaux (ONIAM). Identifier les principaux facteurs conduisant à l'ouverture d'un contentieux à la suite d'un accident médical. Définir la notion de responsabilité sans faute (voir item 322). | 57 | | | |
| **6** | 6 | L'organisation de l'exercice clinique et les méthodes qui permettent de sécuriser le parcours du patient | • Décrire les principes d'organisation et les conditions de mise en œuvre :<br>- Du travail en équipe (pluriprofessionnelle).<br>- Des protocoles pluriprofessionnels (incluant la notion de comorbidité).<br>- Des réunions de concertation pluridisciplinaire.<br>- Des listes de vérification « check lists ».<br>- Des réunions de morbi-mortalité. | 65 | | | |
| **7** | 7 | Les droits individuels et collectifs du paient | • Préciser les apports de la loi du 4 mars 2002 (et des lois postérieures) : droits individuels (information, consentement, accès au dossier, directives anticipées, personne de confiance) et droits collectifs (représentants des usagers, associations agréées, ...).<br>• Comprendre les enjeux du droit à l'information du patient dans la relation médicale ; le patient co-acteur de ses soins et de sa santé.<br>• Préciser les conditions du recueil du consentement éclairé qui impose une obligation d'information sur les risques.<br>• Préciser les conditions du recueil du consentement à la collecte, au traitement et à l'échange des données dans des situations distinctes (établissement de santé, exercice collégial, exercice individuel ...).<br>• Connaître les règles du partage des données de santé entre professionnels de santé.<br>• Connaître les principes d'élaboration et d'exploitation du dossier du patient, support de la coordination des soins. | 71 | | | |

| Chapitre | Item | Intitulé de l'item | Objectifs et programme d'enseignement | Page | 1e tour | 2e tour | 3e tour |
|---|---|---|---|---|---|---|---|
| **8** | 8 | Ethique médicale | • Décrire les principes et l'argumentation d'une décision d'interruption volontaire ou médicale de grossesse (IVG/IMG) ; les questions posées par le diagnostic prénatal et le diagnostic préimplantatoire (DPN/DPI).<br>• Décrire les principes éthiques et les procédures règlementaires du don d'organe (donneur décédé et don d'organes entres vifs).<br>• Décrire les principes éthique de la recherche biomédicale : protection des personnes et régulation, collections et règles en vigueur sur la conservation des éléments et produits du corps humain, centres de ressources biologiques, sérothèques.<br>• Décrire les principes éthiques du consentement aux soins : non opposition et consentement oral (libre et éclairé), procréation médicalement assistée (voir item 18), tests génétiques (voir item 43), exercice en équipe pluriprofessionnelle.<br>• Décrire les principes éthiques et les modalités pratiques de la protection des malades vulnérables (tutelle, curatelle, sauvegarde de justice, mandat de protection future).<br>• Décrire les principes éthiques lors des phases palliatives ou terminales d'une maladie, aborder de façon appropriée avec le malade et son entourage les notions d'obstination déraisonnable et de limitation thérapeutique, de sédation. | 89 | | | |
| **9** | 9 | Certificats médicaux. Décès et législation. Prélèvements d'organes et législation | • Préciser les règles générales d'établissement des certificats médicaux et leurs conséquences médico-légales, y compris les certificats de coups et blessures et notions d'ITT. Décrire l'examen d'un cadavre, connaître les différents types d'autopsie.<br>• Préciser les principes de la législation concernant le décès et l'inhumation.<br>• Préciser les principes de la législation concernant les prélèvements d'organes. | 109 | | | |
| **10** | 10 | Violences sexuelles | • Connaître les différents types de violences, l'épidémiologie et la législation.<br>• Décrire la prise en charge immédiate d'une personne victime de violences sexuelles. | 121 | | | |
| **11** | 11 | Soins psychiatriques sans consentement | • Principes de la loi de juillet 2011 : argumenter les indications, les modalités d'application et les conséquences de ces procédures.<br>• Hospitalisation par ordonnance de placement provisoire : argumenter les indications, les modalités d'application et les conséquences de ces procédures. | 125 | | | |
| **12** | 12 | Responsabilités médicale pénale, civile, administrative et disciplinaire | • Différencier les types de responsabilité liés à la pratique médicale. | 135 | | | |
| **13** | 13 | Principes d'une démarche qualité et évaluation des pratiques professionnelles | • Argumenter les conditions de mise en œuvre d'une démarche qualité et de l'évaluation des pratiques professionnelles ; incidence de l'environnement de travail. | 141 | | | |
| **14** | 14 | Formation tout au long de la vie. Analyse critique d'une information scientifique et médicale. Gestion des liens d'intérêt | • Déduire de l'analyse d'une pratique, l'intérêt d'une actualisation des savoirs.<br>• Valoriser une information scientifique et médicale en fonction de sa qualité méthodologique et de sa pertinence bioclinique (voir item 323).<br>• Identifier les impacts potentiels d'un lien d'intérêt sur une information scientifique et médicale.<br>• Justifier l'utilité de la déclaration des liens d'intérêt d'un expert (auteur) et l'utilité d'une politique de gestion de ces liens potentiellement conflictuels. | 153 | | | |

| Chapitre | Item | Intitulé de l'item | Objectifs et programme d'enseignement | Page | 1e tour | 2e tour | 3e tour |
|---|---|---|---|---|---|---|---|
| **15** | 15 | Organisation du système de soins. Sa régulation. Les indicateurs. Parcours de soins. | • Expliquer les principes de l'organisation des soins en France, en Europe et aux USA.<br>• Expliquer la structuration du système de santé en soins primaires (premier recours), secondaires et tertiaires.<br>• Présenter les missions des ARS. Justifier la notion de « territorialité » pour l'organisation des soins.<br>• Analyser de manière critiques les évolutions de recours aux soins (quantitativement et qualitativement) au regard des évolutions épidémiologiques, économiques, technologiques, professionnelles et socio culturelles.<br>• Préciser les qualités d'un indicateur utilisé dans l'organisation ou la régulation des activités cliniques et professionnelles (selon ses finalités : informative ou support de décision).<br>• Identifier les éléments clés nécessaires aux notions de coordination, de continuité et de globalité des soins (parcours de soins ou de santé).<br>• Expliquer les principes et finalités des parcours de soins, de la coordination des professionnels ainsi que de la gestion des soins.<br>• Exposer les attentes en matière de développement des pratiques de télémédecine. | 161 | | | |
| **16** | 16 | La sécurité sociale. L'assurance maladie. Les assurances complémentaires. La couverture médicale universelle. La consommation médicale. Protection sociale. Consommation médicale et économie de la santé. | • Expliquer les principes fondateurs de la sécurité sociale (1945) et les principales réformes survenues depuis lors (en particulier les ordonnances de 1967 et 1995).<br>• Distinguer les principes fondateurs de la sécurité sociale de ceux des systèmes en vigueur en Grande-Bretagne (National Health Service (NHS)) et aux Etas-Unis (avant et après la réforme « Obama »).<br>• Expliquer l'organisation de la protection sociale en France.<br>• Préciser les enjeux du vote chaque année par le Parlement de la Loi de Financement de la Sécurité Sociale (LFSS).<br>• Expliquer le rôle des assurances complémentaires et son évolution.<br>• Justifier l'institution de la Couverture Maladie Universelle (CMU) ; en préciser le périmètre et les limites.<br>• Expliquer la problématique des Affections de Longue Durée (ALD) et la notion de « reste à charge ».<br>• Préciser les principaux postes de dépenses de santé en France.<br>• Préciser le cadre de l'administration des soins aux étrangers.<br>• Préciser les principaux indicateurs de consommation et de coût de la santé en France. | 181 | | | |
| **17** | 17 | Le système conventionnel | • Préciser les principales étapes de son évolution depuis son institution en 1971.<br>• Discuter l'évolution des modes de rémunération des professionnels dans le système conventionnel (à l'acte, à la « performance », au forfait). | 203 | | | |
| **18** | 18 | La méthodologie de la recherche expérimentale et clinique | • Elaborer une question scientifique et effectuer une recherche documentaire sur un sujet, et une analyse critique des données existantes.<br>• Elaborer une hypothèse de travail et expliquer les processus expérimentaux mis en œuvre.<br>• Analyse, discuter et présenter un travail expérimental.<br>• Analyser et argumenter les grands types d'études cliniques.<br>• Décrire l'information du patient et le consentement éclairé.<br>• Connaître les grands principes de la réglementation de la recherche clinique (voir item 8). | 209 | | | |

| Chapitre | Item | Intitulé de l'item | Objectifs et programme d'enseignement | Page | 1e tour | 2e tour | 3e tour |
|---|---|---|---|---|---|---|---|
| **19** | 19 | Mesure de l'état de santé de la population | • Expliquer les principaux indicateurs de l'état de santé d'une population (taux de mortalité et espérance de vie).<br>• Préciser les principales données épidémiologiques et médico-économiques des grandes causes de handicap chez l'adulte et chez l'enfant, définir la notion de vie sans incapacité.<br>• Préciser les critères constitutifs d'une priorité de santé publique. | 229 | | | |
| **20** | 20 | Interprétation d'une enquête épidémiologique | • Discuter et interpréter les résultats des principaux types 'enquête épidémiologique. | 239 | | | |
| **UE 2**<br>**DE LA CONCEPTION A LA NAISSANCE – PATHOLOGIE DE LA FEMME – HEREDITE – L'ENFANT – L'ADOLESCENT** | | | | | | | |
| **21** | 28 | Connaître les principaux risques professionnels pour la maternité, liés au travail de la mère. | - | 259 | | | |
| **UE 3**<br>**MATURATION – VULNERABILITE – SANTE MENTALE – CONDUITES ADDICTIVES** | | | | | | | |
| **22** | 55 | Maltraitance et enfance en danger. Protection maternelle et infantile. | • Repérer un risque ou une situation de maltraitance chez le nourrisson, l'enfant et l'adolescent.<br>• Argumenter la démarche médicale et administrative nécessaire à la protection de la mère et de l'enfant. | 263 | | | |
| **23** | 57 | Sujets en situation de précarité | • Connaître les facteurs de risque.<br>• Evaluer la situation de précarité, définir les différents types et niveaux de précarité.<br>• Connaître les morbidités les plus fréquemment rencontrées et leurs particularités.<br>• Evaluer la situation médicale, psychologique et sociale d'un sujet en situation de précarité.<br>• Connaître les dispositifs médico-sociaux adaptés. | 269 | | | |
| **UE 6**<br>**MALADIES TRANSMISSIBLES – RISQUES SANITAIRES – SANTE AU TRAVAIL** | | | | | | | |
| **24** | 142 | Surveillance des maladies infectieuses transmissibles | • Décrire les modes de transmission des agents infectieux à l'homme.<br>• Définir les termes suivants en les appliquant aux maladies infectieuses : prévalence, incidence, taux d'attaque, sensibilité, spécificité, valeurs prédictives positive et négative.<br>• Nommer les sources d'information précisant la liste des maladies infectieuses à déclaration obligatoire, et la liste de celles nécessitant des mesures d'éviction.<br>• Déclarer une maladie transmissible.<br>• Rôles de L'institut de veille sanitaire (InVS). | 277 | | | |

| Chapitre | Item | Intitulé de l'item | Objectifs et programme d'enseignement | Page | 1e tour | 2e tour | 3e tour |
|---|---|---|---|---|---|---|---|
| **25** | 143 | Vaccinations | • Connaître les différents types de vaccins et les modalités d'administration.<br>• Connaître le calendrier vaccinal pour la population générale.<br>• Savoir programmer un rattrapage vaccinal.<br>• Adapter l'indication des vaccinations en fonction du risque individuel et collectif.<br>• Connaître les contre-indications et les principaux effets indésirables des vaccins.<br>• Argumenter la balance bénéfices/risques des principaux vaccins. | 293 | | | |
| **26** | 174 | Risques émergents, bioterrorisme, maladies hautement transmissibles | • Connaître les définitions des risques émergents pour la santé, des infections émergentes et du bioterrorisme et leurs principaux agents.<br>• Connaître les sources d'information pour accéder aux procédures d'alerte. | 303 | | | |
| **27** | 175 | Risques sanitaires liés à l'eau et à l'alimentation. Toxi-infections alimentaires | • Préciser les principaux risques liés à la consommation d'eau ou d'aliments (crudités, viandes et poissons ingérés crus ou insuffisamment cuits).<br>• Diagnostiquer une toxi-infection alimentaire et connaître les principes de prévention.<br>• Argumenter une conduite pratique devant une toxi-infection alimentaire familiale ou collective. | 307 | | | |
| **28** | 176 | Risques sanitaires liés aux irradiations. Radioprotection | • Préciser les risques biologiques liés à l'irradiation naturelle ou artificielle et savoir en informer les patients.<br>• Expliquer les risques liés aux principaux examens radiologiques ainsi qu'aux actes interventionnels réalisés sous imagerie médicale.<br>• Appliquer les principes de la radioprotection aux patients et aux personnels. | 317 | | | |
| **29** | 177 | La sécurité sanitaire des produits destinés à l'homme. La veille sanitaire (voir item 322) | • Lister les différents types de produits qui sont l'objet d'une vigilance réglementée.<br>• Discuter une situation où la vigilance pourrait être déficitaire pour chacun de ces produits.<br>• Préciser les grandes missions de l'InVS et de l'ANSM. | 325 | | | |
| **30** | 178 | Environnement professionnel et santé au travail | • Evaluer l'impact du travail sur la santé et rapporter une pathologie aux contraintes professionnelles.<br>• Evaluer l'impact d'une pathologie chronique sur les capacités de travail.<br>• Donner des informations sur les conséquences médico-sociales d'une inaptitude au travail et les principes généraux de l'orientation et du reclassement. | 331 | | | |
| **31** | 179 | Organisation de la médecine du travail. Prévention des risques professionnels | • Expliquer les missions du médecin du travail et le cadre de son action.<br>• Expliquer les modalités de recours au médecin du travail.<br>• Expliquer les possibilités d'action préventive du médecin du travail, en termes de prévention primaire, secondaire et tertiaire. | 337 | | | |
| **32** | 180 | Accidents du travail et maladies professionnelles : définitions et enjeux | • Définir un accident du travail, une maladie professionnelle, une incapacité permanente, une consolidation.<br>• Rédiger un certificat médical initial.<br>• Décrire les procédures de reconnaissance.<br>• Expliquer les enjeux médicaux et sociaux de la reconnaissance et d'un suivi post professionnel. | 349 | | | |

| Chapitre | Item | Intitulé de l'item | Objectifs et programme d'enseignement | Page | 1e tour | 2e tour | 3e tour |
|---|---|---|---|---|---|---|---|
| **UE 7** | | | | | | | |
| **INFLAMMATION – IMMUNOPATHOLOGIE – POUMON - SANG** | | | | | | | |
| **33** | 197 | Transplantation d'organes : aspects épidémiologique et immunologiques ; principes de traitement et surveillance ; complications et pronostic ; aspects éthiques et légaux | • Expliquer les aspects épidémiologiques et les résultats des transplantations d'organe et l'organisation administrative.<br>• Argument les aspects médico-légaux et éthiques liés aux transplantations d'organes.<br>• L'exemple de la transplantation rénale : expliquer les principes de choix dans la sélection du couple donneur-receveur et les modalités du don d'organe. Argumenter les principes thérapeutiques, et les modalités de surveillance d'un sujet transplanté rénal. | 365 | | | |
| **UE 8** | | | | | | | |
| **CIRCULATION - METABOLISMES** | | | | | | | |
| **34** | 246 | Prévention primaire par la nutrition chez l'adulte et l'enfant | • Connaître les effets de l'alimentation et de l'activité physique sur la santé des populations.<br>• Argumenter la promotion d'une alimentation équilibrée (définition, modalités, soutien motivationnel).<br>• Expliquer les différents types d'activité physique, les évaluer. | 371 | | | |
| **35** | 247 | Modifications thérapeutiques du mode de vie (alimentation et activité physique) chez l'adulte et l'enfant | • Evaluer le comportement alimentaire et diagnostiquer ses différents troubles.<br>• Argumenter les bénéfices et les effets cliniques de la pratique de l'activité physique.<br>• Identifier les freins au changement de comportement.<br>• Savoir prescrire et conseiller en diététique.<br>• Promouvoir l'activité physique chez le sujet malade (démarche, orientations). | 375 | | | |
| **UE 9** | | | | | | | |
| **CANCEROLOGIE - ONCO-HEMATOLOGIE** | | | | | | | |
| **36** | 287 | Epidémiologie, facteurs de risque, prévention et dépistage des cancers | • Décrire l'épidémiologie des cancers les plus fréquents (sein, colon-rectum, poumon, prostate).<br>• Connaître et hiérarchiser les facteurs de risque de ces cancers.<br>• Expliquer les principes de prévention primaire et secondaire.<br>• Argumenter les principes du dépistage du cancer (sein, colon-rectum, col utérin). | 381 | | | |

| Chapitre | Item | Intitulé de l'item | Objectifs et programme d'enseignement | Page | 1e tour | 2e tour | 3e tour |
|---|---|---|---|---|---|---|---|
| **37** | 292 | Prise en charge et accompagnement d'un malade cancéreux à tous les stades de la maladie dont le stade des soins palliatifs en abordant les problématiques techniques, relationnelles, sociales et éthiques. Traitements symptomatiques. Modalités de surveillance. | • Expliquer les principes de la prise en charge globale du malade à tous les stades de la maladie en tenant compte des problèmes psychologiques, éthiques et sociaux.<br>• Comprendre et intégrer la notion de discussion collégiale pour les prises de décision en situation de complexité et de limite des savoirs. | 395 | | | |
| **UE 10 — LE BON USAGE DU MEDICAMENT ET DES THERAPEUTIQUES NON MEDICAMENTEUSES** | | | | | | | |
| **38** | 318 | Principes du bon usage du médicament et des thérapeutiques non médicamenteuses | • Définir et évaluer le bon usage du médicament, selon l'autorisation de mise sur le marché (AMM) et hors AMM (y compris recommandations temporaires d'utilisation (RTU) ; autorisations temporaires d'utilisation (ATU)).<br>• Définir les bases du suivi thérapeutique médicamenteux : quelle surveillance et quel rythme, pour quels médicaments ?<br>• Connaître les étapes de la prise en charge médicamenteuse en ville et en établissement et les acteurs de cette prise en charge.<br>• Détecter, déclarer, prendre en compte un effet indésirable.<br>• Identifier les médicaments essentiels (listes de l'OMS). | 403 | | | |
| **39** | 319 | La décision thérapeutique personnalisée : bon usage dans des situations à risque | • Préciser l'apport de la pharmacogénétique à la prescription médicamenteuse et à la médecine personnalisée.<br>• Identifier les sujets à risque : enfants, sujets âgés (voir item 126), femmes enceintes et allaitantes, insuffisants rénaux, insuffisants hépatiques, obèses. Connaître les principes d'adaptations thérapeutiques nécessaires.<br>• Argumenter une décision médicale partagée avec un malade et son entourage (voir item 3).<br>• Argumenter une prescription médicamenteuse, les modalités de surveillance et d'arrêt du médicament, en tenant compte des caractéristiques pharmacodynamiques et pharmacocinétiques du médicament, des caractéristiques du patient, de ses comorbidités, de la polymédication, des risques potentiels, et des objectifs poursuivis.<br>• Préciser la conduite à tenir pour le traitement médicamenteux en cas d'intervention chirurgicale ou de geste invasif programmé.<br>• Repérer, diagnostiquer et évaluer le retentissement d'une dépendance médicamenteuse (voir items 75, 76) ; dispositifs de déclaration.<br>• Définir les indications et principes du sevrage médicamenteux. Planifier le suivi du patient.<br>• Interactions médicamenteuses : discuter les aspects positifs et négatifs des associations et interactions médicamenteuses. Argumenter les risques liés aux prises médicamenteuses multiples. Identifier les principaux mécanismes d'interactions et connaître les principales associations médicamenteuses responsables d'accidents et leurs modalités de prévention. | 417 | | | |

| Chapitre | Item | Intitulé de l'item | Objectifs et programme d'enseignement | Page | 1e tour | 2e tour | 3e tour |
|---|---|---|---|---|---|---|---|
| **40** | 320 | Analyser et utiliser les résultats des études cliniques dans la perspective du bon usage – analyse critique, recherche clinique et niveaux de preuve (voir item 3) | • Argumenter l'évaluation d'un médicament ou d'une thérapeutique non médicamenteuse et les niveaux de preuve des principales sources d'information.<br>• Effet placebo et médicaments placebo, expliquer l'importance de l'effet placebo en pratique médicale et argumenter l'utilisation des médicaments placebo en recherche clinique et en pratique médicale.<br>• Argumenter une publication d'essai clinique ou une méta-analyse et critiquer les informations sur le médicament.<br>• Définir la taille d'effet et la pertinence clinique.<br>• Expliquer la transposabilité clinique et l'évaluation des médicaments au-delà des échantillons de population constituant les groupes d'étude.<br>• Interpréter une étude en pharmaco-épidémiologie.<br>• Sensibiliser aux liens d'intérêt et à leur impact potentiel sur l'information médicale (voir item 14). | 431 | | | |
| **41** | 321 | Education thérapeutique, observance et automédication | • Evaluer l'impact de l'éducation thérapeutique sur le succès du traitement.<br>• Expliquer les facteurs améliorant l'observance médicamenteuse et non médicamenteuse lors de la prescription initiale et de la surveillance.<br>• Planifier un projet pédagogique individualisé pour un porteur d'une maladie chronique avec ou sans comorbidités en tenant compte de ses facteurs de risque (voir item 1).<br>• Argumenter une prescription médicamenteuse et l'éducation associée en fonction des caractéristiques du patient, de ses comorbidités, de la polymédication éventuelle, et des nécessités d'observance.<br>• Expliquer à un malade les risques inhérents à une automédication.<br>• Planifier avec un malade les modalités d'une automédication contrôlée. | 441 | | | |
| **LECTURE CRITIQUE D'ARTICLE** | | | | | | | |
| **42** | - | - | - | 449 | | | |

N

Chap. 1

UE 1
Item 1

# LA RELATION MEDECIN-MALADE. LA COMMUNICATION AVEC LE PATIENT. L'ANNONCE D'UNE MALADIE GRAVE. LA FORMATION DU PATIENT. LA PERSONNALISATION DE LA PRISE EN CHARGE

- **La relation médecin-malade dans le cadre du colloque singulier ou au sein d'une équipe, le cas échéant, pluriprofessionnelle.**
- **La communication avec le patient et son entourage.**
- **L'annonce d'une maladie grave ou létale ou d'un dommage associé aux soins.**
- **La formation du patient.**
- **La personnalisation de la prise en charge**

| Les objectifs du CNCI pour l'iECN 2016 | MOTS-CLES et REFLEXES GENERAUX |
|---|---|
| × *Expliquer les bases de la communication avec le malade, son entourage et la communication interprofessionnelle.*<br>× *Etablir avec le patient une relation empathique, dans le respect de sa personnalité, de ses attentes et de ses besoins.*<br>× *Connaître les fondements psychopathologiques de la psychologie médicale.*<br>× *Se comporter de façon appropriée lors de l'annonce d'un diagnostic de maladie grave, de l'incertitude sur l'efficacité d'un traitement, de l'échec d'un projet thérapeutique, d'un handicap, d'un décès ou d'un évènement indésirable associé aux soins.*<br>× *Favoriser l'évaluation des compétences du patient et envisager, en fonction des potentialités et des contraintes propres à chaque patient, les actions à proposer (à lui ou à son entourage) : éducation thérapeutique programmée ou non, actions d'accompagnement, plan personnalisé de soins.* | × ***Relation médecin - malade = asymétrique et inégale.***<br>× ***Modèle paternaliste vs autonomiste***<br>× ***Loi du 4 mars 2002 relative aux droits des malades.***<br>× ***ETP : but = aider les patients à acquérir ou renforcer leurs compétences pour gérer leur vie avec une maladie chronique.***<br>× ***Personnalisation de la prise en charge de chaque patient.*** |

# 1. LA RELATION MEDECIN - MALADE

| | |
|---|---|
| **GENERALITES** | • C'est le socle de l'exercice médical<br>• Rencontre singulière et imprévisible de deux sujets en position **asymétrique et inégale**<br>  – Le médecin : doté d'un savoir et d'un savoir-faire<br>  – Le malade : en souffrance et en questionnement<br>• Elle est faite d'attentes et d'espérances mutuelles<br>• La relation médecin-malade s'établit de façon très différente<br>  – Dans les pathologies aiguës ou les situations d'urgence : le malade s'en remet au médecin dont il attend des compétences techniques, une décision, une protection **(modèle paternaliste)**<br>  – Dans les maladies chroniques : elle nécessite une implication du malade qui s'ouvre vers une relation contractuelle, où médecin et malade agissent en partenariat, avec pour objectif, la meilleure autonomie du patient **(modèle autonomiste)**<br>• Avec la **loi du 4 mars 2002** la relation médecin-malade évolue du modèle paternaliste au modèle autonomiste |
| **LES TEMPS DE LA RELATION** | • Ecouter<br>• Diriger l'entretien<br>• Examiner<br>• Restituer et informer<br>• Décider en commun : alliance de soins |
| **COMMENT COMMUNIQUER** | • **Importance du non verbal** (l'accueil, l'environnement)<br>• **Ecouter le patient** (écoute empathique)<br>• **Informer et expliquer** (informations claires et compréhensibles)<br>• **Favoriser l'expression du patient**<br>• **S'assurer de la compréhension**<br>• **Et répéter...** |

# 2. ANNONCE D'UN DIAGNOSTIC

## A. GENERALITES

| | |
|---|---|
| **QUELLES SONT LES QUESTIONS LEGITIMES POUR LE MEDECIN ?** | **Faut-il annoncer le diagnostic ?**<br>**Si oui,**<br>  • **Comment et de quelle manière ?**<br>  • **Dans quelles limites ?**<br>**Si non,**<br>  • **Qui informer ?**<br>  • **Rester dans le secret médical**<br><br>**PREPARER L'ANNONCE +++** |

## B. ANNONCE D'UNE MALADIE GRAVE

| | |
|---|---|
| **FAUT-IL ANNONCER UN DIAGNOSTIC GRAVE ?**<br><br>**(Code de déontologie)**<br>**(ANAES)**<br>**(Cour de Cassation)** | <u>Pour</u> **: Annoncer le diagnostic de gravité :**<br>• **Loi du 4 mars 2002**<br>– « Toute personne a le **droit d'être informée** sur son état de santé »<br>• **Code de déontologie (Article n°35)**<br>– « Le médecin **doit** à la personne qu'il examine, qu'il soigne ou qu'il conseille une **information loyale, claire et appropriée** sur son état, les investigations et les soins qu'il lui propose »<br>• **ANAES**<br>– L'état du patient et son **évolution prévisible**, ce qui nécessite des **explications** sur la maladie ou l'état pathologique et son **évolution habituelle avec et sans traitement**<br><u>Contre</u> **: Ne pas annoncer le diagnostic de gravité :**<br>• **Code de déontologie (Article n°35)**<br>– « **Toutefois**, **dans l'intérêt du malade** et pour des raisons légitimes que le praticien apprécie en conscience, un malade **peut être tenu dans l'ignorance d'un diagnostic ou d'un pronostic grave**, sauf dans les cas où l'affection dont il est atteint expose les tiers à un risque de contamination.<br>– Un **pronostic fatal ne doit être révélé qu'avec circonspection**, mais les proches doivent en être prévenus, sauf exception ou si le malade a préalablement interdit cette révélation ou désigné les tiers auxquels elle doit être faite. »<br>• **Législatif** (Arrêté du 23 mai 2000, Cour de Cassation)<br>– La **limitation doit être fondée** « sur des **raisons légitimes et dans l'intérêt du patient**, cet intérêt devant être **apprécié en fonction de la nature de la pathologie, de son pronostic et de la personnalité du malade** ». |
| **CONDITIONS DE NON INFORMATION**<br><br>**Conseil national des médecins** | **Définition :**<br>• C'est **l'exception** qui autorise, pour des raisons légitimes et dans son intérêt, à **tenir un malade** dans **l'ignorance d'un diagnostic ou d'un pronostic grave**<br>**Quelle personne prend la décision ?**<br>• Décision collégiale<br>**Critères de décision :**<br>• Nature de la **pathologie** et du **pronostic**<br>• Degré de **certitude** du médecin<br>• Raison **concernant le malade (et non les proches** du malade)<br>• **Personnalité** du patient et son risque de détresse ou de désespoir<br>**Non validité :**<br>• Si le patient **expose des tiers à un risque de contamination** : exemple du **VIH**<br>• Si l'état du patient **nécessite une prise de conscience pour un traitement immédiat**<br>**Conduite à tenir :**<br>• **Peut évoluer** dans le temps<br>• **Confier ses inquiétudes à un membre de la famille** (Code de déontologie) :<br>– Par **prudence** et par **loyauté**<br>– En raison de **dispositions à prendre** par l'entourage<br>– Pour amorcer un nécessaire **processus de deuil**<br>– Interlocuteur privilégié : **la personne de confiance** du patient |

| | |
|---|---|
| **MODALITES PRATIQUES EN CAS DE PRONOSTIC FATAL** | **Informer le patient :**<br>• Parce qu'il est le **premier concerné**<br>• Parce qu'il a le **droit à l'information** comme tout patient<br>• Parce qu'il a des **dispositions à prendre** en vue de sa probable disparition<br><br>**Non information du patient :**<br>• **Informer la famille** (cf. ci-dessus)<br>• Ces **transmissions** doivent concerner :<br>  - La **mort prochaine**<br>  - **Pas** nécessairement sa **cause exacte** qui reste couverte par le **secret médical**<br>• Par ailleurs, le mourant garde un certain pouvoir de décision :<br>  - Qu'il a pu être exprimé antérieurement<br>  - Pour autoriser ou au contraire interdire (de façon tacite ou de préférence explicite) certaines communications<br>  - En désignant éventuellement un interlocuteur privilégié (personne de confiance)<br><br>**Comment communiquer :**<br>• Communication **adaptée** au cas de chaque personne<br>• Y consacrer du **temps** et de la **disponibilité**<br>• Environnement adapté<br>• Climat relationnel alliant écoute et prise en compte des attentes du patient<br>• Peut nécessiter d'être délivrée de manière **progressive** (laisser le patient poser des questions)<br>• Assurer **l'accompagnement secondaire**<br>• Rester attentif à la souffrance provoquée par cette annonce. |
| **PHASES APRES L'ANNONCE D'UN DIAGNOSTIC GRAVE** | **Le choc initial**<br><br>**Le déni :**<br>• Principe : le patient **refuse et ignore** la réalité du diagnostic<br>• Type : **actif ou passif**<br>• Conséquence : **refus de toute prise en charge** (considérée comme inutile)<br><br>**Le combat :**<br>• Principe : le patient **tente de faire porter la responsabilité** de sa maladie à une autre personne (souvent le médecin)<br>• Conséquence : possibles conduites **agressives**<br><br>**Le deuil :**<br>• Principe : le patient **commence à accepter** sa maladie et sa réalité<br><br>Conséquence : prise en charge **thérapeutique possible et acceptée** |

## C. ANNONCE DE L'INCERTITUDE SUR L'EFFICACITE D'UN TRAITEMENT / DE L'ECHEC D'UN PROJET THERAPEUTIQUE

| | |
|---|---|
| **CADRE** | • Au **calme.**<br>• Au **patient seul** +/- personne de confiance si accord du patient. |
| **CONTEXTE** | • Résultats du traitement décevant par rapport aux résultats habituellement obtenus.<br>• Non possibilité de traitement du fait de l'évolution de la maladie (pas de chimio dans un cancer par exemple). |
| **CONTENU** | • Avec **empathie.**<br>• Résultats obtenus avec le traitement en cours.<br>• Comparaison avec les résultats habituellement obtenus.<br>• **Annonce de l'échec / de l'impossibilité de traiter.**<br>• Donner **les raisons** de l'échec si connues.<br>• Propositions **alternatives.**<br>• Réponse aux questions.<br>• Insister sur la notion d'**aléa** des traitements. |

## D. ANNONCE D'UN HANDICAP

| | |
|---|---|
| **AVANT la rencontre** | • Que puis-je annoncer ?<br>• Quelle **évolution prévisible** pour le handicap ?<br>  – Séquelles définitives, amélioration possibles ?<br>• A **qui** l'annoncer ?<br>• Quelles **conséquences pratiques** pour le patient ?<br>• Quels **accompagnements** pour le patient vais-je pouvoir proposer ? |
| **LORS de l'annonce** | • **Annonce du diagnostic.**<br>• Tenir compte des **éléments déjà à la connaissance** du patient :<br>  – Quelles informations a-t-il déjà ?<br>  – Les professionnels déjà rencontrés.<br>  – Ses représentations ou expériences personnelles.<br>• Prendre en compte **les attentes** du patient.<br>• Vérifier la **bonne compréhension** du diagnostic et des conséquences.<br>• Finir sur une **note d'espoir :**<br>  – Les aides à proposer.<br>  – Les prochains rendez-vous. |
| **APRES l'annonce** | • Informations des autres professionnels / collègues.<br>• Le suivi à proposer. |

## E. ANNONCE D'UN DECES

| | |
|---|---|
| **CADRE** | • Lieu **calme.**<br>• Respect de l'intimité des proches. |
| **DEROULEMENT** | • Annonce **claire** aux proches avec **empathie.**<br>• Laisser **libre cours aux affects.**<br>• **Rassurer / Soutenir.**<br>• Proposer de voir le corps, de récupérer les objets personnels. |
| **CONTENU** | • Informer de **l'absence de souffrance** du patient.<br>• Renseigner sur :<br>• Le **devenir du corps.**<br>• Les **démarches administratives** concernant les démarches funéraires. |

## F. ANNONCE D'UN EVENEMENT INDESIRABLE ASSOCIE AUX SOINS (EIAS)

| | |
|---|---|
| **PREPARATION à l'annonce** | • **Tout professionnel** doit être formé.<br>• **Soutien extérieur** et démarches collectives.<br>• Chaque établissement établi un **protocole d'annonce** bien défini et communique autour.<br>• **Continuité des soins** et **identification** des besoins du patient doivent être anticipés. |
| **REALISATION de l'annonce** | **Qui ?**<br>• Le professionnel responsable des soins du patient.<br><br>**Où ?**<br>• Lieu calme et dédié.<br><br>**Comment ?**<br>• Sincérité<br>• Ecoute<br>• Empathie<br>• **Notification dans le dossier médical ++**<br>• Nomination d'un **référent** éventuellement.<br>• Proposer un **suivi** au patient. |
| **LES SUITES de l'annonce** | • Des rendez-vous de suivi sont éventuellement à prévoir.<br>• **Information du médecin traitant.**<br>• Retour d'expérience et évaluation.<br>• Mesure de l'impact de la démarche à prendre en compte. |

Réflexes

**PHASES PSYCHOLOGIQUES APRES L'ANNONCE D'UN DIAGNOSTIC GRAVE**

**Le choc initial :**
- Le patient est en état de **choc psychologique**

**Le déni :**
- Le patient **refuse et ignore** la réalité du diagnostic

**Le combat :**
- Le patient **tente de faire porter la responsabilité** de sa maladie à une autre personne

**Le deuil :**
- Le patient commence à **accepter** sa maladie et sa réalité

## 3. LA FORMATION DU PATIENT

### A. EDUCATION THERAPEUTIQUE DU PATIENT (ETP) (CF ITEM 321)

| | |
|---|---|
| **GENERALITES ET CADRE LEGISLATIF** | • En France, fin 2011, plus de 9 millions de personnes relevant du régime général bénéficient d'une prise en charge en ALD (affections de longue durée), soit près d'1 personne sur 6<br>• La prise en charge des maladies chroniques exige un changement de paradigme pour le système de soins qui demeure encore trop centré sur la prise en charge des épisodes aigus<br>• De nombreuses études montrent les bénéfices de stratégies d'éducation thérapeutique sur **l'observance, la qualité de vie et la réduction du nombre de complications**<br>• **La loi Hôpital Patient, Santé et Territoire du 21 juillet 2009** (Loi HPST), inscrit l'ETP dans le code de la santé publique : « **L'éducation thérapeutique s'inscrit dans le parcours de soins du patient.** Elle a pour objectif de rendre le patient plus autonome en facilitant son adhésion aux traitements prescrits et en améliorant sa qualité de vie (…) ».<br>• Cette loi met en place des dispositifs pour son développement |
| **DEFINITION DE L'EDUCATION THERAPEUTIQUE DES PATIENTS (ETP)**<br><br>(OMS) | **Processus de type :**<br>• **Continu**<br>• **Intégré** à la prise en charge<br>• **Centré sur le patient** et **adapté** à chaque patient<br>**Il comprend des activités organisées :**<br>• **Information**<br>• **Apprentissage**<br>• **Soutien psychosocial**<br>**Il concerne :**<br>• **La maladie**<br>• **Les soins**<br>• **L'organisation** des soins et des procédures hospitalières<br>• **Les comportements** liés à la santé et à la maladie<br>**But : aider les patients à acquérir ou maintenir les compétences dont ils ont besoin pour gérer au mieux leur vie avec une maladie chronique**<br>• Comprendre la maladie et le traitement<br>• Collaborer avec les proches et les soignants<br>• Assumer leurs responsabilités dans leur propre prise en charge |
| **OBJECTIFS DE L'EDUCATION THERAPEUTIQUE DES PATIENTS (ETP)**<br><br>**(HAS)** | **Objectifs spécifiques de l'ETP (HAS) :**<br>1. **Acquisition et maintien** par le patient de **compétences d'autosoins**<br>= adapter des doses de médicaments, initier un auto-traitement, réaliser des gestes techniques, modifier son mode de vie (alimentation, activité physique...), prévenir des complications évitables, impliquer son entourage...<br>2. **Mobilisation ou acquisition** de **compétences d'adaptation**<br>= « Compétences cognitives et physiques qui permettent à des individus de maîtriser et de diriger leur existence, et d'acquérir la capacité à vivre dans leur environnement et à modifier celui-ci »<br>= Confiance en soi, gérer ses émotions et son stress, raisonnement créatif, réflexion critique, compétences en matière de communication et de relations sociales, prendre des décisions et résoudre un problème, se fixer des buts à atteindre et faire des choix, s'observer, s'évaluer et se renforcer... |

| | |
|---|---|
| **REALISATION PRATIQUE DE L'ETP**<br><br>**(HAS)** | • Les programmes d'ETP doivent être conformes à un cahier des charges national (arrêté du 2 Août 2010)<br>• Ils doivent être mis en œuvre par une équipe **pluridisciplinaire**, dont au moins un médecin<br>• Les professionnels doivent avoir été **formés** à l'ETP<br>• Les programmes doivent être **scientifiquement fondés** et s'appuyer sur des recommandations professionnelles<br>• Ils comprennent généralement **4 étapes :**<br>**1. Diagnostic éducatif =** Evaluation des besoins, des compétences et de l'environnement du patient<br>**2.** Elaboration d'un **programme personnalisé d'ETP** avec des objectifs (compétences à acquérir) et des priorités d'apprentissage.<br>**3. Conduite des séances d'ETP individuelles ou de groupe** fondées sur le principe de **l'apprentissage**<br>Ex. de techniques pédagogiques : exposé interactif, étude de cas, table-ronde, simulations à partir de l'analyse d'une situation ou d'un carnet de surveillance, travaux pratiques, atelier, jeu de rôle...<br>Ex. d'outils pédagogiques : affiche, brochure, vidéo, matériel de soins...<br>**4. Evaluation individuelle** de l'acquisition ou du maintien des compétences et réadaptation du programme... |

**Réflexes**

**Les 4 étapes de l'éducation thérapeutique des patients**

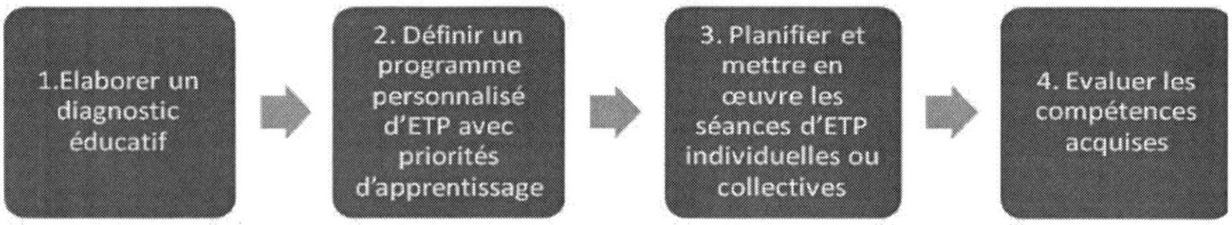


## B. PERSONNALISATION DE LA PRISE EN CHARGE : LE PROGRAMME PERSONNALISE DE SOINS

| | |
|---|---|
| **DEFINITION** | **Outil opérationnel** proposé pour :<br>• Organiser<br>• Planifier le parcours de soins<br>**Plan d'action** pour la prise en charge prospective du malade.<br>**Outil de coordination** entre tous les professionnels intervenant dans la prise en charge du patient. |
| **OBJECTIFS** | • Planification **coordonnée et prospective** de la prise en charge.<br>• **Implication** du patient.<br>• **Harmonisation** des pratiques<br>• **Personnalisation ++** du parcours de soins du patient. |
| **UTILISATION** | • Remis à la personne.<br>• Inséré dans le dossier médical. |

| | |
|---|---|
| **COMPOSITION : 2 volets** | <u>Premier volet :</u> **personnalisation** de la prise en charge.<br>• Description de la situation du patient.<br>• Défini les priorités de prise en charge.<br><br><u>Deuxième volet :</u> **planification** du suivi :<br>• Le patient : se repère dans son parcours.<br>• Les professionnels : réévaluent les propositions / ajustent la prise en charge.<br>• CAT en situation d'urgence. |
| **Pour les personnes âgées : le Plan Personnalisé de Santé (PPS)** | <u>Principe :</u><br>• **Plan d'actions formalisé** à plusieurs, sous la responsabilité du médecin traitant.<br><br><u>Contenu</u> (feuille recto-verso) :<br>• Coordonnées patient + professionnels.<br>• Les attentes de la personne.<br>• **Le plan de soins.**<br>• Le plan d'aide.<br>• Les **intervenants et dates** des différentes étapes.<br><br><u>Mise en œuvre :</u><br>• Repérage des personnes âgées en besoin.<br>• Une évaluation précède la mise en place du PPS.<br><br><u>Elaboration du PPS :</u><br>• **Concertation pluriprofessionnelle.**<br>• Un **référent** est défini.<br>• Une formation pluriprofessionnelle accompagne la mise en place du PPS.<br><br><u>Attention, le PPS **n'est pas :**</u><br>• La simple addition des propositions de chaque professionnel.<br>• Un plan d'action établi en milieu hospitalier.<br>• Un plan d'interventions détaillées et actualisables au jour le jour. |

## Conférences de consensus - Recommandations

| Année | Source | Titre |
|---|---|---|
| 2014 | HAS | Synthèse du mode d'emploi du PPS. |
| 2012 | HAS | Délivrance de l'information à la personne sur son état de santé. |
| 2012 | HAS | Programme Personnalisé de Soins (PPS). |
| 2011 | HAS | Annonce d'un dommage associé aux soins. |
| 2008 | HAS | Annonce d'une mauvaise nouvelle. |
| 2007 | HAS/INPES | Structuration d'un programme d'éducation thérapeutique du patient dans le champ des maladies chroniques : Guide méthodologique. |
| 2007 | HAS | Éducation thérapeutique du patient : Définition, finalités et organisation. |
| 2007 | HAS | Éducation thérapeutique du patient : Comment la proposer et la réaliser. |

☑ J'inscris mes notes personnelles pour mieux progresser

Chap. 2

UE 1
Item 2

# LES VALEURS PROFESSIONNELLES DU MEDECIN ET DES AUTRES PROFESSIONS DE SANTE

| Les objectifs du CNCI pour l'iECN 2016 | MOTS-CLES et REFLEXES GENERAUX |
|---|---|
| × *Analyser l'évolution de ces valeurs depuis les préceptes hippocratiques jusqu'à leur traduction dans les textes réglementaires en vigueur.*<br>× *Comparer avec les valeurs professionnelles des médecins d'autres pays (USA et GB en particulier).*<br>× *Connaître les interactions avec les autres professions de santé.* | × ***Ordre des médecins.***<br>× ***Code de déontologie.***<br>× ***Respect de la vie humaine, de la personne et de sa dignité.***<br>× ***Devoirs des médecins envers leurs patients et envers leurs confrères.*** |

## 1. DEONTOLOGIE

| | |
|---|---|
| **DEFINITION** | **Déontologie (Petit Robert) :**<br>• « Ensemble des devoirs qu'impose à des professionnels l'exercice de leur métier »<br><br>**Déontologie médicale :**<br>• « Ensemble des règles et des devoirs qui régissent l'exercice médical, concernant la pratique médicale et les rapports individuels vis-à-vis de leurs malades et de leurs confrères » |
| **HISTORIQUE**<br><br>**(Source : Conseil National des Médecins)** | **1825 : 1$^{ère}$ apparition du mot déontologie dans la langue française :**<br>• **Traduction de l'ouvrage du philosophe anglais Jeremy Bentham intitulé "l'Essai sur la nomenclature et la classification des principales branches d'Art et Science".**<br>• **Il écrit :** "L'Ethique a reçu le nom plus expressif de Déontologie".<br>**Vingt ans plus tard : premier ouvrage de Déontologie médicale :**<br>• **Rédigé par le Dr Simon**<br>• **Lors du Congrès médical qui rassembla pour la première fois plus de 1000 médecins français à Paris**<br>• **Prise de conscience et naissance du corps médical**<br>**Aujourd'hui :**<br>• La déontologie rassemble les **éléments d'un discours sur les devoirs.**<br>• La déontologie médicale **concerne le médecin qui exerce une profession** au sens strict du terme, qui suppose une certaine autonomie de pratique et de régulation- **à laquelle les lois françaises donnent depuis près de deux siècles un monopole dans le domaine de la santé.**<br>• Elle sert de **référence aux instances juridictionnelles de l'Ordre des médecins**, mais d'abord de **guide aux médecins dans leur pratique quotidienne, au service des patients.** |

## 2. CODE DE DEONTOLOGIE MEDICALE

| | |
|---|---|
| HISTORIQUE | **Le Serment d'Hippocrate :**<br>• Base de la rédaction du Code de déontologie<br>• Toujours utilisé pour prêter **serment**<br>**1ère version du Code de déontologie :**<br>• En **1947**<br>• Avec 79 articles<br>**Dernière version du Code de déontologie :**<br>• Novembre 2012<br>• Avec **112 articles** |
| REDACTION PARUTION | **Rédacteur : Ordre National des Médecins**<br>↓<br>**Soumis au Conseil d'état**<br>↓<br>**Soumis au Parlement**<br>↓<br>**Voté par le Parlement**<br>↓<br>**Parution au Journal Officiel** |
| ORDRE DES MEDECINS | **Création :**<br>• Le 24 septembre **1945**<br>• Par le Gouvernement de la République<br>• De manière à veiller "au **maintien des principes de moralité, de probité et de dévouement indispensables à l'exercice de la médecine"**<br><br>**Instances :**<br>• Nationale<br>• Régionale<br>• Départementale<br><br>**Fonctions :**<br>• **Fédératrice** (obligation d'inscription pour tous médecins)<br>• **Déontologique** (Code de déontologie)<br>• **Administrative** (gestion des tableaux de l'ordre)<br>• **Consultative** (représente le corps médical vis-à-vis des pouvoirs publics concernant les lois et les réformes...)<br>• **Juridictionnelle** (responsabilité ordinale des médecins) |
| STRUCTURE | **TITRE I : Devoirs généraux des médecins**<br><br>**TITRE II : Devoirs envers les patients**<br><br>**TITRE III : Rapports des médecins entre eux et avec les membres des autres professions de santé**<br><br>**TITRE IV : De l'exercice de la profession**<br>1) Règles communes à tous les modes d'exercice<br>2) Exercice en clientèle privée<br>3) Exercice salarié de la médecine<br>4) Exercice de la médecine de contrôle<br>5) Exercice de la médecine d'expertise<br><br>**TITRE V : Dispositions diverses** |

| | |
|---|---|
| **PRINCIPES GENERAUX**<br><br>**(Conseil national de l'Ordre des médecins)** | **Primauté de la personne :**<br>• ***« Primum non nocere »*** : ne pas nuire au patient<br>• **Respect de la vie humaine, de la personne et de sa dignité**<br>• **Le respect dû à la personne ne cesse pas de s'imposer après sa mort**<br>• Le respect du **secret professionnel**, « il n'y a pas de qualité des soins sans confiance, de confiance sans confidence, de confidence sans secret ».<br><br>**Liberté :**<br>• Du **patient** :<br>  - Libre de choisir le médecin<br>  - Libre d'accepter ou de refuser les soins : **« consentement éclairé »**<br>  - Liberté conforté par le devoir d'information par le médecin : **« information loyale, claire et appropriée ».**<br>• Du **médecin** :<br>  - Libre dans sa prescription (qui doit rester en accord avec les recommandations scientifiques et les textes réglementaires)<br>  - Libre de refus de soins par clause de conscience :<br>    ▪ En dehors d'une situation d'urgence<br>    ▪ En en informant le patient<br>    ▪ En favorisant la continuité des soins par relais avec un autre médecin choisi par le patient<br>  - **Devoir de porter secours à une personne en péril** qui l'appelle ou lui est signalée<br>  - Devoir de faire preuve de **moralité, de probité, de dévouement** qui honore sa profession.<br><br>**Qualités du médecin : responsabilité, indépendance, compétence, disponibilité et exercice sans discrimination :**<br>• **Responsabilité** :<br>  - Vis à vis des patients et de ses collaborateurs<br>  - Concernant ses actes et ses décisions<br>  - Pouvant être jugée au niveau pénale, civile, administrative ou disciplinaire.<br>• **Indépendance professionnelle** dirigée vers les intérêts des patients<br>• **Compétence** :<br>  - Etudes médicales<br>  - Formations complémentaires<br>  - Formation continue<br>  - Evaluation<br>• **Disponibilité** :<br>  - Répondre à la demande du patient (écoute, examen, conseil, soin)<br>  - Porter secours en cas d'urgence<br>  - Assurer des gardes<br>• Exercice **sans discrimination**<br><br>**Confraternité :**<br>• Enoncée dans le serment d'Hippocrate<br>• Concerne la solidarité entre médecins |

## 3. ETHIQUE (Cf item 8)

| | |
|---|---|
| **DEFINITION** | • Corpus de connaissances et d'enseignement à l'interface de la philosophie, du droit, de la sociologie, de la médecine et de la biologie, afin d'aborder globalement les problèmes complexes de la relation médecin-malade et du médecin dans la société |
| **TEXTES DE REFERENCE PRINCIPAUX** | Serment **d'Hippocrate** (avant JC)<br><br>**Code de Nuremberg** (1947)<br><br>**Code de déontologie** (1947)<br>• Article 2 : Le médecin, **au service de l'individu** et de la santé publique, exerce sa mission dans le **respect de la vie humaine, de la personne et de sa dignité.**<br><br>**Déclaration d'Helsinki** (1964, recherche clinique)<br><br>**Loi Huriet-Sérusclat** (1988, recherche clinique)<br><br>**Lois de bioéthique** (1994, 2004, 2011)<br><br>**Loi sur les soins palliatifs** (2001)<br><br>**Loi du 4 mars 2002** (droits du malade)<br><br>**Loi Léonetti** (22 avril 2005)<br><br>**Charte de la personne hospitalisée** |
| **4 PRINCIPES** | PRIMUM NON NOCERE :<br>• **Ne pas nuire**<br><br>BIENFAISANCE :<br>• **Soulager** le patient et assurer son bien-être<br><br>AUTONOMIE DU PATIENT<br>• Le médecin doit :<br>- **Informer et conseiller** le patient<br>- Laisser le patient prendre ses décisions seul<br>• Deux questions :<br>- Sont-ils aptes ?<br>- Le désirent-ils ?<br><br>JUSTICE :<br>• **Primauté de la personne**<br>• Soins apportés **indépendamment :**<br>- Du sexe et de l'âge<br>- **De la religion, l'ethnie** ou la provenance<br>- Du contexte |

| | |
|---|---|
| **DEUX MODELES DE DECISION** | **Paternalisme médical :**<br>• Inspiration **européenne**<br>• **Décision : par le médecin**<br>• **Principes** :<br>- Le médecin est le dépositaire du savoir<br>- Le médecin est seul apte à décider<br>• **Limites** :<br>- Relation déséquilibrée<br>- Patient traité comme un enfant<br>- Favorise un transfert (psychologie)<br>• Patient incapable :<br>- Le médecin décide<br>- Après information de la famille (sauf cas d'urgence vitale)<br><br>**Autonomisme :**<br>• Inspiration **américaine**<br>• **Décision : par le malade**<br>• **Principes** :<br>- Le patient est seul juge<br>- Le médecin a un rôle consultatif<br>• **Limites** :<br>- Le patient est-il apte?<br>- Le patient le désire-t-il?<br>• Patient incapable :<br>- Le représentant décide<br>- Conseillé par le médecin<br><br>**Application en France :**<br>• Convergence de ces deux principes<br>• **Information « claire, loyale et appropriée »** au patient<br>• Obtenir le **consentement** du patient<br>• **Respecter le refus** du patient<br>• **Intervenir en cas de situation urgente** (risque de **non- assistance** à personne en danger) |
| **COMITE D'ETHIQUE** | **COMITE CONSULTATIF NATIONAL D'ETHIQUE : CCNE**<br><br>**Historique :**<br>• Créé en 1983 par le Président de la République<br>• Inscrit dans la loi du 6 août 2004<br><br>**Mission** :<br>• "Donner des avis sur les problèmes éthiques et les questions de société soulevés par les progrès de la connaissance dans les domaines de la biologie, de la médecine et de la santé". |

# 4. VALEURS PROFESSIONNELLES DES MEDECINS DANS D'AUTRES PAYS

## A. EN GRANDE-BRETAGNE

| | |
|---|---|
| **GRANDES LIGNES** | • Ordre des médecins britannique créé en 1858 (« General Medical Council »).<br>• Doctrine déontologique élaborée par la British Medical Association. |
| **EXEMPLES** | **Don d'organes :**<br>• Pas de consentement présumé : donc contre-indiqué si le patient n'a pas donné explicitement son accord de son vivant.<br>**Don de gamètes :**<br>• Don de sperme non anonyme et rémunéré. |

## B. AUX ETATS-UNIS

| | |
|---|---|
| **GRANDES LIGNES** | • Judicial Council (1868).<br>• Jury disciplinaire dans chaque comté. |
| **EXEMPLES** | **Fin de vie :**<br>• Autorisation du suicide assisté dans 2 états (Oregon + état de Washington).<br>**Don de sperme :**<br>• Non anonyme et rémunéré. |

# 5. AUTRES PROFESSIONS DE SANTE

| | |
|---|---|
| **PHARMACIENS** | • **Ordre** des pharmaciens.<br>• **Conseil national** (organisation plus complexe que celui des médecins).<br>• **Code de déontologie** des pharmaciens. |
| **DENTISTES** | • **Ordre** des chirurgiens-dentistes.<br>• **Conseil National.**<br>• **Code de déontologie :**<br>  - Libre choix du dentiste.<br>  - Ne pas faire de la profession un commerce. |
| **SAGE-FEMMES** | • **Ordre** des sages-femmes.<br>• **Code de déontologie** des sages-femmes :<br>• Devoirs généraux (superposables à ceux des médecins).<br>• **Devoirs envers les nouveau-nés et leurs mères :**<br>  - Soins consciencieux et dévoués. |

## 6. RAPPORTS DES MEDECINS ENTRE EUX ET AVEC LES AUTRES PROFESSIONS DE SANTE

| | |
|---|---|
| **AVEC LES COLLEGUES (Code de déontologie – Titre III)** | • **Confraternité.**<br>• Rechercher une **conciliation** si différend avec un confrère.<br>• Devoir d'**assistance** dans l'adversité.<br><br><u>Participation de plusieurs médecins aux soins :</u><br>• Doivent se tenir mutuellement informés.<br>• Un médecin peut se retirer de cette prise en charge après avoir informé ses collègues. |
| **AVEC LE MEDECIN TRAITANT** | • **Information du médecin traitant** des soins, avec accord du patient.<br>• Le médecin traitant **oriente le malade vers un confrère spécialiste** si le besoin s'en fait ressentir (mais doit respecter le libre choix du patient). |
| **REMPLACEMENT** | • Temporaire<br>• Personnel<br>• Après information du Conseil de l'Ordre |
| **AUTRES PROFESSIONS** | • Entretenir de **bons rapports** avec les membres des professions de santé.<br>• **Respect de l'indépendance professionnelle** de ceux-ci.<br>• **Partage des connaissances et expériences** avec les étudiants et internes en médecine durant leur formation dans un esprit de **compagnonnage**, de **considération** et de **respect** mutuel. |

**Références :**

1. Code de déontologie – Conseil National de l'Ordre des Médecins.
2. Serment d'Hippocrate – Conseil National de l'ordre des Médecins.

☑ J'inscris mes notes personnelles pour mieux progresser

# LE RAISONNEMENT ET LA DECISION EN MEDECINE. LA MEDECINE FONDEE SUR LES PREUVES (EVIDENCE BASED MEDICINE, EBM). LA DECISION MEDICALE PARTAGEE

| Les objectifs du CNCI pour l'*i*ECN 2016 | MOTS-CLES et REFLEXES GENERAUX |
|---|---|
| × *Analyser les principes du raisonnement hypothético-déductif et de la décision contextualisée en médecine.*<br>× *décrire la démarche EBM ; en préciser les limites.*<br>× *Apprécier dans chaque situation clinique, le poids respectif des trois types de données constituant une approche EBM.*<br>× *Préciser la notion de niveau de preuve dans son raisonnement et dans sa décision.*<br>× *Identifier les circonstances d'une décision médicale partagée avec le patient et son entourage (voir item 319).*<br>× *Préciser les notions d'efficacité, d'efficience et d'utilité dans le raisonnement et la décision médicale.*<br>× *Comprendre et apprendre la notion de discussion collégiale pour les prises de décision en situation de complexité et de limite des savoirs.* | × ***Raisonnement : base des décisions médicales.***<br>× ***Evidence Based Medicine = Médecine fondée sur les preuves = Analyse critique de l'information médicale.***<br>× ***Partage des informations – Décision médicale partagée****.* |

## 1. RAISONNEMENT ET DECISION EN MEDECINE

| | |
|---|---|
| **GENERALITES** | • Le raisonnement médical précède la décision médicale<br>• Il a pour but de répondre à 2 questions :<br>– Quelle est la manière la plus rapide et efficace pour arriver au diagnostic ? (**démarche diagnostique)**<br>– Quelle est la thérapeutique la plus adaptée pour mon patient ? (**démarche thérapeutique)**<br>• La décision engage la responsabilité du médecin |
| **LA DEMARCHE DIAGNOSTIQUE** | Du symptôme au diagnostic :<br>• A partir des **symptômes cliniques** initiaux (fièvre, céphalées…), va se construire la **démarche diagnostique**<br>• Suite à **l'interrogatoire et à l'examen clinique**, le médecin élabore des **hypothèses** à partir de ses **connaissances physiopathologiques,** de la reconnaissance de « **tableaux cliniques** », de l'utilisation **d'arbres diagnostiques,** ou encore de son **expérience**<br>• Ces hypothèses devront être vérifiées par un examen clinique orienté et éventuellement des **examens complémentaires**<br>• Le choix d'un examen complémentaire doit toujours être justifié par un apport dans la démarche diagnostique (ou thérapeutique) |

| | |
|---|---|
| **LA DEMARCHE DIAGNOSTIQUE** | <u>S'il existe un diagnostic :</u><br>• Le médecin doit en apprécier la **gravité**<br>• Envisager ou non un **traitement** (démarche thérapeutique)<br>• **Informer** le patient de sa maladie et du déroulement de sa prise en charge<br><br><u>Si le symptôme ne correspond à aucune anomalie</u><br>La démarche est plus compliquée et moins stéréotypée. Le médecin doit s'efforcer de rechercher la motivation de la demande de consultation pour éviter le **nomadisme médical** et la prescription de **bilans inutiles**.<br><br><u>Découverte fortuite d'une anomalie</u><br>La multiplication des examens amène à détecter des anomalies sans rapport avec la symptomatologie pour laquelle l'examen avait été demandé (« incidentalomes »). Cela pose de nombreux problèmes pour le patient, qui, d'asymptomatique, peut se sentir malade. Il est donc important de **prescrire des examens orientés** et d'expliquer au patient que les découvertes fortuites ne nécessitent pas obligatoirement un traitement, ou d'autres examens. |
| **LA DEMARCHE THERAPEUTIQUE** | • Le médecin doit :<br>  - Définir **l'objectif** de son traitement : guérir, soulager, stabiliser…<br>  - Choisir le **traitement le plus adapté** en fonction de l'objectif<br>  - **Juger l'efficacité** de son traitement<br><br><u>Décision de ne pas traiter :</u><br>• Lorsqu'il n'existe pas de traitement connu de la maladie, quand les symptômes dont se plaint le patient ne nécessitent pas de traitement ou lorsqu'une décision d'arrêt des soins est prise<br>• Selon une étude de l'Assurance Maladie de 2005, en France 90% des consultations de médecine générale, se concluent par une ordonnance de médicaments, contre 43% aux Pays Bas (83% en Espagne et 72% en Allemagne).<br><br><u>Décision de traiter :</u><br>Le choix de la décision optimale passe par une démarche rigoureuse avec **3 raisonnements** possibles :<br>**1. Raisonnement analogique**<br>• **Par « automatisme »** (très fréquent en médecine d'urgence). Il aide les jeunes médecins dans leur début, mais à éviter sur le long terme<br>• **Par « comportement dicté »,** le plus souvent par un responsable hiérarchique, responsable de la diffusion d'habitudes<br>• **Par « habitude »,** il résume les 2 précédents. Quand une habitude est acquise, il est rare que le médecin en change<br><br>**2. Raisonnement pharmacologique ou physiopathologique**<br>• Le choix est dicté par la compréhension du mécanisme de la maladie<br>• Le **raisonnement pharmacologique** vise à sélectionner le produit qui aura une activité contre le mécanisme de la maladie.<br>• Le **raisonnement physiopathologique** part de l'anomalie physiopathologique initiale pour déterminer la meilleure attitude thérapeutique.<br><br>**3. Raisonnement fondé sur les preuves**<br>• La médecine fondée sur les preuves ou **« Evidence Based Medicine »**, considère que la décision médicale ne doit plus se fonder sur l'expérience personnelle ou l'avis de l'expert mais sur une meilleure utilisation des données actuelles de la science, fournies en particulier par les essais cliniques. |

# RAISONNEMENT ET DECISION EN MEDECINE

**PATIENT**

Plaintes, symptômes

↓

**MEDECIN**

**Démarche diagnostique** : interrogatoire + examen clinique

→ Reconnaissance de tableaux cliniques
→ Connaissances physiopathologiques
→ Arbres diagnostiques
→ Expérience

↓

Hypothèses

↓

Examen clinique orienté +/- examens complémentaires orientés

↓

Diagnostic

↓

**Démarche thérapeutique** → Pas de traitement

→ Raisonnement analogique
→ Raisonnement pharmacologique ou physiopathologique
→ **Raisonnement fondé sur les preuves**

## 2. EVIDENCE BASED MEDICINE

| | |
|---|---|
| **DEFINITION ET DEMARCHE** | • La connaissance médicale est en constante évolution, accélérée depuis les dernières décennies. Les études et les publications sont de plus en plus nombreuses, les systèmes d'information (notamment internet) de plus en plus diffus, les patients de plus en plus informés.<br><br>• **La médecine factuelle** ou **médecine fondée sur les preuves** (en anglais **Evidence-Based Medicine**, EBM) est une approche méthodique de la pratique médicale fondée sur l'analyse critique de l'information médicale. Elle consiste en l'utilisation **judicieuse** et **consciencieuse** des **meilleures données** actuelles de la recherche clinique dans la prise en charge personnalisée de chaque patient.<br><br>Les 4 étapes d'une démarche d'EBM :<br>• A partir d'un cas clinique précis, définir le **problème**, poser la **question** appropriée<br>• **Rechercher efficacement dans la littérature** les articles correspondants<br>• **Evaluer de manière critique la méthodologie et les résultats des publications identifiées :** validité, impact et utilité pratique<br>• Déduire une conduite à tenir personnalisée pour le patient<br>• Informer et rester à l'écoute de son patient. |
| **3 COMPOSANTES** | • **Expertise clinique.**<br>• **Préférence du patient.**<br>• **Données de la recherche.** |
| **<u>ETAPE 1 :</u> FORMULATION DE LA QUESTION** | • La question peut concerner un test diagnostic, une étiologie, un traitement, un pronostic…<br>• Pour être complète, la question clinique posée doit comporter 4 éléments **(Critères PICO)** :<br>– **P : Patient** : Caractéristiques du patient (âge, sexe,...) et/ou du problème qu'il pose (diagnostic,...)<br>– **I : Interventions** (élément soumis à évaluation)<br>– **C : *Comparator/Control*** : Comparaison par rapport à une autre intervention (si elle est appropriée)<br>– **O : *Outcome*** (Critère de jugement/issue clinique recherchée) |
| **<u>ETAPE 2 :</u> ETUDE DE LA LITTERATURE** | • Définir le **meilleur type** d'étude répondant à la question.<br>• Choisir dans quelles **sources** chercher les études.<br>• Elaborer **l'équation de recherche.** |
| **<u>ETAPE 3 :</u> EVALUER LES RESULTATS** | 3 points importants de la lecture critique :<br>• **La méthodologie utilisée permet-elle d'avoir des résultats valides ?**<br>• **Les résultats sont-ils cliniquement pertinents ?**<br>• **Les résultats sont-ils applicables à notre patient ?** |
| **<u>ETAPE 4 :</u> APPLICATION AU PATIENT** | Prise de la décision concernant le patient en fonction :<br>• De **l'expérience** du médecin.<br>• Des **préférences** du patient.<br>• Des **ressources** disponibles. |

## LES 3 COMPOSANTES DE L'EBM

Réflexe

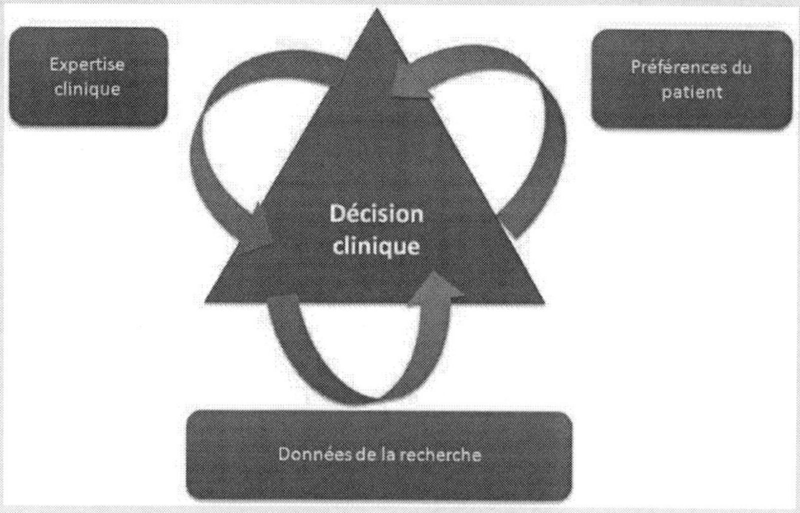


*D'après le Centre Cochrane Français.*

| | |
|---|---|
| **LIMITES DE L'EBM** | • Nécessité d'un **accès rapide et fiable** à l'information.<br>• **Manque de moyens.**<br>• **Coût.**<br>• Nécessité d'une **formation** spécialisée.<br>• Vision trop réductrice de situations trop complexes.<br>• **Appauvrissement de la part humaine** dans les soins. |

## 3. NIVEAUX DE PREUVE – HAS

| | |
|---|---|
| **NIVEAU 1 – GRADE A de recommandation** | • Essais comparatifs randomisés de forte puissance.<br>• Méta-analyse d'essais comparatifs randomisés.<br>• Analyse de décision fondée sur des études bien menées. |
| **NIVEAU 2 – GRADE B de recommandation** | • Essais comparatifs randomisés de faible puissance.<br>• Etudes comparatives non randomisées bien menées.<br>• Etudes de cohorte. |
| **NIVEAU 3 – GRADE C de recommandation** | • Etudes cas-témoins. |
| **NIVEAU 4 – Grade C de recommandation** | • Etudes comparatives comportant des biais importants.<br>• Etudes rétrospectives.<br>• Séries de cas. |

**Recommandations :**
*Grade A :* preuve scientifique établie.
*Grade B :* présomption scientifique.
*Grade C :* faible niveau de preuve scientifique.

# 4. DECISION MEDICALE PARTAGEE

## A. NOTIONS A INTEGRER DANS LE RAISONNEMENT

| | |
|---|---|
| **EFFICACITE** | • Probabilité qu'une stratégie atteigne un résultat. |
| **EFFICIENCE** | • Concept médico-économique.<br>• **Rapport de l'efficacité** d'une stratégie sur **les ressources** qu'elle mobilise. |
| **UTILITE** | • Mesure intégrant de multiples résultats potentiels d'une stratégie. |

**Réflexes**

La prise de décision pour un patient donné se doit d'être :
- **Efficace**
- **Efficiente :** utilisation du système de santé au meilleur coût
- **Utile :** *« primum non nocere »*

## B. DECISION MEDICALE PARTAGEE

| | |
|---|---|
| **DEFINITION** | **Modèle de décision médicale** décrivant **deux étapes** clés dans la relation entre le professionnel de santé et le patient :<br>• L'échange d'informations.<br>• La délibération en vue d'une prise de décision.<br>**Accord mutuel** entre le patient et le médecin. |
| **PROCESSUS** | **Communication à double sens et de qualité :**<br>• Partage d'information entre le professionnel de santé et le patient.<br>Le patient reçoit toutes les informations pour :<br>• Envisager les **différentes options.**<br>• Exprimer ses **préférences.**<br>Le choix est :<br>• **Eclairé**<br>• **Accepté mutuellement** par le patient et les professionnels de santé.<br>Finalité :<br>• **Aide à la décision.** |
| **IMPACTS** | • **Augmentation de la participation** du patient aux décisions sur sa santé.<br>• **Amélioration** de la **qualité** et la **sécurité** des soins. |
| **DANS QUELLES CIRCONSTANCES ?** | A **tous les stades de la prise en charge** du patient :<br>• Dépistage<br>• Diagnostic<br>• Traitement<br>*Exemples :*<br>• Maladies avec plusieurs options thérapeutiques.<br>• Maladies ou traitements pouvant améliorer la qualité de vie du patient.<br>• Traitements avec des risque ou contraintes de nature différente.<br>• Incertitude scientifique entre plusieurs stratégies entre lesquelles le médecin n'a pas d'arguments pour l'une ou l'autre de ces stratégies.<br>• Incertitude sur un rapport bénéfice/risque pour un patient donné.<br>• Situations complexes de limitation ou refus de soins. |

## 5. DECISION COLLEGIALE

| | |
|---|---|
| **CONTEXTE** | • Patient **hors d'état d'exprimer sa volonté.**<br>• Dans le cadre d'une décision de limitation ou d'arrêt des traitements actifs (**LATA**).<br>• Dans un contexte de **soins palliatifs.**<br>• Non applicable aux situations d'urgence. |
| **QUI peut demander la procédure ?** | • Le **médecin du patient.**<br>• La famille / les proches.<br>• La personne de confiance.<br>• Le malade lui-même au travers de ses directives anticipées. |
| **PROCEDURE (Loi du 22 avril 2005 – Loi Léonetti)** | • Déclenchement de la procédure par **le médecin** (le + souvent).<br>• **Avis d'un autre médecin** appelé en qualité de **consultant.**<br>• **Avis de l'équipe soignante.**<br>• Prise en compte des **directives anticipées** si rédigées.<br>• Avis de la **personne de confiance.**<br>• Prise de décision raisonnée et raisonnable.<br>• Avis final pris par le seul médecin.<br>• Notification dans le **dossier médical** du patient. |

**Conférences de consensus - Recommandations**

| Année | Source | Titre |
|---|---|---|
| 2013 | HAS | Patient et professionnels de santé : décider ensemble. |
| 2005 | Loi | Loi relative aux droits des malades et à la fin de vie (Loi Léonetti). |

**Autres Références :**

1. Sackett DL, Rosenberg WM, Gray JA, Haynes RB, Richardson WS (1996). "Evidence based medicine : what it is and what it isn't". *BMJ* 1996 ; 312 : 71-72.
2. Loi du 4 mars 2002 : www.legifrance.fr
3. Centre Cochrane français.

☑ J'inscris mes notes personnelles pour mieux progresser

Chap. 4

UE 1
Item 4

# LA SECURITE DU PATIENT. LA GESTION DES RISQUES. LES EVENEMENTS INDESIRABLES ASSOCIES AUX SOINS (EIAS)

| Les objectifs du CNCI pour l'iECN 2016 | MOTS-CLES et REFLEXES GENERAUX |
|---|---|
| × *Définir les notions de Qualité, Sécurité, évènement indésirable grave (EIG), évènement porteur de risque (EPR), résilience.*<br>× *Présenter les données quantitatives sur la fréquence et la nature des EIG dans le système de soins ; Enquêtes nationales sur les EIG, évolution dans les dix dernières années.*<br>× *Connaître les définitions des termes suivants : antisepsie, asepsie, désinfection, décontamination, stérilisation.*<br>× *Connaître les procédures d'hygiène des mains en milieu de soins, et d'antisepsie de la peau saine, de la peau lésée et des muqueuses.*<br>× *Connaître et expliquer les mesures préventives des infections associées aux soins (IAS) : infection urinaire, infection sur cathéter vasculaire, pneumonie, infection du site opératoire.*<br>× *Exposer les grands principes d'organisation de la sécurité sanitaire. Faire un point sur les différences entre la France, les principaux pays européens et les USA.*<br>× *Définir et pondérer les grandes composantes de la gestion des risques ; préciser l'importance de la composante FHO (facteurs organisationnels et humains) du risque associé aux soins.*<br>× *Préciser les différentes missions relevant du ministère chargé de la santé et de la HAS.* | × ***6,2 EIG pour 1000 jours d'hospitalisation***<br>× ***Hygiène des mains : première mesure de lutte contre les infections***<br>× ***IAS : prévention +++***<br>× ***Comité de Lutte contre les Infections Nosocomiales (CLIN)***<br>× ***Connaître les agences de sécurité sanitaire en France et leurs rôles respectifs*** |

## 1. DEFINITIONS

| | |
|---|---|
| **QUALITE des soins (OMS)** | Un soin de qualité « doit permettre de garantir à chaque patient l'assortiment d'actes diagnostiques et qui leur assurera le meilleur **résultat en termes de santé**, conformément à **l'état actuel de la science médicale**, au **meilleur coût** pour un **même résultat**, au **moindre risque iatrogène**, et pour **sa grande satisfaction**, en termes de procédures, de résultats et de contacts humains à l'intérieur du système de soins ».<br><br>• Axe majeur de l'action publique dans le domaine de la santé.<br>• Impératif médical, une exigence sociale, une nécessité économique et politique. |

| | |
|---|---|
| **SECURITE du patient (OMS, CISP 2009)** | • Absence pour un patient **d'atteinte inutile ou potentielle** associée aux soins de santé.<br>• Une atteinte associée aux soins découle de mesures prises pendant la dispensation des soins et ne résultant pas d'un traumatisme ou d'une maladie sous-jacente. |
| **EVENEMENT INDESIRABLE associé aux soins (Décret n°2010-1408 du 12 nov 2010)** | • **Tout incident préjudiciable** à un patient hospitalisé survenu lors de la réalisation d'un acte de **prévention**, d'une **investigation** ou d'un **traitement**.<br>• Peut aussi concerner un patient venant le temps d'une consultation, d'une investigation, d'un traitement. |
| **EVENEMENT INDESIRABLE GRAVE (EIG)** | Evènement indésirable ayant entraîné :<br>• Un **décès inattendu**<br>• Une **perte permanente d'une fonction** ne résultant ni de l'évolution naturelle de la maladie, ni du terrain du patient.<br>• Au cours d'un acte de soins, une hospitalisation en réanimation et/ou une ré-intervention non programmée. |
| **EVENEMENT PORTEUR DE RISQUE (EPR)** | Evènement n'ayant **pas engendré de conséquence grave pour le patient** (« presqu'accident »), dont l'analyse méthodique favorisera la compréhension des causes de survenue, mais aussi celles des modalités de la récupération ayant permis à temps sa détection et son traitement. |
| **RESILIENCE** | Mesure dans laquelle un système est capable, en permanence, de **prévenir, de détecter, d'atténuer les dangers ou les incidents**, ou d'y remédier. |

## 2. ENQUETES NATIONALES SUR LES EIG

| | |
|---|---|
| **PRINCIPE** | • Le repérage, la mesure et la réduction des incidences des EIG constitue un **critère de performance** pour les systèmes de soins.<br>• La réduction des EIG fait partie des **objectifs de la loi du 9 août 2004** relative à la politique de santé publique (objectifs 26, 27, 28).<br>• Enquêtes « **ENEIS** » (Enquête nationale sur les EIG) :<br>  - Menée en 2004<br>  - Reconduite en 2009 pour mesurer l'évolution des données depuis 2004. |
| **RESULTATS de l'enquête de 2009** | • En moyenne : **6,2 EIG pour 1000 jours d'hospitalisation**<br>• <u>Secteur médical :</u> 4,7 EIG pour 1000 jours d'hospitalisation<br>• <u>Secteur chirurgical :</u> 9,2 EIG pour 1000 jours d'hospitalisation.<br>• **4,5 % des séjours sont causés par un EIG**, dont 2,6 % pour des EIG évitables.<br><br>• Nature des EIG :<br>  - *Liés à une procédure/acte :* 1,7 EIG pour 1000 jours d'hospitalisation.<br>  - *Liés aux produits de santé :* 1,1 pour 1000 jours d'hospitalisation.<br><br>• Conséquence économique : la survenue d'un EIG **double la durée de séjour du patient.** |

| | |
|---|---|
| **COMPARAISON aux résultats de 2004** | • Résultats **identiques** à ceux de l'enquête de 2004 et **comparables avec ceux des pays étrangers.**<br>• Les patients **âgés et fragiles** sont plus exposés aux EIG évitables.<br>• Mais :<br>– Pas de conclusion sur l'absence de changements en termes de culture de sécurité et de comportements des acteurs du système de santé (non mesurés dans l'étude).<br>– Mesure impossible dans cette étude de l'impact d'actions sectorielles en termes de gestion de la sécurité du patient. |

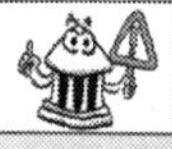

**Réflexes**

- **En moyenne, 6,2 EIG pour 1000 jours d'hospitalisation.**
- **EIG = durée d'hospitalisation x 2**
- **Secteur chirurgical > secteur médical**
- **Secondaires à des procédures/actes**
- **Personnes âgées et fragiles plus atteintes**

## 3. PROGRAMME NATIONAL POUR LA SECURITE DES PATIENTS (2013-2017)

| | |
|---|---|
| **DEFINITION** | • Projet transversal avec participation :<br>– De la DGOS<br>– De la DGS<br>– En association avec la HAS<br>• Identifie des **priorités d'action**<br>• Pose des **orientations fondatrices**<br>• Favoriser une **culture de la sécurité** entre les professionnels, et d'y associer les patients<br>• **Rôle central des ARS** |
| **4 THEMATIQUES** | <u>**Axe 1 :**</u><br>• **Renforcement de l'information du patient** et du partenariat dans la relation soigné-soignant afin de mieux permettre au patient d'être **co-acteur de sa sécurité.**<br><u>**Axe 2 :**</u><br>• Mise en place d'une déclaration et d'une prise en compte des évènements indésirables associés aux soins dans une logique **d'apprentissage et d'amélioration des pratiques**, via l'analyse des causes systémiques et le retour d'expérience en équipe, avec valorisation aux niveaux régional et national.<br><u>**Axe 3 :**</u><br>• Pour améliorer la culture de la sécurité : **introduction de la formation à la sécurité des soins dans le cursus d'études de tout professionnelle de santé et son inscription à titre prioritaire dans les programmes de DPC** ; recours à des méthodes pédagogiques |

innovantes (simulation en santé) ; mise en place, dans le cadre d'organisations définies par les ARS, de **structures régionales d'appui à la qualité et la sécurité des soins** pour accompagner les professionnels de santé.

**Axe 4 :**

- **Développement de la recherche sur la sécurité des soins** associant des champs disciplinaires interagissant avec celui de la santé (sciences sociales, économie) et **amélioration de la sécurité des personnes participant à la recherche clinique.**

Chaque axe est divisé en objectifs généraux et en objectifs opérationnels.

## SECURITE DU PATIENT – LES 4 AXES

Réflexes

- Axe 1 : **information du patient**
- Axe 2 : **déclaration des EIG, amélioration des pratiques professionnelles**
- Axe 3 : **formation initiale et continue des professionnels de santé**
- Axe 4 : **développement de la recherche**

# 4. HYGIENE EN MILIEU DE SOINS

## A. DEFINITIONS

| | |
|---|---|
| **ANTISEPSIE** | • **Destruction momentanée** des micro-organismes sur **un tissu vivant**, obtenue grâce à l'action irréversible d'un produit sur leur structure ou leur métabolisme. |
| **ASEPSIE** | • **Absence de micro-organismes** sur une surface. |
| **DESINFECTION** | • **Destruction momentanée** des micro-organismes sur **un matériau ou une surface inerte**, obtenue grâce à l'action irréversible d'un produit sur leur structure ou leur métabolisme. |
| **DECONTAMINATION** | • Premier traitement effectué sur un matériel souillé dans le but de **diminuer la population de micro-organismes** et de faciliter le nettoyage ultérieur. |
| **STERILISATION** | • Procédé visant à **l'élimination des micro-organismes sur une surface inerte.** |

## B. HYGIENE DES MAINS EN MILIEU DE SOINS

| | |
|---|---|
| **GENERALITES** | • Fait partie des « Précautions standard ».<br>• **Mesure la plus efficace** pour le contrôle des infections.<br>• Le port des gants ne dispense pas d'une hygiène optimale des mains ! |
| **5 INDICATIONS** | • Avant de toucher un patient<br>• Avant un geste aseptique<br>• Après un risque d'exposition à un liquide biologique<br>• Après avoir touché un patient<br>• Après avoir touché l'environnement d'un patient |
| **MESURES DE BASE** | • **Ongles courts sans vernis.**<br>• **Retrait des bijoux**, bracelets, …<br>• Utilisation d'essuie-mains à **usage unique**.<br>• Poubelle **fermée**. |

| | |
|---|---|
| **FRICTION HYDRO-ALCOOLIQUE** | • Avec une **solution hydro-alcoolique.**<br>• Verser une quantité suffisante dans le creux de la main.<br>• Etaler et repartir soigneusement le produit sur les mains selon **7 étapes**.<br>• **Insister sur les ongles.**<br>• Frotter les mains avec la solution.<br>• Renouveler jusqu'au **séchage complet** des mains. |
| **LAVAGE SIMPLE** | • Mouiller mains et avant-bras sous l'eau.<br>• Mettre du savon liquide dans la paume de la main.<br>• **Savonner et se frotter les mains et les poignets.**<br>• Insister sur **les espaces interdigitaux** et les **ongles**.<br>• Minimum **30 secondes à 1 minute.**<br>• Rincer abondamment.<br>• Sécher avec un essuie-main à usage unique. |

| | |
|---|---|
| **LAVAGE ANTISEPTIQUE** | • Mouiller mains et avant-bras sous l'eau.<br>• Savon antiseptique.<br>• Savonner + se frotter les mains et les poignets.<br>• Insister sur les espaces interdigitaux et les ongles.<br>• Minimum **30 secondes à 1 minute.**<br>• **Rinçage soigneux sous un filet d'eau**, des doigts vers les poignets, en veillant à **garder les mains au-dessus des coudes**.<br>• **Temps de rinçage = ou > au temps de lavage**.<br>• Sécher par tamponnement avec essuie-mains à usage unique.<br>• **Fermer le robinet avec le dernier essuie-main** (évite une recontamination). |

Réflexes

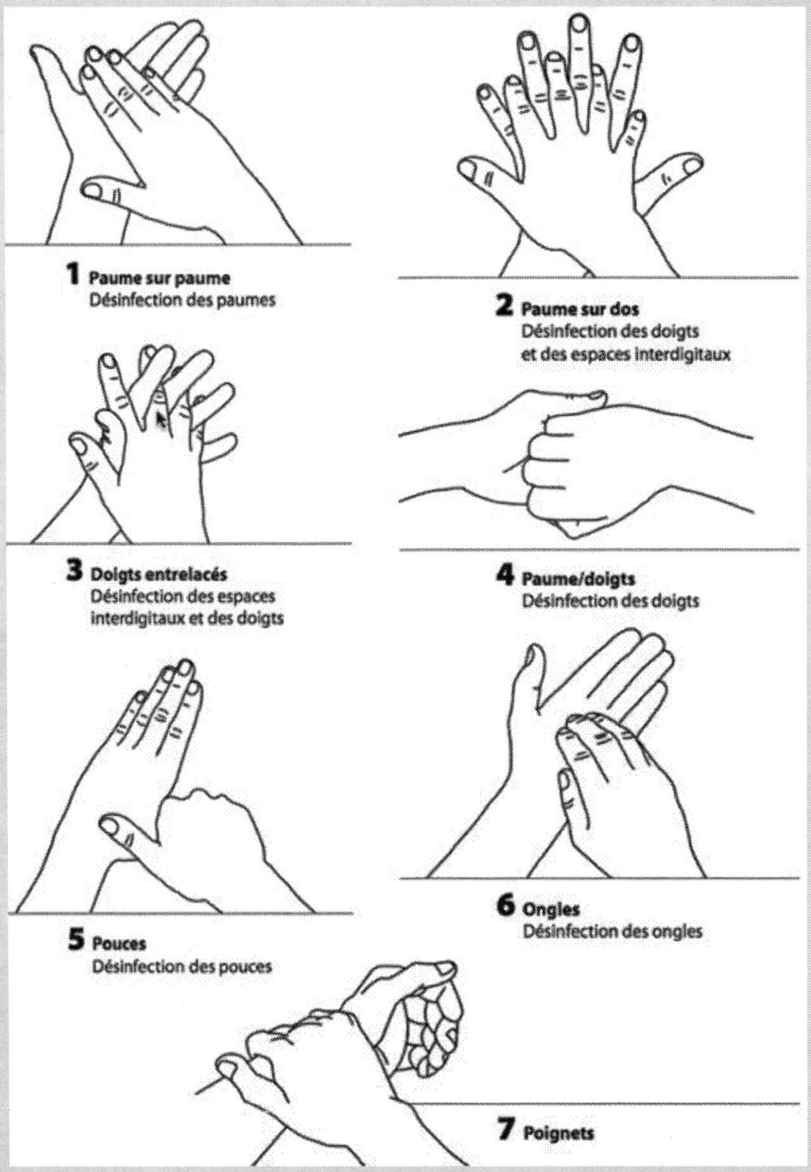


**LES <u>7 ETAPES</u> DE LA FRICTION HYDRO-ALCOOLIQUE DES MAINS** (d'après la SFHH)

| | |
|---|---|
| **LAVAGE CHIRURGICAL** | 1er temps :<br>• Mouiller mains et avant-bras.<br>• Mettre savon antiseptique dans le creux de la main.<br>• **Laver mains et avant-bras pendant une minute.**<br>• **Rincer mains et avant-bras, en les maintenant au-dessus du niveau des coudes, pendant au moins 1 minute.**<br><br>2ème temps :<br>• **Brosse stérile** + savon antiseptique.<br>• Se brosser **uniquement les ongles** pendant environ 30 secondes / main.<br>• Rincer mains et avant-bras pendant 1 minute.<br><br>3ème temps :<br>• Remettre une dose de savon dans chaque paume de main.<br>• **Savonner soigneusement chaque espace interdigital, chaque doigt, chaque main, chaque avant-bras.**<br>• Rincer soigneusement, **en commençant par le bout des doigts et en finissant par les coudes,** en maintenant en permanence la main au-dessus du niveau des coudes.<br>• Sécher minutieusement avec un essuie-main stérile en procédant par **tamponnement** allant de **l'extrémité des doigts vers les coudes**. |

## C. ANTISEPSIE DE LA PEAU SAINE

| | |
|---|---|
| **GENERALITES** | • Importance du nettoyage avant toute antisepsie.<br>• **Utiliser la même famille pour le nettoyage et l'antisepsie**.<br>• **Ne pas mélanger deux antiseptiques différents** (inactivation, toxicité).<br>• Bonnes mesures de conservation. |
| **ANTISEPTIQUES** | **Majeurs :**<br>• Dérivés iodés (Bétadine ®)<br>• Dérivés chlorés (Dakin ®)<br>• Alcools<br>**Intermédiaires et mineurs :**<br>• Hexomedine ®, nitrate d'argent, … |
| **ANTISEPSIE EN 1 TEMPS** | METHODE :<br>• **Application simple** de l'antiseptique.<br><br>INDICATIONS : niveau de risque **faible :**<br>• Injection IV, IM, SC, …<br>• Vaccins<br>• Prélèvements sanguins hormis hémocs, … |
| **ANTISEPSIE EN 2 TEMPS** | METHODE :<br>• **2 applications** d'antiseptique alcoolique.<br><br>INDICATIONS : niveau de risque **intermédiaire**<br>• Pose de VVP de durée < 3h. |

| | |
|---|---|
| **ANTISEPSIE EN 4-5 TEMPS** | METHODE :<br>• **Détersion** peau avec un savon doux ou scrub.<br>• **Rinçage** à l'eau ou au sérum physiologique.<br>• **Séchage** avec compresses stériles.<br>• **Première application** de l'antiseptique.<br>• **Deuxième application** de l'antiseptique (si 5 temps).<br><br>INDICATIONS :<br>• **Risque élevé :** 5 temps :<br>- Préparation cutanée pré-opératoire.<br>- Pose de KTC.<br>- Ponction sternale.<br>- Fistule artério-veineuse, …<br>• **Risque intermédiaire :** 4 temps :<br>- Pose de VVP > 3 heures.<br>- Ponctions (lombaire, articulaire, …).<br>- Sondage évacuateur, … |

## D. ANTISEPSIE DE LA PEAU LESEE

| | |
|---|---|
| **GENERALITES** | • Sur prescription médicale.<br>• **Antiseptique aqueux.**<br>• **CI à l'alcool** car irritations ++ |
| **PEAU PROPRE** | • Antisepsie en un temps |
| **PEAU SOUILLEE** | • Antisepsie en 5 temps |

## E. ANTISEPSIE DES MUQUEUSES

| | |
|---|---|
| **ORL - STOMATO** | • Mesures d'hygiène de base.<br>• Gargarismes, bains de bouche, badigeons.<br>• Ex : Bétadine ® bain de bouche, … |
| **GYNECO** | • Toilette :<br>- Savon antiseptique adapté aux muqueuses.<br>• Avant ECBU :<br>- Dakin Cooper ® ou Bétadine solution vaginale ® |
| **OPHTALMO** | • Collyres antiseptiques spécifiques. |

**HYGIENE EN MILIEU DE SOINS** — Réflexes

- **Hygiène des mains ++**
- **Friction hydro-alcoolique aussi souvent que possible**

- **Techniques d'antisepsie :**
  - **Peau saine vs peau lésée vs muqueuse**
  - Dépend du **niveau de risque du geste +++**

# 5. INFECTIONS ASSOCIEES AUX SOINS (IAS)

| | |
|---|---|
| **INFECTION NOSOCOMIALE** | **Conditions requises :**<br>• **Infection contractée au cours d'un séjour dans un établissement de santé**<br>• Infection **ni présente ni en incubation** au début de la prise en charge<br>• **Délais :**<br>– **Au moins 48 h** (ou un délai supérieur à la période d'incubation) **après l'admission**<br>– Dans les **30 jours suivant l'intervention** pour les infections du site opératoire<br>– Dans **l'année** qui suit l'intervention pour la mise en place de prothèses ou d'implant |
| **INFECTION ASSOCIEE AUX SOINS** | • Depuis 2007, la notion d'**"infection associée aux soins"** (IAS) tend à s'imposer<br>• **Les IAS ont une définition beaucoup plus large**<br>• Elles englobent tout événement infectieux<br>– **Contracté au cours ou au décours d'une prise en charge d'un patient** (à visée diagnostique, thérapeutique, palliative, préventive ou éducative)<br>– **Quel que soit le lieu de la prise en charge**<br>– **Quelle que soit la personne qui délivre le soin** (un professionnel de santé, le patient lui-même ou son entourage)<br>– **Dans un délai d'au moins 48h** (ou un délai supérieur à la période d'incubation) après la prise en charge<br>– Sujets concernés : patients mais aussi soignants et visiteurs |

## A. EPIDEMIOLOGIE

| | |
|---|---|
| **PREVALENCE**<br><br>**(2012-Institut de Veille Sanitaire)** | **Taux de prévalence des patients infectés en établissements de santé**<br>• **5,1%** des patients **(juin 2012)** |
| **FACTEURS DE RISQUE D'INFECTION NOSOCOMIALE**<br><br>**(2012-Institut de Veille Sanitaire)** | • **Etablissement de santé :** Centres de lutte contre le cancer (11%) > CHR/CHU (8,1%) >> Etablissements de psychiatrie (1,3%)<br>• **Type de service :** réanimation (26%) >> SSR > chirurgie > médecine<br>• Caractéristiques des **patients :**<br>– Ages extrêmes<br>– Immunodéprimés<br>– Maladie sévère<br>– Polytraumatisés, grands brûlés<br>• **Contexte :**<br>– **Intervention chirurgicale ou endoscopie**<br>– Exposés à un dispositif :<br>▪ **Sonde** urinaire<br>▪ **Cathéter** vasculaire<br>▪ **Intubation-ventilation**<br>▪ Trachéotomie |

| | |
|---|---|
| **CONSEQUENCES DES IN** | • **Humaines** : augmentation de la morbi-mortalité<br>• **Financières** : augmentation de la durée de séjour, traitements parfois coûteux |
| **ORIGINE DES IN** | • **Infection endogène** = Le patient s'infecte avec ses propres microorganismes<br><br>• **Infection exogène** = les microorganismes ont pour origine :<br>- Les autres malades<br>- Les personnels soignants<br>- L'environnement (eau, air, équipement, alimentation) |
| **SIEGE**<br><br>**(2012-Institut de Veille Sanitaire)** | • **Urinaires : 30%**<br>• **Pneumopathies : 17%**<br>• **Site opératoire : 13%**<br>• **Bactériémies et septicémies : 10%**<br>• Peau et tissus mous : 7%<br>• Respiratoire, autre : 6%<br>• Tractus gastro-intestinal : 5%<br>• Autres : 12% |
| **MICRO-ORGANISMES RESPONSABLES**<br><br>**(2012-Institut de Veille Sanitaire)** | <u>Par famille</u> :<br>• **Entérobactéries** (45,4%)<br>• **Cocci Gram+** (34%)<br><u>Par germe</u> :<br>• ***Escherichia coli* : 26%**<br>• ***Staphylococcus aureus* : 15,9%** (dont 38% résistants à la méticilline)<br>• ***Pseudomonas æruginosa* : 8,4%** (20% résistants à la ceftazidime)<br>• ***Klebsiella pneumoniæ*** : 4,8%<br>• Autres : *Enterococcus faecalis, Staphylococcus epidermidis, Enterobacter cloacae, Proteus mirabilis, Clostridium difficile, Candida alicans…* |

## LES CHIFFRES ESSENTIELS

Réflexes

**Taux de prévalence :**
- **5%** des patients **(juin 2012)**

**Siège (4 majeurs) :**
- **Urinaires : 30%**
- **Pneumopathies : 17%**
- **Site opératoire : 13%**
- **Bactériémies et septicémies : 10%**

**Micro-organisme responsables (3 majeurs) :**
- ***E. coli* : 26%**
- ***Staphylococcus aureus* : 16%** (dont 38% méticilline-R)
- ***Pseudomonas ærugnosa* : 8%** (dont 20% ceftazidime-R)

**FACTEURS DE RISQUE D'INFECTIONS NOSOCOMIALES** — Réflexes

- **Service de réanimation**
- **Agé, Immunodéprimés**
- **Contexte :**
  - **Intervention chirurgicale ou endoscopie**
  - **Sonde** urinaire
  - **Cathéter** vasculaire
  - **Intubation-ventilation**
  - Trachéotomie

## B. ORGANISATION DE LA LUTTE CONTRE LES INFECTIONS NOSOCOMIALES

**ORGANISATION DE LA LUTTE CONTRE LES INFECTIONS NOSOCOMIALES** — Réflexes

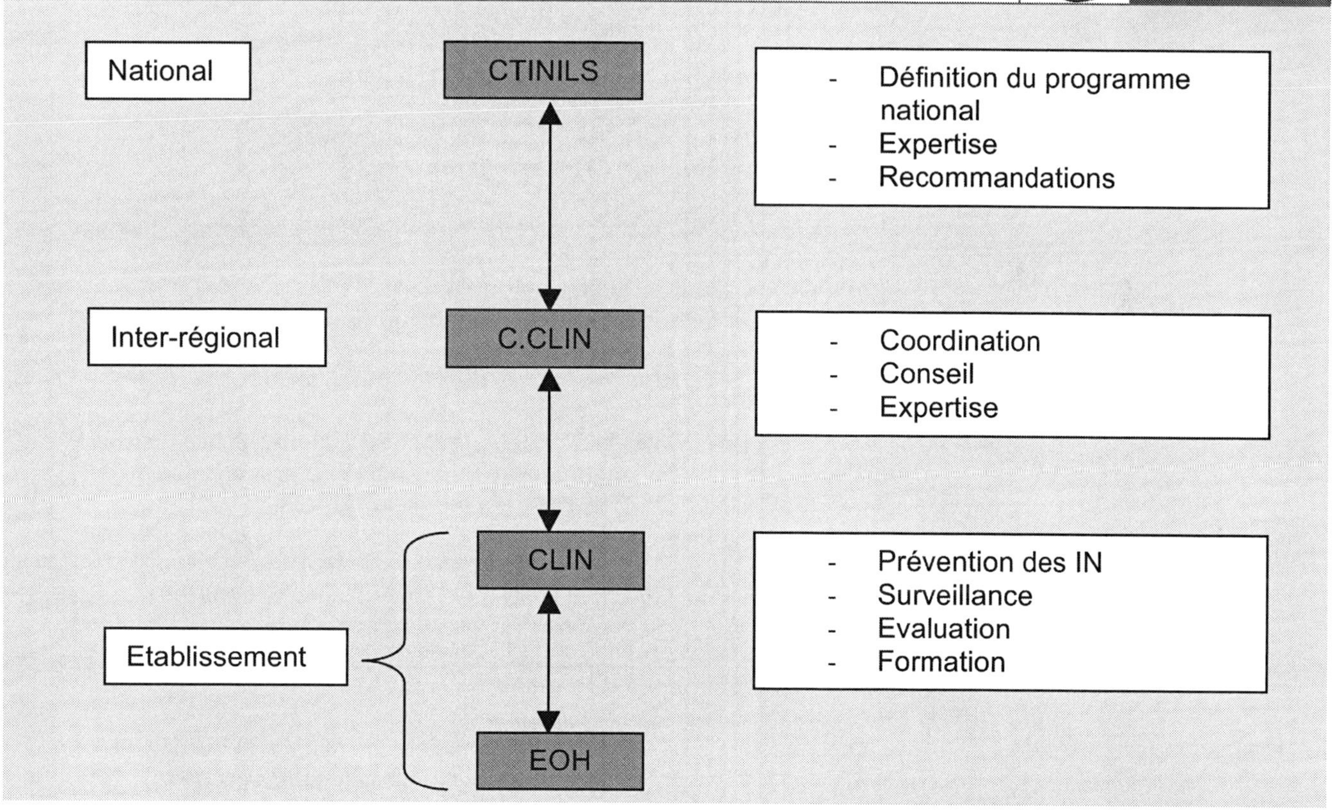

| | |
|---|---|
| **HISTORIQUE** | • **1972 :** pour la première fois est évoquée « le risque infectieux nosocomial » (Conseil de l'Europe)<br>• **1988 :** Création des **CLIN** (présence dans tous les établissements de santé publics)<br>• **1992 :** Création d'une instance nationale **(CTIN)** et 5 inter-régionales **(C.CLIN)**<br>• **1999 :** Obligation à TOUT établissement de santé de créer un **CLIN** et de se doter d'une **EOHH**<br>• **2004 :** Création du **CTINILS** |
| **Au niveau national :**<br><br>**CTINILS** | • **Comité Technique des Infections Nosocomiales et des infections Liées aux Soins**<br>• Remplace le CTIN (Comité Technique des Infections Nosocomiales) depuis 2004<br>• Intégré au Haut Conseil de la Santé publique depuis 2007<br>**Missions :**<br>• **Définition du programme national** de lutte contre les IN<br>• **Promotion du système national de surveillance**<br>• **Elaboration des recommandations** |
| **Au niveau inter-régional :**<br><br>**C.CLIN** | • **Centre de Coordination de la lutte contre les IN**<br>• Structure inter-régionale (5 C.CLIN en France)<br>**Missions :**<br>• **Coordination** des actions de prévention et de surveillance des IN<br>• **Appui technique et méthodologique** aux établissements de santé (investigations, formation, documentation)<br>• **Mise en œuvre de la politique** définie au niveau national<br>• **Animation de la coopération inter-hospitalière** |
| **Au niveau des établissements :** | • **Comité de Lutte contre les Infections Nosocomiales**<br>• **Présents dans tous les établissements**<br>**Missions :**<br>• **Prévention des IN** : élaboration et mise en œuvre de recommandations de bonnes pratiques d'hygiène<br>• **Surveillance des IN et de leur signalement**<br>• **Information** et **formation** des professionnels de l'établissement (hygiène hospitalière et lutte contre les IN)<br>• **Evaluation périodique** des actions de lutte contre les IN<br>**Composition :**<br>• Le président de la CME, le Directeur, le médecin du travail, le directeur des soins infirmiers, un pharmacien, un biologiste, le responsable de l'équipe opérationnelle d'hygiène, le médecin DIM…<br>• Il se réunit au moins 3 fois/an<br>**Remarque :**<br>• Depuis la loi HPST (2009), le CLIN n'est plus obligatoire dans les établissements de santé. Mais en pratique ces structures persistent dans la plupart des hôpitaux. |
| **EOH** | • **Equipe Opérationnelle d'Hygiène**<br>• Présente dans tous les établissements<br>• Composée d'un médecin ou un pharmacien, un infirmier hygiéniste (+/- technicien bio-hygiéniste, technicien d'études cliniques, secrétaire)<br>**Missions :**<br>• **Mise en œuvre du programme d'action défini par le CLIN**<br>• **Rôle transversal et indépendant d'expertise auprès des services** |

## C. LE SIGNALEMENT DES INFECTIONS NOSOCOMIALES

| | |
|---|---|
| **OBJECTIFS** | Article L. 1413-14 du Code de la Santé Publique :<br>« Tout professionnel ou établissement de santé ayant constaté une infection nosocomiale ou tout autre événement indésirable grave lié à des soins réalisés lors d'investigations, de traitements ou d'actions de prévention doit en faire la déclaration à l'autorité administrative compétente » .<br><br>**Objectifs du signalement :**<br>• **Alerter** les autorités sanitaires et les CCLIN lorsque des risques de transmission existent et<br>  - mener des investigations (recherche de l'origine de l'IN)<br>  - mettre en place les mesures correctives nécessaires<br>  - aider les établissements<br>• **Suivre et analyser l'évolution** d'événements pouvant conduire l'autorité sanitaire à proposer des mesures ou à diffuser des recommandations nationales |
| **2 TYPES** | **Deux types de signalement :**<br>• **Signalement interne (au Praticien en Hygiène de l'établissement)**<br>  - IN ayant un caractère rare ou particulier (ex : germe rare, localisation rare, utilisation d'un dispositif médical)<br>  - Décès lié à une IN<br>  - IN suspectes d'être causées par un germe présent dans l'eau ou dans l'air<br>  - Maladies à DO suspectées d'origine nosocomiale<br>  - Epidémies<br>  - Infection digestive à *Clostridium Difficile*<br>• **Signalement externe : à l'ARS (Agence Régionale de Santé) et C.CLIN**<br>  - C'est le praticien en hygiène qui juge de la pertinence du signalement externe |

## D. INFECTIONS URINAIRES

| | |
|---|---|
| **EPIDEMIOLOGIE** | **Prévalence :**<br>• Prévalence = **1,6%** des patients hospitalisés<br>• **30%** des infections nosocomiales<br><br>**Facteurs de risque :**<br>• **Sonde vésicale à demeure**<br>• **Durée** de sondage (≥ 1 mois = 100% bactériurie)<br>• Antécédent de geste urologique<br>• Sexe féminin (colonisation du méat)<br>• **Diabète**<br>• > 50 ans<br>• **Antibiothérapie sélective**<br><br>**Remarques :**<br>• 65 à 80% des cas surviennent en présence d'une sonde vésicale<br>• **Durée d'hospitalisation :** augmentée de deux journées en moyenne en cas d'infection urinaire nosocomiale |

| | |
|---|---|
| **PHYSIOPATHOLOGIE** | **Modes de contamination :**<br>• **Endogène :**<br>  – Flore fécale<br>  – Autour de la sonde<br>  – Typiquement chez la femme<br>• **Exogène :**<br>  – Manuportée<br>  – Pose de la sonde ou manipulation du système de drainage<br>  – Typiquement chez l'homme<br><br>**Modes de colonisation :**<br>• **Voie péri-urétrale**<br>• **Voie intra-luminale :**<br>  – Jonction sonde urinaire et collecteur (intérêt des systèmes clos)<br>  – Reflux d'urine (intérêt des systèmes anti-reflux) |
| **BACTERIOLOGIE** | • **Bacilles gram négatif :**<br>  – **Entérobactérie : *Escherichia coli* ++ (50%),** *Proteus mirabilis*<br>  – *Pseudomonas æruginosa*<br>  – *Klebsiella, Enterobacter, Serratia, Citrobacter*<br>• **Cocci Gram+** *:* entérocoques, staphylocoque doré<br>• ***Candida***<br>• **Poly-microbienne : sondage > 1 mois** |
| **PREVENTION (SFHH 2010)** | **Sondage vésical à demeure :**<br>• Limiter :<br>  – Les **indications** du sondage<br>  – La **durée** du sondage<br>  – Envisager des **méthodes alternatives** au sondage à demeure: étui pénien, sondages itératifs<br>• **Choix de la sonde :**<br>  – Sondes imprégnées d'argent ou d'antiseptique ou enduites d'hydrogel semblent réduire le risque d'infection<br>  – Sonde de faible diamètre<br>• **Pose de la sonde et soins :**<br>  – Asepsie (lavage des mains, port de gants)<br>  – Système de **drainage clos**<br>  – Position basse du sac collecteur<br>  – Vider régulièrement le sac<br>  – La toilette antiseptique génitale ou du méat sont inutiles<br>• **Hydratation** abondante des patients<br>• **Education** des patients, **Formation** des professionnels |
| **TRAITEMENT (Conférence Consensus 2002)** | **Bactériurie symptomatique :**<br>• Levée d'un obstacle et lutte contre un résidu vésical<br>• Traitement **antibiotique probabiliste,** réévalué à 48-72h<br>  – Durée :<br>    ▪ Infection urinaire : < 7 jours<br>    ▪ Pyélonéphrite ou orchi-épididymite : 10 à 14j<br>    ▪ Prostatite : 21j<br>• Retrait de la sonde (ou changement lorsque le drainage est indispensable)<br>• **Boissons** abondantes |

**DIAGNOSTIC D'UNE INFECTION URINAIRE** — Réflexes

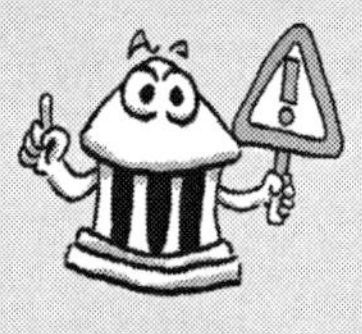

**1 CRITERE CLINIQUE** + **1 CRITERE ECBU**

**1 CRITERE CLINIQUE** ↓

- **Fièvre > 38°C** sans autre localisation infectieuse
- Et/ou **Mictions impérieuses**
- Et/ou **Pollakiurie**
- Et/ou **Douleur sus-pubienne**

**1 CRITERE ECBU** ↓

- Sans sondage : **Germes ≥ $10^3$ UFC/ml et leucocyturie > $10^4$ ml**
- Avec sondage : **Germes ≥ $10^5$ UFC/ml**
- Et au plus, 2 germes différents isolés

## E. INFECTIONS PULMONAIRES

| | |
|---|---|
| **DEFINITION :**<br>**2 TYPES** | **1) Pneumonie acquise sous ventilation mécanique (PAVM) +++**<br>• Pneumonie survenant chez un malade dont la respiration est assistée par une machine :<br>– **invasive (tube endotrachéal ou trachéotomie)**<br>– ou **non invasive (masque facial)**<br>• **Dans les 48 heures précédant la survenue de l'infection**<br><br>**2) Pneumonie survenant en l'absence de ventilation mécanique :**<br>• **Sont exclues les pneumonies d'inhalation** favorisées par les troubles de conscience ou de déglutition antérieurs à l'admission et non liés aux soins initiaux |
| **EPIDEMIOLOGIE** | **Prévalence :**<br>• Prévalence = **0,9%** des patients hospitalisés<br>• **17%** des infections nosocomiales en 2012 (44% en Réa)<br><br>**Facteurs de risque :**<br>• **Ventilation mécanique prolongée**<br>• **Troubles de la conscience**<br>• **Intubations répétées**<br>• **Position couchée**<br>• **Administration prolongée d'ATB**<br>• Non-respect des règles d'hygiène<br>• Médicaments inhibant l'acidité gastrique<br>• Nutrition entérale sans surveillance des résidus<br>• Age, BPCO, co-morbidités |

| | |
|---|---|
| **PHYSIOPATHOLOGIE** | **Modes de contamination :**<br>• **Endogène :**<br>  - Réservoirs = plaque dentaire et oropharynx +++, estomac<br>• **Exogène :**<br>  - **Manuportée ++,** matériel, eau, milieu de soins<br><br>**Mécanismes physiopathologiques :**<br>• **Rôle de la ventilation invasive** :<br>  - Toux impossible, ouverture des cordes vocales, lésions épithéliales trachéales, diminution de la clairance muco-ciliaire<br>  - → micro-inhalations à répétition<br>• **Sonde gastrique** : empêche la continence du cardia<br>• **Décubitus** : provoque des micro-inhalations à répétition<br>• **Rôle de la flore digestive** : modifiée par anti-acides, ATB, âge… |
| **DIAGNOSTIC** | • **Pneumonies certaines ou probables**<br>  - = critères clinico-radio-biologiques<br>• **Pneumonies possibles ou « cliniques »** :<br>  - impossibilité de faire des radiographies pulmonaires ou prélèvement impossible ou peu fiable.<br><br>→Critères diagnostic = cf schéma |
| **BACTERIOLOGIE** | Les principaux germes (InVS 2012) :<br>• *Pseudomonas* (18%), *Staph aureus* (15%), *E Coli* (9%), *Klebsiella pneumoniae* (6%), *Enterobacter* (5%)<br>• Toutefois on distingue :<br><br>**Pneumopathie précoce :**<br>• **< 5 jours** d'hospitalisation<br>• Germes **commensaux des VAS :**<br>  - *Staph méti-S, Pneumocoque, Hæmophilus, E coli*<br>• **FDR = troubles de la conscience +++**<br><br>**Pneumopathie tardive :**<br>• **≥ 5 jours de ventilation mécanique**.<br>• Germes **hospitaliers et multi-resistants :**<br>  - *Pseudomonas æruginosa, Staph méti-R, Acinetobacter…*<br>• **FDR = Score de gravité initial, ventilation prolongée, ATB**<br><br>**Patient immunodéprimé :**<br>• **Type :** immunodépression, corticothérapie, greffe de moelle<br>• **Germes :** pneumocystose, *Legionella, Aspergillus* |
| **PREVENTION** | Mesures générales :<br>• Mesures d'hygiène :<br>  - Lavage des mains, port de gants<br>  - Eau stérile<br>  - Matériel à usage unique<br>  - Stérilisation des circuits de ventilation entre deux malades<br>  - Isolement des malades infectés<br>• Kinésithérapie respiratoire régulière (BPCO)<br>• Usage raisonné des ATB |

| | |
|---|---|
| | Mesures en cas de ventilation mécanique :<br>• Extubation et ablation de la sonde nasogastrique dès que possible<br>• Ventilation non invasive si médicalement possible<br>• Réserver la sédation et la curarisation pour les patients les plus graves<br>• Position demi-assise si médicalement possible<br>• Décontamination oro-pharyngée régulière (solution antiseptique)<br>• Limiter la prophylaxie anti-ulcéreuse |
| **TRAITEMENT** | • Antibiothérapie :<br>  - Le plus tôt possible<br>  - Après prélèvements microbiologiques<br>  - Probabiliste, adaptée aux FDR de BMR<br>• Ré-évaluation à 48-72h et désescalade ATB selon les résultats microbiologiques et la réponse clinique<br>• Durée de traitement: 8 jours, sauf si Pseudomonas |

## F. INFECTIONS SUR CATHETER

| | |
|---|---|
| **EPIDEMIOLOGIE** | **Prévalence :**<br>• Prévalence = 0,1%<br>• **1,2%** des infections nosocomiales<br><br>**Facteurs de risque :**<br>• **Patient :**<br>  - Age extrême (< 1 an, > 65 ans)<br>  - Immunodépression<br>  - Score de gravité élevé en réanimation<br>  - Pathologies cutanées<br>  - Infections générales<br>• **Cathéter :**<br>  - Faute d'asepsie lors de la pose ou des manipulations<br>  - Technique :<br>    ▪ Localisation à proximité d'une pathologie cutanée<br>    ▪ Difficulté lors de la pose<br>    ▪ Nutrition parentérale<br>    ▪ Manipulations intempestives et répétées<br>  - Site :<br>    ▪ Central > périphérique<br>    ▪ Fémoral > jugulaire interne > sous-clavier<br>  - Matériau : PVC > téflon |
| **PHYSIOPATHOLOGIE** | • **Migration de la flore cutanée** du site d'insertion vers l'extrémité distale du cathéter<br>  - Cathéter de courte durée<br>• Contamination de l'extrémité proximale du cathéter avec **colonisation intraluminale** favorisée par les manipulations itératives<br>  - Cathéter de longue durée<br>• Colonisation par **voie hématogène** à partir d'un foyer à distance<br>• Bactériémie sur **contamination du soluté infusé** : rare |

| | |
|---|---|
| **BACTERIOLOGIE** | • ***Staphylococcus aureus* +++**<br>• ***Staphylococcus epidermidis* +**<br>• **Bacilles à Gram négatif**<br>• ***Candida*** |
| **PREVENTION (SFHH/HAS 2005)** | **KT veineux périphérique :**<br>• **Hygiène des mains et asepsie** lors de la pose et manipulation (lavage de mains, port de gants, désinfection à la chlorhexidine de préférence)<br>• **Pansement stérile**<br>• **Surveillance quotidienne**<br>• Changement toutes les **96 h** minimum (HAS 2005)<br>• **Limitation des indications et de la durée**<br><br>**KT veineux central :**<br>• Pose par un opérateur expérimenté<br>• **Asepsie chirurgicale** lors de la pose et lors de la réfection des pansements<br>• Abord **sous-clavier** plutôt que jugulaire, éviter le site fémoral<br>• Tunnelisation pour les cathéters de longue durée<br>• **Pansement occlusif**<br>• **Limitation des indications et de la durée** |
| **TRAITEMENT** | **Retrait du cathéter et mise en culture :**<br>• A **discuter** selon le stade, la clinique et les pratiques de l'équipe<br>• **Systématique si :**<br>  - Infection locale<br>  - Infection loco-régionale : **thrombophlébite** septique ou **cellulite**<br>  - Infection générale : **sepsis**<br>  - Contexte : **immunodéprimé**<br><br>**Antibiothérapie :**<br>• Débutée d'emblée<br>• **Bactéricide et synergique**<br>• Probabiliste puis secondairement adaptée |

## G. INFECTIONS DU SITE OPERATOIRE

**Réflexes**

- Dans les **30 jours suivant l'intervention** pour les infections sur site opératoire
- Dans l'année qui suit l'intervention pour la mise en place de prothèses ou d'implant

| | |
|---|---|
| **EPIDEMIOLOGIE** | **Prévalence** :<br>• Prévalence = **0,7% des patients hospitalisés**<br>• **13%** des infections nosocomiales<br><br>**Facteurs de risque :**<br>• **Pré-opératoire :**<br>– **Terrain : classification ASA**<br>– Durée de l'hospitalisation avant la chirurgie (modification de la flore microbienne cutanée et digestive dès le 3-4ème jour, fréquence des explorations invasives)<br>– Préparation de l'opéré (le rasage entraîne des lésions cutanées qui sont ensuite colonisées rapidement)<br>• **Per-opératoire :**<br>– **Type de chirurgie : classification d'Altemeier**<br>– **Durée de l'intervention**<br>– Déroulement de l'intervention (type de champ, qualité de la salle, nombre de personnes…)<br>• **Post-opératoire :**<br>– Drainage des plaies |
| **PHYSIOPATHOLOGIE** | Réservoir :<br>• **Endogène ++**<br>– **Flore cutanée du patient ++**<br>– Flore résidente du tractus opéré (ORL, gynéco, digestif)<br>• **Exogène** (non négligeable)<br>– Principalement le personnel (mains, cheveux, flore nasale et pharyngée…)<br>– Plus rarement l'air et les surfaces<br>Contamination :<br>• **Per-opératoire ++** : par faute d'asepsie ou préparation cutanée de mauvaise qualité<br>• Post-opératoire : erreur technique ou soins post-op de mauvaise qualité |

**Classification d'Altemeier :**

Classement des interventions en fonction de leur risque infectieux

| | |
|---|---|
| **Chirurgie propre**<br>Classe I | • Sans ouverture de viscère creux<br>• Pas de notion de traumatisme ou d'inflammation minime |
| **Chirurgie propre contaminée**<br>Classe II | • Ouverture d'un viscère creux avec contamination minime<br>• Rupture d'asepsie minime |
| **Chirurgie contaminée**<br>Classe III | • Contamination importante par le contenu intestinal<br>• Rupture d'asepsie franche<br>• Plaie traumatique récente datant de moins de 4h<br>• Appareil génito-urinaire ou biliaire ouvert avec bile ou urine infectée |
| **Chirurgie sale**<br>Classe IV | • Plaie traumatique datant de plus de 4 heures et/ou tissus dévitalisés<br>• Contamination fécale<br>• Corps étranger<br>• Perforation d'un organe creux<br>• Présence de pus |

**Classification ASA (Americain Society of Anesthesy):**

| | |
|---|---|
| **ASA 1** | Patient en bonne santé |
| **ASA 2** | Patient ayant une perturbation modérée d'une grande fonction<br>Ex : bronchite chronique, obésité modérée, diabète contrôlé par le régime, IDM ancien, HTA modérée |
| **ASA 3** | Patient ayant une atteinte sévère d'une grande fonction, non invalidante<br>Ex : insuffisance coronaire avec angor, DID, obésité pathologique, insuffisance respiratoire modérée |
| **ASA 4** | Patient ayant une atteinte sévère d'une grande fonction, invalidante et qui met en jeu le pronostic vital<br>Ex : angor rebelle ou arythmie réfractaire au trt, insuffisance cardiaque, pulmonaire, rénale ou hépatique avancées |
| **ASA 5** | Patient moribond<br>Dont l'espérance de vie ne dépasse pas 24h, avec ou sans intervention chirurgicale |

| | |
|---|---|
| **PREVENTION** | En pré-opératoire :<br>• Limiter la durée d'hospitalisation<br>• Correction de certains FDR du patient<br>• Protocole de préparation de l'opéré (dépilation, douche, préparation colique pour chirurgie colo-rectale...)<br>• Antibioprophylaxie dans les chirurgies à haut risque infectieux<br><br>Au bloc opératoire :<br>• Préparation du patient : savon antiseptique – antiseptique alcoolique<br>• Protocole de lavage chirurgical des mains et d'habillage de l'opérateur<br>• Entretien de la salle et du matériel<br>• Respect des protocoles<br>• Limiter les déplacements et le nombre de présents au bloc opératoire<br><br>En post-opératoire :<br>• Limiter les drainages<br>• Utilisation de systèmes d'aspiration clos<br>• Asepsie rigoureuse lors de la manipulation des drains et lors de la manipulation des pansements<br>• Surveillance constante |
| **PRINCIPES DU TRAITEMENT** | • Antibiothérapie<br>• Chirurgie à discuter :<br>– Débridement d'une infection sur plaie<br>– Evacuation d'un abcès<br>– Remplacement d'une prothèse infectée |

# 6. ORGANISATION DE LA SECURITE SANITAIRE

## A. EN FRANCE

| | |
|---|---|
| **GENERALITES** | • Développement du principe de la sécurité sanitaire depuis plusieurs années en France suite à différents scandales sanitaires (Hormone de croissance, …). |
| **4 PRINCIPES** | • **Evaluation**<br>• **Précaution**<br>• **Impartialité**<br>• **Transparence** |
| **ORGANISATION** | • C'est la **Direction Générale de la Santé** (DGS) au sein du Ministère chargé de la santé qui est responsable des politiques de prévention et de sécurité sanitaire.<br>• Cette mission est exercée par l'intermédiaire **d'opérateurs nationaux** spécialisés que l'on appelle les **agences sanitaires** (établissements publics administratifs).<br>• L'ensemble de ces opérateurs ainsi que la HAS (autorité indépendante) travaillent en cohérence autour du **Comité d'Animation du Système des Agences** (CASA). |

**ORGANISATION DE LA SECURITE SANITAIRE EN FRANCE**

Réflexes

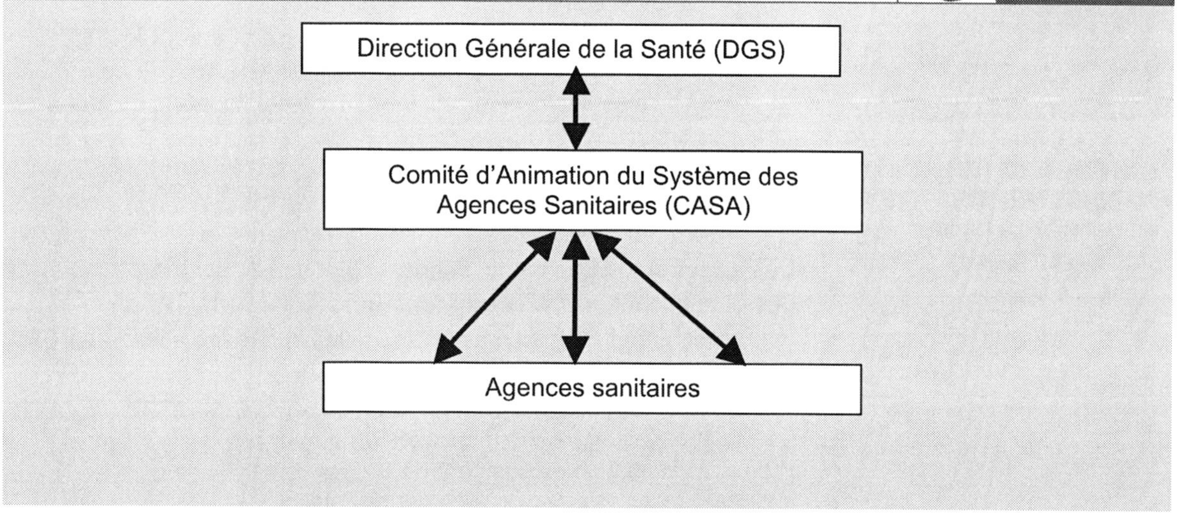

## B. LES AGENCES SANITAIRES EN FRANCE

| | |
|---|---|
| **AGENCE DE LA BIOMEDECINE (ABM)** | • Etablissement public administratif créé par la loi de bioéthique de 2004.<br>• Elle intervient dans **4 domaines**:<br>– l'assistance médicale à la procréation<br>– le diagnostic prénatal et génétique<br>– la recherche sur l'embryon et les cellules souches embryonnaires<br>– le prélèvement et la greffe d'organe, de tissus et de cellules<br>MISSIONS :<br>• **Suivi, contrôle et évaluation** des activités relevant de ses compétences<br>• Participe à **l'élaboration des réglementations** en vigueur<br>• Délivre les autorisations pour les recherches in vitro sur l'embryon et les cellules embryonnaires et pour la conservation de cellules souches embryonnaires à des fins de recherches<br>• Délivre les autorisations des CPDPN<br>• Donne **l'agrément aux praticiens** pour las activités de procréation médicalement assistée et de DPN/DPI<br>• **Gère la liste nationale des personnes en attente de greffes**<br>• Gère le **registre national de refus**<br>• Promeut le don d'organes, de tissus, de cellules, ainsi que le don de gamètes<br>• **Délivre les autorisations** de prélèvements d'organes et de transplantations aux établissements |
| **AGENCE NATIONALE DE SECURITE DU MEDICAMENT ET DES PRODUITS DE SANTE (ANSM)** | • Créée par la loi du 29 décembre 2011 relative au renforcement de la sécurité sanitaire du médicament et des produits de santé.<br>• **Remplace depuis le 1er mai 2012 l'AFSSAPS.**<br>• Ses domaines de compétences sont :<br>– les **médicaments**<br>– les dispositifs médicaux et aux dispositifs médicaux de diagnostic in vitro<br>– les **produits biologiques d'origine humaine** (produits sanguins labiles, organes, tissus, cellules, produits de thérapies génique et cellulaire) les produits thérapeutiques annexes,<br>– les **produits cosmétiques**<br>– les **produits de tatouage...**<br>MISSIONS :<br>• **Délivre les AMM** des médicaments et produits de santé<br>• Définit et encadre les **prescriptions hors AMM** : ATU, RTU<br>• Evalue les bénéfices/risques liés à l'utilisation des produits de santé tout au long de leur cycle de vie<br>• Surveillance et contrôle en laboratoire des produits de santé<br>• Conduit des inspections sur les sites de production<br>• Rôle central au sein du système de **vigilance sanitaire**<br>• **Lutte et prévention des conflits d'intérêts** dans le domaine du médicament<br>• Encadre la publicité sur les médicaments |

| | |
|---|---|
| **AGENCE NATIONALE DE SECURITE SANITAIRE DE L'ALIMENATION, DE L'ENVIRONNEMENT ET DU TRAVAIL (ANSES)** | • Placée sous la tutelle des ministères chargés de la santé, de l'agriculture, de l'environnement, du travail et de la consommation.<br>• Créée le 1er juillet 2010 par la fusion de deux agences sanitaires françaises : l'AFSSA (Agence française de sécurité sanitaire des aliments) et l'AFSSET (Agence française de sécurité sanitaire de l'environnement et du travail).<br><br>MISSIONS :<br>• Assure la **sécurité sanitaire humaine dans les domaines de l'environnement, du travail et de l'alimentation**<br>• Protection de la santé et du bien-être des **animaux**<br>• Protection de la santé des **végétaux**<br>• Evaluation des propriétés nutritionnelles et fonctionnelles des aliments<br>• Missions relatives aux **médicaments vétérinaires**<br>• Mission de **veille, alerte et vigilance**<br>• Elle propose aux autorités compétentes toute mesure de nature à préserver la santé publique.<br>• Elle participe **aux travaux des instances européennes et internationales**, et y représente la France à la demande du Gouvernement |
| **ETABLISSEMENT FRANÇAIS DU SANG (EFS)** | • Créé le 1er janvier 2000<br>• Né de la loi qui a réorganisé en profondeur le système transfusionnel français<br>• Opérateur civil unique de la transfusion sanguine en France<br>MISSIONS :<br>• **Monopole de la transfusion sanguine** depuis 2000 (don de sang, don de plasma et don de plaquettes)<br>• **Assurer l'autosuffisance** de la France en produits sanguins dans des conditions de sécurité et de qualité optimales.<br>• Gestion des activités :<br>– de collecte<br>– de préparation<br>– de qualification<br>de distribution des produits sanguins labiles<br>• **Activités thérapeutiques**<br>• **Activités de recherche** dans des domaines innovants, comme l'ingénierie et la thérapie cellulaires et tissulaires |
| **ETABLISSEMENT DE PREPARATION ET DE REPONSE AUX URGENCES SANITAIRE (EPRUS)** | • Créé par la loi du 5 mars 2007 et placé sous la tutelle du ministère chargé de la Santé<br>• Permet à l'Etat de répondre aux situations de catastrophe, d'urgence ou de menace sanitaires graves sur le territoire national avec efficience et efficacité.<br>MISSIONS :<br>• **Préparation du système de santé** à des menaces sanitaires de grande ampleur<br>• **Gestion** administrative, financière et opérationnelle et diffusion des **informations relatives à la réserve sanitaire**<br>• **Gestion de la logistique** nécessaire à la préparation et à la mise en œuvre des plans de réponse aux menaces sanitaires<br>• Gestion (acquisition, stockage…) de produits et services pour la protection de la population face à des menaces sanitaires |

| | |
|---|---|
| **HAUTE AUTORITE DE SANTE (HAS)** | • Autorité publique indépendante à caractère scientifique<br>• Créée par la loi du 13 août 2004<br>• Pour renforcer la **qualité et la pérennité de notre système de santé**<br><br><u>MISSIONS :</u> cf infra |
| **INSTITU NATIONAL DU CANCER (INCa)** | • Créé par la loi du 9 août 2004<br>• Placé sous la tutelle du ministère chargé de la Santé<br>• Agence nationale **d'objectifs et de moyens en cancérologie**<br><br><u>MISSIONS :</u><br>• **Encourager et favoriser la coordination** des acteurs impliqués dans la lutte contre le cancer en France.<br>• Assure le suivi de la mise en œuvre du **Plan cancer**<br>• Veille au **maintien de la transversalité** du dispositif de lutte contre le cancer et à l'intégration de toutes les dimensions : recherche, santé publique, observation, information, prise en charge sanitaire et sociale, insertion professionnelle.<br>• Recueille des **données épidémiologiques** sur les cancers en France<br>• Finance une grande partie de la **recherche** sur le cancer en France<br>• Fournit des **informations de référence** sur les cancers à destination des professionnels de santé mais aussi des patients<br>• Participe à des **programmes européens ou internationaux** |
| **INSTITUT NATIONAL DE PREVENTION ET D'EDUCATION POUR LA SANTE (INPES)** | • Créé par la loi du 4 mars 2002<br>• Placé sous la tutelle du ministère chargé de la Santé<br>• Acteur de santé publique chargé de mettre en **œuvre les politiques de prévention et d'éducation pour la santé** dans le cadre des orientations fixées par le Gouvernement<br><br><u>MISSIONS :</u><br>• Mise en œuvre des **programmes de santé publique**<br>• Fonction d'expertise et de conseil en matière de **prévention et de promotion de la santé**<br>• Assurer le **développement de l'éducation pour la santé** sur l'ensemble du territoire<br>• Participe à la gestion des situations urgentes ou exceptionnelles ayant des conséquences sanitaires collectives, notamment en participant à la diffusion de messages sanitaires en situation d'urgence<br>• Etablir les **programmes de formation à l'éducation à la santé**, selon des modalités définies par décret |
| **INSTITUT DE RADIOPROTECTION ET DE SURETE NUCLEAIRE (IRSN)** | • Créé par la loi du 9 mai 2001<br>• L'IRSN est **l'expert public en matière de recherche et d'expertise sur les risques nucléaires et radiologiques**<br><br><u>MISSIONS :</u> au nombre de 7, organisées en 3 domaines :<br>• Recherche et missions de service public<br>• Définition et mise en œuvre de programmes de recherche nationaux et internationaux destinés à maintenir et développer les compétences nécessaires à l'expertise dans les domaines d'activité<br>• Contribution à la **formation et à l'enseignement en radioprotection** et sûreté et sécurité nucléaires |

| | |
|---|---|
| | • **Veille permanente en matière de radioprotection**<br>• Contribution **à l'information du public** par le biais de publications, d'Internet, d'expositions, de colloques, etc.<br>• Appui et concours technique et opérationnel aux pouvoirs publics et aux autorités<br>• **Appui technique en matière de risques nucléaires et radiologiques concernant les installations nucléaires civiles ou de défense**, les transports de substances radioactives, etc.<br>• **Appui opérationnel** en cas de crise ou de situation d'urgence par la proposition des mesures d'ordres technique, sanitaire et médical, propres à assurer la protection de la population et de l'environnement<br>• Prestations contractuelles d'expertise, de recherche et de mesure<br>• Réalisation d'expertises, de recherches et d'analyses, mesures ou dosages pour des organismes publics ou privés français, européens ou internationaux, ainsi que pour des industriels |
| **INSTITUT DE VEILLE SANITAIRE (InVS)** | • Créé par la loi du 1er juillet 1998 relative au renforcement de la veille sanitaire et au contrôle de la sécurité sanitaire des produits destinés à l'homme,<br>• Son champ d'action complété et renforcé par la loi du 9 août 2004 relative à la politique de santé publique<br><br><u>MISSIONS :</u><br>• **Surveillance et l'observation permanentes de l'état de santé de la population**<br>• Recueil et traitement des données sur l'état de santé de la population à des fins épidémiologiques, en s'appuyant notamment sur des correspondants publics et privés constituant le réseau national de santé publique<br>• **Veille et vigilance sanitaires**<br>• Rassembler, analyser et actualiser les connaissances sur les risques sanitaires, leurs causes et leur évolution<br>• **Alerte sanitaire**<br>• Contribue à la **gestion des situations de crise sanitaire**<br>• Participe à l'action européenne et internationale de la France, notamment à des réseaux internationaux de santé publique dédiés à la surveillance et à l'alerte sanitaire. |

**AGENCE NATIONALE DE SANTE PUBLIQUE**

**Réflexes**

- Création en **2016**, prévue par la loi de modernisation de notre système de santé (Loi Santé)
- Par la **fusion de l'INPES, de l'InVS et de l'EPRUS.**
- <u>Objectif :</u> doter la France d'un **établissement d'excellence** regroupant l'ensemble des missions de **santé publique** (prévention, promotion de la santé, surveillance et observation de l'état de santé de la population, veille et alerte, préparation et réponse aux crises sanitaires ...)

## C. COMPARAISON AVEC D'AUTRES PAYS

| | |
|---|---|
| **USA** | 5 agences, réparties en 3 ministères, se partagent la sécurité sanitaire pour l'ensemble du pays :<br>• Rôle centrale de la « Food and Drug Administration » (**FDA**)<br>• Les Centers for Disease Contraol (**CDC**) : seulement une mission d'observation et d'expertise<br>• L'**EPA** (Agence pour l'environnement)<br>• La **Federal Sanitary Inspection Service** (FSIS)<br>• La **Animal and Plant Health** (installations d'élevage)<br><br><u>Depuis 2002 :</u> les établissements souhaitant exporter vers les USA doivent être enregistrés sur une base de données.<br><u>En 2010 :</u> loi de modernisation de la sécurité sanitaire des aliments (Food and Safety modernisation Act - FSMA) :<br>• Renforcement significatif des exigences sur les importations<br>• Renforcement des contrôles des établissements étrangers exportant vers les USA par les inspecteurs de la FDA |
| **EUROPE / UNION EUROPEENNE** | • **Comité de sécurité sanitaire de l'UE :**<br>– Comité consultatif composé de représentants des ministres de la santé des 27 Etats membres de l'UE et des 3 pays de l'espace économique européen.<br>• **Autorité Européenne de Sécurité des aliments (EFSA) :**<br>– Pierre angulaire de l'UE pour ce qui concerne l'évaluation des risques relatifs à la sécurité des aliments destinés à l'alimentation humaine et animale<br>• **Agence européenne de sécurité du médicament** (Londres) |
| **MONDE** | **Initiative de Sécurité Sanitaire Mondiale** (ISSM) :<br>• Réseau informel de pays formé après les attentats du 11 septembre 2001<br>• <u>But :</u> **lutter contre les nouveaux risques et les nouvelles menaces pour la santé mondiale que représente le terrorisme.**<br>• Comprend différents groupes de travail ainsi que des réseaux de laboratoires à travers le Monde |

# 7. GESTION DES RISQUES

| | |
|---|---|
| **DEFINITION** | • Une démarche de gestion des risques a pour but **d'assurer la sécurité des patients**, et en particulier de **diminuer le risque de survenue d'évènements indésirables associés aux soins**<br>• Définie dans un cadre législatif et réglementaire récents |
| **BUT** | • Organiser de façon **collective, cohérente et pérenne** la gouvernance et la lutte contre les évènements indésirables<br>• **Développer une véritable « culture de la sécurité sanitaire »** |
| **ORGANISATION** | • **Rôle central des directeurs d'établissement et de la CME.**<br>• Désignation d'un **coordinateur** de la gestion des risques associés aux soins dans chaque établissement.<br>• Actions de différents **groupes de travail** associés au coordinateur de la gestion des risques associés aux soins. |

| | |
|---|---|
| **DEMARCHE D'ANALYSE DES RISQUES** | • Sélectionner la situation à risque et organiser la démarche<br>• **Analyser** la situation et **identifier** les risques (démarche corrective ou démarche préventive)<br>• **Evaluer et hiérarchiser les risques**<br>• **Traiter** les risques<br>• **Suivre les risques** et pérenniser les résultats |
| **QUALITE DE LA GESTION DES RISQUES** | • **Formation** des professionnels de santé<br>• **Traçabilité** des actions<br>• **Suivi** des indicateurs de risque<br>• **Amélioration continue** des techniques de détection et de gestion des risques |

## GESTION DES RISQUES

Réflexes

- Organisation :
  - **Coordinateur de la gestion des risques**, sous l'autorité des directeurs d'établissement et de CME.
  - **Groupes de travail**
- Analyse :
  - **Sélection des situations à risque**
  - **Analyse et identification des risques**
  - **Hiérarchiser les risques**
  - **Traiter les risques**
  - **Suivi et évaluation des actions**

| | |
|---|---|
| **PLACE CENTRALE DES FHO** | Le modèle de Reason (cf item 5) renvoie à des aspects fondamentaux de la gestion des risques liés aux **facteurs humains et organisationnels (FHO):**<br>• **le flux d'erreurs par être humain est considérable**<br>• on **ne peut pas réduire le flux d'erreur d'un être humain qui travaille** (car les erreurs sont le revers automatique de toute activité mentale).<br>Mais :<br>• on peut **empêcher ou réduire la fréquence** de certaines erreurs<br>• en prenant des **mesures ciblées** (récupération)<br><br>La récupération comprend trois phases :<br>• **détection** du problème<br>• **identification**/compréhension<br>• action de **récupération**<br><br>*N.B. : les hôpitaux les plus sûrs ne sont pas ceux qui ont les plus bas taux d'EIG mais ceux dont la gestion et la récupération des évènements indésirables est la plus efficace.*<br><br>Les composantes des FHO sont :<br>• **l'environnement de travail**<br>• les **dispositifs techniques**<br>• **l'organisation du travail** (équipe, repos, …)<br>• les **compétences du personnel**, … |

# 8. MISSIONS DE LA HAS ET DU MINISTERE DE LA SANTE

## A. LA HAS

| | |
|---|---|
| **GENERALITES** | • La HAS a été créée par la **Loi du 13 août 2004** relative à l'assurance maladie.<br>• Elle a repris les missions de l'Agence Nationale d'Accréditation et Evaluation en Santé (**ANAES**), celles de la **Commission de la transparence** et s'en est vu adjoindre de nouvelles.<br>• Autorité publique **indépendante** à caractère **scientifique**, dotée de la personnalité morale et disposant de **l'autonomie financière**. |
| **MISSIONS (articles 161-37 et suivants du Code de Santé Publique)** | • Mission générale : contribuer à la régulation du système de santé par **l'amélioration de la qualité en santé**<br>• Trois activités principales :<br>1. **Évaluation et Recommandation**<br>• Evalue d'un point de vue médical et économique les produits, actes, prestations et technologies de santé, en vue de leur remboursement<br>• Définit des recommandations de bonne pratique clinique, des recommandations de santé publique, des études médico-économiques, des guides de prise en charge, à destination des professionnels et des patients<br>• Aide à la décision des pouvoirs publics<br>2. **Accréditation et Certification**<br>• Certifie les établissements de santé,<br>• Accrédite les praticiens de certaines disciplines médicales<br>3. **Outils, Guides et Méthodes**<br>• Conçoit et met à disposition des acteurs de santé des outils, guides et méthodes afin d'améliorer leur prise en charge ou la mise en œuvre de leurs projets. |

## B. LE MINISTERE CHARGE DE LA SANTE

| | |
|---|---|
| **MINISTERE EN CHARGE DE LA SANTE (Décret du 24 mai 2012)** | Il exerce ses compétences dans le **domaine de la santé :**<br>• Mise en place de la **politique de santé du Gouvernement**<br>• Politique et **priorités de santé publique**<br>• **Organisation du système de santé français**<br>• Organisation de la prévention et des soins<br>• **Représentations et formation** des professionnels de santé<br><br>**Affaires sociales :**<br>• Gestion et organisation des **différents organismes de la protection sociale**<br>• **Lutte contre la pauvreté et les inégalités sociales**<br>• Travaux et discussions sur les minimas sociaux...<br><br>**Droits des femmes :**<br>• Défense des droits des femmes |

## Conférences de consensus - Recommandations

| Année | Source | Titre |
|---|---|---|
| 2013 | Ministère de la santé | Programme National pour la Sécurité des Patients 2013-2017. |
| 2012 | HAS | La sécurité des patients – mettre en œuvre la gestion des risques associés aux soins en établissement de santé. |
| 2012 | Décret | Décret relatif aux attributions du ministre des affaires sociales et de la santé. |
| 2010 | HAS | La culture de sécurité des soins : du concept à la pratique. |
| 2010 | OMS | Résumé des recommandations de l'OMS pour l'Hygiène des Mains au cours des Soins. |
| 2010 | Ministère de la santé | . Infections nosocomiales : Le dossier |
| 2010 | SFHH/Ministère santé/HCSP | Surveiller et prévenir les infections associées aux soins |
| 2010 | SFAR/SRLF | Conférence de consensus : Prévention des infections nosocomiales en réanimation — transmission croisée et nouveau-né exclus. Réanimation 2010 ; 19 :4-14 |
| 2007 | DGS/DHOS/CTINILS | Définition des infections associées aux soins |
| 2005 | SFHH/HAS | Prévention des infections liées aux cathéters veineux périphériques |
| 2002 | SPILF/AFU | Conférence de consensus : Infections urinaires nosocomiales de l'adulte |

**Autres références :**

1. InVS/Raisin. Enquête nationale de prévalence des infections nosocomiales et des traitements anti-infectieux en établissements de santé Mai-Juin 2012. Résultats. Mai 2013. 181p.
2. CCLIN Sud-Est (Fiches techniques).
3. Site du Ministère chargé de la Santé.

☑ J'inscris mes notes personnelles pour mieux progresser

Chap. 5

UE 1
Item 5

# LA GESTION DES ERREURS ET DES PLAINTES ; L'ALEA THERAPEUTIQUE

| Les objectifs du CNCI pour l'iECN 2016 | MOTS-CLES et REFLEXES GENERAUX |
|---|---|
| × *Préciser les différents temps successifs d'une démarche permettant une culture positive de l'erreur : analyse des EIG, Revue de Morbi-Mortalité, information et plan d'action ; prévention des dommages de « seconde victime » pour le professionnel de santé.*<br>× *Acquérir les bases de l'analyse approfondie des causes d'erreur (modèle de Reason, barrières de prévention, récupération, atténuation, l'analyse des causes racines).*<br>× *La compensation de l'erreur : préciser les missions de l'Office National d'Indemnisation des Accidents Médicaux (ONIAM). Identifier les principaux facteurs conduisant à l'ouverture d'un contentieux à la suite d'un accident médical. Définir la notion de responsabilité sans faute (voir item 322).* | × ***Préciser les différents temps successifs d'une démarche permettant une culture positive de l'erreur : analyse des EIG, Revue de Morbi-Mortalité, information et plan d'action ; prévention des dommages de « seconde victime » pour le professionnel de santé.***<br>× ***Acquérir les bases de l'analyse approfondie des causes d'erreur (modèle de Reason, barrières de prévention, récupération, atténuation, l'analyse des causes racines).***<br>× ***La compensation de l'erreur : préciser les missions de l'Office National d'Indemnisation des Accidents Médicaux (ONIAM). Identifier les principaux facteurs conduisant à l'ouverture d'un contentieux à la suite d'un accident médical. Définir la notion de responsabilité sans faute (voir item 322).*** |

## 1. CULTURE POSITIVE DE L'ERREUR

### A. ANALYSE DES EIG

| | |
|---|---|
| **GENERALITES** | • L'analyse des EIG suppose en amont leur **détection** et leur **signalement** au gestionnaire des risques de l'établissement.<br>• Nécessité d'une **culture de la sécurité et de la gestion des risques**.<br>• Pour une culture positive de l'erreur, il faut mettre en place des mesures de « **non-punition** » ou « **d'incitation au signalement** » pour favoriser le retour d'expérience des professionnels de santé.<br>• Toute erreur, dysfonctionnement ou défaillance constitue une **opportunité de progrès individuel et collectif.** |
| **LIEU ET MODALITES** | • Soit au cours d'une **Revue de Morbi-Mortalité.**<br>• Soit **réunion dédiée.**<br>• La présence du gestionnaire des risques de l'établissement est nécessaire. |
| **PREPARATION** | • **Choix de l'EIG**<br>• **Retentissement** de l'EIG pour le patient<br>• Etablir une **chronologie** des faits<br>• Regrouper tous les documents nécessaires (résultats d'analyse, d'imagerie, …) |

| | |
|---|---|
| **DEROULEMENT** | • Présentation des participants<br>• **Anonymisation** des données : on n'est pas là pour juger les pairs ! |
| **ANALYSE** | • Données sur le patient<br>• Données sur l'EIG<br>• **Analyse des causes**<br>• **Hiérarchisation** des défaillances et mesures correctives et préventives<br>• **Estimation de l'évitabilité** |
| **SYNTHESE** | • Rédaction d'une **synthèse anonyme** de l'analyse<br>• Conservation des documents |

**FACTEURS DE SUCCES DE LA GESTION DES RISQUES**

Réflexes

- **Engagement de la direction de l'établissement**
- **Compréhension des enjeux par TOUS les professionnels**
- **Formation et sensibilisation**
- **Participation de tous les professionnels et signalement**
- **Système unique et centralisé**
- **Communication**
- **Confidentialité des données**
- **Gestion NON PUNITIVE des erreurs**

## B. REVUE DE MORBI-MORTALITE (RMM)

| | |
|---|---|
| **DEFINITION** | **Analyse collective, rétrospective et systémique de cas marqués par la survenue d'un décès, d'une complication, ou d'un évènement qui aurait pu causer un dommage à un patient.** |
| **OBJECTIF** | • Mise en œuvre **d'actions d'amélioration** de la prise en charge des patients et de la sécurité des soins.<br>• Elle constitue une démarche d'**Evaluation des Pratiques Professionnelles** (EPP). |
| **DEROULEMENT** | Etape 1 :<br>• Présentation du cas, résumé chronologique<br>Etape 2 :<br>• Identification et caractérisation des causes<br>Etape 3 :<br>• Analyse de l'enchaînement causes-effets à l'aide d'arbres<br>Etape 4 :<br>• Analyse des modalités d'une éventuelle récupération<br>Etape 5 :<br>• Définition d'un plan d'action |

## C. INFORMATION ET PLAN D'ACTION

| | |
|---|---|
| **INFORMATION** | • Information du personnel soignant :<br>– sur **les causes** des EIG<br>– **les moyens** de les prévenir<br>– **les risques** encourus |
| **PLAN D'ACTION** | • **Plan « en réduction des risques ».**<br><br>*TEMPS 1 :* recherche et choix argumenté de **solutions** pensées en termes de **sécurité.**<br>• En fonction des facteurs favorisants ou causes identifiées, définition de **solutions envisageables**<br>• Analyse en termes de « **coûts/bénéfices** » de chaque solution<br>• Choix des solutions finalement retenues<br><br>*TEMPS 2 :* rédaction du plan d'action :<br>• Défini les **solutions retenues** avec leur **modalités** de mise en œuvre (qui ? Comment ? Quoi ?)<br>• Défini un **échéancier** de mise en place des mesures :<br>– A **court terme** pour les dysfonctionnements graves.<br>– A **moyen terme** pour les dysfonctionnements non graves mais fréquents.<br>– A **long terme** pour les dysfonctionnements non graves nécessitant une réorganisation du travail, l'acquisition d'équipements, des modifications d'architecture… |

## D. PREVENTION DES DOMMAGES DE « SECONDE VICTIME »

| | |
|---|---|
| **DEFINITION** | • Terme de « seconde victime » introduit par Albert WU dans un éditorial du BMJ paru en 2000.<br>• La seconde victime est **le soignant** (la première victime de l'erreur étant le patient).<br>• Ce terme englobe l'ensemble des **impacts** de l'erreur sur le soignant :<br>– Impact **émotionnel** (honte, culpabilité, …)<br>– Impact **professionnel** (atteinte à la réputation, méfiance, …)<br>• Conséquences :<br>– Souvent un **changement dans la pratique** des professionnels de santé, en mieux ou au contraire une diminution de la bienveillance vis-à-vis des patients<br>– **Burn-Out**<br>– **Suicide** (cas extrêmes) |
| **PREVENTION** | • L'objectif est de **passer de la seconde victime au premier acteur** :<br>– Analyser et comprendre l'erreur<br>– Développer la **réflexion**<br>– **Echanger** avec les collègues et patients<br>– **Signaler** les évènements indésirables<br>– **Accompagnement** des soignants<br>– Transmettre la **culture de la sécurité** |

## 2. ANALYSE DES CAUSES DE L'ERREUR

### A. LE MODELE DE REASON

<table>
<tr>
<td>MODELE DE REASON</td>
<td>
<ul>
<li>On parle également de modèle du « fromage suisse ».</li>
<li>Il offre un cadre simple à la gestion des risques.</li>
<li>L'idée générale du modèle :
<ul>
<li>un système complexe met en jeu beaucoup d'acteurs et de ressources</li>
<li>chacun des acteurs à des faiblesses et des forces en matière de sécurité</li>
</ul>
</li>
</ul>
La sécurité globale du système consiste à empiler ces plaques d'acteurs de sorte que les faiblesses ne s'alignent pas mais au contraire soient bloquées par les points de sécurité et n'impactent pas le patient.<br><br>
Il y a trois types de plaques :
<ul>
<li>les <u>plaques relatives à l'organisation, à la conception et, au management :</u>
<ul>
<li>leurs acteurs peuvent commettre des erreurs latentes (ne touchent pas directement le patient mais elles facilitent les erreurs de ceux qui sont au contact du patient)</li>
</ul>
</li>
<li>les <u>acteurs de première ligne</u> (médecins, sages-femmes et soignants) :
<ul>
<li>interagissent directement avec le soin</li>
<li>peuvent commettre des erreurs patentes avec des conséquences immédiates pour le patient</li>
</ul>
</li>
<li>les défenses en profondeur ou <u>barrières de sécurité</u> du système :
<ul>
<li>pour bloquer et récupérer les erreurs patentes</li>
<li>ex : pharmacien qui contrôle l'ordonnance du médecin et récupère des erreurs de doses, check-list au bloc opératoire ...</li>
</ul>
</li>
</ul>
</td>
</tr>
</table>

**LE MODELE DE REASON**

Réflexes

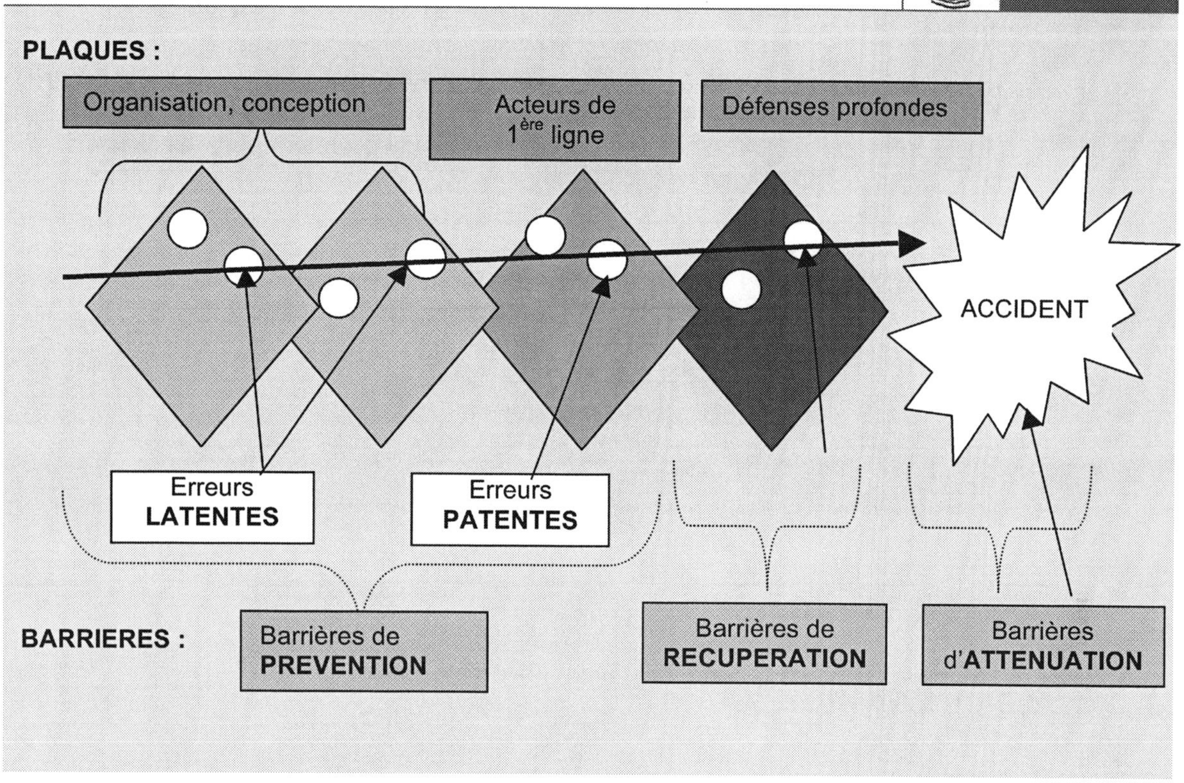


## B. 3 TYPES DE BARRIERES

| | |
|---|---|
| **Barrière de PREVENTION** | • Elles **empêchent la survenue de l'erreur et de l'accident** (action sur les erreurs latentes et patentes)<br>• Ex: la check-list chirurgicale, qui permet d'éviter l'oubli d'une antibioprophylaxie péri-opératoire |
| **Barrière de RECUPERATIN** | • L'erreur est commise mais **récupérée avant d'avoir des conséquences**<br>• Ex : une antibioprophylaxie est prescrite mais l'infirmière prend connaissance d'une allergie à la pénicilline dans le dossier médical du patient et alerte le prescripteur qui change sa prescription |
| **Barrière d'ATTENUATION** | • **L'accident est avéré mais les conséquences sont limitées**<br>• Ex : un patient n'ayant pas bénéficié d'une antibioprophylaxie est en choc septique, mais des hémocultures ont été réalisées très tôt, le germe a été identifié rapidement, un lit en réanimation est immédiatement disponible, le traitement est engagé rapidement |

| | |
|---|---|
| **EFFICACITE DES BARRIERES** | • Aucune barrière ne peut à elle seule empêcher la survenue de l'accident.<br>• Elles doivent être **associées** pour obtenir la sécurité voulue.<br>• En établissements de santé, l'action des barrières de prévention est souvent surestimée par rapport aux deux autres types de barrière.<br>• Ces barrières peuvent être **matérielles** (alarme, verrouillage d'un dispositif, …) ou **immatérielles** (recommandations de bonne pratique, protocoles, …). |

## C. CAUSE RACINE

| | |
|---|---|
| **DEFINITION** | • La cause racine est celle qui est **à l'origine de tous les effets indésirables**, elle est le plus en amont du problème.<br>• Les autres causes de l'effet indésirable sont en fait des conséquences de cette cause racine.<br>• Elle correspond au **premier trou de la première plaque** selon le modèle de Reason. |
| **L'ANALYSE DE CAUSE RACINE (ACR)** | • Il est plus judicieux de traiter les causes d'un problème que d'en traiter les symptômes.<br>• Permet **d'analyser et de prendre en charge** les causes les plus en amont (causes latentes) pour **éviter ou au moins limiter** les accidents.<br>• Méthodes d'analyse de la cause racine :<br>- « L'arbre des causes »<br>- Les « cinq pourquoi »<br>- Le diagramme de causes et d'effets. |

# 3. LA COMPENSATION DE L'ERREUR

## A. L'ALEA THERAPEUTIQUE

| | |
|---|---|
| **DEFINITION** | • C'est un **accident imprévisible non fautif**<br>• L'aléa thérapeutique survient quant **à la suite d'un acte, ou d'un traitement médical**, le patient subit une **aggravation subite** de son état en lien avec l'acte ou le traitement, **sans** cependant qu'une **faute médicale** puisse être établie.<br>• Le risque médical n'étant plus accepté par les patients, des réformes importantes sur la réparation des dommages ont été établies. |
| **INDEMNISATION** | • Suite à **la loi du 4 mars 2002** sur les droits des malades, les victimes de risques sanitaires, peuvent être indemnisées au titre de **la solidarité nationale** (c'est-à-dire l'Etat) lorsque la responsabilité des professionnels ou établissements de santé **n'est pas engagée**<br>• Sont désormais indemnisés, au titre de la solidarité nationale :<br>- **Les accidents médicaux**<br>- **Les affections iatrogènes**<br>- **Les infections nosocomiales**<br>- **Les dommages transfusionnels** (contamination par le VIH, VHB, VHC)<br>- **Les victimes du benfluorex** (substance active du Mediator ®)<br>• Pour être indemnisables, les préjudices invoqués doivent présenter trois conditions cumulatives :<br>- Etre **directement imputables** à des actes de prévention, de diagnostic ou de soins<br>- Avoir eu pour le patient « des **conséquences anormales** au regard de son état de santé comme de **l'évolution prévisible** de celui-ci » (ce qui écarte l'indemnisation des échecs thérapeutiques) |

<table>
<tr><td></td><td>
- Avoir une certaine gravité :
  - taux d'IPP > 25% (incapacité permanente partielle)
  - ITT ≥ 6 mois consécutifs (Incapacité temporaire de travail=Arrêt de travail) ou ≥ 6 mois non consécutifs sur une période de 12 mois
  - Etre atteint de troubles particulièrement graves y compris économiques dans les conditions d'existence de la victime
</td></tr>
<tr><td>PROCEDURE D'INDEMNISATION</td><td>
• L'indemnisation des aléas thérapeutiques peut être obtenue selon deux voies :<br>
- Soit à l'amiable devant des commissions spécialement instaurées à cet effet : les commissions Régionales de Conciliation et d'Indemnisation (CRCI) = voie la plus fréquente.<br>
- Soit par la voie judiciaire. Il faut néanmoins que deux conditions soient remplies : l'absence de responsable et un dommage ayant atteint les seuils de gravité précités.<br><br>
L'indemnisation est versée par l'ONIAM (Office National d'Indemnisation des Accidents Médicaux).<br><br>
• La preuve doit être apportée par le demandeur<br>
• Le délai de prescription est de 10 ans<br>
• Avantages pour la victime : procédure rapide et gratuite<br>
• Valable uniquement pour les accidents médicaux survenus après le 4 septembre 2001.
</td></tr>
<tr><td>L'ONIAM</td><td>
• Etablissement public Placé sous la tutelle du Ministère de la Santé<br>
• Créé par la loi du 4 mars 2002 relative aux droits des malades<br><br>
<u>MISSION :</u><br>
• Organiser le dispositif d'indemnisation amiable :<br>
- rapide et gratuit<br>
- pour les victimes d'accidents médicaux fautifs (en cas de défaillance de l'assurance)<br>
- et non fautifs, sans passer par une procédure en justice.<br><br>
En 2014, 718 demandes ont été adressées à l'ONIAM concernant des accidents médicaux (chiffre globalement stable depuis 2006).
</td></tr>
<tr><td>REMARQUES</td><td>
• Au titre de la solidarité nationale, indemnisation des victimes de contamination transfusionnelle par le VIH.<br>
• La solidarité nationale n'a pas pour but de se substituer à la responsabilité civile ou administrative d'un acteur de santé
</td></tr>
</table>

## PROCEDURE D'INDEMNISATION DE L'ALEA THERAPEUTIQUE



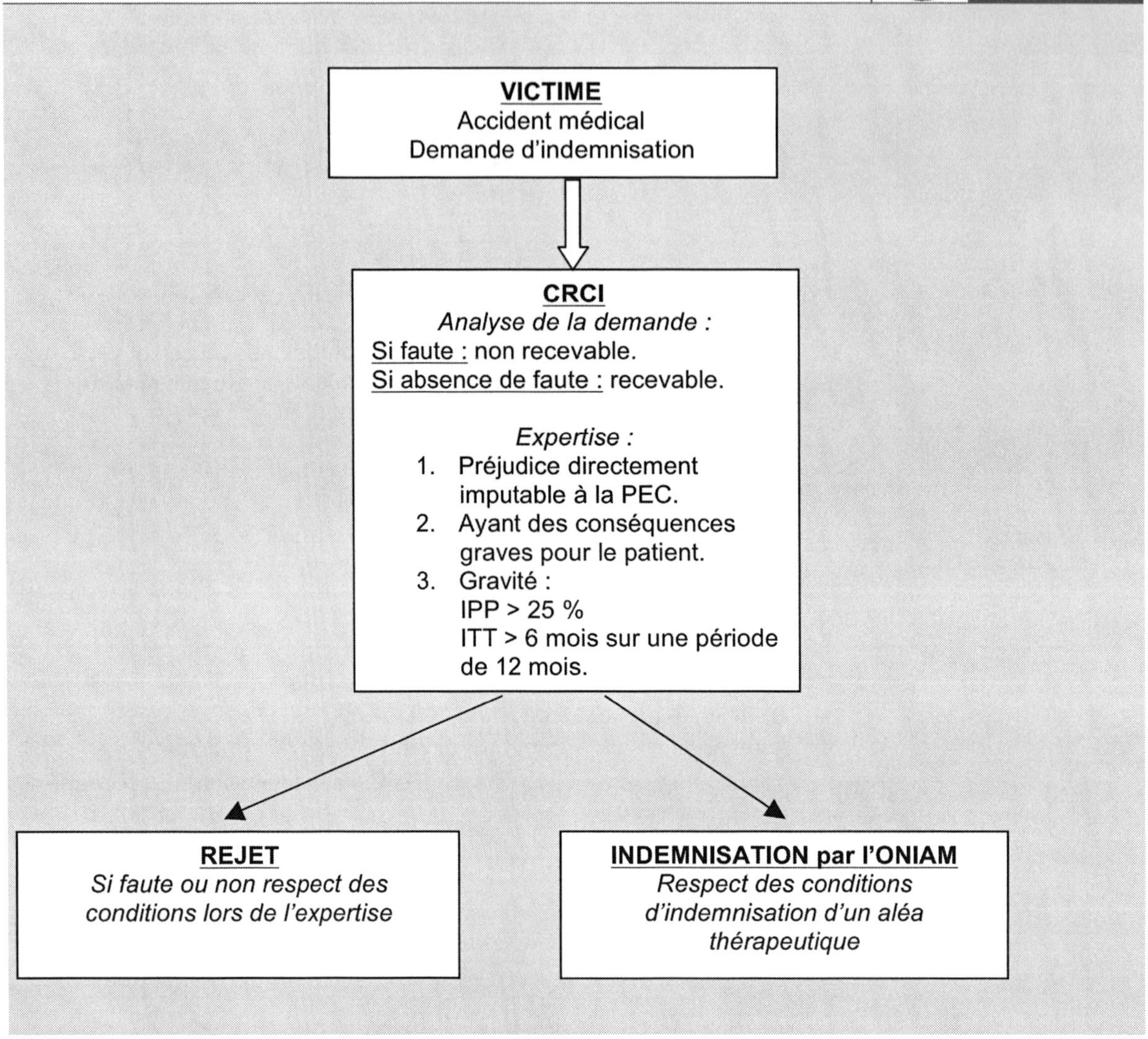


### Conférences de consensus - Recommandations

| Année | Source | Titre |
|---|---|---|
| 2014 | ONIAM | Rapport d'activité 2014 de l'ONIAM. |
| 2013 | HAS | La sécurité des patients. Mettre en œuvre la gestion des risques associés aux soins en établissement de santé. Des concepts à la pratique. |
| 2012 | HAS | La sécurité des patients. Mettre en œuvre la gestion des risques associés aux soins en établissement de santé. Des concepts à la pratique. Fiche n°1. |
| 2009 | HAS | Revue de Morbi-Mortalité. Guide méthodologique. |

**Autres références :**

1. Wu AW. Medical error : The second victim. BMJ 2000; 320 :726-7.
2. Reason J. L'erreur humaine. PUF ; 1993.
3. Loi du 4 mars 2002 relative aux droits des malades.

Chap. 6

UE 1
Item 6

# L'ORGANISATION DE L'EXERCICE CLINIQUE ET LES METHODES QUI PERMETTENT DE SECURISER LE PARCOURS DU PATIENT

| Les objectifs du CNCI pour l'iECN 2016 | MOTS-CLES et REFLEXES GENERAUX |
|---|---|
| × *Décrire les principes d'organisation et les conditions de mise en œuvre :*<br>- *Du travail en équipe (pluriprofessionnelle).*<br>- *Des protocoles pluriprofessionnels (incluant la notion de comorbidité).*<br>- *Des réunions de concertation pluridisciplinaire.*<br>- *Des listes de vérification « check-lists ».*<br>- *Des réunions de morbi-mortalité.* | × ***Travail en équipe : gage de sécurité du patient***<br>× ***Réunion de concertation pluridisciplinaire (RCP) : systématique en cancérologie***<br>× ***Check-list : au bloc opératoire ++ / sécurité du patient***<br>× ***RMM : méthode d'Evaluation des Pratiques Professionnelles (EPP)*** |

## 1. TRAVAIL EN EQUIPE

| | |
|---|---|
| **DEFINITION** | • Une équipe est un **groupe de professionnels** qui s'engagent à travailler **ensemble** autour d'un **projet commun centré sur le patient**.<br>• Le travail en équipe correspond à la réunion d'un groupe dont l'objectif est de **réaliser conjointement un ensemble de tâches précises**. Chaque participant contribue personnellement à atteindre l'objectif commun de l'équipe.<br>• Le patient est au **centre du travail en équipe** et est encouragé à participer à ce travail. |
| **COMPOSITION** | • Elle varie en fonction de différents critères dont la complexité de la prise en charge et les objectifs à atteindre.<br>• Le choix des membres repose sur la recherche des compétences nécessaires.<br>• A minima, elle comporte **le patient et 2 professionnels.** |
| **COMMUNICATION** | • La HAS propose un moyen mnémotechnique pour favoriser la communication entre les membres de l'équipe et ainsi éviter les EIG : l'outil **SAED** pour « situation – antécédents – évaluation - demande ». |

| | |
|---|---|
| **« PACTE » (Programme d'Amélioration Continue du Travail en Equipe »)** | • Programme de travail lancé par la HAS en 2015.<br>• L'enjeu est **la sécurité du patient :**<br>– réduire à un niveau acceptable les risques d'évènements indésirables associés aux soins (EIAS) liés aux prises en charge par le système de santé.<br>• L'objectif à terme est de fournir un **guide pédagogique** et un **dispositif d'évaluation** d'une équipe. |

## 2. PROTOCOLES PLURIPROFESSIONNELS

| | |
|---|---|
| **DEFINITION** | • **Association de compétences :**<br>– médicales<br>– soignantes<br>– médico-sociales<br>• Pour **mieux prendre en charge une situation** concernant une ou des maladies aiguë ou chroniques.<br>• Il répond à un **problème identifié** par une équipe dans un établissement de soins ou sur un territoire.<br>• Support naturel du travail en équipe. |
| **PREPARATION DU PROTOCOLE** | • **Choisir une situation :**<br>– le protocole doit répondre à un besoin explicite de l'équipe<br>• **Informer** l'ensemble des professionnels concernés<br>• Former un **groupe de travail** de plusieurs professionnels |
| **ELABORATION DU PROTOCOLE** | • Analyser la pratique actuelle<br>• **Définir les objectifs**<br>• Concevoir le protocole :<br>– Préciser les **différentes étapes** et les professionnels associés à chacune des étapes<br>• **Définir et élaborer des outils** qui doivent être associés au protocole :<br>– Repérage des patients, Plan Personnalisé de Soins, ...<br>• **Formaliser** le protocole :<br>– Document court et simple<br>– Rapidement accessible en consultation<br>– Vérifier que la législation ne fait pas obstacle au protocole<br>– Identifier la logistique et l'accompagnement nécessaire à la mise en place du protocole : quels supports ? besoins des professionnels ?<br>• **Valider** le protocole :<br>– De manière la plus large possible |
| **MISE EN ŒUVRE DU PROTOCOLE** | • **Diffusion** du protocole.<br>• Documentation régulière des variations de la pratique par rapport au protocole.<br>• Recueil des **effets indésirables** liés à l'application du protocole.<br>• Discussion en équipe pluri-professionnelle des **solutions envisageables** pour lutter contre les EI liés à l'application du protocole.<br>• **Mise à jour régulière** du protocole.<br><br>Eviter :<br>• De multiplier les protocoles<br>• De multiplier les réunions<br>• De conserver des protocoles non utilisés<br><br>Débuter par la mise en œuvre de **protocoles simples**<br>Diffuser le protocole via un **système d'information partagée**<br>Inscrire le protocole dans une **démarche d'amélioration des pratiques** |

**ELABORER UN PROTOCOLE**

Réflexes

- **Analyser la pratique**
- **Définir des objectifs**
- **Conception du protocole**
- **Elaborer des outils pour permettre l'application du protocole**
- **Formaliser le protocole**
- **Valider le protocole**
- **Diffusion large du protocole**
- **Evaluation régulière des intérêts et limites du protocole**

## 3. REUNION DE CONCERTATION PLURIDISCIPLINAIRE

| | |
|---|---|
| **DEFINITION** | • Elle regroupe des professionnels de santé de différents disciplines dont les **compétences sont indispensables** pour **prendre une décision** accordant aux patients **la meilleure prise en charge** en fonction de l'état de la science du moment.<br>• En oncologie, elle s'impose pour la prise de décision de tous les malades.<br><br>• Pour être valable, elle doit se composer d'au **minimum 3 médecins** de spécialités différentes.<br>• La présence du médecin traitant du patient est sollicitée mais non indispensable.<br>• Les RCP ne sont pas spécifiques à la cancérologie : elles peuvent être mises en place dans d'autres spécialités, notamment pour la prise de décisions difficiles.<br>• Les dossiers des patients sont **discutés de façon collégiale.**<br>• La décision prise est **tracée**, puis **soumise** et **expliquée** au patient. |
| **DESCRIPTION** | **Organisation de la RCP :**<br>• **Formalisée**<br>• **Rythme clairement établi** adapté à la spécialité et à l'activité (mais minimum 2 x / mois en cancérologie).<br><br>**Composition :**<br>• Un **coordonnateur :**<br>  - établi la liste des patients à présenter<br>  - averti les membres de la RCP<br>• Un **secrétariat :**<br>  - tient à jour un recueil du nom des participants, des dossiers présentés et des décisions effectivement prises<br>• La **traçabilité** systématique de toutes les décisions (dont un exemplaire dans le dossier du patient)<br>• L'indication des **références scientifiques** utilisées<br>• Le nom du **professionnel devant assurer le suivi** de la décision<br>Pour une RCP, les documents suivants sont requis :<br>• **Charte** ou procédure de la RCP :<br>  - précise son organisation<br>• Un **compte-rendu de chaque réunion** avec liste de présence des participants. |

| | |
|---|---|
| | **Analyse des dossiers :**<br>• Chaque dossier est présenté successivement<br>• La prise en charge est définie **collectivement**<br>• Un **avis de RCP est rédigé**<br>• Il doit y avoir une **évaluation régulière :**<br>  - De la pertinence des classements entre simple présentation et demande de discussion<br>  - De l'adéquation des décisions avec les recommandations<br>  - De la concordance entre la proposition thérapeutique de la RCP et le traitement effectivement délivré<br><br>**Avis de la RCP :**<br>• Il comporte :<br>  - La **date**<br>  - **La proposition thérapeutique**<br>  - Les **noms et qualifications** des participants<br>• Il est intégré dans le **dossier** du patient<br>• Si le traitement diffère de la décision prise en RCP, les raisons doivent être argumentées. |

## 4. LISTES DE VERIFICATION (« CHECK-LISTS »)

| | |
|---|---|
| **DEFINITION** | • **Liste d'items** dont la vérification est jugée essentielle voire indispensable pour le **bon déroulement d'une procédure** (opération chirurgicale, endoscopie, ...).<br>• Permet la **vérification croisée** des informations par les équipes participant à la prise en charge du patient.<br>• L'objectif recherché est bien évidemment **la sécurité du patient.** |
| **CHECK-LIST AU BLOC OPERATOIRE** | Devant le nombre croissants des interventions chirurgicales et des complications jugées évitables, l'OMS a défini un programme visant à réduire ces complications, comportant notamment la « check-list ». Son implantation a permis une amélioration des résultats chirurgicaux.<br><br>La HAS a alors établi sa propre check-list.<br>**Ses objectifs** sont :<br>• **Améliorer la sécurité** au bloc opératoire<br>• **Réduire les erreurs** chirurgicales en intégrant dans les pratiques **quotidiennes** des équipes chirurgicales, la vérification croisée de différents points critiques de sécurité<br>• Renforcer, **améliorer la communication** et le partage des informations au sein des équipes au bloc opératoire<br><br>• Cette check-list n'est **pas modifiable**. Elle comporte **11 critères** dans sa version de 2011.<br>• Elle est accompagnée d'une notice explicative indiquant la démarche à suivre pour une utilisation optimale.<br>• Depuis 2010, la check-list « Sécurité du patient au bloc opératoire » fait partie des éléments d'évaluation dans la **procédure de certification des établissements de santé.** |

**« CHECK-LISTS »**

Réflexes

- **Elles ne se limitent pas au domaine de la chirurgie.**
- En voici d'autres exemples (HAS) :
  - **Sécurité du patient en endoscopie bronchique**
  - **Sécurité du patient en endoscopie digestive**
  - **Cathéters veineux centraux**
  - **Sécurité du patient en radiologie interventionnelle**

## 5. REVUE DE MORBI-MORTALITE (RMM)

| | |
|---|---|
| **DEFINITION** | • Analyse **collective, rétrospective et systémique** de cas marqués par la survenue d'un décès, d'une complication, ou d'un évènement qui aurait pu causer un **dommage au patient**.<br>• Elle a pour objectif la **mise en œuvre et le suivi d'actions** pour **améliorer** la **prise en charge** des patients et la **sécurité** des soins.<br>• Elle est intégrée par les établissements de santé dans leur dispositif de gestion des risques. |
| **ORGANISATION** | • Elle est confiée à un **professionnel expérimenté** et **volontaire.**<br>• La procédure (organisation, fonctionnement) est **écrite.**<br>• Elle est diffusée à tous les professionnels de santé.<br><br>• Les cas sélectionnés sont ceux marqués par :<br>  – Un **décès**<br>  – Une **complication** (inhabituelles ou plus banales analysées alors comme indicateur de qualité et de sécurité des soins)<br>  – Un **évènement qui aurait pu causer un dommage au patient** (= « **presqu'accident** ») : il finit par se neutraliser avant même la survenue de conséquences pour le patient<br><br>• La RMM concerne au moins **l'équipe médicale** dans son ensemble.<br>• Elle peut être élargie à l'équipe paramédicale.<br>• Une RMM qui répond aux critères de qualité HAS peut être valorisée dans le **développement professionnel continu** (DPC). |
| **DEROULEMENT** | • Chaque cas est présenté **anonymement** de manière chronologique et factuelle.<br>• Discussion de l'équipe :<br>  – **Identification des problèmes** rencontrés<br>  – Rechercher **des causes**<br>• Propositions d'actions pour :<br>  – **Améliorer la sécurité et la qualité**<br>  – **Réduire la survenue** des causes identifiées des problèmes<br>  – **Prévenir la récidive** de ces causes<br>• Ces actions seront suivies lors des réunions ultérieures.<br>• Les documents relatifs à la RMM sont **anonymes et archivés.** Un compte-rendu et un bilan annuels sont rédigés.<br><br>**RAPPEL :**<br>• L'objectif n'est **pas de sanctionner** le ou les professionnels fautifs<br>• La **non-culpabilisation** des personnes est indispensable à l'objectivité et au succès de la recherche des causes, ainsi qu'à la pérennité des RMM. |

## Conférences de consensus - Recommandations

| Année | Source | Titre |
|---|---|---|
| 2015 | HAS | Comment élaborer et mettre en œuvre des protocoles pluriprofessionnels ? |
| 2014 | HAS | Développement Professionnel Continu (DPC) - Fiche méthode - Réunion de concertation pluridisciplinaire (RCP). |
| 2013 | HAS | PACTE |
| 2011 | HAS | Check-list « Sécurité du patient au bloc opératoire » - Version 2011 |
| 2009 | HAS | Revue de Morbi-Mortalité (RMM) – Guide méthodologique. |

Chap. 7

UE 1
Item 7

# LES DROITS INDIVIDUELS ET COLLECTIFS DU PATIENT

| Les objectifs du CNCI pour l'iECN 2016 | MOTS-CLES et REFLEXES GENERAUX |
|---|---|
| × *Préciser les apports de la loi du 4 mars 2002 (et des lois postérieures) : droits individuels (information, consentement, accès au dossier, directives anticipées, personne de confiance) et droits collectifs (représentants des usagers, associations agréées, etc…).*<br>× *Comprendre les enjeux du droit à l'information du patient dans la relation médicale ; le patient co-acteur de ses soins et de sa santé.*<br>× *Préciser les conditions du recueil du consentement éclairé qui impose une obligation d'information sur les risques.*<br>× *Préciser les conditions du recueil du consentement à la collecte, au traitement et à l'échange des données dans des situations distinctes (établissement de santé, exercice collégial, exercice individuel, etc…)*<br>× *Connaître les règles du partage des données de santé entre professionnels de santé.*<br>× *Connaître les principes d'élaboration et d'exploitation du dossier du patient, support de la coordination des soins.* | × ***Loi du 4 mars 2002 :***<br>- ***Les droits de la personne => droits individuels ET collectifs***<br>- ***Le droit à l'information***<br>- ***Le consentement aux soins***<br>- ***La personne de confiance***<br>- ***L'accès au dossier médical***<br>× ***Secret médical : non opposable au patient***<br>× ***Dérogations au secret médical : obligatoires / facultatives***<br>× ***Consentement: libre, éclairé, obligatoire, révocable, parfois écrit*** |

## LOI DU 4 MARS 2002 (« Loi Kouchner »)

- Etape fondamentale du droit médical français
- Témoigne d'une évolution des rapports médecin-patient
- Fait passer d'une médecine paternaliste à une pratique médicale qui fait place au malade en tant qu'acteur de ses soins.
- Les principales dispositions de la loi :
  - **Les droits de la personne**
    - Droit fondamental à la protection de la santé, droit à la protection contre toute discrimination, respect de la dignité de la personne malade, égalité d'accès à la prévention et aux soins, respect de la vie privée et du secret médical, droit à une vie digne jusqu'à la mort
  - **Le droit à l'information**
  - **Le consentement aux soins**
  - **La personne de confiance**
  - **L'accès au dossier médical**
  - **La participation des usagers au fonctionnement du système de santé**

# 1. DROITS INDIVIDUELS DU PATIENT

## A. LE DOSSIER MEDICAL – REGLEMENTATION

<table>
<tr><td>GENERALITES</td><td>Un dossier médical est constitué :<ul><li>Dans un établissement de santé public ou privé</li><li>Pour chaque patient hospitalisé</li></ul>Il doit comprendre de façon légale :<ul><li>Des identifications sur :<br>- Le patient<br>- Les pièces du dossier<br>- Les prescriptions médicales</li><li>Des renseignements pratiques :<br>- Informations administratives :<br>▪ Adresse, téléphone, profession<br>▪ Numéro de Sécurité Sociale, tiers payant, mutuelle<br>▪ Affections de longue durée (ALD)<br>▪ Tuteur, Curateur<br>- Informations préventives (bien visibles) :<br>▪ Allergie médicamenteuse<br>▪ Allergie aux produits de contraste<br>▪ Pace maker, matériel métallique</li><li>Un contenu :<br>- Lors des consultations externes, lors de l'admission ou lors du séjour hospitalier (partie 1)<br>- A la fin du séjour (partie 2)<br>- Recueilli auprès de tiers (partie 3)</li></ul></td></tr>
<tr><td>IDENTIFICATION<br><br>Mesures légales Art. R. 710-2-3. du Code la Santé Publique</td><td>Le dossier comporte l'identification :<ul><li>Du patient :<br>- Nom et prénom<br>- Date de naissance<br>- Numéro d'identification</li><li>De la personne de confiance et de la personne à prévenir</li></ul>Chaque pièce du dossier comporte :<ul><li>La date</li><li>L'identité du patient</li><li>L'identité du professionnel de santé qui a :<br>- Recueilli<br>- Ou produit les informations</li></ul>Les prescriptions médicales comportent :<ul><li>La date avec indication de l'heure</li><li>Le nom du médecin signataire mentionné en caractères lisibles</li><li>La signature</li></ul>Organisation :<ul><li>Ce dossier contient au moins les 3 éléments suivants :<br>- Lors des consultations externes, lors de l'admission ou lors du séjour hospitalier (partie 1)<br>- A la fin du séjour (partie 2)<br>- Recueilli auprès de tiers (partie 3)</li><li>Seules sont communicables aux patients les informations énumérées aux 1ère et 2ème parties</li></ul></td></tr>
</table>

| | |
|---|---|
| **CONTENU**<br><br>**Mesures légales Art. R. 710-2-2. du Code de Santé Publique** | **1ère partie : informations formalisées recueillies lors des consultations externes dans l'établissement, lors de l'accueil au service des urgences ou au moment de l'admission et au cours du séjour hospitalier :**<br>• **Lettre** du médecin traitant et **motifs d'hospitalisation**<br>• **Antécédents**, **facteurs de risques** et conclusions de **l'évaluation clinique initiale**<br>• **Type de prise en charge prévue et prescriptions effectuées à l'entrée**<br>• **Suivi d'hospitalisation :** état clinique, soins reçus, examens paracliniques, notamment d'imagerie<br>• **Informations** sur la démarche médicale<br>• **Dossier d'anesthésie**<br>• **Compte rendu opératoire** ou d'accouchement<br>• Le **consentement écrit** du patient lorsqu'il est requis<br>• Mention des **actes transfusionnels** pratiqués sur le patient<br>• Eléments relatifs à la prescription médicale, à son exécution et aux **examens complémentaires**<br>• **Dossier de soins infirmiers**<br>• Informations relatives aux soins dispensés par les autres professionnels de santé<br>• Correspondances entre professionnels de santé<br><br>**2ème partie : informations formalisées établies à la fin du séjour :**<br>• **Compte rendu d'hospitalisation**, lettre rédigée à l'occasion de la sortie<br>• **Prescription de sortie** et **double d'ordonnance de sortie**<br>• Modalités de sortie (domicile, autres structures)<br>• Fiche de liaison infirmière<br><br>**3ème partie : informations recueillies auprès de tiers n'intervenant pas dans la prise en charge thérapeutique ou concernant de tels tiers** |

## B. LE DOSSIER MEDICAL – ACCES

| | |
|---|---|
| **DEMANDE DU DOSSIER PATIENT**<br><br>**Art. R. 1111-1. du Code de Santé Publique** | **Modes d'accès depuis la loi du 4 mars 2002 :**<br>• Accès **direct**<br>• Le recours au médecin n'est plus obligatoire<br><br>**Demande réalisée par :**<br>• **L'intéressé**<br>• **Titulaire de l'autorité parentale** (mineur) ou **tuteur** (majeur sous tutelle)<br>    – Une personne sous sauvegarde de justice ou sous curatelle peut demander elle-même l'accès à son dossier<br>• Les **ayants droit** d'une personne décédée<br>    – Les informations sont dans ce cas limitées (informations permettant d'établir la cause du décès, de défendre la mémoire du défunt, ou pour faire valoir ses droits)<br>• Le **médecin** (qu'une de ces personnes a désigné comme intermédiaire) |

| | |
|---|---|
| | **Demande formulée auprès :**<br>• Du **professionnel de santé** (praticien libéral)<br>• Du **responsable de l'établissement** de santé<br><br>**Modalités :**<br>• **Lettre recommandée, avec accusé de réception**<br>• Avec **copie de la pièce d'identité** du demandeur<br>• Mentionner les dates du séjour hospitalier + le service fréquenté<br><br>**Délais :**<br>• Au plus tôt, après un **délai de réflexion de 48 heures**<br>• A plus tard, **huit jours après** la demande<br>• Délai porté à **2** mois si les informations datent de **plus de 5 ans** |
| **CONSULTATION DU DOSSIER PATIENT**<br><br>**Art. R. 1111-2. du Code de Santé Publique** | **Préalable à la consultation du dossier :**<br>• **Seules sont communicables aux patients les informations énumérées aux 1ère et 2ème parties**<br>• Avant toute communication, le destinataire de la demande s'assure de l'identité du demandeur<br><br>**Mode de consultation :**<br>• **Consultation sur place :**<br>  - Avec remise de **copies** de documents<br>  - Dans les établissements de santé, un accompagnement médical lors de la consultation doit être mis à la disposition de la personne.<br>• **Envoi de copies des documents :**<br>  - Les frais de délivrance de ces copies sont laissés à la charge du demandeur<br><br>**En cas de litige, les organismes compétents sont :**<br>• La **Commission d'Accès aux Documents Administratifs (CADA)** pour les établissements de santé<br>• **L'Ordre de médecins** pour un médecin libéral<br>• Puis les **tribunaux** |

## C. LE DOSSIER MEDICAL – CONSERVATION

| | |
|---|---|
| **TYPE DE CONSERVATION** | **Dossiers papiers :**<br>• **Avantages** :<br>– Sécurité<br>– Pas de formation nécessaire<br>• **Inconvénients** :<br>– Perte de temps<br>– Perte d'espace<br>– Perte de données<br>**Dossiers informatiques :**<br>• **Avantages** :<br>– Gain de temps<br>– Gain d'espace<br>– Absence de perte de données<br>• **Inconvénients** :<br>– Ne dispense pas de conserver les documents originaux (comptes rendus opératoires…)<br>– Sécurité des informations<br>– Formation et qualification requises |
| **LIEU DE CONSERVATION** | **Dossiers papiers :**<br>• Local non accessible au public<br>• Meuble fermé à clef<br>**Dossiers informatiques :**<br>• Dispositif de sécurité performant intégré<br>• Directement en prise avec le système informatique, conformément à la loi n°78-17 du 6 janvier 1978 |
| **DUREE DE CONSERVATION** | • Patient **majeur :** au moins égale à **vingt ans** à compter du dernier séjour ou consultation dans l'établissement<br>• Patient **mineur** : idem et **au moins jusqu'à sa 28ème année**<br>• Il existe des exceptions : par ex :<br>– Dossiers d'affections de nature héréditaire susceptibles d'avoir des répercussions pathologiques ou traumatisantes sur la descendance : indéfiniment<br>– Actes transfusionnels : 30 ans |

## D. LE DOSSIER MEDICAL PERSONNEL (DMP)

| | |
|---|---|
| **DEFINITION** | • Le DMP est un **dossier médical informatisé et sécurisé**, accessible via Internet<br>• Il a pour vocation de **favoriser la coordination, la qualité et la continuité des soins, sous le contrôle du patient** et **dans le respect du secret médical et de sa vie privée**<br>• Cette meilleure coordination devrait également permettre de réduire les interactions médicamenteuses et les examens redondants<br>• Il comporte aussi un volet destiné à la prévention |
| **REFERENCES LEGISLATIVES** | • **Loi du 13 août 2004 :** création du dossier médical personnel<br>• Cette création s'inscrit en outre dans le cadre législatif sur l'hébergement des données de santé, fixé par la **loi du 4 mars 2002** relative aux droits des malades et à la qualité du système de santé. |

| | |
|---|---|
| **SUJETS CONCERNES** | **Les patients :**<br>• **Tous les bénéficiaires de l'assurance maladie**<br>• Le patient est le seul à avoir un accès automatique à son DMP et **c'est lui qui gère les droits d'accès des professionnels de santé**<br>**Les professionnels de santé :**<br>• **Tous sont concernés** par le DMP (médecins ou non, en ville ou en établissement de santé)<br>– Le contenu des informations disponibles est toutefois différent en selon les professions (les professions médicales et les biologistes ont potentiellement accès à l'ensemble du contenu du DMP)<br>• Lorsque le patient autorise un établissement de santé à accéder à son DMP, cet accord s'étend à tous les membres de l'équipe de soins qui prennent en charge le patient<br>• L'accès du DMP est **interdit aux médecins des mutuelles et compagnies d'assurances et aux médecins du travail** |
| **LES DROITS DES PATIENTS ET DES MEDECINS** | **Les droits des patients :**<br>• **Gérer les accès des professionnels** à son DMP<br>• **Connaître l'historique des accès**<br>• **Modifier le contenu** : ajout d'information, masquer ou supprimer un document<br>• **Fermer son DMP**, ou en **demander la destruction**<br><br>**Les possibilités pour tout médecin ayant accès au DMP :**<br>• **Consulter** les documents contenus dans son DMP<br>• **Déposer** les documents et informations utiles à sa prise en charge<br>• **Supprimer** un document (s'il en est l'auteur ou le médecin traitant)<br>• **Masquer** un ou plusieurs documents, à la demande du patient<br><br>**Le médecin traitant peut également** (avec accord du patient) :<br>• **Bloquer l'accès** à un autre professionnel<br>• **Consulter l'historique** de tous les accès au DMP du patient<br>• **Accéder aux documents masqués** |
| **En pratique** | **Pour ouvrir le DMP :**<br>• **Patient en présence du professionnel de santé**<br>• Le professionnel de santé doit s'authentifier grâce à sa **Carte de Professionnel de Santé (CPS)** puis cocher la case indiquant que le patient a bien donné son accord pour accéder à son DMP<br>Par la suite le patient peut accéder à son DMP via Internet (www.dmp.gouv.fr) |
| **SITUATIONS D'URGENCE** | • L'accès SAMU-Centre 15 : le médecin régulateur peut accéder au DMP d'un patient pour lequel il reçoit un appel<br>• Tout professionnel de santé peut consulter le DMP d'un patient dont l'état comporte un **risque immédiat pour sa santé**, sauf si ce patient lui en a bloqué l'accès de façon spécifique auparavant |
| **SITUATION ACTUELLE** | • Actuellement, le DMP est plutôt un **échec**<br>• Peu de personnes ont ouverts un DMP (558 166 au 11/10/15) |

## E. LE SECRET MEDICAL

| | |
|---|---|
| **DEFINITION** | **Référence historique : serment d'Hippocrate :**<br>• « Admis à l'intérieur des maisons, mes yeux ne verront pas ce qui s'y passe, ma langue taira les secrets qui me seront confiés… ».<br>**Référence déontologique : Code de déontologie (article 4) :**<br>• « Le secret professionnel, institué dans l'intérêt des patients, s'impose à tout médecin dans les conditions établies par la loi. Le secret couvre tout ce qui est venu à la connaissance du médecin dans l'exercice de sa profession, c'est-à-dire non seulement ce qui lui a été confié, mais aussi ce qu'il a vu, entendu ou compris ».<br>**Le secret médical n'est pas opposable au patient** |
| **BENEFICIAIRE DU SECRET MEDICAL** | **Tout sujet bénéficiant d'actes médicaux et paramédicaux, d'ordre préventif ou curatif**<br>**Pour information : Code de Santé Publique (Art. L. 1110-4) :**<br>« Toute personne prise en charge par un professionnel, un établissement, un réseau de santé ou tout autre organisme participant à la prévention et aux soins a droit au respect de sa vie privée et du secret des informations la concernant ». |
| **PERSONNEL TENU AU SECRET MEDICAL** | **Personnel soignant :**<br>• **Médical** : médecins, internes, externes, étudiants en médecine, chirurgiens-dentistes, pharmaciens, sages-femmes.<br>• **Paramédical** : infirmiers, aides-soignants, diététiciens, psychologues, kinésithérapeutes, orthophonistes, orthoptistes, éducateurs spécialisés, personnels de laboratoire, préparateurs en pharmacie.<br>**Personnel non soignant :**<br>• Assistante sociale<br>• Secrétaires hospitaliers<br>• Service public hospitalier<br>**Pour information : Code de déontologie (article 72) :**<br>« Le médecin doit veiller à ce que les personnes qui l'assistent dans son exercice soient instruites de leurs obligations en matière de secret professionnel et s'y conforment. Il doit veiller à ce qu'aucune atteinte ne soit portée par son entourage au secret qui s'attache à sa correspondance professionnelle ». |
| **DEROGATIONS LEGALES AU SECRET MEDICAL** | **Obligatoires : le médecin est obligé :**<br>• De déclarer les **naissances**<br>• De déclarer les **décès**<br>• De déclarer les **maladies contagieuses (à DO)** au médecin de l'ARS dont la liste est fixée réglementairement<br>• D'indiquer le nom du patient et les symptômes présentés sur les certificats **d'admission en soins psychiatriques**<br>• D'établir, pour les **accidents du travail et les maladies professionnelles**, des certificats détaillés décrivant les lésions et leurs conséquences<br>• De fournir à leur demande aux administrations concernées des renseignements concernant les dossiers des **pensions militaires et civiles d'invalidité ou de retraite**<br>• De communiquer à l'Institut de veille sanitaire les informations nécessaires à la **sécurité, veille et alerte sanitaire**<br>• De communiquer, lorsqu'il exerce **dans un établissement de santé**, au médecin responsable de l'information médicale (DIM), les données médicales nominatives nécessaires à l'évaluation de l'activité |

| | |
|---|---|
| | **Facultative : le médecin est autorisé :**<br>• A signaler au **Procureur de la République** des sévices constatés dans son exercice et qui permettent de présumer de **violences physique, sexuelles ou psychiques** (avec l'accord des victimes adultes, pas nécessairement pour les mineurs)<br>– en cas de constat de sévices ou privations infligés à un **mineur** ou à une personne vulnérable **un médecin ne saurait rester passif** sans encourir les peines prévues par le code pénal réprimant la non-assistance à personne en danger<br>• A transmettre au **président du Conseil général toute information préoccupante sur un mineur en danger ou risquant de l'être** (loi du 5 mars 2007)<br>• A communiquer les données à caractère personnel qu'il détient strictement nécessaires à l'exercice de leur mission, aux médecins de différentes institutions (Sécurité Sociale, IGAS, HAS...)<br>• A transmettre les données nominatives qu'il détient dans le cadre d'un traitement automatisé de données autorisé ;<br>• A informer les autorités administratives du **caractère dangereux des patients connus pour détenir une arme** ou qui ont manifesté l'intention d'en acquérir une.<br><br>Ces dérogations légales prescrivent ou autorisent seulement une certaine révélation. Il faut s'en tenir à **une information «*nécessaire, pertinente et non excessive*».** L'obligation du secret demeure pour tout ce qui n'est pas expressément visé par les textes. |
| **SANCTIONS LORS DE LA VIOLATION DU SECRET MEDICAL** | **Pénale** (article 226-13 du Code Pénal) :<br>• Emprisonnement : un an<br>• Amende : 15.000 euros<br>**Civile-Administrative :**<br>• Si préjudice subit par la victime<br>**Ordinale-Disciplinaire :**<br>• Blâme<br>• Interdiction temporaire d'exercer<br>• Interdiction permanente d'exercer<br>• Radiation de l'ordre |

**DEROGATIONS LEGALES AU SECRET MEDICAL** — Réflexes

- **OBLIGATOIRES :**
  - naissances
  - décès
  - maladies contagieuses
  - soins psychiatriques (SDT/SDRE)
  - accidents du travail/maladies professionnelles
  - pensions civiles et militaires de retraite
  - indemnisation de personnes victimes d'un dommage, VIH, amiante...
  - sécurité, veille, alerte sanitaires
- **FACULTATIVES :**
  - sévices permettant de présumer de violences physiques, sexuelles ou psychiques
  - sévices ou privations infligés à un mineur ou à une personne incapable de se protéger
  - protection des mineurs en danger ou risquant de l'être
  - dangerosité d'un patient détenteur d'une arme à feu

## F. LE SECRET MEDICAL – CAS SPECIFIQUES

| | |
|---|---|
| **PRINCIPES DE JURISPRUDENCE ADMIS** | **Les principes admis (Cour de Cassation et Conseil d'Etat) sont :**<br>• Le **malade ne peut délier le médecin** de son obligation de secret<br>• Le secret **peut être opposé aux proches et à la famille** du patient<br>• Cette obligation **ne cesse pas après la mort du patient**<br>• Le secret **s'impose à l'égard d'autres médecins dès lors qu'ils ne concourent pas à un acte de soins**<br>• Le secret couvre non seulement l'état de santé du patient, mais également son nom : le médecin ne peut faire connaître à des tiers le nom des personnes qui ont (eu) recours à ses services.<br>• Le secret s'impose même devant le juge<br>• Le secret s'impose à l'égard de personnes elles-mêmes tenues au secret professionnel (agents des services fiscaux) |
| **FAMILLE ET SECRET MEDICAL** | Le **secret médical est opposable à la famille, excepté dans certaines conditions** :<br>• En cas de diagnostic ou pronostic **grave** :<br>– **Si** le but est d'apporter un **soutien direct**<br>– **Si** le patient n'y est **pas opposé**<br>• Après le **décès** :<br>– **Si** le patient **n'a pas exprimé une volonté contraire.**<br>– **Si** le but est de :<br>▪ Connaître les **causes de la mort**<br>▪ **Défendre la mémoire du défunt**<br>▪ **Faire valoir ses droits**<br>**Pour information : Code de Santé Publique :**<br>Cas de diagnostic ou pronostic grave : « ne s'oppose pas à ce que la famille, les proches, ou la personne de confiance définie à l'article L. 1111-6 reçoivent les informations nécessaires destinées à leur permettre d'apporter un soutien direct à celle-ci sauf opposition de sa part »<br><br>De même, après le décès : « Le secret ne fait pas obstacle à ce que les informations concernant une personne décédée soient délivrées à ses *ayants droit*, dans la mesure où elles leur sont nécessaires pour leur permettre de connaître les causes de la mort, de défendre la mémoire du défunt, ou de faire valoir ses droits, sauf volonté contraire exprimée par la personne avant son décès. » (art. L. 1110-4) |
| **VIH PARTENAIRES ET SECRET MEDICAL** | **Conduite à tenir :**<br>• **Convaincre le patient d'informer ses partenaires et d'utiliser des moyens de protection efficaces.**<br>• **Le médecin ne peut pas violer le secret médical en informant le partenaire.** Les conditions d'application de la notion de non-assistance à personne en danger ne sont pas réunies<br><br>**Pour information :** (Conseil National de l'Ordre des Médecins (Bulletin de l'Ordre, déc. 1992) et Commission de réflexion sur le secret professionnel (1994))<br>Dès lors qu'elle est faite à un proche ou à un tiers par la personne séropositive, mise en face de ses responsabilités, la révélation ne pose pas de problème juridique en matière de secret<br>La loi n'autorise pas le médecin à révéler au partenaire du patient séropositif le danger que lui fait courir le comportement de ce dernier si celui-ci s'oppose obstinément à toute révélation |

| | |
|---|---|
| **JUSTICE ET SECRET MEDICAL** | **Conduite à tenir en cas de réquisition (Voir Item 8)**<br>• Se rendre au **tribunal**<br>• Prêter **serment**<br>• **Ne pas violer** le secret médical |
| **ASSURANCES PRIVEES ET SECRET MEDICAL** | **Conduite à tenir :**<br>• **Ne pas violer** le secret médical : pas de dérogation pour les assurances privées.<br>• Remettre un **certificat** descriptif **au patient** en **main propre**. Le patient sera libre de le donner ou non à son assurance. |

## G. L'INFORMATION DU PATIENT

| | |
|---|---|
| **DEFINITION** | **Référence déontologique : Code de déontologie :**<br>• « Le médecin doit à la personne qu'il examine, qu'il soigne ou qu'il conseille une **information loyale, claire et appropriée** sur **son état, les investigations et les soins** qu'il lui propose. Tout au long de la maladie, il **tient compte de la personnalité du patient dans ses explications et veille à leur compréhension ». (article 35)**<br><br>**Référence : Loi du 4 mars 2002**<br>• **« Toute personne a le droit d'être informée sur son état de santé »** |
| **CONTENU DE L'INFORMATION** | **Délivrance de l'information :**<br>• Complète dans la majorité des cas<br>• Incomplète :<br>  - Si refus de la personne (exclu si risque de contamination à un tiers)<br>  - Si raison légitime ou dans l'intérêt du patient<br>**Elle concerne (ANAES) :**<br>• **L'état** du patient et son évolution prévisible, ce qui nécessite des **explications** sur la maladie ou l'état pathologique et son **évolution habituelle avec et sans traitement**<br>• La **description et le déroulement des examens**, des investigations, des soins, des thérapeutiques, des interventions envisagés et de leurs alternatives<br>• Leur **objectif**, leur **utilité** et les **bénéfices** escomptés<br>• Leurs **complications** et leurs **risques** éventuels, y compris exceptionnels<br>• Les **précautions** générales et particulières recommandées aux patients<br><br>**Pour information :** Loi du 4 mars 2002<br>« Cette information porte sur les différentes investigations, traitements ou actions de prévention qui sont proposés, leur utilité, leur urgence éventuelle, leurs conséquences, les risques fréquents ou graves normalement prévisibles qu'ils comportent ainsi que sur les autres solutions possibles et sur les conséquences prévisibles en cas de refus. »<br>« La volonté d'une personne d'être tenue dans l'ignorance d'un diagnostic ou d'un pronostic doit être respectée, sauf lorsque des tiers sont exposés à un risque de transmission. » |

| | |
|---|---|
| **MODALITE DE L'INFORMATION**<br><br>**(Critères ANAES)** | **La primauté de l'information orale :**<br>• « **Adaptée** au cas de chaque personne<br>• Y consacrer du **temps** et de la **disponibilité**<br>• La **moduler** en fonction de la situation du patient<br>• **Environnement** adapté<br>• Climat relationnel alliant **écoute** et prise en compte des **attentes** du patient.<br>• Peut nécessiter d'être délivrée de manière **progressive**<br>• De recourir si besoin à un traducteur. »<br><br>**L'information écrite : un complément possible à l'information orale :**<br>• « **Remis au patient**<br>• Pour lui permettre **de s'y reporter et/ou d'en discuter** avec toute personne de son choix, notamment avec ses médecins<br>• La fonction du document d'information est **exclusivement de donner au patient des renseignements par écrit**<br>• Ce document n'a pas vocation à recevoir la signature du patient. Il ne doit donc pas être assorti d'aucune formule obligeant le patient à y apposer sa signature » |
| **DELIVREUR DE L'INFORMATION** | • **Tout professionnel de santé**<br>• Dans le cadre de ses compétences et dans le respect des règles professionnelles<br><br>**Pour information :** Loi du 4 mars 2002<br>« Cette information incombe à tout professionnel de santé dans le cadre de ses compétences et dans le respect des règles professionnelles qui lui sont applicables. Seules l'urgence ou l'impossibilité d'informer peuvent l'en dispenser. » |
| **DESTINATAIRE DE L'INFORMATION** | • Le **patient**<br>• Le **représentant légal (incapable ou mineur)**<br>• Le **mineur** :<br>  – S'il peut comprendre l'information<br>  – S'il peut supporter l'information |

## H. LE CONSENTEMENT

| | |
|---|---|
| **DEFINITION** | **Référence législative : loi du 4 mars 2002 :**<br>• « **Aucun acte médical** ni aucun traitement **ne peut être pratiqué sans le consentement libre et éclairé** de la personne et ce **consentement peut être retiré à tout moment** ».<br>• Lorsque la personne est hors d'état d'exprimer sa volonté, aucune intervention ou investigation ne peut être réalisée sauf urgence ou impossibilité, sans que la personne de confiance, ou la famille, ou à défaut, un de ses proches ait été consulté.<br><br>**Référence déontologique : Code de déontologie (article 36) :**<br>• « Le **consentement** de la personne examinée ou soignée **doit être recherché** dans tous les cas ».<br>• **Lorsque le malade**, en état d'exprimer sa volonté, **refuse** les investigations ou le traitement proposé, le médecin doit **respecter ce refus après avoir informé le malade de ses conséquences.** |

| | |
|---|---|
| **CARACTE-RISTIQUES** | **Le consentement est :**<br>• Précédé par une **information claire, compréhensible, adaptée** à ses capacités<br>• **Libre** (le patient n'est pas contraint)<br>• **Eclairé** (le patient a compris)<br>• **Obligatoire** (sauf exceptions)<br>• **Peut être retiré à tout moment**<br>• **Peut-être écrit**<br>  - Exemples : IVG, stérilisation à visée définitive, recherche impliquant la personne humaine, prélèvement d'organe, examen des caractéristiques génétiques d'une personne, don et utilisation de gamètes…<br>  - Décision sur mineur (autorisation d'opérer) |
| **PATIENTS HORS D'ETAT D'EXPRIMER LEUR VOLONTE** | Patient **hors d'état** d'exprimer sa volonté :<br>• Informer les **proches**<br>• **Intervenir secondairement**<br>Patient **hors d'état** d'exprimer sa volonté **+ urgence vitale :**<br>• **Intervenir** sans pouvoir recueillir le consentement du patient ni avertir la famille<br>• **Informer secondairement**<br>• **Contexte de non-assistance à personne en danger**<br>**Soins psychiatriques sous contraintes (loi du 5 juillet 2011) :**<br>• A la demande d'un tiers : SDT<br>• A la demande du représentant de l'état : SDRE<br>**Mineur :**<br>• Consentement du représentant légal<br>• Consentement de l'enfant en fonction de sa maturité<br>**Tentative de suicide** |
| **REFUS DE CONSENTEMENT** | **Conduite à tenir :**<br>• Ne pas se contenter d'un seul refus, mais s'efforcer à **convaincre** :<br>  - **Précisions** nécessaires (en s'assurant qu'elles sont correctement comprises)<br>  - Solliciter l'avis d'un consultant.<br>• **En cas de refus réitéré :**<br>  - **Informer des conséquences** de son refus.<br>  - **Faire consigner ce refus par écrit** (ne serait-ce que pour lui signifier d'une autre manière la gravité de sa décision).<br>  - Possibilité de refuser la suite de la prise en charge (à condition de faire assurer la continuité des soins par un autre médecin).<br>  - **Passer outre le refus du consentement lorsque le patient présente un risque vital** (phase ultime d'une grève de la faim, conduite suicidaire…). Cas entrant dans le cadre de **non-assistance à personne en danger.**<br>  - Face à un **mineur en danger** : Avertir le **Procureur de la République et donner les soins nécessaires** |
| **NON-ASSISTANCE EN PERSONNE EN DANGER** | **Référence déontologique : Code de déontologie (Article 9) :**<br>• « Tout médecin qui se trouve en présence d'un malade ou d'un blessé **en péril,** ou informé qu'un malade ou un blessé est en péril, **doit lui porter assistance** ou s'assurer qu'il reçoit les soins nécessaires. » |

## I. LA PERSONNE DE CONFIANCE

| | |
|---|---|
| **DEFINITION** | • **Loi du 4 mars 2002 :**<br>• Toute personne majeure peut désigner une personne de confiance<br>  – un parent, un proche ou le médecin traitant<br>  – **qui sera consultée au cas où elle-même serait hors d'état d'exprimer sa volonté et de recevoir l'information nécessaire**<br>• Cette désignation est faite **par écrit**<br>• Elle est **révocable** à tout moment<br>• Si le malade le souhaite, la personne de confiance l'**accompagne** dans ses démarches et assiste aux entretiens médicaux afin de l'aider dans ses décisions<br>**Lors de toute hospitalisation dans un établissement de santé, il doit être proposé au patient de désigner une personne de confiance** |

## J. LES DIRECTIVES ANTICIPEES

| | |
|---|---|
| **DEFINITION** | • Loi du 4 mars 2002<br>• Toute personne **majeure** peut rédiger ses directives anticipées<br>• Elles concernent :<br>  – Une **situation de fin de vie** (affection grave ou incurable, en phase avancée ou terminale),<br>  – Dans le cas où le patient **n'est plus en mesure d'exprimer sa volonté.**<br>  – A propos de **la limitation ou l'arrêt des traitements en cours** par le médecin. |
| **REDACTION** | **La forme :**<br>• Document **écrit et authentifiable**<br>• La personne écrit elle-même ses directives anticipées<br>• Elles sont **datées et signée**, avec mention du nom**, prénom**, **date et lieu de naissance**<br>Si la personne ne peut pas rédiger et signer elle-même ses directives anticipées :<br>• **2 témoins** (dont la personne de confiance) doivent être présents pour attester de l'authenticité du document<br>• Il est fait mention de **leur nom et qualité**<br><br>**Le fond :**<br>• La personne doit être consciente et en état d'exprimer ses volonté lors de la rédaction des directives anticipées<br>• Elles sont valables **3 ans** et **révocables à tout moment** |
| **PRISE EN CHARGE** | • Il faut apporter les directives anticipées au médecin lors de son hospitalisation.<br>• Si le médecin ne les a pas en sa possession, il cherchera à se les procurer via la personne de confiance. |

## 2. DROITS COLLECTIFS DES PATIENTS

<table>
<tr><td>DEFINITION</td><td>
<ul><li>Les droits collectifs recouvrent l'ensemble des dispositifs permettant la représentation des usagers pour :
<ul><li>la défense de leurs droits</li>
<li>leur participation à l'élaboration des politiques de santé</li></ul></li></ul>
</td></tr>
<tr><td>LA REPRESENTATION DES USAGERS</td><td>
<ul><li>Elle permet aux usagers de participer, par l'intermédiaire de ces représentants, à l'élaboration des politiques de santé ou au fonctionnement des établissements de santé.</li>
<li>C'est la démocratie sanitaire.</li></ul>
<u>Qui peut représenter les usagers ?</u>
<ul><li>Il faut être membre d'une association agréée au niveau national ou régional.</li>
<li>L'agrément de l'association (pour une durée de 5 ans) est donné par la Commission nationale d'agrément :
<ul><li>elle apprécie si les conditions imposées par le législateur sont remplies</li>
<li>elle donne un avis au ministre chargé de la Santé (niveau national) ou aux directeurs généraux des agences régionales de santé (niveau régional)</li></ul></li>
<li>C'est le ministre de la Santé ou le directeur de l'agence régionale de santé (ARS) qui, sur proposition des associations sollicitées, désigne les représentants des usagers dans les instances de santé publique ou hospitalières.</li></ul>
<u>Missions du représentant des usagers :</u>
<ul><li>S'impliquer dans l'administration ou l'organisation d'un établissement de santé, d'un réseau de santé, d'un réseau de soins ou d'une caisse primaire d'assurance maladie</li>
<li>Contribuer à l'amélioration de la vie quotidienne du patient</li>
<li>Faire le lien entre les patients et les professionnels de santé dans le respect de ses droits</li>
<li>Participer à l'élaboration des politiques de santé au niveau national/ régional/ local</li>
<li>Faire valoir les droits des personnes malades</li></ul>
Pour pouvoir exercer leur fonction correctement, ces représentants des usagers ont droit à:
<ul><li>Une formation :
<ul><li>le Collectif Interassociatif sur la Santé (CISS) finance ces formations pour les représentants des usagers issus des associations adhérentes au CISS</li>
<li>D'autres formations sont proposées par les ARS, selon un cahier des charges établi par le Ministère de la Santé.</li></ul></li>
<li>Un congé de représentation :
<ul><li>Il est possible de s'absenter pour participer bénévolement aux réunions des instances de santé publique ou hospitalières</li>
<li>Ce congé est assimilé à une période de travail effectif</li>
<li>Une partie des revenus peut être compensés par l'Etat</li>
<li>L'employeur est tenu d'accorder au représentant d'usager le temps nécessaire pour participer aux réunions des instances dans lesquelles il siège, dans la limite de neuf jours ouvrables par an, temps des trajets inclus</li></ul></li>
<li>Une prise en charge des frais de déplacement occasionnés par l'exercice de leur mandat.</li></ul>
</td></tr>
</table>

| | |
|---|---|
| **ASSOCIATIONS D'USAGERS DU SYSTEME DE SANTE** | • La **loi du 4 mars 2002** a créé un dispositif **d'agrément des associations qui assurent la représentation des personnes malades et des usagers du système de santé** (article L. 1114-1 du Code de Santé Publique).<br>• Ce texte a été modifié par la loi du 9 août 2004 relative à la politique de santé publique.<br>• Cet agrément :<br>  - est délivré par la **Commission Nationale d'Agrément** (CNA).<br>  - est **national ou local** (ARS).<br>  - est valable **5 ans.**<br>• Les listes de ces associations sont disponibles sur le site du Ministère de la Santé.<br>*Exemples d'associations nationales agrées :*<br>• AIDES<br>• Vaincre la mucoviscidose<br>• Association France psoriasis |
| **LA CONFERENCE NATIONALE DE LA SANTE** | • Créée par l'ordonnance n° 96-345 du 24 avril 1996<br>• Ses missions et sa composition ont été adaptées par la loi du 9 août 2004 relative à la politique de santé publique<br>• C'est un **organisme consultatif** placé auprès du ministre chargé de la santé.<br>**ROLES :**<br>• Elle **conseille les ministres** sur la politique nationale de santé<br>• Elle **évalue les conditions dans lesquelles les droits des usagers sont appliqués et respectés**<br>• Elle contribue au **débat public sur les questions de santé**<br>**COMPOSITION :**<br>• **120 membres titulaires** représentants les acteurs de santé et du secteur médico-social. Le **président** de la CNS est élu parmi tous les membres.<br>• Les membres sont élus pour 3 ans et répartis en **8 collèges :**<br>  - Collectivités territoriales<br>  - Usagers du système de santé<br>  - Conférences régionales de santé et de l'autonomie<br>  - Partenaires sociaux<br>  - Acteurs de la cohésion et de la protection sociale<br>  - Acteurs de la prévention<br>  - Offreurs de services de santé<br>  - Les représentants des organismes de recherche, industries de produits de santé et des personnalités qualifiées<br>• **Membres de droit :**<br>  - Directeur de la HAS, …<br>**MISSIONS :**<br>• **formuler des avis sur l'amélioration du système de santé**, notamment sur :<br>  - le projet de loi définissant les finalités et priorités de la politique de santé ;<br>  - les finalités et axes stratégiques de la politique nationale de santé<br>  - les plans et programmes nationaux de santé<br>• **élaborer chaque année un rapport sur le respect des droits des usagers du système de santé :**<br>  - ce rapport est élaboré sur la base des rapports des Conférences régionales de la santé et de l'autonomie (C.R.S.A.)<br>• **contribuer à l'organisation de débats publics sur les questions de santé.** |

| | |
|---|---|
| | Les travaux de la CNS sont organisés comme suit :<br>• **Assemblée plénière** (tous les membres).<br>• **Commission permanente** (Président de la CNS + membres élus).<br>• **Commission spécialisée** dans le domaine des droits des usagers du système de santé (membres élus).<br>Le ministre de la Santé rend **compte chaque année à la CNS de la mise en œuvre de la politique de santé nationale.** |
| **LA COMMISION DE LA RELATION AVEC LES USAGERS ET DE LA QUALITE DE LA PRISE EN CHARGE (CRUQPC)** | • Elle siège au sein des établissements de santé.<br><br>**MISSIONS :**<br>• **veiller au respect des droits des usagers**<br>• contribuer à **l'amélioration de la qualité de l'accueil** et de **la prise en charge** des personnes malades et de leurs proches.<br><br>Elle rédige **un rapport annuel** soumis à délibération au sein du conseil de surveillance de l'établissement et **transmis à l'ARS.** Cette dernière en fait la synthèse et le communique à la conférence régionale de la santé et de l'autonomie (CRSA). Celle-ci l'analyse pour l'élaboration de son propre rapport annuel sur le respect des droits des usagers, transmis à son tour la Conférence nationale de santé.<br><br>**COMPOSITION** (Code de Santé Publique) :<br>**Obligatoirement :**<br>• **2 représentants des usagers :**<br>– Désignés par l'ARS parmi les personnes proposées par les associations agrées.<br>• **2 médiateurs :**<br>– Un ***médiateur non médecin*** *:* désigné par le représentant légal de l'établissement parmi le personnel non médecin exerçant dans l'établissement (il ne peut pas s'agir d'un représentant des usagers), à l'exclusion du responsable de la politique de la qualité.<br>– Un ***médiateur médecin*** parmi soit un médecin en exercice, exerçant ou non au sein de l'établissement, soit un médecin à la retraite ayant ou non exercé dans l'établissement, pour autant qu'il n'ait pas cessé d'exercer la médecine ou des fonctions de médiateurs depuis plus de cinq ans.<br>De **manière facultative :**<br>• Le président de la CME et son suppléant<br>• Un représentant de la commission du service de soins infirmiers et son suppléant<br>• Un représentant du personnel et son suppléant<br>• Un représentant du Conseil d'Administration et son suppléant |

**REPRESENTATION DES USAGERS**

**Réflexes**

- **Loi du 4 mars 2002**
- **Droit collectif du patient**
- **Représentant membre d'une association agréée nationalement ou localement**
- **Principe de la démocratie sanitaire**
- **Défense des droits des patients**
- **Participer à l'élaboration des politiques de santé**

## 3. DONNEES DE SANTE

| | |
|---|---|
| **DEFINITION** | • Une donnée de santé correspond à **toute information relative à la santé physique ou mentale d'une personne, ou à la prestation de services de santé à cette personne.**<br>• Le caractère personnel tient au fait que cette donnée permette une identification de la personne. |
| **COLLECTE DES DONNEES** | • Cette collecte est importante pour faire progresser les connaissances en santé et éclairer les décisions prise en matière de santé.<br><br>**Conditions de la collecte :**<br>• **Consentement du patient** (au mieux écrit, pouvant ainsi justifié qu'il a bien été donné)<br>• La finalité du recueil doit être **déterminée et légitime**<br>• Les données doivent être **pertinentes** et **non excessives**<br>• La collecte doit être **loyale** et **licite**<br>• **Durée de conservation limitée** à la durée de la finalité poursuivie |
| **PROTECTION DES DONNEES** | • Rôle majeur de la **loi informatique et libertés du 6 janvier 1978.**<br>• Rôle majeur de la **CNIL** pour toutes les données à caractère personnel.<br>• Una majorité des données de santé sont déjà **anonymisées** à la base (ne permettant donc pas d'identification du patient). |

## 4. PARTAGE DE DONNEES ENTRE PROFESSIONNELS DE SANTE

| | |
|---|---|
| **CADRE JURIDIQUE** | • Le fondement juridique posé à l'article L1110-4 du code de la santé publique. |
| **EN DEHORS D'UN ETABLISSEMENT DE SANTE** | • Deux ou plusieurs professionnels de santé peuvent échanger des données de santé à caractère personnel concernant **un même patient qu'ils prennent en charge** pour :<br>- assurer la **continuité des soins**<br>- **déterminer la meilleure prise en charge** sanitaire possible<br>- sauf opposition du patient.<br>• Cet échange de données doit être précédé **d'une information claire**, afin de laisser au patient la possibilité d'exercer son **droit d'opposition.** |
| **AU SEIN D'UN MEME ETABLISSEMENT** | • Les professionnels de santé qui participent à la prise en charge du patient forment une «**équipe de soins**».<br>• Les informations le concernant sont **confiées par le malade à l'ensemble de l'équipe.**<br><br>• Le patient dispose toujours du **droit de s'opposer**, pour des motifs légitimes, à l'accès à ses données de santé. |

| | |
|---|---|
| **DANS UNE MAISON OU UN CENTRE DE SANTE** | • Les professionnels de santé peuvent accéder à toutes les informations concernant la personne prise en charge au sein d'une maison de santé ou d'un centre de santé<br>• Sous réserve de respecter des conditions suivantes :<br>- information et consentement exprès du patient<br>- retrait du consentement possible à tout moment<br>- doivent être des professionnels de santé (pas d'accès pour les secrétaires médicales par exemple)<br>- doivent adhérer au projet de santé de leur établissement. |
| **AVEC LE DMP** | • Des professionnels de santé peuvent partager des données de santé, **sous réserve de l'autorisation du patient**, et **quel que soit leur mode d'exercice.** |

**Conférences de consensus - Recommandations**

| Année | Source | Titre |
|---|---|---|
| 2012 | HAS | Délivrance de l'information à la personne sur son état de santé. Recommandations. |
| 2002 | Loi | Loi du 4 mars 2002 relative aux droits des malades et à la qualité du système de santé |
| 2000 | ANAES | Information des patients. Recommandations destinées aux médecins |

**Autres références :**

1. Site du ministère de la santé – Rubrique droits des usagers de la santé : www.sante-gouv.fr
2. Site de la conférence nationale de la Santé : http://www.sante.gouv.fr/conference-nationale-de-sante
3. La CNIL (Commission nationale Informatique et Liberté)

Chap. 8

UE 1
Item 8

# ETHIQUE MEDICALE

| Les objectifs du CNCI pour l'iECN 2016 | MOTS-CLES et REFLEXES GENERAUX |
|---|---|
| × *Décrire les principes éthiques et l'argumentation d'une décision d'interruption volontaire et médicale de grossesse (IVG/IMG) ; les questions posées par le diagnostic prénatal et le diagnostic préimplantatoire (DPN/DPI).*<br>× *Décrire les principes éthiques et les procédures règlementaires du don d'organe (donneur décédé et don d'organes entre vifs).*<br>× *Décrire les principes éthiques de la recherche biomédicale : protection des personnes et régulation, collections et règles en vigueur sur la conservation des éléments et produits du corps humain, centres de ressources biologiques, sérothèques.*<br>× *Décrire les principes éthiques du consentement aux soins : non opposition et consentement oral (libre et éclairé), procréation médicalement assistée (voir item 18), tests génétiques (voir item 43), exercice en équipe pluriprofessionnelle.*<br>× *Décrire les principes éthiques et les modalités pratiques de la protection des malades vulnérables (tutelle, curatelle, sauvegarde de justice, mandat de protection future).*<br>× *Décrire les principes éthiques lors des phases palliatives ou terminales d'une maladie, aborder de façon appropriée avec le malade et son entourage les notions d'obstination déraisonnable et de limitation thérapeutique, de sédation.* | × ***Rôle des CPDPN dans le DPN/DPI et question de l'eugénisme***<br>× ***Gratuité, anonymat du don d'organes***<br>× ***Modalités de mise en place des mesures de protection des malades vulnérables***<br>× ***Loi du 22 avril 2005 relative aux droits des malades et à la fin de vie*** |

# 1. IVG/IMG – DPN/DPI

## A. LES QUESTIONS ETHIQUES SOULEVEES PAR L'IVG ET L'IMG

Les modalités pratiques et réglementaires de l'IVG ne seront pas traitées dans ce chapitre. Se référer à l'item correspondant (item 36).

| | |
|---|---|
| **DECISIONS D'IMG** | • Le cadre légal concernant l'IMG a été modifié par la loi du 4 Juillet 2001 à l'occasion de l'extension de l'autorisation de l'IVG de 12 à 14 semaines d'aménorrhée et par le décret du 3 mai 2002.<br>Il y a 2 situations :<br>• IMG pour **cause maternelle :**<br>  – Cancer, pathologie gravidique grave, ...<br>• IMG pour **cause fœtale :**<br>  – Anomalies chromosomiques, anomalies échographiques, maladies génétiques...<br>• Toutes les décisions d'IMG sont prises par le **CPDPN.** |
| **STATUT DE L'EMBRYON** | **Trois types de réponses** sont possibles :<br>• l'embryon est déjà une personne humaine<br>• jusqu'à un certain stade, l'embryon n'est qu'un amas de cellules indifférenciées.<br>• l'embryon est un être humain en devenir, une personne humaine potentielle (CCNE) |
| **DERIVE EUGENIQUE** | • A la suite de l'allongement du délai légal d'IVG.<br>• Les techniques actuelles permettent d'avoir une idée précise de ce à quoi pourrait ressembler l'enfant à venir, et ceci avant la fin du délai légal de l'IVG. |

## B. DPI – DPN

| | |
|---|---|
| **DIAGNOSTIC PRENATAL (DPN)** | • Encadré par la loi de bioéthique<br>• Permet de **diagnostiquer**, chez l'embryon ou le fœtus in utero, des **affections à haut risque d'être gravement invalidantes et incurables** (article L. 2131-1 du Code de Santé Publique)<br>• Dans le cadre de la loi, le DPN **peut permettre au couple de demander une interruption médicale de grossesse** (Loi n° 2011-814 du 7 juillet 2011 relative à la bioéthique).<br><br>Il existe deux types de DPN :<br>• **DPN chromosomique**<br>• **DPN moléculaire** |
| **DIAGNOSTIC PRE-IMPLANTATOIRE (DPI)** | • Encadré lui aussi par la loi de bioéthique<br>• Consiste à rechercher sur des **embryons conçus in vitro** une **maladie génétique grave (génique ou chromosomique) et incurable présente chez l'un au moins des deux parents.**<br>• C'est une alternative à l'IMG.<br>• Les indications sont discutées au sein du CPDPN.<br>• Nécessite le recours aux **techniques d'assistance médicale à la procréation** (AMP). |

| | |
|---|---|
| **CPDPN** | • Centre pluridisciplinaire de Diagnostic Prénatal<br>• Créé par la loi bioéthique de 1994<br>• Ils encadrent les activités de DPN et de DPI<br>• Ils ont pour mission **d'aider les équipes médicales** et les couples dans **l'analyse, la prise de décision** et le **suivi de la grossesse** lorsqu'une **malformation** ou une **anomalie fœtale** est détectée ou suspectée et lorsqu'une transmission héréditaire de maladie dans une famille amène à envisager un **diagnostic prénatal ou préimplantatoire** (art. R. 2131-10 du code de la santé publique). |

| | |
|---|---|
| **PROBLEMES ETHIQUES** | <u>**Dans le cadre du DPN :**</u> 2 problèmes majeurs :<br>• **Risque iatrogène du DPN :**<br>  - Lors de la nécessité du recours à un geste invasif (exemple, une amniocentèse), il y a un risque de fausse-couche avec perte fœtale.<br>• **Information des couples** ayant recours au DPN : la qualité de l'information est cruciale, du fait du risque d'IMG découlant des examens possiblement réalisés dans le cadre du DPN. 3 notions sont importantes :<br>  - Pluralité des options<br>  - Neutralité de l'information : le choix final restant à l'appréciation du couple<br>  - Temporalité : nécessité d'un temps de réflexion entre l'annonce d'une atteinte fœtale et la prise de décision du couple<br><br><u>**Dans le DPI :**</u><br>• Finalité éthique incontestable :<br>  - permettre à des couples d'avoir un enfant alors que leur passé familial ou le handicap sévère d'un premier né les aurait conduit à y renoncer au regard du risque élevé de lui transmettre une grave maladie héréditaire.<br>• **Elimination des embryons** porteurs d'une anomalie génétique lors du « tri »<br>• Impossibilité de démontrer **l'innocuité à long terme** des techniques de DPI.<br>• Risques potentiels pour les enfants conçus dans des **conditions artificielles**<br>• Risque de l'hyperstimulation et de la ponction ovarienne<br>• Attention aux **dérives possibles** : « balancing family » :<br>  - DPI motivé par la seule qualité de vie de la famille pouvant dériver vers une sélection du futur fœtus sur son sexe<br><br><u>*Problématique du DPI thérapeutique :*</u><br>• Consiste en la conception d'un enfant possédant des caractéristiques cliniques particulières permettant de guérir un autre enfant de la fratrie.<br>• Cette possibilité extrême est uniquement réservée aux couples ayant un enfant atteint d'une maladie entraînant la mort<br>• Le pronostic vital de l'enfant doit pouvoir être amélioré de façon significative par un traitement qui ne porte pas atteinte à l'intégrité du nouveau membre de la fratrie dont la venue au monde est consécutive à un DPI (article. L. 2131-4-1 du Code de la santé publique) |

## 2. DON D'ORGANE

### A. DONNEURS DECEDES

<table>
<tr><td>CADRE LEGISLATIF</td><td>
<ul>
<li>Loi de bioéthique du 29 juillet 1994 (relative au don et à l'utilisation des éléments du corps humain)</li>
<li>Loi de bioéthique révisée du 6 août 2004</li>
<li>Loi de bioéthique révisée du 7 juillet 2011</li>
</ul>
</td></tr>
<tr><td>LES 11 PRINCIPES DU DON D'ORGANE</td><td>
1) Finalité thérapeutique (guérir) ou scientifique (améliorer les connaissances pour guérir à court ou long terme)
<ul>
<li>Symbolique altruiste et généreuse de la médecine</li>
<li>Permet d'éviter toute dérive marchande</li>
</ul>
2) Uniquement dans des établissements de santé autorisés
<ul>
<li>Autorisation délivrée par le Ministère de la Santé, après avis de l'Agence de biomédecine</li>
<li>Objectif : garantir la qualité des pratiques (compétences techniques, respect des règles éthiques, respect des normes sanitaires...) et leur transparence.</li>
</ul>
3) La mort est constatée selon les critères en vigueur :<br>
* Si arrêt cardio-respiratoire persistant : 3 critères doivent être présents :
<ul>
<li>Absence totale de conscience et d'activité motrice spontanée</li>
<li>Abolition de tous les réflexes du tronc cérébral</li>
<li>Absence de ventilation spontanée</li>
<li>Seuls les prélèvements de cornée, d'os cortical et de peau sont autorisés sur un sujet défunt en dehors d'un contexte de ventilation et de circulation assistés</li>
</ul>
* Personne assistée par ventilation mécanique et conservant une fonction hémodynamique
<ul>
<li>Les 3 critères précédents (l'absence de ventilation spontanée est vérifiée par une épreuve d'hypercapnie) +</li>
<li>2 examens paracliniques :
<ul>
<li>Soit 2 EEG nuls et aréactifs effectués à un intervalle minimum de 4 h, sur une durée de 30 min</li>
<li>Soit une angiographie cérébrale objectivant l'arrêt de la circulation encéphalique</li>
</ul></li>
</ul>
4) Consentement présumé du donneur, non inscrit sur le registre des refus, recueil du témoignage des proches
<ul>
<li>Notion de consentement présumé (Loi Caillavet 1976 : « Des prélèvements peuvent être effectués à des fins thérapeutiques ou scientifiques sur le cadavre d'une personne n'ayant pas fait connaître de son vivant son refus d'un tel prélèvement »).</li>
<li>Lois de bioéthique de 1994 : mise en place du registre national des refus : tout établissement de santé autorisé à prélever des organes, des tissus et des cellules est tenu de consulter ce registre avant tout prélèvement.</li>
<li>Lorsqu'il n'a pu obtenir de renseignements sur la volonté du défunt (absence de carte de donneur, absence d'inscription sur le registre) ; le médecin doit désormais s'efforcer de recueillir le témoignage de la famille (loi de bioéthique de 1994) ou des proches (texte révisé de 2004)</li>
<li>Dans le cas d'un mineur ou d'un majeur sous tutelle : « Le prélèvement ne peut avoir lieu qu'à la condition que chacun des titulaires de l'autorité parentale ou le tuteur y consente par écrit »</li>
</ul>
</td></tr>
</table>

| | |
|---|---|
| | **5) Anonymat du don**<br>• Fait appel à 3 notions :<br>– Le don altruiste collectif<br>– L'équité pour les receveurs<br>– La protection de la vie privée de la famille du donneur et du receveur<br>• La famille du donneur peut toutefois être informée des résultats des greffes par les équipes médicales.<br><br>**6) Gratuité**<br>• La loi interdit toute rémunération du don d'organes ou de tissus.<br>• C'est un acte de générosité entièrement gratuit.<br><br>**7) S'assurer de la meilleure restauration du corps**<br>• Le corps doit être rendu à la famille décemment restauré afin que celle-ci puisse procéder au deuil et à la cérémonie qui l'accompagne.<br><br>**8) Information des proches sur les prélèvements effectués**<br>• « Les proches sont informés de leur droit à connaître les prélèvements effectués »<br>• Fait appel à la notion de transparence et de respect de l'image du défunt<br><br>**9) Respect des règles de sécurité sanitaire**<br>• **Eviction des donneurs à risque** : anamnèse + examens biologiques : hépatites B, C, VIH, ESB / Creutzfeld Jacob… (liste non exhaustive)<br><br>**10) La distribution des greffons doit respecter le principe d'équité**<br>• Art. L. 1231-1<br><br>**11) Déclaration préalable de chaque cas à l'Agence de biomédecine** |

## B. DONNEURS VIVANTS

| | |
|---|---|
| **LEGISLATION** | • Loi de bioéthique du 29 juillet 1994<br>• Lois révisées du 6 août 2004 et du 7 juillet 2011 |
| **LES PRINCIPES ETHIQUES** | **1) L'indication (uniquement thérapeutique)**<br>• Un prélèvement d'organes sur personne vivante ne peut être effectué que dans l'intérêt thérapeutique direct du receveur.<br>**2) La définition des donneurs possibles (liste restreinte mais qui a évolué au cours des différentes lois)**<br>• Le donneur vivant doit avoir la qualité de père ou de mère du receveur (1994)<br>• Par dérogation, depuis 2004, peuvent être donneurs, **le conjoint, les frères et sœurs, les fils et filles, les grands-parents, les oncles et tantes, les cousins germains et cousines germaines, ainsi que le conjoint de son père ou de sa mère** (couples recomposés).<br>• **Loi révisée de 2011 : autorisation du don croisé d'organes** en cas d'incompatibilité entre proches : 2 personnes, candidates au don pour un proche mais incompatibles avec leur proche malade, s'échangent leur receveur respectif s'ils leur sont compatibles. Les actes de prélèvement et de greffe sont engagés de façon simultanée respectivement sur les deux donneurs et sur les deux receveurs. L'anonymat entre donneur et receveur est respecté.<br>• Egalement depuis **2011** : Le donneur peut être **toute personne apportant la preuve d'une vie commune d'au moins deux ans avec le receveur.** |

| | |
|---|---|
| | **3) La procédure d'information et de consentement est renforcée (avis d'expert et officialisation devant le juge)**<br>• « Le prélèvement ne peut être effectué s'il existe un risque sérieux pour la vie ou la santé du donneur »<br>• Loi de 2004 : **le donneur doit être informé par un comité d'expert** sur les risques qu'il encoure et sur les conséquences du prélèvement (mêmes exceptionnelles)<br>• Il doit ensuite **donner son consentement devant le Président du Tribunal de Grande Instance (TGI)**<br>• Composition du comité :<br>- Pour un donneur majeur : 5 membres dont au moins un psychologue et un médecin<br>- Pour un donneur mineur : 5 membres dont au moins une personne qualifiée en psychologie et un pédiatre. Il reçoit les parents et l'enfant. Les parents donneront le consentement devant le TGI. Le consentement de l'enfant (même s'il n'a pas de valeur légale) sera recherché et respecté.<br>• Les incapables majeurs sont exclut des donneurs vivants potentiels |

**LES GRANDS PRINCIPES DU DON D'ORGANE** Réflexes

- **Anonymat**
- **Gratuité**
- **Consentement (présumé pour les défunts, exprès pour les vivants)**
- **Interdiction de publicité**
- **Répartition équitable des greffons**
- **Respect des règles de sécurité sanitaire**

## C. QUESTIONS ETHIQUES

| | |
|---|---|
| **DONNEURS DECEDES** | • La vie des uns vient de la mort des autres :<br>- les proches de la personne recevant l'organe greffé ont pu souhaiter la mort d'un autre, et donc se **sentir redevable.**<br>• Sentiment de **transgression de la mort**.<br>• Le prélèvement peut apparaître comme un **sentiment d'intrusion** dans la sphère privée. |
| **DONNEURS VIVANTS** | • Le receveur peut se sentir **redevable** toute sa vie.<br>• Problème du **discernement et du choix et consentement libre et éclairés** dans le cas où le receveur est un proche bien aimé… |
| **PATIENTS GREFFES** | • **Modification de la représentation du corps**, difficulté à accepter l'organe, qui peut être vécu comme un corps étranger. |

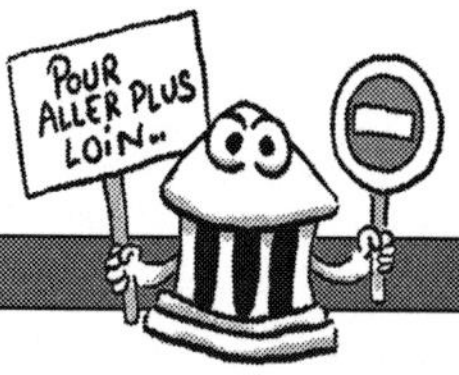


## LOI DE BIOETHIQUE DU 7 JUILLET 2011

- Nécessité de légiférer sur les questions éthiques, sociétales et juridiques soulevées par les progrès de la science et de la technique, notamment dans le domaine de la procréation et du génie génétique
- **Les lois relatives à la bioéthique de 1994 et de 2004** avaient prévu une loi de révision obligatoire. Ce texte est l'aboutissement de la clause de révision inscrite dans la loi de 2004.

<u>Les principales innovations de ce nouveau texte :</u>

- En matière **d'assistance médicale à la procréation :**
  - La condition de 2 ans de vie commune pour les partenaires est supprimée
  - La technique de congélation ultra-rapide des ovocytes est autorisée
  - Les sages-femmes peuvent désormais concourir aux opérations
- En matière de **don** : nouvel **élargissement du cercle des donneurs vivants**, qui intègre désormais toute personne ayant un lien affectif étroit et stable depuis deux ans avec le malade, et la possibilité de pratiquer **le don croisé**
- La loi sera révisée dans un délai de 7 ans, au lieu de 5

<u>Ce qui ne change pas :</u>

- Le don de gamètes reste anonyme
- La gestation pour autrui reste prohibée
- Le transfert d'embryon post mortem demeure interdit
- En matière d'assistance médicale à la procréation, les techniques restent réservées au couple hétérosexuel.
- Le principe d'interdiction de la recherche sur l'embryon et les cellules souches est maintenu. Toutefois, la recherche peut être autorisée par dérogation

# 3. RECHERCHE BIOMEDICALE – CONSERVATION DES TISSUS

| | |
|---|---|
| **TEXTES FONDATEURS** | <u>Les textes fondateurs :</u><br>• Code de Nuremberg (1947)<br>• Déclaration d'Helsinki (1964)<br><u>Les 3 lois :</u><br>• **La loi Huriet-Sérusclat du 20 décembre 1988** : loi sur la protection des personnes se prêtant à des recherches biomédicales<br>• **La loi du 9 août 2004** : loi relative à la politique de santé publique<br>• **La loi du 5 mars 2002** : relative à la « recherche impliquant la personne humaine ».<br>La première loi a établi les bases de la protection des personnes qui participent à des recherches biomédicales.<br>La seconde a permis de mettre la réglementation française en conformité avec le **droit européen** et d'apporter des **améliorations** au dispositif pratiquement inchangé depuis 1988.<br>La troisième a permis de simplifier le droit français en matière de recherche biomédicale. |

| | |
|---|---|
| **LOI DU 9 AOUT 2004** | Les apports par rapport à la loi Huriet-Séruscalt de 1988 :<br>• Le renforcement des règles concernant **l'information** et le recueil du **consentement** des personnes qui se prêtent à des recherches biomédicales<br>• Un examen des projets de recherche fondé avant tout sur **l'évaluation du bénéfice escompté** (individuel ou collectif) au regard du **risque prévisible encouru**<br>• La transformation des **CCPPRB** en **« Comités de Protection des Personnes » (CPP)**, à la composition élargie et aux compétences étendues<br>• Le remplacement du régime de **déclaration** antérieurement en vigueur par un **régime d'autorisation** : toute recherche biomédicale nécessite désormais, pour être mise en œuvre, à la fois un avis favorable d'un **CPP** (les CPPRB n'avaient qu'un avis consultatif) et une autorisation de **l'ANSM ou du ministère** de la santé (selon le domaine concerné)<br>• **Renforcement de la protection des personnes vulnérables** qui se prêtent à une recherche biomédicale.<br>• La suppression de la distinction entre « recherche avec bénéfice individuel direct » (ABID) et « recherche sans bénéfice individuel direct » (SBID)<br>• Une procédure spécifique pour les recherches visant à évaluer les soins courants.<br>Ce nouveau dispositif est entré en vigueur en **août 2006** (décret d'application). |

**LOI DU 5 MARS 2012**

Réflexes

- Etablit un **cadre unique** pour les recherches biomédicales
- **Simplifie les démarches** des chercheurs
- **Renforce l'attractivité** de la France en matière de recherche biomédicale
- Elle introduit la notion de « **recherches sur la personne humaine** ».
- Elle définit **3 catégories** de recherche :
  - les **recherches interventionnelles avec risque** (expérimentation nouveau médicament, ...)
  - les **recherches interventionnelles « visant à évaluer les soins courants »** (risques négligeables)
  - les **recherches non interventionnelles** ou observationnelles (ex suivi de cohorte)
- Toutes ces recherches sont soumises à **l'autorisation d'un CPP.**
- **Pas de modification de la législation concernant les recherches interventionnelles avec risques.**
- <u>Les recherches interventionnelles sans risque :</u>
  - information plus complète du patient
  - consentement nécessaire
  - les compétences de l'équipe sont renforcées
- <u>Les recherches non interventionnelles :</u>
  - n'étaient pas réglementées
  - les personnes devront être informées et peuvent alors s'opposer à la recherche
- L'ANSM publie des **recommandations de bonne pratique** et un **répertoire national des recherches** effectuées est mis en place.

| | |
|---|---|
| **CONSERVATION DES PRODUITS DU CORPS HUMAIN** | • Elle est définie par la loi de bioéthique du 6 août 2004<br>• Les échantillons sont conservés dans des « **banques biologiques** » (biothèques, sérothèques, banques de tissus, tumorothèques,...)<br>• Ils ont des **finalités scientifiques ou thérapeutiques.**<br><br>**<u>Conservation à des fins thérapeutiques :</u>**<br>• **Autorisation nécessaire**, délivrée par l'ANSM, après avis de l'Agence de la Biomédecine.<br>• Elle **ne s'applique pas aux cellules souches embryonnaires** (régime spécifique).<br><br>**<u>Conservation à des fins thérapeutiques avec cession des prélèvements :</u>**<br>• **Autorisation nécessaire** du Ministre chargé de la recherche, après avis du CPP.<br><br>**<u>Conservation à des fins thérapeutiques :</u>**<br>• **Déclaration préalable** seulement (pas d'autorisation)<br>• Cette déclaration doit être soumise à **l'avis d'une Comité de Protection des Personnes** (CPP).<br>• La déclaration est effectuée au Ministre chargé de la recherche et au directeur de l'ARS.<br><br>**<u>Dans le cadre d'une recherche biomédicale :</u>**<br>• Ce sont les dispositions légales relatives à la recherche biomédicale qui s'appliquent, et elles seules.<br>• **Pas d'obligation spécifique de déclaration** pour la conservation des éléments biologiques (tant qu'elle reste circonscrite à l'essai clinique).<br>• Le **protocole** de la recherche soumis au CPP doit **mentionner** cette conservation des éléments du corps humain ainsi que les **modalités** de consentement des patients.<br>• Tous les échantillons sont **détruits** à l'issue de la recherche.<br>• S'ils sont **conservés** pour une autre utilisation, celle-ci doit donner lieu à **déclaration ou à autorisation.** |
| **CONSENTEMENT DU PATIENT** | • Il est **obligatoire.**<br>• Il est **écrit** dans la majorité des cas.<br><br>La loi a établi deux principes essentiels :<br>• il ne peut être porté atteinte à l'intégrité du corps humain qu'en cas de **nécessité médicale pour la personne** ou, à titre exceptionnel, dans **l'intérêt thérapeutique d'autrui** (art. 16-3, C. civil)<br>• un prélèvement d'éléments du corps humain ou la collecte de produits humains sur une personne **ne peut être pratiqué sans le consentement préalable de celle-ci et ce consentement peut être révocable à tout moment** (art. L. 1211-2, C. santé publique)<br><br>D'autre part, si des échantillons ont été prélevés pour une finalité donnée, leur conservation et leur réutilisation à **d'autres fins est possible** si les conditions suivantes sont respectées :<br>• le patient doit avoir été **dûment informé** au préalable de cette utilisation<br>• le patient **ne doit pas avoir exprimé son opposition** à cette utilisation (art. L. 1211-2, C. santé publique) |

# 4. ETHIQUE ET CONSENTEMENT AUX SOINS

## A. CONSENTEMENT AUX SOINS

| | |
|---|---|
| **DEFINITION** | **Référence législative : loi du 4 mars 2002 :**<br>• « **Aucun acte médical** ni aucun traitement **ne peut être pratiqué sans le consentement libre et éclairé** de la personne et ce **consentement peut être retiré à tout moment**<br>• Lorsque la personne est hors d'état d'exprimer sa volonté, aucune intervention ou investigation ne peut être réalisée sauf urgence ou impossibilité, sans que la personne de confiance, ou la famille, ou à défaut, un de ses proches ait été consulté.<br>**Référence déontologique : Code de déontologie (article 36) :**<br>• « Le **consentement** de la personne examinée ou soignée **doit être recherché** dans tous les cas.<br>• Lorsque le malade, en état d'exprimer sa volonté, refuse les investigations ou le traitement proposé, le médecin doit respecter ce refus après avoir informé le malade de ses conséquences. |
| **CARACTERISTIQUES** | **Le consentement est :**<br>• Précédé par une **information claire, compréhensible, adaptée** à ses capacités<br>• **Libre** (le patient n'est pas contraint)<br>• **Eclairé** (le patient a compris)<br>• **Obligatoire** (sauf exceptions)<br>• **Peut être retiré à tout moment**<br>• **Peut-être écrit**<br>- Exemples : IVG, stérilisation à visée définitive, recherche impliquant la personne humaine, prélèvement d'organe, examen des caractéristiques génétiques d'une personne, don et utilisation de gamètes…<br>- Décision sur mineur (autorisation d'opérer) |

## B. ASSISTANCE MEDICALE A LA PROCREATION (AMP)

| | |
|---|---|
| **DEFINITION (Art L 152-1 du Code de Santé Publique)** | • **Pratiques cliniques et biologiques** permettant la conception in vitro, le transfert d'embryons et l'insémination artificielle, ainsi que toute technique d'effet équivalent permettant **la procréation en dehors du processus naturel.** |
| **OBJECTIFS (Art L 152-2 du Code de Santé Publique)** | • **Traiter l'infertilité du couple** (médicalement constatée, qu'elle soit masculine ou féminine)<br>• **Eviter le risque de transmission à l'enfant d'une maladie particulièrement grave** |
| **CONDITIONS** | • Couple **hétérosexuel**<br>• **Vivants**<br>• **Mariés** ou apportant la preuve d'une **vie commune** depuis au moins 2 ans<br>• En **âge de procréer**<br>• **Consentement préalable**<br>• **Demande confirmée** par **écrit**<br>• Si nécessité d'un don de gamètes :<br>- Anonymat<br>- Gratuité |

| | |
|---|---|
| **QUESTIONS ETHIQUES** | • L'assistance médicale à la procréation, par ses recours à des techniques de reproduction artificielle, pose de nombreuses questions :<br>– **Dissociation du processus de reproduction**, obligeant à considérer les intérêts des patients, parents potentiels, et des futurs enfants<br>– La problématique de **l'intervention de tiers** (dons de gamètes)<br>– Toute personne a –t-elle droit à un enfant à toutes conditions ? |

**GROSSESSE POUR AUTRUI (GPA)**

Réflexes

- Interdite en France
- Autorisée dans certains pays (Belgique, Pays-Bas, USA par exemple)
- Problèmes éthiques soulevés :
  - **Corps de la femme mis au service du projet parental d'un couple**
  - Problème de ce qui peut être fait **commerce chez la personne humaine**
  - Pourrait porter **atteinte à la dignité de la personne humaine**

## C. TESTS GENETIQUES

| | |
|---|---|
| **CADRE LEGISLATIF** | Lois de bioéthiques (1994-2004-2011).<br>Arrêté du 27 mai 2013 définissant les règles de bonne pratique applicables à l'examen des caractéristiques génétiques d'une personne à des fins médicales.<br><br>• Réalisés uniquement dans des **laboratoires de biologie médicale** (LBM) **autorisés** par les ARS.<br>• A des fins :<br>– **Médicales**<br>– **De recherche scientifique** |
| **INFORMATION** | C'est une information :<br>• **appropriée**<br>• **adaptée** au patient et à son niveau de compréhension<br>• délivrée lors d'une **consultation médicale individuelle**<br>• par un **praticien connaissant la maladie** et ses aspects génétiques<br><br>Elle porte sur :<br>• **le cadre de l'examen** (visée diagnostique, étude familiale, thérapeutique, conseil génétique)<br>• les **spécificités de la maladie recherchée** (caractéristiques, variabilité d'expression, évolution)<br>• les **possibilités de prévention**, de traitement, de diagnostic prénatal<br>• **les limites des examens génétiques** (limite des techniques des connaissances et risque de n'obtenir aucun résultat)<br>• le **risque éventuel d'identification de caractéristiques génétiques sans relation directe avec la prescription**<br>• la **liberté et le droit de chacun de recourir ou non à l'examen et d'en connaître ou non les résultats**<br>• les **modalités de communication du résultat**, y compris les délais probables<br>• les **conséquences familiales** du résultat de l'examen génétique et l'information de la parentèle |

| | |
|---|---|
| | Une information particulière doit être donnée sur le caractère familial des maladies génétiques et des **risques pour la famille** si le patient garde le silence sur ses propres résultats.<br><br>Le médecin consulté délivre une **attestation certifiant qu'il a apporté à la personne concernée ces informations**, une copie est conservée dans le dossier médical. |
| **CONSENTEMENT** | • **Préalable** à l'examen génétique<br>• **Libre**<br>• **Eclairé**<br>• **Exprès**<br>• **Révocable à tout moment**<br>• **Par écrit**<br>• **Il doit préciser la nature et l'indication de l'examen**<br><br>Le cas échéant, le patient doit également **consentir à la conservation d'un échantillon de matériel génétique** (poursuite d'analyses en fonction de l'évolution des connaissances sur sa pathologie). |
| **COMMUNICATION DES RESULTATS** | • Le résultat est communiqué par le **prescripteur du test**, et non le laboratoire.<br>• Les modalités ont été définies lors de la consultation qui a donné lieu à la prescription.<br>• La personne peut exprimer, par écrit, **sa volonté d'être tenue dans l'ignorance d'un diagnostic** (art L1131-1-2 du Code de Santé Publique).<br>• Un document écrit résumant les résultats est fourni au patient.<br>• Il s'accompagne d'information sur :<br>  - les **conséquences pour l'individu**<br>  - les **conséquences familiales du résultat** de l'examen (complète les informations données en amont)<br>  - les **modalités d'information de la parentèle** (complète les informations données en amont)<br>  - **une copie du résultat du laboratoire** de biologie médicale doit être donnée au patient.<br>• La personne peut être orientée vers une consultation de conseil génétique ou vers un spécialiste en génétique. |

## D. EXERCICE EN EQUIPE PLURIPROFESSIONNELLE

| | |
|---|---|
| **PRINCIPES ETHIQUES** | • **Respect du secret médical**<br>• Consentement du patient à la communication de données entre les professionnels de santé<br>• But :<br>  - Fournir au patient **la meilleure qualité de soins** possible |

# 5. PROTECTION DES MALADES VULNERABLES

## A. LE MAJEUR PROTEGE

| | |
|---|---|
| **DROITS COMMUNS A TOUS LES INDIVIDUS** | • La **loi** pose ce principe : **tout être humain**, qu'il soit **mineur ou majeur**, **français ou étranger**, **jouit de droits civils**.<br>• Cela signifie qu'il est **titulaire des droits attachés à sa personne et à son patrimoine**.<br>• Toutefois, à **cette capacité d'avoir des droits ne correspond pas forcément celle de pouvoir les exercer**. |
| **DEFINITION DU MAJEUR PROTEGE** | • Le **majeur protégé** est la personne qui, **âgée de dix-huit ans au moins, dispose de tous ces droits mais ne les exerce pas elle-même en totalité.** |
| **DANS QUELLES CIRCONSTANCES UN MAJEUR DOIT ETRE PROTEGE** | • Les circonstances qui rendent nécessaires la protection de certains majeurs sont :<br>- **L'altération de leurs facultés mentales** qui place le majeur « dans l'impossibilité de pourvoir seul à ses intérêts »<br>- **L'altération de leurs facultés corporelles** (traumatisme, cécité, aphasie, paralysie…) à condition qu'elle **« empêche l'expression de sa volonté »**<br>• Dans tous les cas, l'atteinte doit présenter une certaine gravité et une durée suffisante.<br>• En 2012, plus de **900 000** personnes sont sous mesure de protection juridique. |

## B. MESURES DE PROTECTION

| | |
|---|---|
| **OBJECTIFS ET PRINCIPES** | • Diverses circonstances peuvent entraîner la nécessité de protéger des personnes adultes ne pouvant accomplir seuls certains actes ou en négligeant d'autres.<br>• La protection juridique a pour but **d'éviter les éventuels abus dont un individu peut être victime, ou les dommages qu'il peut causer à sa personne ou à ses biens.**<br>• Toute mesure de protection doit répondre à trois critères :<br>- **Nécessité** : elle doit être indispensable et répondre à un véritable besoin de la personne dont les facultés sont altérées<br>- **Subsidiarité** : elle n'est prononcée qu'à défaut de toute autre solution moins contraignante<br>- **Proportionnalité** : elle doit être adaptée à la situation particulière de la personne vulnérable et ajustée à son état de santé. |

<table>
<tr>
<td>CADRE LEGISLATIF</td>
<td>
Loi du 3 janvier 1968 portant réforme du droit des incapables majeurs :
<ul>
<li>Avant la loi du 3 janvier 1968, toute personne admise dans un « asile d'aliénés » pouvait se voir confisquer la gestion de ses biens</li>
<li>La loi a défini et organisé les mesures de protection juridique : 3 régimes principaux destinés à assurer la protection des majeurs, de la plus légère à la plus lourde :
<ul>
<li>La sauvegarde de justice, instituée à titre provisoire préalablement à l'organisation d'un régime de protection durable ou mise en œuvre pour le majeur atteint d'une altération provisoire de ses facultés personnelles</li>
<li>La curatelle, pour le majeur qui a seulement besoin d'être assisté et contrôlé dans les actes les plus importants de la vie civile</li>
<li>La tutelle, pour le majeur qui doit être représenté de façon continue dans la plupart des actes de la vie civile</li>
</ul>
</li>
</ul>
La loi du 5 mars 2007 portant réforme de la protection juridique des majeurs :
<ul>
<li>La loi a actualisé le dispositif légal (la loi de 1968 étant sur certains points devenue désuète)</li>
<li>Applicable depuis le 1er janvier 2009</li>
<li>Les principales modifications :
<ul>
<li>suppression des motifs de protection juridique pour « prodigalité, intempérance ou oisiveté »</li>
<li>Les personnes en difficultés socio-économiques n'ayant aucune altération de leurs facultés mentales ne peuvent plus être mises sous tutelle ou sous curatelle.</li>
<li>les droits de la personne protégée sont renforcés</li>
<li>la volonté de la personne vulnérable est également mieux prise en compte</li>
<li>les procédures ont été actualisée (cf tableau)</li>
</ul>
</li>
</ul>
</td>
</tr>
</table>

## MESURES DE PROTECTION DES MAJEURS

Réflexes

- Conditions :
  - **Altération des facultés mentales +** impossibilité de pourvoir seul à ses intérêts
  - **Ou altération des facultés corporelles +** impossibilité d'exprimer sa volonté
- 3 critères :
  - **Nécessité**
  - **Subsidiarité**
  - **Proportionnalité**
- 3 mesures de protection :
  - **Sauvegarde de justice** : mesure temporaire
  - **Curatelle** : mesure d'assistance
  - **Tutelle** : mesure de représentation

| | LA SAUVEGARDE DE JUSTICE | LA CURATELLE | LA TUTELLE |
|---|---|---|---|
| **DEFINITION** | • Mesure de protection :<br>– **Légère, Simple**<br>– **Transitoire**<br>– **Immédiate** | • Mesure **intermédiaire** entre la sauvegarde de justice et la tutelle. | • Mesure de protection :<br>– **Complète**<br>– **Durable**<br>– Du majeur |
| **INDICATIONS** | • **Altération transitoire des capacités mentales et/ou corporelles**<br>• Personnes ayant besoin d'être protégées temporairement<br><br>Ex : épisode maniaque, psychose aigue, coma<br><br>• Ou personnes nécessitant une **mesure de protection rapide avant l'instauration d'une tutelle ou d'une curatelle** | • **Altération durable des capacités mentales et/ou corporelles**<br>• Destinée aux personnes qui, sans être hors d'état d'agir par eux-mêmes, ont **besoin :**<br>– **d'être conseillés**<br>– **ou contrôlés dans les actes de la vie civile**<br>• Toute autre mesure moins contraignante (sauvegarde de justice) est insuffisante<br><br>Ex : Psychose chronique (schizophrénie) | • **Altération durable des capacités mentales et/ou corporelles**<br>• Personnes majeures ayant besoin d'être **représentées de manière continue dans les actes de la vie civile**,<br>• Toute autre mesure de protection moins contraignante (curatelle, sauvegarde de justice) est insuffisante<br><br>Ex : démence |
| **EFFETS** | • Droits civils : **conservés**<br>• Droits civiques : **conservés**<br>• Parfois annulation d'actes antérieurs | • Droits civils : **partiels**<br>• Droits civiques : **partiels** (ex : droit de vote conservé mais la personne ne peut être élue ni être juré)<br>• Dans l'exercice de ses droits, la personne **doit se faire conseiller et contrôler par un curateur**<br>• Il existe plusieurs niveaux de protection :<br>– Curatelle simple<br>– Curatelle aménagée<br>– Curatelle renforcée | • Droit civils : **perdus**<br>• Droit civiques : **perdus**<br>• La personne perd l'exercice de tous ses droits et doit être **représentée (par un tuteur) dans tous les actes de la vie civile** |

| | SAUVEGARDE DE JUSTICE | | CURATELLE | TUTELLE |
|---|---|---|---|---|
| | JUDICIAIRE | MEDICALE | | |
| **DEMANDE FAITE PAR** | • La personne, son conjoint, un membre de la famille, ou un proche<br>• Le procureur de la République : soit d'office, soit à la demande d'un tiers | • Le médecin traitant<br>• Le médecin de l'établissement de santé où se trouve la personne | • La personne, son conjoint, un membre de la famille, ou un proche<br>• Le procureur de la République : soit d'office, soit à la demande d'un tiers (ex : médecin, directeur d'établissement, travailleur social…) | |
| **PROCEDURE** | • **Certificat médical** établi par un médecin inscrit sur une liste (établie par le Procureur de la République)<br>• Audition de la personne par le Juge des tutelles<br>• Décision du **Juge des tutelles** | • **Médecin** effectue une **déclaration**<br>• Auprès du **procureur de la République**<br>• La déclaration doit être **confirmée par un médecin psychiatre** | • **Certificat médical** établi par un médecin inscrit sur une liste (établie par le Procureur de la République)<br>• Audition de la personne par le Juge des tutelles<br>• Décision du **Juge des tutelles** | |
| **DUREE** | **1 an renouvelable une seule fois** | | **5 ans** | |
| **CESSATION** | • Expiration de la date<br>• Décision du juge<br>• Mise sous tutelle ou curatelle | • Déclaration du médecin traitant au Procureur de la République<br>• Décision du procureur de la république<br>• Expiration de la date<br>• Mise sous tutelle ou curatelle | • Décision du juge<br>• A la demande du majeur ou toute autre personne habilitée à demander une mise sous curatelle/tutelle<br>• A l'expiration de la date<br>• Remplacement de la mesure (tutelle ↔ curatelle) | |
| **GESTION DES BIENS** | **Mandataire** désigné par le juge | | **Curateur** désigné par le juge | **Tuteur** désigné par le Juge |
| | Gestion des biens assurée par un mandataire, curateur ou tuteur désigné par le juge, selon l'ordre de priorité suivant :<br>– **Personne choisie par avance par le majeur**<br>– Conjoint ou partenaire lié par un PACS<br>– Parent ou proche<br>– **Mandataire judiciaire** (inscrit sur une liste et désigné par le juge) | | | |

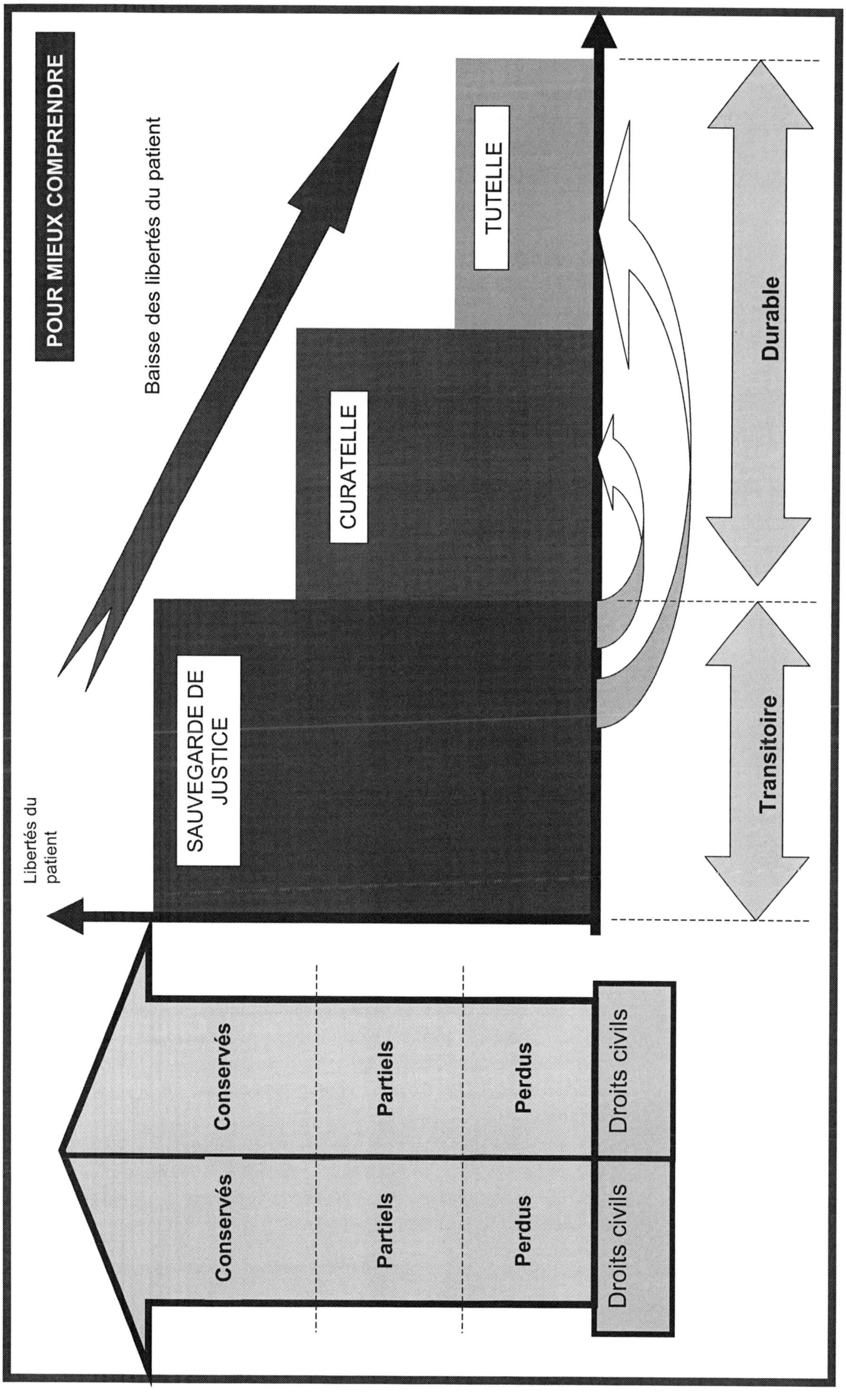
POUR MIEUX COMPRENDRE
Baisse des libertés du patient
Libertés du patient
SAUVEGARDE DE JUSTICE
CURATELLE
TUTELLE
Transitoire
Durable
Conservés
Partiels
Perdus
Droits civils
Conservés
Partiels
Perdus
Droits civils

## C. QUELQUES REMARQUES

| | |
|---|---|
| **LE CERTIFICAT MEDICAL** | • Le certificat médical de demande d'une mesure de protection doit être établi par un **médecin inscrit sur une liste** établie par le Procureur de la République et doit décrire :<br>- **l'altération des facultés du majeur** (mentales et/ou corporelles)<br>- son **évolution** prévisible<br>- les **conséquences** de cette altération sur la nécessité pour le majeur d'être assisté et/ou représenté<br>- si la personne est en état d'être auditionnée<br>- pour la tutelle : précise la nécessité ou non de supprimer le droit de vote<br>• Le coût de ce certificat médical est fixé par décret (160 euros en 2011) |
| **MANDAT DE PROTECTION FUTURE** | • La loi du 5 mars 2007 a créé un nouveau contrat appelé **« mandat de protection future »**<br>• Il s'agit de la possibilité d'organiser à l'avance sa propre protection juridique par la désignation à l'avance d'une personne de son choix (pour le jour où la personne à protéger ne pourrait plus veiller seule à ses intérêts). |

# 6. ETHIQUE DANS LES DECISIONS DIFFICILES

| | |
|---|---|
| **Loi du 22 avril 2005 dite « LOI LEONETTI »** | • Loi relative aux malades et à la fin de vie.<br>• Cette loi définie le cadre des soins palliatifs, avec notamment la lutte contre l'obstination déraisonnable et la possibilité de limiter les thérapeutiques actives dans des situations bien définies. |

## A. LES SOINS PALLIATIFS

| | |
|---|---|
| **DEFINITION** | • Les soins palliatifs sont des **soins actifs, continus, évolutifs, coordonnés et pratiqués par une équipe pluriprofessionnelle.**<br>• Ils ont pour objectif, dans une approche globale et individualisée, de **prévenir ou de soulager les symptômes physiques**, dont la douleur, mais aussi les autres symptômes, d'anticiper les risques de complications et de prendre en compte les besoins psychologiques, sociaux et spirituels, dans **le respect de la dignité de la personne soignée.**<br>• Les soins palliatifs cherchent à **éviter les investigations et les traitements déraisonnables** et **se refusent à provoquer intentionnellement la mort.** Selon cette approche, le patient est considéré comme un être vivant et la mort comme un processus naturel. |

| | |
|---|---|
| | • Les soins palliatifs s'adressent aux personnes **atteintes de maladies graves évolutives** ou **mettant en jeu le pronostic vital ou en phase avancée et terminale**, ainsi qu'à leur famille et à leurs proches. |
| **PRINCIPES** | • Prise en charge **globale** du patient<br>• **Personnalisation** de la prise en charge<br>• **Pas d'obstination déraisonnable** (« *primum non nocere* »)<br>• Respect du **confort** (bienfaisance)<br>• **Soulager le patient** (principe du « double effet »)<br>• **Respect de la volonté** du patient (autonomie)<br>• **Respect de la dignité**<br>• Assurer la **continuité des soins** |

## B. SITUATIONS DIFFICILES

| | |
|---|---|
| **PRINCIPES GENERAUX DANS LES CAS DIFFICILES (Commentaires adoptés en juin 2006) (Partie 1 article R. 4127-37 du Code de Santé Publique)** | En toutes circonstances, le médecin doit s'efforcer de :<br>• **Soulager les souffrances** du malade par des moyens appropriés à son état<br>• **L'assister moralement**<br>Il doit **s'abstenir de toute obstination déraisonnable dans les investigations ou la thérapeutique**<br>Il **peut renoncer à entreprendre ou poursuivre des traitements :**<br>• Qui apparaissent **Inutiles, disproportionnés**<br>• Qui n'ont d'autre objet ou effet que le maintien artificiel de la vie |
| **PATIENT HORS D'ETAT D'EXPRIMER SA VOLONTE ET CAS DIFFICILES<br><br>(Commentaires adoptés en juin 2006) (Partie 2 article R. 4127-37 du Code de Santé Publique** | Le médecin **ne peut décider de limiter ou d'arrêter les traitements sans avoir préalablement mis en œuvre une procédure collégiale** :<br>• La décision est prise par le médecin en charge du patient :<br>- **Après concertation avec l'équipe de soins**<br>- Sur l'avis motivé d'au moins un médecin, appelé en qualité de consultant<br>• La décision prend en compte :<br>- Les **souhaits que le patient** aurait **antérieurement** exprimés, en particulier dans des directives anticipées<br>- L'avis de la **personne de confiance** qu'il a désignée<br>- L'avis de la **famille** ou, à défaut, celui d'un de ses proches<br>• Lorsque la décision concerne un mineur ou un majeur protégé :<br>- Le médecin recueille l'avis des titulaires de l'autorité parentale ou du tuteur<br>- Hormis les situations où l'urgence rend impossible cette consultation<br>• **Inscriptions dans le dossier médical :**<br>- Les avis recueillis<br>- La nature et le sens des concertations qui ont eu lieu au sein de l'équipe de soins<br>- Les motifs de la décision |

| | |
|---|---|
| **SEDATION** | • La sédation du malade en fin de vie est une pratique visant à **soulager l'anxiété et les râles agoniques.**<br>• Elle nécessite l'utilisation d'Hypnovel ® en titration en recherchant la **dose minimale efficace**<br>• Cette décision doit faire suite à une **décision collégiale**<br>• Elle s'intègre dans la **démarche des soins palliatifs**<br><br>En 2015, une proposition de loi relative à la création de nouveaux droits en faveur des malades et personnes en fin de vie, prévoit qu' « *à la demande du patient afin d'éviter la souffrance et une prolongation inutile de sa vie, une sédation profonde et continue provoquant une altération de la conscience pourra être administrée jusqu'au décès, associée à une analgésie et à l'arrêt des traitements* ». |

## Conférences de consensus - Recommandations

| Année | Source | Titre |
|---|---|---|
| 2013 | Loi | Arrêté du 27 mai 2013 définissant les règles de bonne pratique applicables à l'examen des caractéristiques génétiques d'une personne à des fins médicales |
| 2012 | Conseil National de l'Ordre des Médecins | Code de Déontologie Médicale. Edition de novembre 2012 |
| 2012 | Loi | Loi du 5 mars 2012 relative aux recherches impliquant la personne humaine |
| 2011 | CCNE | Avis n°115 – Question d'éthique relatives au prélèvement et au don d'organes à des fins de transplantation. |
| 2009 | CCNE | Avis n°107 – Avis sur les problèmes éthiques liés aux diagnostics anténatals : le diagnostic prénatal (DPN) et le diagnostic préimplantataoire (DPI). |
| 2007 | Loi | Loi du 5 mars 2007 portant réforme de la protection juridique des majeurs |
| 2005 | Loi | Loi du 22 avril 2005 dite « Loi Leonetti » relative aux droits des malades et à la fin de vie. |

**Autres références :**

1. Agence de la Biomédecine : www.agence-biomedecine.fr
2. Comité Consultatif national d'Ethique (CCNE)
3. Collège National des Enseignants et Praticiens en génétique Médicale
4. Lois de bioéthique
5. Les états généraux de la bioéthique : le prélèvement et la greffe d'organes, de tissu et de cellule

Chap. 9

UE 1
Item 9

# CERTIFICATS MEDICAUX. DECES ET LEGISLATION. PRELEVEMENT D'ORGANES ET LEGISLATION

| Les objectifs du CNCI pour l'iECN 2016 | MOTS-CLES et REFLEXES GENERAUX |
|---|---|
| × *Préciser les règles générales d'établissement des certificats médicaux et leurs conséquences médico-légales, y compris les certificats de coups et blessures et notion d'ITT. Décrire l'examen d'un cadavre, connaître les différents types d'autopsie.*<br>× *Préciser les principes de la législation concernant le décès et l'inhumation.*<br>× *Préciser les principes de la législation concernant les prélèvements d'organes.* | × ***Préciser les règles générales d'établissement des certificats médicaux et leurs conséquences médico-légales.***<br>× ***L'examen d'un cadavre.***<br>× ***Connaître les règles d'établissement d'un certificat de décès.***<br>× ***Connaître la législation sur l'inhumation.***<br>× ***Connaître les grands principes de la législation concernant les prélèvements d'organes.*** |

## 1. LES RECOMMANDATIONS DE BASE CONCERNANT LA REDACTION DES CERTIFICATS

| | |
|---|---|
| **GENERALITES** | • Les certificats médicaux sont des actes destinés **à constater et à attester des faits d'ordre médical.**<br>• **La responsabilité pénale, civile et disciplinaire du médecin est engagée** chaque fois qu'il accepte de rédiger un certificat médical.<br>• Le certificat médical a des implications financières, sociales et politiques dont il faut être conscient.<br>• La rédaction d'un certificat ne peut se faire **qu'après examen du patient** et dans des termes mesurés et objectifs. |
| **Avant de se lancer à la hâte dans la rédaction…** | **Posez-vous 3 questions :**<br>• **Par qui est-il demandé ?**<br>  – Sauf exception, le certificat médical est **demandé par le patient lui-même**<br>  – **Il doit lui être remis en main propre**<br>• **Pour quel motif ?**<br>  – **Le certificat doit être justifié :**<br>    ▪ Faciliter l'obtention par son malade des avantages sociaux auxquels son état lui donne droit<br>    ▪ Obligations législatives ou réglementaires |

| | |
|---|---|
| **Avant de se lancer à la hâte dans la rédaction…** | - **Le médecin reste juge de l'opportunité de délivrance du certificat.** Il n'encourt pas de sanction s'il refuse de délivrer un certificat **non obligatoire**<br>- **Le médecin doit être compétent** quant au contenu rédactionnel du certificat. S'il ne s'estime pas suffisamment spécialiste, il doit savoir adresser un patient à un confrère<br>- Le médecin ne doit délivrer **aucun certificat de complaisance**<br>• **A qui devra-t-il être adressé ?**<br>- Le certificat médical doit être **remis en main propre à l'intéressé,** sauf :<br>▪ Mineur : remis au représentant légal<br>▪ Sujet décédé : remis aux ayants droits<br>▪ Dans le cadre d'une réquisition : certificat remis aux autorités de police.<br>**Ensuite…**<br>• **Interrogez et examinez** soigneusement le patient<br>• **Prenez votre temps**, soyez précis, complet<br>• **Soyez objectif** : ne confondez pas le fait de l'opinion ou du sentiment<br>• **Ecrivez uniquement ce que vous avez constaté**<br>• **Expliquez au patient** le contenu du certificat, ainsi que les conséquences qui peuvent en découler<br><br>**Enfin…**<br>• Le médecin **conserve un double** dans le dossier médical |
| **LA FORME** | Tout certificat doit être **lisible, compréhensible**, sans rature et contenir les informations suivantes :<br>• **L'identification du médecin** :<br>- Nom, Prénom<br>- Adresse, Téléphone<br>- Qualité, Numéro d'inscription à l'ordre<br>• **L'identification du patient** :<br>- En cas de doute, le médecin note l'identité alléguée par celui-ci : « me déclarant se nommer… »<br>• La **date de rédaction, le lieu**<br>• **La signature du médecin**<br>• La mention « **remis en main propre à la demande de l'intéressé »** |
| **LE CONTENU** | • Le certificat doit décrire de manière **précise et objective les faits médicaux constatés lors de l'examen**<br>• **La date de la constatation** (qui peut être différente de la date de rédaction du certificat)<br>• **Les faits allégués par le patient** sous la forme « me déclare avoir… »<br>• Une conclusion objective et précise |
| **RESPECT DU SECRET MEDICAL** | • **« C'est du malade seul que dépend le sort des secrets qu'il a confiés à un médecin** et que celui-ci a pu déduire de son examen » (Conseil d'Etat, 11-02-1972)<br>• **Le secret ne lui est pas opposable** (sauf dans l'intérêt du malade, ce dernier peut être tenu dans l'ignorance d'un diagnostic ou d'un pronostic grave…) |

**CONTENU D'UN CERTIFICAT MEDICAL : LISIBLE ET COMPREHENSIBLE** — Réflexes

**Etabli à la demande du patient et remis en main propre.**

- **Identification du médecin**
- **Identification du patient**
- **Description précise et objective des faits constatés par le médecin, date de l'examen**
- **Les faits allégués par le patient : au conditionnel ou entre guillemets**
- **Mention : « Certificat remis en main propre à l'intéressé pour faire valoir ce que de droit »**
- **Date de rédaction, signature**

## 2. LES TEXTES REGLEMENTANT LA REDACTION DES CERTIFICATS

| | |
|---|---|
| **LE CODE DE DEONTOLOGIE MEDICALE** | • **Le Code de déontologie définit les conditions de rédaction et de délivrance** des certificats<br>• La rédaction des certificats médicaux est **partie intégrante de l'exercice médical**<br>• Ils permettent notamment au patient **d'obtenir les avantages sociaux auxquels son état lui donne droit**<br>• Le médecin **ne doit céder à aucune demande abusive**<br>• Le médecin **ne doit pas se livrer à des fraudes ou abus de cotation**<br><br>**<u>Pour information :</u>**<br>*<u>Article 76 :</u>* « L'exercice de la médecine comporte normalement l'établissement par le médecin, conformément aux constatations médicales qu'il est en mesure de faire, des certificats, attestations et documents dont la production est prescrite par les textes législatifs et réglementaires »<br>*<u>Article 50 :</u>* « Le médecin doit, sans céder à aucune demande abusive, faciliter l'obtention par le patient des avantages sociaux auxquels son état lui donne droit »<br>*<u>Article 28 :</u>* « La délivrance d'un rapport tendancieux ou d'un certificat de complaisance est interdite »<br>*<u>Article 29 :</u>* « Toute fraude, abus de cotation, indication inexacte des honoraires perçus et des actes effectués sont interdits. » |
| **LE CODE PENAL** | • Le Code Pénal punit sévèrement la **rédaction de faux certificats ou de certificats de complaisance** : jusqu'à 5 ans d'emprisonnement et 75 000 euros d'amende (article 441-8) |
| **LE CODE DE LA SECURITE SOCIALE** | • Le Code de la Sécurité Sociale règlemente les certificats délivrés en matière **d'accidents du travail et d'assurance maladie** (articles 413, 471-4 et 508)<br>• Il prévoit des sanctions sévères en cas de fausses déclarations. |

## 3. LES DIFFERENTS CERTIFICATS MEDICAUX OBLIGATOIRES

| | |
|---|---|
| **LE CERTIFICAT DE COUPS ET BLESSURES** | • Rédigé à la demande de la victime ou sur réquisition<br>• Il matérialise le **préjudice** subi par une victime lors d'un accident, de violences ou de voie de faits<br>• **Il permet à la victime d'apporter la preuve du préjudice devant le tribunal**<br>• La description des lésions doit être précise et exhaustive :<br>- **Symptômes** signalés par le patient<br>- **Lésions retrouvées** : nature, localisation, dimensions<br>- **Retentissement fonctionnel** des lésions et des symptômes<br>- **Antécédents médicaux** susceptibles d'être aggravés par les blessures<br>- **Examens complémentaires** réalisés et leurs résultats<br>- **Traitements prescrits**<br>• Le médecin va déterminer la durée de **l'ITTP (Incapacité Totale de Travail Personnelle)**<br>• L'ITTP est la **durée pendant laquelle la victime est dans l'incapacité de se livrer à un travail quelconque, même domestique et dans les gestes élémentaires de la vie quotidienne** (toilette, préparation et consommation des repas, habillage...). **Il ne s'agit pas de la durée d'arrêt de travail.**<br>• **La durée de l'ITTP détermine la juridiction compétente pour statuer sur la responsabilité de l'auteur présumé des coups et le quantum de la peine** |

Réflexes

**ITTP ET ITT**

Ne pas confondre :

- **L'ITTP utilisée en droit pénal** : **Incapacité Totale de Travail Personnelle** (souvent appelée ITT d'où la confusion)
- **L'ITT utilisée en droit civil (Incapacité Temporaire de Travail),** plus communément appelée **arrêt de travail**
- **L'Incapacité Totale de Travail Personnel, doit être appréciée indépendamment de l'activité professionnelle de la victime**

Réflexes

| CONSEQUENCES DU CERTIFICAT DE COUPS ET BLESSURES : CODE PENAL | | | |
|---|---|---|---|
| **Durée de l'ITTP** | **Les faits sont qualifiés de** | **Juridiction compétente** | **Conséquences** |
| En cas de coups et blessures **volontaires** (articles 222-19 et 222-20) | | | |
| ITTP > 8 jours * | Délit | Tribunal Correctionnel | Amende<br>Prison |
| ITTP ≤ 8 jours | Contravention | Tribunal de Police | Amende |
| En cas de coups et blessures **involontaires** (articles 222-11 et 222-13) | | | |
| ITTP > 3 mois | Délit | Tribunal Correctionnel | Amende<br>Prison |
| ITTP ≤ 3 mois ** | Contravention | Tribunal de Police | Amende |

* En cas de circonstances aggravantes (mineur de 15 ans, personnes vulnérables, violences conjugales...), les mêmes peines seront encourues quelle que soit la durée de l'ITTP (même si ITTP < 8 jours).

** En cas de violation manifestement délibérée d'une obligation particulière de sécurité ou de prudence imposée par la loi ou le règlement : amende + prison (article 222-20)

| | |
|---|---|
| **CERTIFICAT DE NAISSANCE** | • Toute naissance doit être déclarée **dans les 3 jours** suivant l'accouchement<br>• Le certificat de naissance doit comporter **la date et le jour de naissance ainsi que le sexe de l'enfant**<br>• Un certificat « né vivant et viable » est établi pour les enfants respirant, nés entre 22 et 28 semaines d'aménorrhée et/ou pesant plus de 500 grammes. |
| **CERTIFICAT DE SANTE** | – Les enfants de moins de six ans sont soumis à **20 examens de santé obligatoires** (article L. 2132-2 Code de Santé Publique)<br>  – 9 examens au cours de la 1$^{ère}$ année<br>  – 3 examens entre le 13$^{ème}$ et le 25$^{ème}$ mois<br>  – 2 examens par an pour les 4 années suivantes<br>• Les examens des **8$^{ème}$ jour, 9$^{ème}$ mois et 24$^{ème}$ mois** donnent lieu à la rédaction d'un **certificat de santé** dont le modèle est déterminé par arrêté du ministre chargé de la santé.<br>• Ces certificats doivent être envoyés, dans les huit jours, au médecin du service de Protection Maternelle et Infantile (PMI) du département de domicile des parents |
| **CERTIFICATS LIES AU TRAVAIL** | • Ils sont destinés à l'obtention d'avantages sociaux<br>• Le médecin est autorisé, sauf opposition du patient, à communiquer au médecin conseil de l'organisme de sécurité sociale dont il dépend, les renseignements médicaux strictement indispensables<br>• **Certificat d'accident du travail** : voir Q109<br>  – Certificat initial descriptif<br>  – Certificat de prolongation<br>  – Certificat final :<br>    ▪ De guérison<br>    ▪ De consolidation (en cas de séquelles stabilisées)<br>• **Déclaration de maladie professionnelle** : voir Q109<br>• **Arrêt de travail :**<br>  – En cas de prescription d'un arrêt de travail pour maladie, le patient a **48 h pour en informer sa CPAM et son employeur**<br>  – Pendant l'arrêt de travail et sous réserve de respecter certaines formalités, le bénéficiaire peut percevoir des **indemnités journalières** (calculées sur la base des salaires des 3 mois précédant l'AT) :<br>    ▪ Après un **délai de carence de 3 jours** (indemnités versées à partir de J4)<br>    ▪ **Pendant une durée limitée**<br>  – Le certificat d'arrêt de travail initial comprend 3 volets comportant :<br>    ▪ **Renseignements médicaux** motivant l'arrêt de travail (uniquement sur les 2 premiers volets destinés à la CPAM, le 3$^{ème}$ étant destiné à l'employeur)<br>    ▪ **Date de fin de l'arrêt de travail** en toutes lettres<br>    ▪ **Les autorisations ou non de sorties** du domicile et les horaires de sortie |
| **AUTRES CERTIFICATS PREVUS PAR LA LOI** | • **Certificats de déclaration obligatoire de certaines maladies** (voir Q75)<br>• **Certificat de décès** (voir décès et législation)<br>• **Certificat pour viol**<br>• **Certificat d'IVG**<br>• **Certificat de vaccinations obligatoires**<br>• **Certificat et soins sous contraintes** (Voir Q11)<br>• **Certificat de non-contre-indication à la pratique d'activités physiques et sportives** |
| **CERTIFICATS NON-PREVUS PAR LA LOI** | • Certificat de dispense scolaire<br>• Certificat de bonne santé apparente |

## 4. LA REQUISITION

| | |
|---|---|
| **DEFINITION** | • Procédure par laquelle un médecin est appelé par :<br>– Une **autorité judiciaire** (officier de gendarmerie ou de police judiciaire, procureur, magistrat)<br>– Ou une **autorité administrative** (préfet, maire)<br>• Pour « **procéder à des constatations ou à des examens techniques scientifiques qui ne peuvent être différés** ».<br>• La réquisition est **nominative et écrite** (en cas d'urgence, la réquisition peut être orale, mais elle devra être confirmée rapidement par écrit) |
| **CARACTERE OBLIGATOIRE** | • Le médecin est dans **l'obligation** de répondre à une réquisition (le refus est constitutif d'un délit sanctionné par le Code de Santé Publique)<br>• Sauf motif légitime :<br>– **Inaptitude physique** justifiée et constatée (maladie ou invalidité)<br>– Une **incompétence technique** avérée dans le domaine de la réquisition<br>– Si l'expertise concerne un **parent** ou lorsqu'il est **le médecin traitant** de la personne à examiner<br>• Sauf dans des cas bien précis, c'est à un médecin ne participant pas aux soins de la personne qu'une réquisition peut être confiée.<br><br>Art. L. 4163-7 du Code de Santé : « tout docteur en médecine est tenu de déférer aux réquisitions de l'autorité publique, sous les peines prévues à l'article L 4163-7 du Code de Santé.» |
| **LES MISSIONS DU MEDECIN REQUIS** | • **Le médecin requis doit apporter une expertise répondant à une question précise**<br>• **Exemples :**<br>– Compatibilité de l'état de santé d'un sujet pour une garde à vue<br>– Vérification de l'état alcoolique, recherche de stupéfiants...<br>– Constat de coups et blessures, de violences sexuelles, d'un état pathologique...<br>– Examen d'un cadavre afin d'apprécier la nature des circonstances du décès<br>• Le médecin doit tout d'abord **informer** la personne qu'il va examiner de sa mission<br>• Il ne doit révéler dans le certificat ou rapport d'expertise **que les éléments directement utiles à sa mission dans le respect du secret médical**<br>• Il **se limite aux faits constatés**, **en rapport avec la question posée,** avec prudence, objectivité et rigueur, sans la moindre opinion personnelle.<br>• Le certificat sera **remis à l'autorité requérante** |
| **Cas particulier où le médecin réquisitionné est le médecin traitant** | • **Pour une simple constatation, le médecin doit obéir** à la réquisition (ex. : prise de sang pour un dosage d'alcoolémie)<br>• **Pour une mission d'expertise, le médecin doit la refuser**, il ne peut être expert et médecin traitant à la fois (Code de déontologie article 105) |

## 5. LEGISLATION CONCERNANT LES PRELEVEMENTS D'ORGANES

**Voir Item 8**

**LES 11 PRINCIPES DU DON D'ORGANE SUR PERSONNE DECEDEE** Réflexes

- **Finalité thérapeutique ou scientifique**
- **Dans un établissement de santé autorisé**
- **La mort est constatée selon les critères en vigueur**
- **Consentement présumé du donneur, non inscrit sur le registre des refus, recueil du témoignage des proches**
- **Anonymat du don**
- **Gratuité**
- **S'assurer de la meilleure restauration du corps**
- **Information des proches sur les prélèvements effectués**
- **Respect des règles de sécurité sanitaire**
- **Distribution des greffons selon le principe d'équité**
- **Déclaration préalable de chaque cas à l'Agence de biomédecine**

**LES PRINCIPES DU DON D'ORGANE SUR PERSONNE VIVANTE** Réflexes

Ce sont les mêmes que pour le prélèvement sur personne décédée, à l'exception de 4 différences majeures :

- **Finalité thérapeutique uniquement**
- **Liste restreinte de donneurs possibles (+ dérogations)**
- **Procédure d'information et de consentement renforcée (avis d'expert et officialisation devant le juge)**
- **Perte de l'anonymat**

## 6. LEGISLATION CONCERNANT LE DECES ET L'INHUMATION

| | |
|---|---|
| **DECES ET LEGISLATION** | • Il n'existe pas de définition légale de la mort dans le Code Civil ou le Code Pénal<br>• Une personne est déclarée morte quand le médecin constate le décès<br>• La mort est l'absence de vie, l'arrêt irréversible des fonctions vitales<br>• Elle se traduit cliniquement par :<br>  - Arrêt cardio-respiratoire<br>  - Arrêt des activités cérébrales<br>  - Phénomènes cadavériques (rigidité, refroidissement, déshydratation, lividités, putréfaction)<br>• Le constat de décès ne nécessite pas d'examens complémentaires, sauf en cas de ventilation assistée pour confirmer la mort encéphalique (cf. prélèvement d'organe) |

## A. EXAMEN D'UN CADAVRE – AUTOPSIE

| | |
|---|---|
| **LEVEE DE CORPS** | • Elle correspond à **l'examen du cadavre sur les lieux de sa découverte**.<br>• Circonstances :<br>  – Découvert d'un corps<br>  – Obstacle médico-légal (mort suspecte) |
| **EXAMEN** | **<u>Buts de l'examen :</u>**<br>• **Identification** du défunt<br>• Estimation du **délai post-mortem**<br>• Recherche de **lésions traumatiques**<br>• Détermination des **causes** de la mort<br>• Recherche d'une **intervention humaine extérieure**<br><br>**<u>Identification :</u>**<br>• Vêtements, bijoux, tatouages, caractères distinctifs (cicatrices, ...)<br><br>**<u>Thanatologie :</u>**<br>• Température<br>• Lividités<br>• Rigidité<br>• Putréfaction<br>• Détermination du délai post-mortem<br><br>**<u>Examen externe :</u>**<br>• Corps dévêtu<br>• Examen complet, cutanéo-muqueux<br>• Examen de chacune des régions anatomiques les unes après les autres<br><br>**<u>Examen interne :</u>**<br>• Autopsie |
| **AUTOPSIE** | Elle correspond à **l'examen interne** du cadavre.<br>Il en existe de plusieurs types :<br>• **<u>Autopsie médico-légale :</u>**<br>  – Recherche des causes de la mort, de crimes ou de délits<br>  – Ordonnée par un **magistrat**<br>  – Réalisée par un **médecin légiste**<br>  – On **ne peut s'y opposer**<br><br>• **<u>Autopsie scientifique :</u>**<br>  – Demandée par **le médecin** pour connaître les causes de la mort<br>  – Le patient a pu s'y être opposé de son vivant<br>  – Réalisée par un **anatomopathologiste**<br><br>• **<u>Cas particulier :</u> Don du corps à la science :**<br>  – Volonté exprimée de son vivant par le patient, qui a entrepris les démarches nécessaires auprès d'un laboratoire d'anatomie<br>  – Frais d'inhumation future à la charge du patient<br>  – Permet aux étudiants l'étude de l'anatomie |

## B. REDACTION DU CERTIFICAT DE DECES

<table>
<tr>
<td>OBJECTIFS DU CERTIFICAT DE DECES</td>
<td>
• La rédaction d'un certificat de décès est un acte médical très important du point de vue administratif et judiciaire<br>
• Il est nécessaire pour :<br>
- Que l'Officier d'Etat Civil délivre le permis d'inhumer ?<br>
- Obtenir les autorisations nécessaires à diverses opérations funéraires (crémation, soins de conservation, transfert de corps)<br>
- Signaler que, dans un intérêt sanitaire, le corps doit être mis en bière immédiatement<br>
- S'opposer à l'inhumation immédiate ou à la crémation en cas de mort suspecte<br>
- Intérêt épidémiologique<br>
• Le certificat de décès comporte une partie supérieure contenant des informations administratives et une partie inférieure anonyme et confidentielle comportant des informations médicales<br>
• Le médecin remet à la famille le certificat de décès rempli après avoir clos la partie inférieure. Le certificat est ensuite transmis à l'Officier d'Etat Civil.<br>
• Depuis le 01/01/1997, il existe 2 modèles de certificats de décès :<br>
- Le premier pour les décès d'enfants nés vivants et viables et décédés avant 28 jours de vie.<br>
- Le second concerne les décès à partir du 28ème jour
</td>
</tr>
<tr>
<td>Première partie : Supérieure<br><br>ADMINISTRATIVE NOMINATIVE</td>
<td>
• Destinée à l'Officier d'Etat Civil<br>
• Il permet de délivrer le permis d'inhumer<br>
• Cette première partie se compose de 3 volets destinés à :<br>
- La mairie du lieu de la chambre funéraire<br>
- Le gestionnaire de la chambre funéraire<br>
- La mairie du lieu de décès<br>
• Les renseignements fournis sont :<br>
- Commune de décès<br>
- Nom, prénom, âge et domicile du défunt<br>
- Date et heure de la mort<br>
- « La mort est réelle et constante »<br>
- Signature, date et cachet du médecin<br>
<br>
Sont aussi renseignés :<br>
• Obstacle médico-légal à l'inhumation : les morts violentes ou suspectes : accidents (sauf si les responsabilités sont clairement déterminées), signes de crime ou délit, suicide. Il appartient ensuite à l'Officier d'Etat Civil de transmettre cette information au Procureur de la République, qui demandera une autopsie médico-légale.<br>
<br>
• Obligation de mise en bière immédiate (mauvais état du corps, maladie épidémique/contagieuse)<br>
- Dans un cercueil simple : peste, hépatites virales sauf hépatite A confirmée, SIDA, rage, mauvais état du corps<br>
- Dans un cercueil hermétique : varioles et autres orthopoxviroses, choléra, charbon, fièvres hémorragiques virales<br>
• Obstacle au don du corps<br>
• Prélèvement en vue de la recherche des causes de décès<br>
• Présence d'une prothèse fonctionnant au moyen d'une pile: elle doit alors être enlevée avant l'inhumation ou la crémation
</td>
</tr>
</table>

| | |
|---|---|
| **Deuxième partie : Inférieure**<br><br>**MEDICALE ANONYME** | • **Destinée au médecin inspecteur de santé publique de l'ARS**<br>• **Intérêt épidémiologique pour faire des statistiques sur les causes médicales de décès**. Ces informations sont analysées par une unité de l'INSERM : **le CépiDC** (Centre d'épidémiologie sur les cause médicales du décès)<br>• Partie anonyme, cachetée par le médecin<br>• Comporte les renseignements suivants :<br>- Commune du décès, date de décès<br>- Date de naissance du défunt<br>- Sexe<br>- **Cause et conditions du décès** : préciser les différents états morbides ayant abouti au décès, classés par ordre de causalité décroissant<br>- **Spécificités de la personne décédée** (antécédents, grossesse en cours)<br>- Accident du travail, mort délictueuse, maladie professionnelle |

## C. LES OPERATIONS FUNERAIRES

| | |
|---|---|
| **TRANSPORT DU CORPS** | • Avant mise en bière<br>• Trois motifs d'opposition :<br>- Problème médico-légal<br>- Maladie contagieuse<br>- Mauvais état du corps<br>• Dans ces 2 derniers cas, la mise en bière doit être immédiate<br>• Le transport doit se faire dans un délai de 24 heures après le décès, ou dans un délai de 48 heures s'il y a eu des soins de conservation |
| **INHUMATION** | • Le permis d'inhumer est délivré par l'Officier d'Etat Civil sur présentation du certificat de décès<br>• Délai : 24 h au moins après le décès, 6 jours au plus<br>• Après avoir enlevé les prothèses fonctionnant au moyen d'une pile |
| **EXHUMATION** | • Autorisée par le maire<br>• Un parent ou un mandataire de la famille doit être présent<br>• Délai d'un an après la mort si le décès est dû à une maladie contagieuse<br>• Demandée par la justice (mort suspecte *a posteriori*...) |
| **CERTIFICAT POST-MORTEM** | • **Le médecin est tenu par le secret médical, même après le décès de son patient**<br>• Un certificat *post-mortem* peut permettre aux ayants droit d'accéder à des avantages légitimes juridiquement protégés (versement d'une assurance vie ou la réversion d'une pension)<br>• **Le médecin n'a pas à dévoiler la cause médicale du décès**<br>• Il ne peut qu'attester que la cause de décès ne figure pas parmi les clauses d'exclusion des garanties |

**Conférences de consensus - Recommandations**

| Année | Source | Titre |
|---|---|---|
| 2012 | Ordre National des Médecins | Code de déontologie médicale. Edition novembre 2012 |
| 1994, 2004, 2011 | Lois | Lois de bioéthique |

☑ J'inscris mes notes personnelles pour mieux progresser

# VIOLENCES SEXUELLES

| Les objectifs du CNCI pour l'iECN 2016 | MOTS-CLES et REFLEXES GENERAUX |
|---|---|
| × *Connaître les différents types de violences sexuelles, l'épidémiologie et la législation.*<br>× *Décrire la prise en charge immédiate d'une personne victime de violences sexuelles.* | × ***Toute atteinte sexuelle commise avec violence, contrainte, menace ou surprise***<br>× ***Viol = crime donc Cours d'Assises***<br>× ***Autres agressions sexuelles = délits donc Tribunal Correctionnel***<br>× ***Prise en charge = URGENCE***<br>× ***Raisonner selon 3 axes : Médico-légal / Psychiatrique / Somatique*** |

## 1. DEFINITIONS – LEGISLATION – EPIDEMIOLOGIE

| | |
|---|---|
| **VIOLENCE SEXUELLE** | • « **Toute atteinte sexuelle commise avec violence, contrainte, menace ou surprise** » (art.222-22 du Code Pénal) |
| **VIOL**<br>(art.222-23 du Code Pénal) | • « Tout acte de **pénétration sexuelle, de quelque nature qu'il soit, commis sur la personne d'autrui par violence, contrainte, menace ou surprise** ».<br>• Il s'agit d'un **crime**<br>• *Sanction :*<br>– 15 ans de réclusion criminelle à la perpétuité selon les circonstances<br><u>En France :</u><br>• **12 700 viols déclarés** en 2014 sur les **75 000 estimés** (beaucoup de femmes ne portent pas plainte)<br>• **16% des femmes et 5% des hommes** déclarent avoir subi des viols ou tentatives de viols au cours de leur vie |
| **AUTRES AGRESSIONS SEXUELLES** | • Ce sont des **délits**<br>• *Sanction (minimum) :*<br>– 5 ans de prison<br>– 75 000€ d'amende<br>– ces peines varient en fonction de « situations aggravantes »<br><u>En France :</u><br>• **26 700 agressions sexuelles** en 2014 |
| **HARCELEMENT SEXUEL** | • **« Fait d'imposer à une personne, de façon répétée, des propos ou comportements à connotation sexuelle, qui portent atteinte à sa dignité ou créent une situation hostile ou intimidante ».**<br>• *Sanctions :*<br>– En milieu professionnel : sanctions disciplinaires<br>– 2 ans de prison et 30 000€ d'amende<br>– 3 ans de prison et 45 000€ d'amende si circonstances aggravantes |
| **EXHIBITIONISME** | • « **Exhibition des parties génitales imposée à autrui dans un lieu accessible aux regards du public** ».<br>• *Sanction :*<br>– 1 an de prison<br>– 15 000 € d'amende |

## 2. PRISE EN CHARGE

### A. GENERALITES

| | |
|---|---|
| **URGENCE** | • La prise en charge d'une agression sexuelle quelle qu'en soit la nature constitue une **urgence**<br>• C'est une urgence :<br>  - **Médico-légale**<br>  - **Psychologique/Psychiatrique**<br>  - **Somatique**<br>• Il faut toujours raisonner selon ces trois axes quel que soit le stade de la prise en charge du patient. |

### B. ACCUEIL DE LA VICTIME – EXAMEN CLINIQUE

| | |
|---|---|
| **MEDICO-LEGAL** | URGENCE ++<br>• Mineur :<br>  - Contacter les **tuteurs légaux**<br>  - **Prévenir le Procureur de la République**<br>• Majeur :<br>  - Information du Procureur de la République uniquement **avec accord** de la patiente |
| **PSYCHOLOGIQUE** | URGENCE ++<br>• Entretien psychologique indispensable +++<br>• Evaluation du **risque suicidaire**<br>• Rechercher un **état de stress aigu** |
| **SOMATIQUE** | URGENCE ++<br><br>**Interrogatoire :**<br>• ATCD, et notamment :<br>  - **Vaccinations** (hépatite B…)<br>  - Statut virologique (VIH, Hépatite B)<br>  - Antécédents de rapports sexuels, date du dernier rapport sexuel<br>  - **Contraception**<br>  - **Date des dernières règles**<br>• Concernant l'agression :<br>  - Date<br>  - Notion de **soumission chimique** ? perte de mémoire…<br>  - **Toilette**, changement de vêtements depuis l'agression ?<br><br>**Examen clinique :**<br>• Examen général :<br>  - Recherche de **lésions traumatiques**<br>  - Description des lésions<br>  - Localisation des lésions<br>• **Examen gynécologique**/organes génitaux/anal :<br>  - Inspection, notamment **description soigneuse de l'hymen**<br>  - Spéculum<br>  - Palpation : toucher vaginal, après les prélèvements<br><br>**PHOTOGRAPHIES** + **SCHEMA DATE et SIGNE DES LESIONS** |

## C. PRELEVEMENTS

| | |
|---|---|
| **MEDICO-LEGAL** | **<u>Identification de l'agresseur :</u>**<br>• Analyse génétique :<br>– Prélèvements pour **recherche d'ADN** (spermatozoïdes)<br>– Réalisés avec des gants stériles<br>– Mis sous scellés, en double exemplaire<br><br>Recherche de **<u>toxiques :</u>** sang, urines, cheveux |
| **PSYCHIATRIQUE** | • Aucun |
| **SOMATIQUE** | **<u>Recherche de complications :</u>**<br>• **IST :** sérologie VIH, VHB, VHC, syphilis (TPHA-VDRL)<br>• Prélèvements **locaux** pour recherche de gonocoques et chlamydiae<br><br>Rechercher **<u>une grossesse :</u>**<br>• **bêta-HCG**<br><br>**<u>Bilan pré-thérapeutique</u>** (avant trithérapie antirétrovirale) :<br>• NFS, plaquettes, VS/CRP, ASAT, ALAT, … |

## D. PRISE EN CHARGE

| | |
|---|---|
| **MEDICO-LEGALE** | • <u>Mineur :</u><br>**signalement**<br>• <u>Majeur :</u><br>– encourager à **porter plainte**<br>• Rédaction d'un **certificat Médical Initial** (CMI) descriptif reprenant l'ensemble des lésions. Y joindre les photographies + schéma daté et signé des lésions. |
| **PSYCHIATRIQUE** | • **Soutien** psychiatrique/psychologique +++ |
| **SOMATIQUE** | • **Contraception post-coïtale :**<br>– après avoir éliminé une grossesse<br>• **Antibioprophylaxie :**<br>– C3G IM + azythromycine per os.<br>• **Traitement post-exposition :**<br>– Tri-thérapie anti-rétrovirale<br>– réévaluation par un médecin spécialiste dans la semaine suivant l'accident<br>– introduction dans les 48 heures maximum qui suivent l'agression, pour une durée d'1 mois<br>• **Vaccination anti-hépatite B :**<br>– si non à jour<br>• **Rapports sexuels protégés** jusqu'à négativation de toutes les sérologies<br>• **Exclusion des dons du sang et du don d'organes** |

## E. SURVEILLANCE

| | |
|---|---|
| **MEDICO-LEGALE** | • Néant |
| **PSYCHOLOGIQUE** | Risques évolutifs :<br>• **Etat de stress post-traumatique**<br>• **Suicide** |
| **SOMATIQUE** | • Suivi **clinique**<br>• Suivi **para-clinique** ++ :<br>• **Sérologies :**<br>- *A M1 :* sérologie VIH 1 et 2<br>- *A M3 :* sérologie VIH 1 et 2, transaminases, sérologie VHC<br>- *A M4* (uniquement si trithérapie antirétrovirale) : sérologie VIH 1 et 2<br>- *A M6 :* sérologie VHC transaminases |

**Conférences de consensus - Recommandations**

| Année | Source | Titre |
|---|---|---|
| 2010 | Ministère de la santé | Chiffres-clés 2010. L'égalité entre les hommes et les femmes. |


**Autres références :**

1. Haut Conseil à l'égalité entre les hommes et les femmes : www.haut-conseil-egalite.gouv.fr
2. Code Pénal : articles 222-22 à 222-33-1

Chap. 11

UE 1
Item 11

# SOINS PSYCHIATRIQUES SANS CONSENTEMENT

| Les objectifs du CNCI pour l'*i*ECN 2016 | MOTS-CLES et REFLEXES GENERAUX |
|---|---|
| × *Principes de la loi de juillet 2011 : argumenter les indications, les modalités d'application et les conséquences de ces procédures.*<br>× *Hospitalisation par ordonnance de placement provisoire : argumenter les indications, les modalités d'application et les conséquences de ces procédures.* | × ***Argumenter les indications, les modalités d'application et les conséquences de ces procédures***<br>× ***Art L.3212.1, L.3212.3 et L.3213.1 du CSP***<br>× ***Certificat médical des 24 heures*** |

## 1. GENERALITES

**LOI DU 5 JUILLET 2011 :**
**relative aux droits et à la protection des personnes faisant l'objet de soins psychiatriques et aux modalités de leur prise en charge**

Les procédures d'hospitalisation sous contraintes ont été modifiées en 2011

**Ce qui ne change pas par rapport à la loi du 27 juin 1990 :**

- Les **soins libres** demeurent la règle
- Il subsiste **deux procédures** de contrainte distinctes : à la demande d'un tiers ou sur décision du préfet
- Les **dispositifs d'urgence** sont maintenus

**Les changements par rapport à la loi du 27 juin 1990 :**

- **Changement de dénomination :**
  - HDT (Hospitalisation à la demande d'un tiers) → **SDT (Soins à la demande d'un tiers)**
  - HO (Hospitalisation d'office) → **SDRE (Soins à la demande du représentant de l'Etat)**
- **Période initiale de soins et d'observation de 72h**
  - Ensuite décision de prise en charge en hospitalisation complète ou alternative
- Possibilité d'amissions à la demande d'un tiers, **sans tiers** (en cas de **péril imminent**) permettant de pallier à une insuffisance du dispositif précédent
- Le contrôle systématique par le **juge des libertés et de la détention** (JLD) des hospitalisations complètes (au plus tard au bout de 15 jours)
- Des mesures spécifiques pour les **patients jugés « à risque »** (qui présentent une « dangerosité potentielle présumée »)
- Le renforcement des **droits des patients**
- Augmentation du nombre de certificats

## 2. SOINS PSYCHIATRIQUES A LA DEMANDE D'UN TIERS

| | |
|---|---|
| **CONDITIONS**<br><br>**= 2 Critères** | **Art. L. 3212-1 du Code de la santé publique**<br>• Les troubles mentaux rendent impossible le consentement du malade,<br>• L'état du malade impose des soins immédiats assortis<br>– soit d'une surveillance constante en milieu hospitalier,<br>– soit d'une surveillance médicale régulière justifiant une prise en charge sous une autre forme qu'en hospitalisation complète |
| **PROCEDURE D'ADMISSION DE DROIT COMMUN**<br><br>**= 3 documents** | **<u>2 certificats médicaux :</u>**<br>• Circonstanciés, concordants et datés de moins de 15 jours (cf modèle)<br>• Etablis par 2 médecins (pas obligatoirement psychiatres)<br>– Le $1^{er}$ : extérieur à l'établissement d'accueil<br>– Le $2^{ème}$ : peut faire partie de l'établissement d'accueil<br>– Les 2 médecins ne peuvent être parents ou alliés, au 4ème degré inclusivement, ni du patient, ni du demandeur des soins, ni du directeur de l'établissement, ni entre eux.<br>**<u>Demande d'admission émanant d'un tiers</u>** (cf modèle) :<br>• Un membre de la famille du malade<br>• Ou une personne justifiant de l'existence de relations avec le malade et lui donnant qualité pour agir dans son intérêt<br>• **A l'exception des soignants de l'établissement d'accueil**<br>Avant d'admettre le patient, le **directeur de l'établissement doit s'assurer de l'identité** du patient et du tiers demandeur |
| **MAINTIEN DANS LE DISPOSITIF DE SOINS**<br><br>**Certificats Médicaux** | • **Période d'observation et de soins de 72h (hospitalisation complète)**<br>• **Dans les 24 heures suivant l'admission:**<br>– Examen somatique complet de la personne réalisé par un médecin<br>– Un certificat médical constatant son état mental et confirmant ou non la nécessité de maintenir les soins psychiatriques<br>▪ Etabli par un **psychiatre de l'établissement d'accueil**<br>▪ Différent de ceux ayant rédigé le certificat d'admission<br>• **Dans les 72 heures suivant l'admission,**<br>– Un certificat médical (mêmes conditions que celui des 24h)<br>– Si les 2 certificats sont concordants : un psychiatre de l'établissement propose le cadre de la prise en charge :<br>▪ Hospitalisation complète<br>▪ Ou forme alternative (ex : hospitalisation à temps partiel, soins à domicile, consultations en ambulatoire...) : dans ce cas un **programme de soins** est élaboré par le psychiatre (types de soins, lieu et périodicité)<br>• **Entre J6 et J8**<br>– Certificat médical indiquant si les soins sont toujours nécessaires<br>▪ Etabli par un psychiatre de l'établissement d'accueil<br>• **Puis 1 certificat médical / mois** |
| **MAINTIEN DANS LE DISPOSITIF DE SOINS**<br><br>**Autres** | **Pour les hospitalisations complètes > 15j**<br>• Contrôle systématique par **le juge de la liberté et de la détention (JLD)** de la nécessité de maintenir ou non l'hospitalisation complète (sur la base des certificats médicaux)<br>• Ce contrôle est ensuite renouvelé à 6 mois d'hospitalisation complète<br>• **Lorsque la durée de soins est > 1 an**<br>• Evaluation approfondie de l'état mental de la personne réalisée par un **collège de soignants** composé :<br>▪ du psychiatre du patient<br>▪ d'un autre psychiatre<br>▪ d'un membre de l'équipe pluridisciplinaire qui prend en charge ce patient (infirmier, cadre de santé, psychologue, assistant social...) |

| | |
|---|---|
| | Ce collège est également saisi pour toutes les décisions concernant les patients jugés « à risque » (qui présentent une « dangerosité potentielle présumée ») |
| **FIN DE L'ADMISSION** | • A tout moment sur certificat médical<br>• Carence de certificat médical à l'échéance prévue<br>• Décision du juge de la liberté et de la détention (JLD)<br>• Défaut de décision du JLD aux échéances prévues<br>• Demande de la Commission Départementale des Soins Psychiatriques (CDSP)<br>• Demande d'un membre de la famille ou d'une personne justifiant de l'existence de relations avec le malade<br>    ▪ Sauf si un psychiatre de l'établissement atteste que l'arrêt des soins entraînerait un péril imminent pour la santé du patient |
| **DISPOSITIF D'URGENCE** | **Indication**<br>• Risque grave d'atteinte à l'intégrité du malade<br><br>**Procédure d'admission**<br>• Demande du tiers<br>• **Un seul certificat** médical pouvant émaner d'un **médecin exerçant dans l'établissement**<br><br>**Procédure de maintien :**<br>• Les certificats de 24 heures et 72 heures devront émaner de **deux psychiatres distincts** |
| **DISPOSITIF EN CAS DE PERIL IMMINENT** | **Indications :**<br>• Impossibilité d'obtenir une demande de soins par un tiers<br>• Existence d'un péril imminent pour la sante de la personne à la date d'admission<br><br>**Procédure d'admission :**<br>• Un seul certificat médical : médecin **extérieur** à l'établissement<br>• L'admission est prononcée par le **directeur** de l'établissement<br><br>**Procédure de maintien :**<br>• Les certificats de 24 heures et 72 heures devront émaner de **deux psychiatres distincts**<br>• Obligation pour le directeur d'établissement d'informer dans les 24 heures la famille de la personne malade ou toute personne justifiant de l'existence de relations avec le malade antérieures à la demande de soins |
| **DROITS DES PATIENTS** | • En toutes circonstances, la dignité de la personne doit être respectée et sa réinsertion recherchée<br>• Accès à des formes alternatives à l'hospitalisation complète : le programme de soins<br>• Droit à **l'information avant** (l'avis du patient sur les modalités de soins doit être pris en considération dans la mesure du possible) **et après** chaque décision<br>• Est ajouté aux droits traditionnellement reconnus aux patients sous contrainte (communication avec le préfet, le Président du TGI, le maire et le Procureur ; saisine de la CDSP, émission et envoi de courriers, ...) la possibilité pour le malade de «**porter à la connaissance du contrôleur général des lieux de privation de liberté**, des faits ou des situations susceptibles de relever de sa compétence ». |

## CERTIFICAT D'ADMISSION EN SOINS PSYCHIATRIQUES A LA DEMANDE D'UN TIERS
**(Demande d'admission du tiers)**

Je soussigné ..............................................
Né(e) le ..................... à ......................
Domicilié ..............................................
De profession ..............................................
Agissant en tant que ..............................................
*(lien de parenté ou nature des relations avec le malade)*

demande conformément à l'article :

□ L.3212-1 (dispositif de droit commun)
□ L.3212-3 (dispositif d'urgence en cas de risque grave d'atteinte à l'intégrité du malade)

l'admission en soins psychiatriques dans un établissement régi par l'article 3222.1 du code de la santé publique de la loi du 5 juillet 2011 de :

Mr ou Mme ..............................................
Né(e) le ..................... à ......................
Domicilié ..............................................
De profession ..............................................

Certificat établi à .............................., le .............................

Signature :

Pièce d'identité du malade :
N°................................ délivrée le ......................à ................................

Pièce d'identité du demandeur :
N°................................ délivrée le ......................à ................................

**PREMIER CERTIFICAT MEDICAL**
**SOINS PSYCHIATRIQUES A LA DEMANDE D'UN TIERS**

Je soussigné ..............................................
Docteur en médecine,

Certifie avoir examiné ce jour :

Mr ou Mme ..............................................
Né(e) le ..................... à ......................
Domicilié ..............................................

Et avoir constaté les symptômes suivants :
..................................................................................................
..................................................................................................
..................................................................................................
..................................................................................................
..................................................................................................
*(description de l'état mental du malade et son comportement, pas de diagnostic)*

J'atteste que :
- ses troubles mentaux rendent impossible son consentement.
- son état mental impose des soins immédiats assortis soit d'une surveillance médicale constante justifiant une hospitalisation complète, soit d'une surveillance médicale régulière,
  - □ conformément à l'article L.3212-1 du Code de la Santé Publique *(classique)*
  - □ conformément à l'article L.3212-3 du Code de la Santé Publique, au regard du caractère d'urgence et de l'existence d'un risque grave d'atteinte à l'intégrité du malade *(dispositif d'urgence)*
  - □ conformément à l'article L.3212-1 II 2° du Code de la Santé Publique, étant donné qu'il s'avère impossible d'obtenir une demande de tiers dans les conditions prévues par la loi et qu'il existe un péril imminent pour la santé de la personne *(dispositif en cas de péril imminent)*

Je certifie, par ailleurs, n'être ni parent, ni allié au quatrième degré inclusivement, ni avec le tiers demandant les soins, ni avec le confrère certificateur, ni avec le directeur de l'établissement d'accueil, ni avec le patient.

Certificat établi à ............................., le ..................à ......h......

Signature + Tampon :

# 3. SOINS PSYCHIATRIQUES SUR DECISION DU REPRESENTANT DE L'ETAT

| | |
|---|---|
| **CONDITIONS** | **Art. L. 3213-1 du Code de la santé publique**<br>• Les troubles mentaux nécessitent des soins<br>• Ces troubles compromettent la sûreté des personnes ou portent atteinte, de façon grave, à l'ordre public |
| **PROCEDURE D'ADMISSION CLASSIQUE** | **<u>Un certificat médical :</u>**<br>• Circonstancié (cf. modèle)<br>• **Ne doit pas émaner d'un psychiatre exerçant dans l'établissement**<br><br>**<u>Arrêté préfectoral</u>**<br>• Décision du préfet de police (à Paris) ou les préfets des départements<br>• Au vue du certificat médical circonstancié |
| **MAINTIEN DANS LE DISPOSITIF DE SOINS** | • **Période d'observation et de soins de 72h (hospitalisation complète)**<br><br>• **Dans les 24 heures suivant l'admission:**<br>– Examen somatique complet de la personne réalisé par un médecin<br>– Un certificat médical constatant son état mental et confirmant ou non la nécessité de maintenir les soins psychiatriques<br>▪ Etabli par un psychiatre de l'établissement d'accueil<br><br>• **Dans les 72 heures suivant l'admission,**<br>– Un certificat médical (mêmes conditions que celui des 24h)<br>– Si les 2 certificats sont concordants : un psychiatre de l'établissement propose le cadre de la prise en charge :<br>▪ Hospitalisation complète<br>▪ Ou forme alternative (ex : hospitalisation à temps partiel, soins à domicile, consultations en ambulatoire…) : dans ce cas un **programme de soins** est élaboré par le psychiatre (types de soins, lieu et périodicité)<br>– La décision de la prise en charge relève du préfet<br><br>• **Entre J6 et J8**<br>– Certificat médical indiquant si les soins sont toujours nécessaires<br>▪ Etabli par un psychiatre de l'établissement d'accueil<br><br>• **Puis 1 certificat médical / mois**<br><br>• **La décision de maintien en soins psychiatriques est prononcée par le préfet sur la base des certificats médicaux:** à un mois, puis 3 mois puis tous les 6 mois<br><br>• **Le contrôle par le JLD est identique à la procédure SDT** |
| **FIN DE L'ADMISSION** | • Décision préfectorale sur proposition du psychiatre<br>• Carence de décision du préfet à l'échéance prévue<br>• Décision du juge de la liberté et de la détention (JLD)<br>• Défaut de décision du JLD aux échéances prévues<br>• Demande de la Commission Départementale des Soins Psychiatriques (CDSP)<br>Pour les **patients jugés « à risque »**, la décision est prise par le préfet après recueil de l'avis du collège et de 2 expertises psychiatriques extérieures à l'établissement |

| | |
|---|---|
| **DISPOSITIF D'URGENCE** | **Indication**<br>• **Danger imminent pour la sureté des personnes**<br><br>**Procédure d'admission**<br>• **Un avis médical pouvant émaner de tout médecin**<br>• **Arrêté municipal ou arrêté de police (à Paris)**<br>- Le maire ou les commissaires de police à Paris arrêtent toutes les mesures provisoires nécessaires et informe le préfet dans les 24 heures (avec le certificat médical des 24h)<br>- Le préfet prononce s'il y a lieu un arrêté d'admission en soins psychiatriques<br>- Si le préfet ne se prononce pas dans ce délai, ces mesures provisoires deviennent caduques dans les 48 heures. |
| **En cas de désaccord Préfet-Psychiatre** | Deux types de désaccords bénéficient de dispositions spécifiques.<br>• **Le psychiatre demande la transformation de l'hospitalisation complète (HC) en forme alternative (programme de soins)**<br>- le directeur demande un 2$^{ème}$ avis de psychiatre ;<br>- si les 2 avis médicaux sont identiques, le préfet doit suivre ce double avis ;<br>- si le 2$^{ème}$ avis est différent, le préfet peut maintenir l'HC<br><br>• **Le psychiatre demande la fin de l'HC sans programme de soins (sortie « sèche ») :**<br>- Idem : le directeur demande un 2$^{ème}$ avis de psychiatre<br>- si le 2$^{ème}$ avis est différent et que le préfet souhaite maintenir l'HC → le directeur saisit le **JLD** |

## CERTIFICAT MEDICAL
## SOINS PSYCHIATRIQUES SUR DECISION DU REPRESENTANT DE L'ETAT

Je soussigné ..............................................
Docteur en médecine,

Certifie avoir examiné ce jour :

Mr ou Mme ..............................................
Né(e) le .................... à ......................
Domicilié ..............................................

Et avoir constaté les symptômes suivants :
.........................................................................................
.........................................................................................
.........................................................................................
.........................................................................................
.........................................................................................
*(description de l'état mental du malade et son comportement, pas de diagnostic)*

Cette personne présente des troubles mentaux qui nécessitent des soins et qui portent atteinte de façon grave à l'ordre public et compromettent la sûreté des personnes.

Par conséquent, l'état de santé actuel de M., Mme, Melle..................................
rend impossible son consentement et nécessite

- □ Une admission en soins psychiatriques sur décision du représentant de l'état conformément à l'article L.3213-1 du Code de la Santé Publique.
- □ Une admission en soins psychiatriques d'urgence sur décision du représentant de l'état conformément à l'article L.3213-2 du Code de la Santé Publique.

Certificat établi à ............................., le .................à ......h.....

Signature + Tampon

# LOI DU 5 JUILLET 2011

**Troubles rendant possible le consentement de la personne** → **Hospitalisation classique**

**Troubles mentaux rendant impossible le consentement et nécessité de soins immédiats + surveillance** → **Soins à la demande d'un tiers (SDT)**

- **Procédure classique**
  - Demande du tiers
  - 2 certificats médicaux (dont 1 extérieur à l'établissement)
- **Procédure Urgente** (Risque grave d'atteinte à l'intégrité du malade)
  - Demande du tiers
  - 1 certificat médical (médecin de l'établissement)
- **Péril imminent** (Absence de tiers et péril imminent)
  - 1 certificat médical (extérieur à l'établissement)

**Sujet compromettant la sûreté des personnes ou l'ordre public** → **Soins sur décision du représentant de l'Etat (SDRE)**

- **Procédure classique**
  - 1 certificat médical (sauf psychiatre de l'établissement)
  - Arrêté préfectoral
- **Procédure Urgente** (Danger imminent pour la sureté des personnes)
  - 1 avis médical (tout médecin)
  - Arrêté municipal provisoire

**Maintien dans le dispositif :** Certificat médical à 24h, 72h, entre J6-J8 puis 1/mois

# 4. HOSPITALISATION PAR ORDONNANCE DE PLACEMENT PROVISOIRE

| | |
|---|---|
| **ORDONNANCE DE PLACEMENT PROVISOIRE (OPP)** | • Alternative aux soins sans consentement prévue par la loi de 2011 qui ne s'applique qu'aux mineurs.<br><br>Deux procédures :<br>• **Pénale :**<br>- le mineur se voit imposer des soins psychiatriques<br>• **Civile :**<br>- décision prise par le Juge des enfants qui place l'enfant dans un établissement de soins<br>- ce placement ne peut dépasser 15 jours<br>- un certificat médical est nécessaire |
| **ENFANTS EN DANGER** | • Cette situation peut relever également d'une ordonnance de placement provisoire afin de protéger l'enfant<br><br>La décision peut être prise par :<br>• Le **Juge des enfants**<br>• Le **Procureur de la République** (dans les situations d'urgence)<br><br>L'enfant est accueilli :<br>• Dans un centre d'accueil<br>• Un foyer<br>• Un **service hospitalier**<br>• Un établissement d'aide à l'enfance<br><br>Cette décision ne peut dépasser 6 mois.<br>Le Juge des Enfants doit être saisi dans les 8 jours si la décision a été prise par le Procureur de la République. |

**Conférences de consensus - Recommandations**

| Année | Source | Titre |
|---|---|---|
| 2011 | Loi | Loi du 5 Juillet 2011 relative aux droits et à la protection des personnes faisant l'objet de soins psychiatriques et aux modalités de leur prise en charge |

Chap. 12

UE 1
Item 12

# RESPONSABILITES MEDICALES PENALE, CIVILE, ADMINISTRATIVE ET DISCIPLINAIRE

| Les objectifs du CNCI pour l'*i*ECN 2016 | MOTS-CLES et REFLEXES GENERAUX |
|---|---|
| × *Différencier les types de responsabilité liés à la pratique médicale.* | × ***Connaître les responsabilités menant à une sanction***<br>× ***Connaître les responsabilités menant à une indemnisation*** |

## 1. LES DIFFERENTES RESPONSABILITÉS

| | |
|---|---|
| **GENERALITES** | • Au cours de l'exercice de sa profession, tout médecin peut voir sa responsabilité engagée.<br>• En tant que citoyen, il répond de ses actes devant la société.<br>• En tant que praticien, il en répond devant ses pairs et devant ses patients.<br>• Il peut ainsi être :<br>– **Sanctionné** par une juridiction de **droit pénal et/ou disciplinaire**<br>– Et/ou **condamné à verser des indemnités** à un patient dans le cadre d'une responsabilité **civile** (exercice libéral) ou **administrative** (exercice public) |
| **DIFFERENTES RESPONSABILITES** | Il existe deux grands types de responsabilité :<br>• **Responsabilités menant à une SANCTION :**<br>– Responsabilité pénale<br>– Responsabilité ordinale/disciplinaire<br>• **Responsabilités menant à une INDEMNISATION :**<br>– Responsabilité civile<br>– Responsabilité administrative |

**DIFFERENTES RESPONSABILITES**

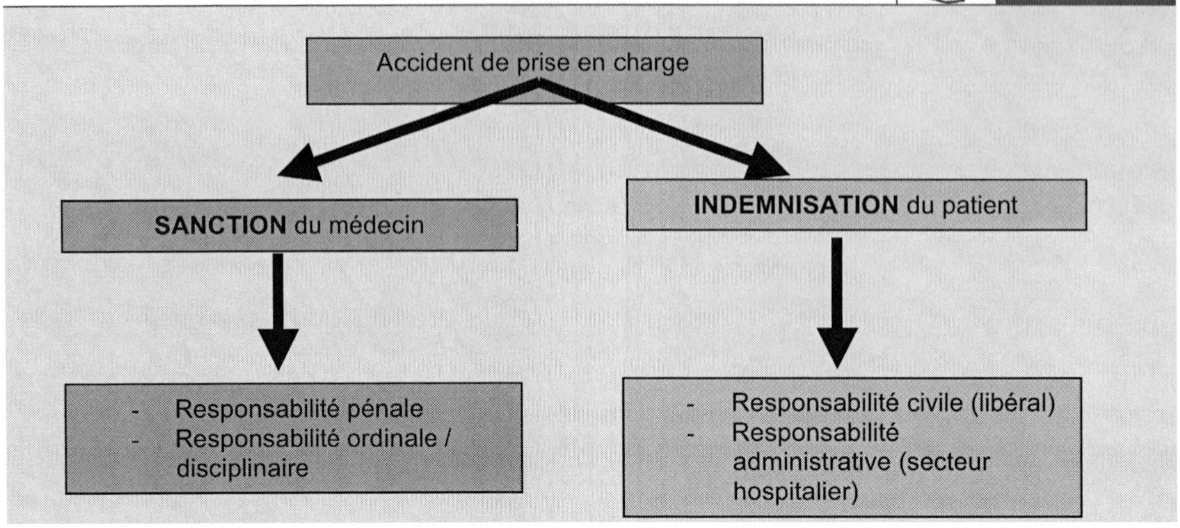


## 2. LA RESPONSABILITE PENALE

C'est la responsabilité du médecin **face à la société**, elle est personnelle et **non assurable**

| | |
|---|---|
| **LES ACTEURS** | • Le médecin (libéral ou hospitalier public)<br>• Le patient<br>• **L'Etat** (Ministère Public) |
| **LE DROIT PENAL** | • C'est l'application des règles contenues dans le **Code Pénal**<br>• La responsabilité pénale est fondée sur la **faute** qui constitue une **infraction** dont la répression est prévue par le Code Pénal (s'il n'y a pas de texte, il n'y a pas de faute).<br>• La faute est habituellement commise par « maladresse, imprudence, inattention, négligence, manquement à une obligation de sécurité ou de prudence imposée par la loi ou les règlements » |
| **PRINCIPALES INFRACTIONS** | • Le Code Pénal définit 3 types d'infractions :<br>- Les **contraventions** (rares dans le domaine médical)<br>- Les **délits**<br>- Les **crimes**<br>• Les infractions sont nombreuses : par exemple :<br>- Violences volontaires ou involontaires<br>- Faux certificats<br>- Infraction à la législation sur les stupéfiants<br>- Euthanasie<br>- Stérilisation humaine volontaire sans finalité thérapeutique<br>- Pratique illégale d'une interruption de grossesse<br>- Défaut de consentement dans le cadre de la recherche biomédicale<br>- Violation du secret professionnel<br>- Non-assistance à personne en péril<br>• L'altération de la conscience du médecin au moment des faits et le cas de force majeure sont les 2 cas d'exonération de la responsabilité médicale |

| | |
|---|---|
| **PROCEDURE** | • La victime porte **plainte**, soit auprès :<br>– Du commissariat<br>– De la gendarmerie<br>– Ou du Procureur de la République<br>• Le **Procureur de la République** décide :<br>– S'il y a **lieu** de continuer les poursuites, ou s'il y a **non-lieu**<br>– (Si l'affaire n'est pas en état d'être jugée, le **juge d'instruction** intervient pour diligenter des enquêtes, demander des expertises…)<br>• Selon l'infraction, le jugement a lieu devant<br>– Le **Tribunal de Police** (contraventions)<br>– Le **Tribunal Correctionnel** (délits)<br>– La **Cour d'Assise** (crimes)<br>• **La preuve est à la charge du Ministère Public** (représenté par le procureur) qui doit prouver :<br>– **La faute** du médecin<br>– **Le préjudice**<br>– **Le lien de causalité** entre les 2<br>• Si l'une des 2 parties ne s'estime pas satisfaite par le jugement, elle peut faire **appel de la décision** |
| **DELAI DE PRESCRIPTION** | • Il s'agit du temps au bout duquel ne peut plus être engagé d'action en justice<br>• Le délai de prescription est de :<br>– **1 an** pour les **contraventions**<br>– **3 ans** pour les **délits**<br>– **10 ans** pour les **crimes** |
| **PEINES ENCOURUES** | • **Emprisonnement**<br>• **Amendes** |
| **REMARQUES** | • S'il est craint par les professionnels de santé, car médiatisé, et psychologiquement difficile, le procès pénal sanctionne rarement, les victimes ne parvenant pas à établir l'existence d'une faute du médecin |

## 3. LA RESPONSABILITE DISCIPLINAIRE OU ORDINALE

Le médecin doit répondre de ses actes devant **ses Pairs**

| | |
|---|---|
| **LES ACTEURS** | • Le médecin (libéral ou hospitalier public)<br>• Le patient ou confrères<br>• **L'Ordre des médecins** |
| **LE CODE DE DEONTOLOGIE** | • Le **Code de déontologie médicale** prévoit les droits et les devoirs du médecin :<br>– **Envers ses patients** mais également<br>– **Envers ses confrères**<br>• Ce code est lui-même inséré dans le Code de Santé Publique (articles R. 4127-1 à R. 4127-112) |
| **LA FAUTE DISCIPLINAIRE** | • Il y a **faute disciplinaire** lorsque le comportement du médecin porte atteinte aux intérêts régissant la profession.<br>• Mais une conduite sans rapport avec l'activité médicale peut aussi ternir l'image sociale de la profession et justifier, en conséquence, une action disciplinaire. Différentes **pratiques contraires à la loi, à l'éthique ou aux bonnes mœurs** peuvent constituer cette faute : publicité à caractère commercial, honoraires excessifs, détournement de clientèle, ristournes sur honoraires, faux en écriture privée ... |

| | |
|---|---|
| | • Aucune énumération (comme dans le Code Pénal) ne peut donc couvrir l'ensemble des fautes disciplinaires.<br>• La faute médicale peut relever à la fois de la juridiction ordinale et des juridictions de droit commun |
| **PROCEDURE** | • La plainte est déposée devant le **Conseil départemental de l'Ordre des médecins**.<br>• Il peut s'agir d'une plainte de victime, d'une administration publique, d'un médecin, de l'Ordre des médecins lui-même…<br>• Le jugement se fait en première instance devant le **Conseil régional de l'Ordre des médecins**<br>• Le patient n'a pas la possibilité de faire appel alors que le médecin l'a<br>• **L'appel** peut se faire devant la **section disciplinaire du Conseil National de l'Ordre**. Un ultime recours peut avoir lieu devant le **Conseil d'Etat**. |
| **PEINES ENCOURUES** | 4 Sanctions disciplinaires :<br>• **Avertissement**<br>• **Blâme**<br>• **Interdiction temporaire d'exercice**<br>• **Interdiction définitive d'exercice : radiation de l'Ordre** |

## 4. LA RESPONSABILITE CIVILE

C'est la responsabilité du **médecin exerçant en libéral** : cabinet de ville, structures privées…
**Les professionnels exerçant à titre libéral ont l'obligation de contracter une** assurance **sous peine de sanction pénale (article L. 1142-2 du code de la santé publique)**

| | |
|---|---|
| **LES ACTEURS** | • Le médecin (libéral)<br>• Le patient |
| **LE DROIT CIVIL** | • Le **Code Civil**<br>• La responsabilité civile repose sur l'existence<br>  - d'une **faute**<br>  - d'un **préjudice** (ou dommage)<br>  - d'un **lien de causalité** entre les 2, lien qui devra être **prouvé par la victime**<br>On distingue :<br>• **La responsabilité délictuelle : faute volontaire ou involontaire**<br>  - *« Tout fait quelconque de l'homme qui cause à autrui un dommage oblige celui par la faute duquel il est arrivé à le réparer »* (article 1382 du Code Civil).<br>  - *« Chacun est responsable du dommage qu'il a causé par son fait mais encore par son imprudence ou sa négligence »* (article 1383 du Code Civil).<br>• **La responsabilité contractuelle** :<br>  - *"Il se forme entre le médecin et son patient **un contrat** qui entraîne pour le médecin, **l'obligation,** non pas de guérir son malade, mais **de lui donner des soins** non quelconques, mais réserves faites de circonstances exceptionnelles, **conformes aux données acquises de la Science**"* (Arrêt Mercier, 1936).<br>  - Il s'agit d'un contrat oral, tacite, sui generis (issu de la pratique et qui n'est pas réglementé par le Code Civil) et synallagmatique (engage les 2 volontés)<br>• La distinction du caractère délictuel ou contractuel en droit médical n'entraîne pas de différence de traitement majeure puisque, dans les deux cas, la responsabilité est fondée sur la faute. Mais ces 2 responsabilités **ne sont pas cumulables** |

| | |
|---|---|
| **PRINCIPALES FAUTES** | Les différents types de fautes :<br>• Les **fautes de technique médicale** (exemples : non- respect des données acquises de la science, faute de négligence, d'imprudence…)<br>• **L'illicéité de l'acte médical**<br>• **La responsabilité du fait d'autrui** (en cas d'exercice au sein d'une équipe pluridisciplinaire)<br>• **La violation du devoir d'humanisme** (information du patient, respect de sa volonté…)<br>**Les obligations nées du contrat** :<br>• Le respect du **secret médical**<br>• **L'obligation d'information** : la jurisprudence estime que cette information doit être **claire, loyale, approximative et intelligible**. Seuls les risques habituels doivent être explicités. Les risques exceptionnels peuvent être retenus, sauf s'ils sont disproportionnés ou si l'objet de l'acte médical s'éloigne par trop de la finalité thérapeutique (chirurgie esthétique). **C'est au médecin d'apporter la preuve qu'il a bien informé son patient** (Arrêt Hédreul)<br>• L'obligation de recueillir le **consentement**<br>• **L'obligation de soins** : le médecin a une **obligation de moyens et non de résultat**. Sauf si le médecin s'est engagé à un résultat donné (ex. : chirurgie esthétique) |
| **PROCEDURE** | • Le **préjudice** subit par la victime peut être **matériel** (perte de la capacité de travail entraînant une perte de revenus…), **corporel** (séquelles physiques) ou **moral** (séquelles psychiques)<br>• La plainte est portée devant le **Tribunal d'Instance** (procédure au fond)<br>• Le requérant a la possibilité de former un **référé** au moment du dépôt de sa demande. Il s'agit d'une procédure dite d'urgence. **Le juge des référés** statue dans un délai très court. Il prend des mesures provisoires dans l'attente de la décision au fond par le Tribunal d'Instance<br>• La preuve est à la charge de la victime qui doit prouver :<br>– **La faute** du médecin<br>– **Le dommage allégué**<br>– **Le lien de causalité** entre les 2 |
| **DELAI DE PRESCRIPTION** | Depuis 2008, les délais de prescription sont variables (de 5 à 30 ans)<br>A titre d'exemple :<br>• En droit commun : **5 ans**<br>• En matière de dommages corporels : **10 ans** à compter de la date de consolidation du dommage |
| **PEINES ENCOURUES** | Compensations financières :<br>• **Dommages et intérêts** |

## 5. LA RESPONSABILITE ADMINISTRATIVE

C'est la responsabilité du **médecin hospitalier**, agent du service public

| | |
|---|---|
| **LES ACTEURS** | • Le médecin hospitalier<br>• Le patient<br>• **L'établissement hospitalier** |
| **LE DROIT ADMINISTRATIF** | • La responsabilité de l'Administration n'est engagée **qu'en cas de faute de service prouvée** de son personnel<br>• La juge administratif statue selon un droit et une procédure spécifique : **le droit administratif** et **les règles du contentieux administratif**<br>• Il n'y a pas de responsabilité contractuelle à l'hôpital, le patient ne choisissant pas le praticien |

| | |
|---|---|
| **PRINCIPALES FAUTES** | 1) Le principe : **la responsabilité pour faute du médecin**<br>La responsabilité du médecin ne peut être engagée en l'absence de faute.<br>• La faute peut être :<br>- Une **faute médicale ou chirurgicale**<br>- Une **faute dans les soins**<br>- Une **faute dans l'organisation ou le fonctionnement du service**<br>• Exceptions à la responsabilité de l'hôpital en cas de faute médicale :<br>- Si le médecin exerce en secteur privé de l'hôpital et si le préjudice est dû à l'acte médical, le médecin est responsable (responsabilité civile)<br>- Si le médecin exerce en secteur public de l'hôpital et qu'il a commis "une **faute personnelle détachable du service", sa responsabilité civile est engagée** (ex. : refus de soigner un patient, retard dans l'intervention...)<br>**2) Exception : la responsabilité sans faute**<br>• La responsabilité sans faute du médecin a été introduite par la loi du 4 mars 2002, en cas **d'infection nosocomiale** (sauf si l'établissement apporte la preuve d'une cause étrangère), ou du fait des **produits de santé défectueux**.<br>3) Pour les **accidents médicaux**, les **affections iatrogènes** et les **infections nosocomiales** (celles pour lesquelles une cause étrangère a été prouvée), c'est la **solidarité nationale** qui permet d'indemniser les victimes, avec 3 conditions (voir Item 3) |
| **PROCEDURE** | • La victime porte plainte, devant le **Tribunal Administratif**.<br>• La preuve est à la charge de la victime qui doit prouver :<br>- **La faute**<br>- **Le dommage allégué**<br>- **Le lien de causalité** entre les 2<br>- Sauf en cas de responsabilité sans faute, où l'hôpital est déclaré responsable<br>• Si l'une des parties n'est pas satisfaite du jugement, elle a la possibilité de faire appel de la décision devant la **Cour Administrative d'Appel** puis de se pourvoir en cassation devant le Conseil d'Etat |
| **PEINES ENCOURUES** | • **Compensations financières** |
| **REMARQUES** | • La loi du 4 mars 2002 a posé le principe fondamental de responsabilité du médecin ou de l'établissement de santé, uniquement en cas de **faute** (l'existence d'une responsabilité sans faute est maintenue, mais dans des cas extrêmement **restreints** : infections nosocomiales et produits de santé défectueux).<br>• Un grand nombre de victimes se retrouvent ainsi dans l'impossibilité de voir indemniser leur préjudice (en l'absence de preuve de faute). Mais cette loi a aussi permis de limiter des dérives telles que considérer que la médecine devait être dénuée de tout risque. Ce risque médical existe et doit être, en l'absence de faute du médecin ou de l'établissement de santé, supporté par le patient. |

**En conclusion :**

Le mécontentement des patients naît souvent d'un manque de communication avec leur médecin. Celui-ci doit prendre conscience de **l'importance du dialogue avec son patient**, gage de qualité de soins et de satisfaction. Le médecin n'est plus celui qui prend des décisions seul et auquel on se remet totalement. Le patient n'est plus cette personne passive, étrangère à la décision médicale et pourtant si concernée. La relation médecin/patient a évolué…Le médecin a donc l'obligation, morale (Code de déontologie médicale) et législative (Code de Santé Publique), de l'associer à la décision.

Si le patient a parfaitement intégré cette nouvelle relation (on en veut pour preuve la montée en puissance des contentieux en matière médicale), le médecin doit prendre conscience de ce changement.

Chap. 13

UE 1
Item 13

# PRINCIPES D'UNE DEMARCHE QUALITE ET EVALUATION DES PRATIQUES PROFESSIONNELLES

| Les objectifs du CNCI pour l'iECN 2016 | MOTS-CLES et REFLEXES GENERAUX |
|---|---|
| × *Argumenter les conditions de mise en œuvre d'une démarche qualité et de l'évaluation des pratiques professionnelles ; incidence de l'environnement de travail.* | × ***Programme national de sécurité du patient***<br>× ***Certification des établissements de santé***<br>× ***DPC = EPP + FMC*** |

## 1. LA DEMARCHE ASSURANCE QUALITE

| | |
|---|---|
| **GENERALITES** | • La qualité des soins et du système de santé devient un enjeu, identifié par la population. La recherche de la qualité est un mouvement profond qui conduit le citoyen à vouloir participer et avoir des **informations** et de la **transparence** devant la disparité des prises en charge.<br>• La France a tardé à se doter de structures d'évaluation : **l'ANDEM** en 1989 (Agence Nationale pour le Développement de l'Evaluation Médicale), devenue **l'ANAES** en 1996 (Agence Nationale d'Accréditation et d'Evaluation en Santé), puis la **HAS** en **2004** (Haute Autorité de Santé)<br>• La formalisation d'une « **démarche qualité** », inspirée du monde de l'industrie et des services, s'est peu à peu développée en France, après s'être imposée dans les pays anglo-saxons |
| **DEFINITIONS** | • **Qualité** = « Ensemble des propriétés et caractéristiques d'un produit ou d'un service qui lui confèrent l'aptitude à satisfaire des besoins exprimés ou implicites ». (ISO[1] 8402)<br>• **Qualité des soins** (OMS) = Démarche qui doit permettre :<br>  - **De garantir** à chaque patient l'assortiment d'actes diagnostiques et thérapeutiques qui lui assurera le **meilleur résultat** en terme de santé conformément à **l'état actuel de la science**<br>  - Au **meilleur coût** pour un meilleur résultat<br>  - Au **moindre risque iatrogène**<br>  - Pour sa plus grande **satisfaction** en terme de procédures, de résultats et de contacts humains.<br>• **Assurance Qualité =** « Ensemble des actions préétablies et systématiques nécessaires pour donner la confiance appropriée en ce qu'un produit ou service satisfera aux exigences » (ISO 8402)<br>• **Démarche qualité** = Ensemble des actions que mène l'entreprise pour se développer afin de satisfaire ses clients. |

[1] International Standard organisation. Organisation visant à définir des référentiels d'audit du système qualité.

| | |
|---|---|
| **LES STRATEGIES POUR PROMOUVOIR LA QUALITE DES SOINS ET DU SYSTEME DE SANTE** | Il existe plusieurs stratégies pour promouvoir la qualité des soins :<br>• La compétence des professionnels qui relève de leur **formation initiale** et **continue**.<br>• L'élaboration et l'application des **recommandations médicales et professionnelles** (voir Q12)<br>• **La certification** des établissements de santé<br>• **L'Evaluation des Pratiques Professionnelles (EPP) et l'accréditation des médecins**<br>• Mais c'est aussi : la répartition et les règles d'organisation des structures de soins, la sécurité des soins et la prévention des risques, la satisfaction des patients, la satisfaction des besoins du personnel...<br>• Chaque hôpital a l'obligation d'avoir un **service qualité** avec un **responsable de la qualité**. Ce service se subdivise en plusieurs secteurs constitués par le **CLIN** (Comité de Lutte contre les Infections Nosocomiales), le **CLUD** (Comité de Lutte contre la Douleur), **l'hémovigilance**, la **matériovigilance**... |
| **LES PRINCIPES DE L'AMELIORATION CONTINUE DE LA QUALITE** | • La démarche d'amélioration continue de la qualité est symbolisée par la **Roue de Deming ou Roue de la qualité**<br>• Ce modèle comprend 4 étapes distinctes qui se succèdent indéfiniment : Planifier, Faire, Analyser et Améliorer (en anglais Plan, Do, Check et Act ou modèle PDCA).<br>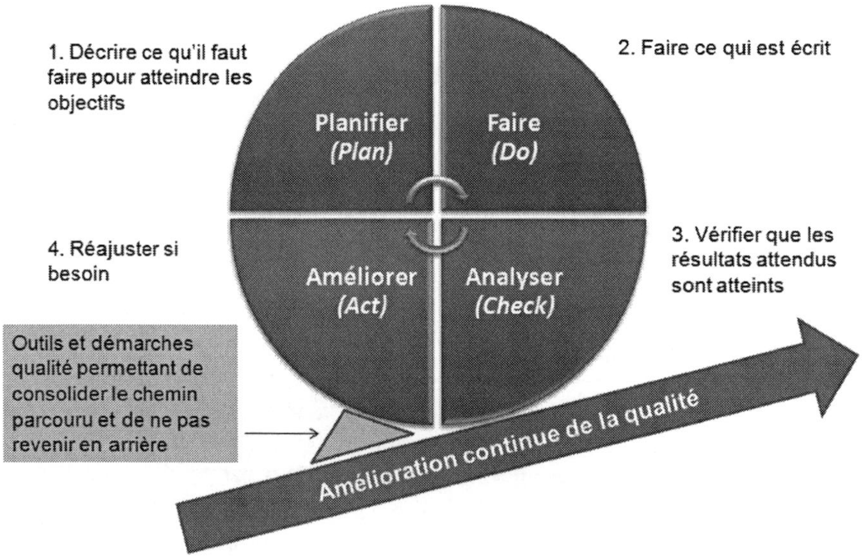<br> |

## 2. LA CERTIFICATION DES ETABLISSEMENTS DE SANTE

| | |
|---|---|
| **GENERALITES** | • La certification est une **procédure obligatoire, d'évaluation externe** des établissements de santé publics et privés, effectuée par des **professionnels indépendants**.<br>• Cette procédure a pour objectifs :<br>- D'améliorer la **qualité** et la **sécurité** des soins délivrés au patient<br>- De **promouvoir des démarches continues d'évaluation et d'amélioration** de la qualité au sein des établissements<br>- De **renforcer la confiance du public** par la communication des résultats<br>• La **Haute Autorité de Santé** (HAS) est chargée de la mise en œuvre de la certification.<br>• La certification se distingue de l'inspection et met l'accent sur la **participation des professionnels** de l'établissement<br>• La dénomination « **accréditation** des établissements de santé» n'existe plus depuis la loi 13 août 2004, remplacée par « la **certification des établissements de santé** ». |
| **LES FONDEMENTS ET LES PRINCIPES DE LA DEMARCHE DE CERTIFICATION** | • **La place centrale du patient**. La démarche apprécie la capacité de l'établissement à s'organiser en fonction des besoins et des attentes des patients.<br>• **L'implication des professionnels**. L'amélioration de la qualité est le résultat de démarches internes conduites par les professionnels de santé. Leur participation est indispensable à la conduite du changement.<br>• **L'amélioration du service médical rendu au patient** : obtenue grâce à l'amélioration systématique des processus, la réduction des dysfonctionnements et l'engagement des personnes.<br>• **La sécurité**. C'est une dimension majeure de la qualité des soins : elle correspond à l'une des attentes principales des patients vis-à-vis du système de santé. Pour y répondre, des **systèmes de gestion des risques** sont mis en place : respect de la réglementation en matière de sécurité, respect des bonnes pratiques, mise en place d'un système d'évaluation et d'amélioration, fondé sur l'identification des risques et la mise en œuvre d'actions de prévention.<br>• **Une démarche pérenne**. L'obtention de résultats durables en matière de démarche qualité suppose un engagement de l'établissement de santé sur le long terme.<br>• **Une démarche évolutive**. La HAS adapte et améliore sa démarche selon les résultats recueillis. |
| **LE DEROULEMENT DE LA PROCEDURE DE CERTIFICATION (V2014)** | • Il s'agit de la **4ème version** de la certification.<br>• La porte d'entrée dans la procédure de certification n'est plus l'auto-évaluation conduite pour la certification, mais la **création d'un Compte-Qualité.**<br>L'auto-évaluation des établissements de santé n'était plus adaptée aux enjeux actuels du système de santé, et elle ne garantissait plus que les actions correctrices soient menées en temps et en heure.<br>• D'autre part, cette nouvelle procédure de certification se place dans un contexte de **développement d'une culture de la sécurité et de la qualité des soins.**<br>• La V2014 attend de l'établissement qu'il démontre que **son système de management de la qualité et des risques est suffisamment mature** pour maîtriser ses risques et conserver voire dépasser le niveau atteint. |

<table>
<tr><td></td><td>La procédure de certifications se déroule en plusieurs étapes :<br>1. Engagement de l'établissement dans la procédure<br>2. Elaboration et transmission d'un compte-qualité tous les 24 mois<br>3. Conduite d'au moins une visite réalisée par des experts-visiteurs missionnés par la HAS<br>4. Délivrance d'une décision de la certification et suivi de la décision</td></tr>
<tr><td>ENGAGEMENT DANS LA PROCEDURE DE CERTIFICATION</td><td>1. <u>Engagement dans la procédure de certification :</u><br><br><u>Etablissement ayant déjà fait l'objet d'une certification :</u><br>• La HAS lui transmet sa date d'inscription reconnaissant son engagement dans la procédure de certification<br>• La HAS lui communique les dates de transmission du document d'interface précédant de 6 mois la transmission du compte-qualité, ainsi que la période de visite<br><u>Etablissement n'ayant jamais fait l'objet d'une certification :</u><br>• Demande d'entrée dans la procédure transmise à la HAS (lettre recommandée avec accusé de réception)<br>• Puis procédure identique aux autres établissements<br><br>La HAS informe régulièrement chaque autorité de tutelle, notamment les ARS, de l'engagement et de l'avancement des établissements dans la procédure de certification.<br>2. <u>Document d'interface :</u><br><br>• Interface HAS / Tutelles / Etablissements<br>• Buts :<br>- Informer la HAS sur le fonctionnement général de l'établissement<br>- Organiser l'articulation entre HAS et les tutelles<br>• 2 volets :<br>- Informations générales sur le fonctionnement de l'établissement.<br>- Synthèse des inspections et contrôles sanitaires, ainsi que leurs résultats et suites données par l'établissement.<br>• Envoyé par l'établissement à la HAS dans les 6 mois précédant l'envoi du compte-qualité.<br>• La HAS peut différer la visite de certification si des points importants de la gestion de la sécurité des patients ne sont pas remplis par l'établissement, après analyse du document d'interface.</td></tr>
<tr><td>METHODES D'EVALUATION : COMPTE-QUALITE ET VISITES</td><td><u>Compte-qualité :</u><br><br>• Il synthétise les engagements de l'établissement concernant son système de management de la qualité et des risques et sa démarche d'amélioration.<br>• Il permet de répondre à l'obligation d'auto-évaluation de chaque établissement (article R.6113-13 du CSP).<br><br>• Pour chacune des thématiques définies dans le manuel de certification :<br>- L'établissement défini des engagements en matière d'amélioration de la qualité et de maîtrise des risques.<br>- L'établissement défini des actions d'amélioration prioritaires pour les 24 mois qui suivent l'envoi du compte-qualité.<br>- Le compte qualité comprend également les actions mises en œuvre pour répondre au précédent rapport de certification.</td></tr>
</table>

- Les modalités d'élaboration du compte qualité sont définies dans un guide méthodologique publié par la HAS.
- Le compte qualité est mis à la disposition de l'établissement par la HAS par le biais du **système d'information sécurisé SARA®.**
- L'établissement adresse à la HAS **un compte-qualité tous les 24 mois** selon un calendrier prédéfini :
  - La HAS s'assure de la cohérence et de l'exhaustivité du compte-qualité
  - Elle peut demander à l'établissement un complément d'informations (à fournir dans le mois)
- L'absence de production par l'établissement du compte-qualité conduit la HAS à prononcer une **mesure de non-certification.**
- L'analyse du compte-qualité permet à la HAS de :
  - **Définir son programme de visite** de l'établissement
  - De **mesurer la mobilisation de l'établissement** dans la réduction des écarts identifiés dans le rapport de certification en référence au manuel de certification

**La visite :**

- Permet à la HAS de prendre sa **décision concernant la certification** de l'établissement :
  - identification des points de conformité et d'écart par rapport au manuel de certification
- 3 types de visite :
  - La **visite obligatoire** et programmée par la HAS
  - La **visite de suivi** décidée par la HAS
  - La **visite de suivi non annoncée** demandée par l'établissement
- Les experts-visiteurs sont désignés par la HAS (liste nominative).
- La HAS établit un programme de visite.
- Un **rapport de pré-certification** est alors établi. Il comprend :
  - le **rapport de visite** des experts-visiteurs
  - la **qualification des écarts identifiés par rapport au manuel de certification** (point sensible, non-conformité, non-conformité majeure).

Phase contradictoire :

- **Durée de 1 mois** à compter de la réception de pré-rapport de certification.
- L'établissement peut formuler des **observations** portant sur **:**
  - des **erreurs matérielles**
  - des **formulations inadéquates**
  - la **qualification des écarts**
- En revanche, ces observations ne peuvent pas porter sur :
  - des **faits postérieurs** à la visite des experts-visiteurs
  - des actions correctives mises en place **depuis la visite** des experts visiteurs.
- La HAS **peut modifier** le cas-échéant les **constats et la qualification** des écarts.

Visite intermédiaire :

- Vise à apprécier un risque identifié par la HAS lors de l'analyse d'un compte-qualité, non immédiatement suivi d'une visite des experts.

**DECISION**

1. <u>Instruction :</u>
   - Le dossier est transmis à la **Commission de Revue des Dossiers de certification** (CREDO).
   - Pour chaque thématique investiguée, elle propose :
     - Une décision de **certification** pour une durée de 6 ans
     - Une décision de **certification avec une ou plusieurs recommandations** sur les thématiques investiguées en visite, pour une durée de 4 ans
     - Une décision de **certification avec une ou plusieurs obligations d'amélioration** sur les thématiques investiguées en visite, pour une durée de 4 ans
     - Une décision de **non-certification**
     - Une décision de **surseoir à la certification** en raison de réserves ou d'un avis défavorable à l'exploitation des locaux

2. <u>Décision finale :</u>
   - **La HAS prend la décision finale** après analyse des recommandations de la CREDO.
   - Elle peut donc décider :
     - Une décision de **certification** pour une durée de **6 ans**
     - Une décision de **certification avec une ou plusieurs recommandations** sur les thématiques investiguées en visite, pour une durée de **4 ans**
     - Une décision de **certification avec une ou plusieurs obligations d'amélioration** sur les thématiques investiguées en visite, pour une durée de **4 ans**
     - Une décision de **non-certification**
     - Une décision de **surseoir à la certification** en raison de réserves ou d'un avis défavorable à l'exploitation des locaux
   - Ces décisions sont accompagnées de modalités de suivi définies par la HAS.
   - La HAS notifie la décision à l'établissement et à l'autorité de tutelle.

3. <u>Modalités de suivi :</u>
   - <u>Décision de certification :</u>
     - L'établissement adresse **un compte-qualité à la HAS tous les 24 mois.**
     - Une **visite obligatoire** est programmée dans un délai maximum de **6 ans** à compter de la notification de la décision de certification.
   - <u>Certification avec recommandations d'amélioration :</u>
     - L'établissement adresse un **compte-qualité** à la HAS **tous les 24 mois**, dans lequel il doit démontrer **la réduction des écarts** identifiés dans le rapport de certification.
     - Une **visite obligatoire** est programmée dans un délai maximum de **4 ans** à compter de la notification de la décision de certification.
   - <u>Certification avec obligation d'amélioration :</u>
     - L'établissement produit un **compte-qualité supplémentaire** dans un **délai** maximum **de 12 mois** suivant la notification de la décision de certification, dans lequel il doit montrer la **réduction des écarts** identifiés dans le rapport de certification.
     - Il est tenu de produire un compte-qualité **tous les 24 mois** dans tous les cas.

| | |
|---|---|
| | La HAS peut :<br>- Soit produire un **additif au rapport**<br>- Soit décider de l'organisation d'une **visite de suivi** sur les thématiques sur lesquelles portent les obligations d'amélioration<br><br>• <u>Décision de non-certification :</u><br>- Si son activité est maintenue par l'autorité de tutelle malgré la non certification, cette dernière défini avec la HAS **le délai dans lequel l'établissement doit faire l'objet d'une nouvelle visite.**<br>- L'établissement produit un **compte-qualité tous les 12 mois** suivants la notification de la décision de non-certification<br><br>• <u>Décision de surseoir à la certification :</u><br>- La HAS organise une **visite dans les 6 mois** suivant la notification, dont le but est de **vérifier la mise en œuvre d'améliorations significatives** par l'établissement.<br><br>Au terme de la phase contradictoire et de la procédure d'instruction, la HAS prononce :<br>- Une décision de **certification**<br>- Une décision de **certification avec une ou plusieurs recommandations** sur les thématiques investiguées en visite<br>- Une décision de **non-certification**<br>- Une décision de **prolongation de sursis** à statuer avec obligations d'amélioration |
| **PUBLICATION** | • L'établissement doit :<br>- assurer **la plus large diffusion possible** du rapport de certification, notamment à la commission médicale d'établissement et à la commission de relation avec les usagers.<br>- **mettre à disposition du public** les résultats des indicateurs de qualité et de sécurité des soins<br>• Le livret d'accueil de l'établissement à destination des patients hospitalisés **doit comporter une information sur les résultats des différentes procédures d'évaluation de la qualité des soins dont la certification.**<br>• La HAS publie également les différents rapports sur son site internet. |

| Niveau de certification | Conséquences |
|---|---|
| **1 : Certification** | Envoi d'un **compte-qualité / 24 mois**<br>Valable pour **6 ans** |
| **2 : Certification avec recommandations d'amélioration** | Envoi d'un **compte-qualité / 24 mois**<br>Valable pour **4 ans** |
| **3 : Certification avec obligations d'amélioration** | Envoi d'un **compte-qualité supplémentaire à 12 mois** de la visite<br>Envoi d'un **compte-qualité /24 mois**<br>Selon décision de la HAS :<br>- **Additif** au rapport initial<br>- **Visite de suivi** |
| **4 : Décision de surseoir à la certification** | Lorsqu'au moins une réserve majeure a été identifiée dans l'établissement.<br>Une **visite de suivi** dans les 6 mois.<br>**Nouvelle décision** rendue par la HAS au terme de la visite. |
| **5 : Non certification** | Si maintien de l'activité :<br>- **nouvelle visite de certification** dans un délai défini par l'autorité de tutelle en lien avec la HAS<br>Envoi d'un **compte-qualité / 12 mois** |

<table>
<tr>
<td>STRUCTURE ET CONTENU DU MANUEL DE CERTIFICATION (V2014)</td>
<td>
CHAPITRE 1 MANAGEMENT DE L'ÉTABLISSEMENT
<ul>
<li>Partie 1 : Management stratégique<br>
- Référence 1 : La stratégie de l'établissement<br>
- 2 : L'organisation et les modalités de pilotage interne</li>
<li>Partie 2 : Management des ressources<br>
- 3 : La gestion des ressources humaines<br>
- 4 : La gestion des ressources financières<br>
- 5 : Le système d'information<br>
- 6 : La gestion des fonctions logistiques et des infrastructures<br>
- 7 : La qualité et la sécurité de l'environnement</li>
<li>Partie 3 : Management de la qualité et de la sécurité des soins<br>
- 8 : Le programme global et coordonné de management de la qualité et de la sécurité des soins<br>
- 9 : La gestion des plaintes et l'évaluation de la satisfaction des usagers</li>
</ul>
CHAPITRE 2 PRISE EN CHARGE DU PATIENT
<ul>
<li>Partie 1 : Droits et place des patients<br>
- 10 : La bientraitance et les droits<br>
- 11 : L'information, la participation et le consentement du patient<br>
- 12 : La prise en charge de la douleur<br>
- 13 : La fin de vie</li>
<li>Partie 2 : Gestion des données du patient<br>
- 14 : Le dossier du patient<br>
- 15 : L'identification du patient</li>
<li>Partie 3 : Parcours du patient<br>
- 16 : L'accueil du patient<br>
- 17 : L'évaluation de l'état de santé du patient et le projet de soins personnalisé<br>
- 18 : La continuité et la coordination des soins<br>
- 19 : Les prises en charge particulières<br>
- 20 : La prise en charge médicamenteuse<br>
- 21 : Le circuit du traitement des examens de laboratoire<br>
- 22 : La prise en charge des examens d'imagerie médicale<br>
- 23 : L'éducation thérapeutique du patient et de son entourage<br>
- 24 : La sortie du patient</li>
<li>Partie 4 : Prises en charge spécifiques<br>
- 25 : La prise en charge dans le service des urgences<br>
- 26 : Le fonctionnement des secteurs d'activité interventionnelle<br>
- 27 : Les activités de soins de suite et de réadaptation</li>
<li>Partie 5 : Evaluation des pratiques professionnelles<br>
- 28 : L'évaluation des pratiques professionnelle</li>
</ul>
</td>
</tr>
</table>

SYNTHESE

# LA PROCEDURE DE CERTIFICATION

**1. Entrée dans le processus de certification**

- Demande de l'établissement à la HAS
- Automatique après une 1ère certification

**2. Document d'interface**

- Fourni par l'établissement à la HAS 6 mois avant l'envoi du compte-qualité

**4. Création d'un compte-qualité**

- Par l'établissement
- Mis à disposition de la HAS sur SARA ®

**3. Visite de certification**

Rapport de pré-certification → Phase contradictoire : observations de l'établissement

**5. Instruction du dossier**

- Par la Commission de Revue des Dossiers de Certification (CREDO)
- Emet un avis sur chaque dossier

**6. Décision finale**

- Par la HAS selon les avis de la CREDO :
  - Décision de certification, modalités de suivi

**8. Eventuellement visite de suivi**

**7. Envoi d'un compte qualité tous les 24 mois**

## 3. L'EVALUATION DES PRATIQUES PROFESSIONNELLES

| | |
|---|---|
| **LES ENJEUX ET LE CADRE REGLEMENTAIRE** | <u>L'enjeu :</u><br>• La nécessité de l'EPP résulte de l'évolution rapide des données scientifiques à intégrer dans l'exercice médical toujours plus complexe et des exigences croissantes et légitimes des usagers<br>• L'enjeu est **l'amélioration de la qualité, de la sécurité et de l'efficacité des soins**.<br><br>Evolutions législatives :<br>• **Obligation de formation médicale continue** (FMC): loi du 9 août 2004<br>• **Obligation individuelle d'EPP pour les médecins**: loi du 13 août 2004<br>• **L'accréditation des médecins et des équipes médicales** : loi du 13 août 2004<br>• Obligation de **développement professionnel continu (DPC)** pour l'ensemble des professionnels de santé : loi HPST du 21 juillet 2009<br>    – En pratique **le DPC = FMC + EPP** |
| **L'EPP** | **<u>La mise en œuvre :</u>**<br>• L'EPP consiste en « **l'analyse de la pratique professionnelle en référence à des recommandations et selon une méthode élaborée ou validée par la HAS et inclut la mise en œuvre et le suivi d'actions d'amélioration des pratiques** » (décret du 14 avril 2005)<br>• Elle est **intégrée à l'exercice clinique** (et non surajoutée à celui-ci) : il doit devenir habituel, voire routinier, pour les équipes médico-soignantes de mettre en œuvre une analyse régulière de leurs pratiques.<br>• La finalité n'est pas l'évaluation des pratiques qui n'est qu'un moyen, mais bien **l'amélioration des pratiques**.<br>• L'EPP peut revêtir des **modalités diverses**<br>• Les médecins peuvent mettre en œuvre leur EPP de manière **individuelle** ou, le plus souvent, **collective**<br>    – Soit en auto-organisation dans le cadre de leur exercice<br>    – Soit avec l'aide d'organismes agréés par la Haute Autorité de Santé pour l'EPP<br><br>**<u>La démarche EPP :</u>**<br>• **Choix d'un thème** d'évaluation correspondant à un enjeu d'amélioration<br>• Choix d'une **méthode d'EPP** (voir tableau)<br>• Elaboration d'un **référentiel** à partir des recommandations pertinentes (conférences de consensus, RPC…)<br>• **Recueil des données cliniques**<br>• **Analyse des données : mise en relation des pratiques médicales de terrain avec les recommandations**<br>• Elaboration d'un **plan d'amélioration**<br>• **Suivi** avec mesure **d'indicateurs** et maintien des résultats |

| | |
|---|---|
| **L'EPP** | **Les équivalences :**<br>• Le dispositif EPP prend en compte les EPP réalisées pour la certification des établissements, qui pourront être validées par les médecins au titre de leur obligation individuelle<br>• Réciproquement, les évaluations que vont réaliser de plus en plus souvent les médecins dans le cadre de leur exercice pourront être présentées dans le cadre de la procédure de certification de leur établissement. |
| **INCIDENCE DE L'ENVIRONNEMENT DE TRAVAIL** | • L'EPP est **obligatoire pour tous les médecins** quel que soit leur mode d'exercice.<br>• Secteur libéral :<br>- Organisée par les **URML** (Unions Régionales des Médecins Libéraux).<br>- Le Conseil de l'Ordre doit vérifier **tous les 3 ans** que les médecins ont bien satisfaits à leur obligation d'EPP.<br>• Secteur salarié (hôpital) :<br>- Organisée par les **CME** (Commission Médicale d'Etablissement).<br>• Pour les médecins libéraux exerçant aussi en établissement de santé :<br>- organisée **conjointement par les CME et les URML** |

**Exemple de méthodes d'EPP (non exhaustif)**

| Méthode | Approche | Principes |
|---|---|---|
| **Audit clinique** | Par comparaison (à un référentiel) | Mesurer les écarts entre la pratique observée et la pratique attendue (généralement exprimée dans les recommandations professionnelles). |
| **Chemin clinique** | Par processus | Décrit, pour une pathologie donnée, tous les éléments du processus de prise en charge en suivant le parcours du patient au sein de l'institution. Vise à planifier, rationaliser et standardiser la prise en charge pluridisciplinaire de patients. |
| **Revue de morbidité et de mortalité (RMM)** | Analyse de cas | Analyse collective, rétrospective et systémique de cas marqués par la survenue d'un décès, d'une complication, ou d'un évènement qui aurait pu causer un dommage au patient. Mise en œuvre et suivi d'actions pour améliorer la prise en charge des patients et la sécurité des soins |
| **Revue de pertinence de soins** | Par comparaison (à des critères prédéfinis) | Permet de repérer les admissions ou les journées non pertinentes, d'en rechercher les causes, de mettre en place des actions pour améliorer la prise en charge du patient |
| **Analyse de pratiques entre pairs** | Analyse de cas | Réunions régulières de médecins. Chaque médecin expose le dossier d'une de ses consultations et soumet sa pratique à la discussion de ses pairs. |
| **Staff-EPP des équipes hospitalières** | Analyse de cas | Démarche entre professionnels qui associe une revue de dossiers, une revue bibliographique, une discussion entre professionnels et des actions d'amélioration et de suivi |

## 4. L'ACCREDITATION DES MEDECINS

| | |
|---|---|
| **L'ACCREDITATION DES MEDECINS** | • Ce dispositif de gestion des risques, a été développé à l'initiative des médecins anesthésistes-réanimateurs, gynécologues-obstétriciens et chirurgiens en vue de trouver une réponse à la hausse des primes d'assurance en responsabilité civile médicale<br>• Elle concerne toutes les **spécialités et activités médicales dites « à risque » en établissements de santé** (échographie obstétricale, gynécologie-obstétrique, chirurgie, anesthésie-réa, spécialités interventionnelles).<br>• C'est une démarche **volontaire**, valable pour une durée de **4 ans**<br>• Elle permet une participation financière de la CNAMTS à la souscription de l'assurance en responsabilité civile médicale et, à terme, doit contribuer à une maîtrise des primes d'assurance.<br>• La HAS en assure la mise en place et l'organisation |

**Réflexes**

| | Certification | Accréditation | DPC = FMC + EPP |
|---|---|---|---|
| **Qui ? Quoi ?** | Tous les établissements de santé (ES) | Médecins en ES exerçants une spécialité «à risque» | Tous les professionnels de santé |
| **Objectif** | Amélioration de la prise en charge des patients en vérifiant la conformité d'un ES aux exigences d'un manuel faisant référence | Amélioration des pratiques professionnelles basée sur une démarche de gestion des risques | Amélioration des pratiques professionnelles via une évaluation formative |
| **Validité ?** | 4 ans | 4 ans | Annuel |
| **Obligatoire ?** | Oui | Non (volontaire) | Oui |

**Conférences de consensus - Recommandations**

| Année | Source | Titre |
|---|---|---|
| 2015 | HAS | Procédure de certification des établissements de santé et des structures visées aux articles L.6133-7, L.6321-1, L.6147-7 et L.6322-1 du Code de santé publique. |
| 2014 | HAS | Manuel de certification des établissements de santé V2010 – Edition Janvier 2014. |
| 2014 | HAS | Le compte-qualité. |
| 2013 | HAS | Le DPC : mode d'emploi |
| 2011 | HAS | Guide pratique : Préparer et conduire votre démarche de certification |
| 2007 | HAS | L'accréditation des médecins : mode d'emploi |
| 2007 | HAS | EPP des médecins : mode d'emploi |
| 2002 | ANAES | Principes de mise en œuvre d'une démarche qualité en établissements de santé |

Chap. 14

UE 1
Item 14

# FORMATION TOUT AU LONG DE LA VIE. ANALYSE CRITIQUE D'UNE INFORMATION SCIENTIFIQUE ET MEDICALE. GESTION DES LIENS D'INTERET

| Les objectifs du CNCI pour l'iECN 2016 | MOTS-CLES et REFLEXES GENERAUX |
|---|---|
| × *Déduire de l'analyse d'une pratique, l'intérêt d'une actualisation des savoirs.*<br>× *Valoriser une information scientifique et médicale en fonction de sa qualité méthodologique et de sa pertinence bioclinique (voir item 323).*<br>× *Identifier les impacts potentiels d'un lien d'intérêt sur une information scientifique et médicale.*<br>× *Justifier l'utilité de la déclaration des liens d'intérêt d'un expert (auteur) et l'utilité d'une politique de gestion de ces liens potentiellement conflictuels.* | × ***Cochrane Library, Medline***<br>× ***Niveaux de preuve de la HAS***<br>× ***Déclaration publique d'intérêts*** |

## 1. LA FORMATION MEDICALE CONTINUE (FMC)

| | |
|---|---|
| **La FMC** | • Les connaissances dans le domaine médical évoluent constamment et extrêmement rapidement :<br>– on estime que **50% des connaissances sont obsolètes au bout de 7 ans** !<br>• Les enjeux sont :<br>– **Harmoniser** la prise en charge des patients<br>– Assurer la **qualité et la sécurité** des soins<br>– Une prise en charge du patient **adaptée** aux moyens actuels<br>– Assurer une **meilleure efficience** du système de santé<br>• Il s'agit d'une **obligation déontologique** (article 11 du Code de Déontologie Médicale) :<br>– « Tout médecin doit entretenir et perfectionner ses connaissances ; il doit prendre toutes dispositions nécessaires pour participer à des actions de formation continue. Tout médecin participe à l'évaluation des pratiques professionnelles ». |
| **Le DPC** | • « Le développement professionnel continu a pour objectif **l'évaluation des pratiques professionnelles, le perfectionnement des connaissances, l'amélioration de la qualité et de la sécurité des soins** ainsi que la prise en compte des priorités de santé publique et de la maîtrise médicalisée des soins » (Loi HPST 2009)<br>• Il s'agit d'un dispositif tout récent qui se met progressivement en place en 2013.<br>• Le DPC réunit dans un concept commun les notions de formation professionnelle continue (**FMC**) et d'évaluation des pratiques professionnelles (**EPP**)<br>• Il constitue une **obligation individuelle annuelle** |

| | |
|---|---|
| **PRINCIPE** | • Le professionnel de santé satisfait à son obligation de DPC en participant, **au cours de chaque année civile** à un programme de DPC collectif annuel ou pluriannuel.<br>• Ce programme de DPC doit :<br>- être conforme à une orientation nationale ou régionale<br>- comporter une des méthodes et des modalités validées par la HAS<br>- être mis en œuvre par un organisme de DPC (ODPC, remarque : un établissement de santé sera enregistré comme ODPC)<br>• Les professionnels pourront valider leur DPC à travers des démarches d'amélioration de la qualité des soins ou de gestion des risques dans lesquelles ils sont déjà engagés (certification des établissements de santé, accréditation des médecins, activité d'analyse de pratique ou d'EPP, activité d'acquisition ou d'approfondissement de connaissances ou de compétences…)<br><br>En pratique :<br>• Pour les professionnels exerçant **en établissement de santé** : chaque année, l'établissement propose de participer à un programme de DPC collectif annuel ou pluriannuel. La **CME** (Commission Médicale d'Etablissement) est l'interlocuteur des médecins.<br>• Pour les **libéraux** : contacter **l'URPS** (Union Régionale des Professions de Santé) ou le **conseil de l'ordre**.<br>• **Le conseil départemental de l'ordre des médecins** s'assure, au moins une fois **tous les 5 ans**, que les médecins relevant de sa compétence ont satisfait à leur obligation annuelle de DPC |

## RAPPEL – NIVEAUX DE PREUVE HAS

Réflexes

| NIVEAU DE PREUVE | GRADE DES RECOMMANDATIONS |
|---|---|
| **Niveau 1**<br>• Essais comparatifs randomisés de forte puissance<br>• Méta-analyse d'essais comparatifs randomisés | **A**<br>**Preuve scientifique établie** |
| **Niveau 2**<br>• Essais comparatifs randomisés de faible puissance<br>• Etudes comparatives non randomisées bien menées<br>• Etudes de cohorte | **B**<br>**Présomption scientifique** |
| **Niveau 3**<br>• Etudes cas-témoin<br><br>**Niveau 4**<br>• Etudes comparatives comportant des biais importants<br>• Etudes rétrospectives<br>• Séries de cas<br>• Etudes épidémiologiques descriptives | **C**<br>**Faible niveau de preuve scientifique** |

# 2. LES RECOMMANDATIONS MEDICALES ET PROFESSIONNELLES

| | |
|---|---|
| **DEFINITION** | • Les progrès rapides des connaissances médicales et la croissance du nombre de publications justifient la réalisation de synthèses des informations disponibles.<br>• **Les « recommandations médicales et professionnelles »** sont définies comme :<br>– « Des propositions développées méthodiquement<br>– Pour aider **le praticien et le patient à rechercher les soins les plus appropriés**<br>– Dans des circonstances cliniques données »<br>• Plusieurs méthodes existent<br>• Elles sont basées sur :<br>– **Une analyse et une synthèse objectives de la littérature scientifique**<br>– **Des avis d'experts et de professionnels**<br>– **Et des enquêtes de pratiques.**<br>• Il existe plusieurs méthodes, 2 seront présentées :<br>– **Les Conférence de Consensus (CC)**<br>– **Les Recommandations pour la Pratique Clinique (RPC)**<br>• Le choix de la méthode d'élaboration de recommandations (RPC ou CC) dépend :<br>– De **l'étendue du thème** retenu<br>– Du **nombre et de la précision des questions** à résoudre<br>– De l'intensité et de la **controverse** existante<br>– De la **disponibilité des données** médicales et scientifiques |

**Réflexes**

| CC ou RPC ? | CC | RPC |
|---|---|---|
| **Thème à traiter** | Limité | Vaste |
| **Nombre de questions posées** | Limité (4 à 6) | Nombreuses |
| **Littérature disponible** | Limitée ou contradictoire | Abondante |
| **Controverse** | Oui | Pas ou peu |
| **Déroulement** | Conférence publique puis rédaction de recommandations par un jury indépendant | Analyse de la littérature par un groupe de travail |

## A. LES CONFERENCES DE CONSENSUS (CC)

| | |
|---|---|
| **DEFINITION** | La CC consiste en :<br>• La **présentation,** lors d'une **conférence publique, de rapports d'experts** faisant la synthèse des connaissances<br>• Puis la **rédaction de recommandations par un Jury multidisciplinaire à huis clos** |
| **LES ACTEURS** | **1. Le promoteur**<br>• Il s'agit en pratique soit d'une organisation de professionnels de santé, d'un organisme de Santé Publique, d'une société savante, d'un organisme d'Assurance Maladie, d'une association de patients, d'un industriel...<br><br>Son rôle :<br>• Il prend **l'initiative** de l'élaboration de recommandations<br>• **Il choisit le thème** et signale les grands axes de réflexion<br>• Il fournit les **moyens financiers**<br>• Il doit s'effacer et laisser une totale liberté au comité d'organisation qui doit fonctionner en totale indépendance<br><br>**2. Le comité d'organisation**<br>• Personnes désignées par le promoteur (en général 5 à 10 membres), mais **indépendantes** de celui-ci<br>• Un responsable **(le Président** du comité d'organisation) est désigné pour organiser et coordonner les réunions.<br><br>Son rôle :<br>• **Chargé de la mise en place, de l'organisation de la CC**<br>• Il délimite précisément le **thème** à traiter et les **questions**<br>• Il **choisit les experts, les membres du jury, les membres du groupe bibliographique** et les informe de leur rôle.<br>• Il participe à **l'élaboration de la stratégie de recherche** de la littérature, propose les grilles de lecture des articles...<br>• Il établit les **modalités de diffusion** des recommandations |

<table>
<tr><td>LES ACTEURS</td><td>
3. Le Jury
<ul>
<li>8 à 16 membres, multiprofessionnel et multidisciplinaire : médecins, chercheurs, autres professionnels de santé, méthodologistes, représentants des domaines éthique, économique ou législatif, représentants du grand public</li>
<li>Coordonné par un président, nommé par le comité d'organisation (parfois en concertation avec le promoteur)</li>
<li>Les membres du jury ne doivent pas avoir d'intérêt financier ou professionnel (pas de conflit d'intérêt)</li>
</ul>
Son rôle :
<ul>
<li>Fournir, à l'issue de la CC, un texte consensuel : les conclusions et recommandations de la conférence qui apportent une réponse précise à chacune des questions.</li>
<li>Responsable de la teneur et de la qualité du texte produit</li>
</ul>
4. Le groupe bibliographique
<ul>
<li>4 à 6 membres formés à l'analyse de la littérature</li>
<li>Fournit une analyse objective de la littérature, sans interprétation des résultats.</li>
</ul>
5. Les experts
<ul>
<li>Ils sont choisis par le comité d'organisation.</li>
<li>Ils doivent avoir une compétence particulière sur le thème de la conférence (travaux et publications récents)</li>
<li>La composition du groupe doit être représentative de la diversité des opinions sur le sujet</li>
</ul>
Leur rôle :
<ul>
<li>Fournir un texte rassemblant les informations (issues de leur expérience et de la littérature) permettant de répondre aux questions</li>
<li>Ils présentent leur travail au cours de la conférence publique et formulent leur interprétation en fonction de leur conviction.</li>
</ul>
Les textes produits par le groupe bibliographique doivent apporter une analyse brute des données de la littérature.<br>
Les textes des experts sont complémentaires, ils apportent une interprétation de ces données avec le recul dû à la pratique et à l'expérience.
</td></tr>
<tr><td>DEROULEMENT : 4 PHASES (voir schéma)</td><td>
1. Phase de préparation (environ 1 an)
<ul>
<li>Le promoteur :
<ul>
<li>Décide de la réalisation d'une CC</li>
<li>Désigne le comité d'organisation</li>
</ul></li>
<li>Le comité d'organisation :
<ul>
<li>Définit le thème précis et rédige les questions</li>
<li>Nomme les experts, le jury et le groupe bibliographique</li>
<li>Elabore la stratégie de diffusion et des mesures d'impact</li>
</ul></li>
<li>Les experts rédigent leur avis et diffusent au jury</li>
<li>Le groupe bibliographique analyse les données de la littérature</li>
</ul>
2. La conférence publique
<ul>
<li>Mise à disposition pour tous les participants des textes des experts et du groupe de travail bibliographique</li>
<li>Exposé des experts en séance publique</li>
<li>Débat lors duquel chaque acteur fait connaître son opinion</li>
</ul>
</td></tr>
</table>

| | |
|---|---|
| | **3. Le huit clos du jury**<br>• Dans les 2 jours qui suivent la conférence publique<br>• **Rédaction à huis clos des conclusions et recommandations** (texte long et texte court) **par le Jury**<br>• Elles reflètent l'accord auquel aboutit le Jury lorsqu'il produit ses conclusions et recommandations. Ce n'est pas ipso facto le point de vue commun que partage la plupart des participants<br>• Validation par le comité d'organisation<br><br>**4. Diffusion des recommandations**<br>• Diffusion des recommandations aux cibles, à la presse médicale et non médicale, aux acteurs institutionnels.<br>• Une **étude d'impact** est une étude visant à constater les modifications des pratiques suite à la diffusion des recommandations. |

## B. LES RECOMMANDATIONS POUR LA PRATIQUE CLINIQUE (RPC)

| | |
|---|---|
| **DEFINITIONS** | La RPC consiste en :<br>• Une **analyse de la littérature abondante par un groupe de travail qui rédige les recommandations**<br><br>Elle est réalisée lorsque :<br>• Le **thème** à traiter est **vaste** et se décline en **nombreuses questions**<br>• Les données de la littérature sont **multiples et dispersées**<br>• Il y a **peu de controverse** |
| **ACTEURS** | **1. Le promoteur**<br>• Il prend **l'initiative** de l'élaboration de recommandations, **choisit le thème**, assure le **financement**, précise le **délai** d'élaboration des recommandations<br>• Généralement il s'agit de la HAS<br>• Il choisi les membres des groupes de travail et de lecture<br><br>**2. Le groupe de travail**<br>• Mission : rédiger les recommandations après avoir pris connaissance<br>- des données bibliographiques<br>- de l'avis des membres du groupe de lecture<br>• Il est composé de 15 à 20 professionnels et représentants de patients ou d'usagers, ayant une bonne connaissance de la pratique professionnelle du thème traité<br>• Il est composé d'un chef de projet et de un ou plusieurs **chargés de projet** recrutés pour sélectionner, analyser et rédiger une synthèse critique de la littérature et aider à la rédaction des recommandations<br><br>**3. Le groupe de lecture**<br>• Il donne un avis formalisé sur le fond et la forme de la version initiale des recommandations, en particulier son l'applicabilité, son acceptabilité et sa lisibilité<br>• Il comprend selon le thème 30 à 50 personnes concernées par le thème traité, experte ou non du sujet<br>• Il est multidisciplinaire, pluriprofessionnel et représentatif de la diversité |

| | |
|---|---|
| **DEROULE-MENT DE LA METHODE** | **1. Phase de revue systématique et de synthèse de la littérature**<br>• Ce travail est réalisé par le ou les chargés de projet :<br>- Recherche bibliographique<br>- Analyse critique et synthèse de la littérature sous forme d'un argumentaire scientifique<br>- Proposent une liste de recommandations<br><br>**2. Rédaction de la version initiale des recommandations**<br>• Les membres du groupe de travail se réunissent 2 fois, voire plus pour élaborer une version initiale des recommandations qui sera soumise au groupe de lecture<br><br>**3. Phase de lecture**<br>• Par le groupe de lecture<br>• Les réponses du groupe de lecture sont analysées et synthétisées<br>• Cette étape aboutit à la production d'un rapport d'analyse qui collige l'ensemble des cotations et commentaires du groupe de lecture<br><br>**4. Phase de finalisation**<br>• Par le groupe de travail et la HAS<br>• Les recommandations initiales sont modifiées après analyse et discussion des cotations et commentaires du groupe de lecture<br>• Elle aboutit à la production des versions finales de l'argumentaire scientifique, des recommandations et de sa synthèse<br>• Ces documents sont ensuite validés par la HAS puis diffusés |

## 3. LES LIENS ET CONFLITS D'INTERETS

| | |
|---|---|
| **DEFINITION** | • La notion de lien d'intérêts recouvre **les intérêts ou les activités**, passés ou présents, d'ordre patrimonial, professionnel ou familial, **de l'expert en relation avec l'objet de l'expertise qui lui est confiée.**<br><br>• Un conflit d'intérêts naît d'une situation dans laquelle **les liens d'intérêts** d'un expert sont susceptibles, par leur nature ou leur intensité, de **mettre en cause son impartialité ou son indépendance** dans l'exercice de sa mission d'expertise au regard du dossier à traiter. |
| **DECLARATION DES LIENS D'INTERET** | • Elle est **obligatoire** et inscrite dans le Code de la Santé Publique (« Déclaration publique d'intérêts »).<br>• Elle doit être réalisée **par tout expert** amené à poser une expertise dans le domaine de la santé et de la sécurité sanitaire.<br>• Elle **engage la responsabilité du déclarant**, qui doit s'assurer qu'elle est sincère, à jour (actualisation continue) et exhaustive. |
| **CHARTE DE L'EXPERTISE SANITAIRE (décret 21 mai 2013)** | **Expertise :**<br>• Ensemble d'activités ayant pour objet de **fournir une interprétation**, un avis ou une recommandation aussi **objectivement fondés que possible**, élaborés à partir des connaissances disponibles et de démonstrations, accompagnées d'un **jugement professionnel**.<br>**Sélection des experts :**<br>• Le processus doit être décrit par l'organisme d'expertise.<br>**Gestion des conflits d'intérêts :**<br>• L'organisme **analyse les liens** déclarés par l'expert |

| | |
|---|---|
| | • Il **évalue les risques de conflits** d'intérêts<br>• Il détermine si l'expert **présente ou non un lien d'intérêts** faisant obstacle à ce que l'évaluation d'un dossier précis lui soit confiée<br>• Il rend compte des **modalités de prévention et de gestion des conflits d'intérêts**<br><br>**Conduite à tenir :**<br>• *Conflit d'intérêts majeur :*<br>  - l'organisme **exclut** la participation de cet expert<br>• En présence *d'un lien d'intérêts qu'il ne juge pas de nature ou d'intensité susceptible de faire mettre en doute l'indépendance ou l'impartialité de l'expert pour l'expertise considérée :*<br>  - l'organisme peut **associer cet expert** à la réalisation de l'expertise dans des **conditions** qu'il détermine<br><br>• L'organisme indique notamment dans le rapport produit par l'expertise si l'analyse des liens d'intérêts déclarés par les experts a identifié ou non des conflits d'intérêts potentiels, en décrivant, le cas échéant, les mesures mises en œuvre pour gérer les conflits d'intérêts identifiés. |
| **IIMPACT DES LIENS D'INTERET** | Pour évaluer cet impact, il faut tenir compte :<br>• De **l'ampleur** de la collaboration<br>• Du **type de production** demandée<br>• Du **domaine d'expertise**, du type de sujet traité et du degré d'implication de l'expert<br>• Du **mode d'expertise** choisi, individuelle ou collective (la collégialité pouvant atténuer l'effet du lien d'intérêt de l'expert)<br>• De la **nature de l'exercice** collectif demandé et des fonctions exercées<br>• Des **places respectives des expertises interne et externe**<br><br>Les impacts sont variables :<br>• **Conclusions erronées** des expertises<br>• Résultats **falsifiés ou modifiés** de sorte que l'expertise profite plus amplement aux intérêts de l'expert<br>• **Perte de confiance** des autorités et usagers du système de santé envers les organismes d'expertise<br>• Atteinte à la **qualité et à la sécurité des soins** des patients |
| **OBJECTIFS DE LA GESTION DES LIENS D'INTERET** | • Assurer **la qualité** des informations scientifiques à disposition des professionnels de santé.<br>• Maintenir **l'objectivité** des informations.<br>• Assurer **la qualité des soins** et **la sécurité** des patients. |

## Conférences de consensus - Recommandations

| Année | Source | Titre |
|---|---|---|
| 2013 | HAS | Guide des déclarations d'intérêts et de gestion des conflits d'intérêt. |
| 2013 | Loi | Décret du 21 mai 2013 portant approbation de la charte de l'expertise sanitaire prévue à l'article L.1452-2 du code de la santé publique. |
| 2010 | HAS | Elaboration de recommandations de bonne pratique : « Recommandations pour la pratique clinique » |
| 2000 | ANAES | Guide d'analyse de la littérature et gradation des recommandations |
| 1999 | ANAES | Les conférences de consensus : base méthodologique pour leur réalisation en France |

Chap. 15

UE 1
Item 15

# ORGANISATION DU SYSTEME DE SOINS. SA REGULATION. LES INDICATEURS. PARCOURS DE SOINS

| Les objectifs du CNCI pour l'iECN 2016 | MOTS-CLES et REFLEXES GENERAUX |
|---|---|
| × *Expliquer les principes de l'organisation des soins en France, en Europe et aux USA.*<br>× *Expliquer la structuration du système de santé entre soins primaires (premier recours), secondaires et tertiaires.*<br>× *Présenter les missions des ARS. Justifier la notion de « territorialité » pour l'organisation des soins.*<br>× *Analyser de manière critique les évolutions du recours aux soins (quantitativement et qualitativement) au regard des évolutions épidémiologiques, économiques, technologiques, professionnelles et socioculturelles.*<br>× *Préciser les qualités d'un indicateur utilisé dans l'organisation ou la régulation des activités cliniques et professionnelles (selon ses finalités : informative ou support de décision).*<br>× *Identifier les éléments clés nécessaires aux notions de coordination, de continuité et de globalité des soins (parcours de soins ou de santé).*<br>× *Expliquer les principes et finalités des parcours de soins, de la coordination des professionnels ainsi que la gradation des soins.*<br>× *Exposer les attentes en matière de développement des pratiques de télémédecine.* | × ***Modèle de Beveridge vs Bismarck***<br>× ***Système de santé français = mixte***<br>× ***Loi HPST du 21 Juillet 2009***<br>× ***Agences Régionales de Santé***<br>× ***Filière = parcours d'un patient***<br>× ***Réseau = collaboration de professionnels*** |

## Pour mieux comprendre

- Un système de santé regroupe l'ensemble des moyens (humains, structurels et financiers) et activités mis en œuvre pour la production de santé à visée :
  - **Curative** : restaurer la santé
  - **Préventive** : prévenir l'apparition des maladies ou réduire leurs conséquences
  - **Educative** : faire que chaque personne puisse acquérir tout au long de sa vie les compétences et les moyens qui lui permettront de promouvoir sa santé et sa qualité de vie
- Un système de santé se constitue autour :
  - **Des usagers**
  - **Des financeurs**
  - **De l'offre de soins**
- Chaque pays dispose d'un système de santé qui s'est construit en fonction de son histoire, ses traditions, ses choix politiques et son niveau de développement économique.

# 1. SYSTEMES DE SANTE EN EUROPE

| | |
|---|---|
| **GENERALITES** | • Au niveau européen, la comparaison de l'Angleterre et son système beveridgien avec l'Allemagne et son système bismarkien est intéressante<br>• Ces 2 systèmes fondent tous les systèmes de santé européens |

**Réflexes**

| Les 2 modèles fondateurs | |
|---|---|
| **BEVERIDGE** | **BISMARCK** |
| • 1942 : Lord Beveridge propose un système de santé qui fournit des services médicaux gratuits à tous les citoyens et qui est financé par le budget de l'état (l'impôt)<br>• 3 principes : les 3 « U »<br>– **Universalité** (toute la population est prise en charge)<br>– **Unique** (un système administratif central gère tout)<br>– **Uniforme** (mêmes bénéfices pour tous)<br>• **Gestion par l'Etat**<br>• Financé par **l'impôt**<br><br>**Où ?** Angleterre, Europe du Nord (Suède, Finlande, Danemark, Irlande) | • Fin du 19ème siècle, le chancelier Bismarck fait voter la « politique sociale » destinée à protéger les ouvriers de l'industrie<br>• 4 principes :<br>– **Réservé aux salariés**<br>– **Principe de l'assurance :** les cotisations sont proportionnelles aux salaires et les prestations sont proportionnelles aux cotisations<br>– **Une protection obligatoire pour ceux qui ne dépassent pas un certain plafond**<br>– **Gestion décentralisée, par les salariés et les employeurs**<br><br>**Où ?** Allemagne, Autriche, France en 1945, Belgique, Pays Bas, Suisse, Luxembourg |
| **SYSTEMES MIXTES**<br>**Où ?** France, pays méditerranéens (Portugal, Espagne, Grèce, Italie) | |

| | |
|---|---|
| **Le système anglais aujourd'hui** | • L'Angleterre a consacré 9,6% de son PIB en 2010 aux dépenses de santé (en France : 11,6% du PIB)<br>• **L'Etat a un rôle central**<br>• Le système de santé est le **NHS (National Health Service)**<br>• Son financement est assuré par **l'impôt**<br>• Pour bénéficier du NHS, **tout citoyen peut s'inscrire chez un médecin généraliste de son choix** (**General Praticioner : GP**), sous contrat avec le NHS<br>• Les soins de santé sont quasiment gratuits pour tous les résidents (ticket modérateur pour les médicaments)<br>• Les médecins sont rémunérés par le NHS en fonction du nombre de patients inscrits et de certains actes qu'ils effectuent.<br>• Les médecins n'ont pas le droit de s'installer dans des zones de trop forte densité médicale<br>• Ce médecin est la **porte d'entrée obligée dans le système de soins (« gate-keeper ») :** spécialistes, hospitalisation, examens complémentaires... |

<table>
<tr><td></td><td>
<u>Evolution du système depuis les années 90</u>
<ul>
<li>Plus grande déconcentration administrative et financière confiée à des structures déconcentrées du NHS, les « Primary Care Trusts » (1 pour 100 000 habitants)</li>
<li>Chacun des échelons du NHS est responsabilisé et la mesure de la performance et de l'efficience est instillée dans l'ensemble du système (ex. : les directeurs des Trusts sont rémunérés en partie en fonction des résultats obtenus dans leur district, les médecins ont des rémunérations spécifiques en fonction de leurs résultats, surtout en matière de prévention)</li>
<li>Regroupement des médecins libéraux en cabinets médicaux</li>
<li>Programme d'assurance qualité (« clinical governance ») à l'échelle nationale :
<ul>
<li>Mise à plat des missions du médecin généraliste, avec des modes de rémunération spécifiques</li>
<li>Encadrement des médecins orienté sur la qualité des soins</li>
<li>Diffusion de recommandations de bonne pratique (par le NICE : « National Institut of Clinical Excellence », équivalent de la HAS)</li>
<li>Evaluation systématique des pratiques professionnelles</li>
</ul></li>
</ul>
<u>Les inconvénients de ce modèle :</u>
<ul>
<li>Le rationnement quantitatif des soins</li>
<li>La longueur des files d'attentes du fait du manque d'investissement et de la lourdeur de l'organisation du système</li>
<li>Un système « à 2 vitesses » avec un système privé qui se développe en sus du secteur public</li>
</ul>
</td></tr>
<tr><td>Le système de santé allemand</td><td>
<ul>
<li>L'Allemagne a consacré 11,6% de son PIB en 2010 aux dépenses de santé.</li>
<li>Le système de protection maladie reste d'inspiration bismarckienne</li>
<li>Les assurés dont les revenus sont inférieurs à un certain plafond sont obligés de contracter une assurance maladie auprès d'une caisse publique (90% de la population)</li>
<li>Les personnes disposant d'un revenu supérieur à ce seuil n'ont pas d'obligation d'assurance et peuvent choisir soit d'adhérer à une caisse maladie publique soit de contracter une assurance auprès d'une compagnie d'assurance privée</li>
<li>Les caisses sont donc concurrentes entre elles et sont autonomes dans leur gestion (elles fixent par exemple les taux de cotisation)</li>
<li>Les médecins conventionnés sont adhérents à des unions professionnelles de médecins. Ces unions négocient une rémunération collective avec les caisses, au niveau d'une région, qui est ensuite répartie entre les différents médecins (enveloppe globale). Les actes ambulatoires sont donc gratuits pour les patients.</li>
<li>Il existe une nette séparation entre le secteur ambulatoire et le secteur hospitalier</li>
<li>Ce sont les Länder qui sont responsables de la planification hospitalière et du financement des investissements hospitaliers</li>
</ul>
<u>Les réformes du système (depuis 1996)</u>
<ul>
<li>Introduction de la concurrence entre les caisses maladie : les patients sont libres de choisir leur caisse d'assurance</li>
<li>Instauration de forfaits par pathologie pour le financement des hôpitaux</li>
<li>Régulation de la démographie médicale</li>
<li>Participation des assurés accrue (ticket modérateur, forfaits hospitaliers augmentés)</li>
<li>Programme d'amélioration de la qualité des soins</li>
<li>La question du financement est objet de débats</li>
</ul>
</td></tr>
</table>

## 2. ORGANISATION DES SOINS AUX ETATS-UNIS

| | |
|---|---|
| **GENERALITES** | • Il s'agit d'un **système libéral décentralisé**<br>• L'Etat fédéral, en partenariat avec les Etats, couvre les gros risques : les personnes âgées, les handicapés lourds, les pauvres<br>• Pour les autres, le système est basé sur des assurances privées, nombreuses, **livrées à la concurrence du marché**<br>• Les dépenses de santé y sont très élevées : **17,6% en 2010** |
| **Assurance maladie via l'employeur** | • L'assurance maladie privée liée à l'emploi concerne 60% des américains<br>• Cette assurance maladie est **facultative**<br>• Les plus grandes entreprises ont généralement les meilleurs systèmes de couverture<br>• Les PME et autres artisans indépendants peuvent mutualiser leurs risques en s'organisant en centrale d'achat et négocient avec les compagnies d'assurance |
| **Assurance maladie individuelle** | • Un certain nombre d'entreprises ne propose pas de plan d'assurance (de plus les salariés à temps partiel, les chômeurs et les retraités en sont exclus)<br>• Ce recours est une assurance maladie privée individuelle<br>• Les assurances sont souvent hors de prix<br>• 10 % de la population américaine |
| **Assurance maladie obligatoire** | • Concerne 25% de la population<br>• **MEDICARE :**<br>- Système de protection destiné aux **personnes âgées et handicapées**<br>- Financé par l'Etat fédéral<br>• **MEDICAID :**<br>- Pour **les plus pauvres**<br>- Financé par les Etats fédéraux (inégalités selon les régions) |
| **16 à 18% des américains n'ont pas d'assurance maladie** | • Ces personnes peuvent se rendre dans un réseau d'hôpitaux publics ou dans des centres pour personnes défavorisées.<br>• Mais les soins sont inférieurs à la norme |
| **L'organisation des soins : « Managed Care »** | • Les **Health Maintenance Organisations** : **HMO** ("organisations d'entretien de la santé") sont des organismes qui se sont engagés à offrir des soins à une population définie en échange d'une somme fixe, généralement mensuelle, payée à l'avance<br>• Ce sont en pratique des centres de santé où les malades vont directement consulter. Ils ne versent qu'un ticket modérateur, mais ils sont contraints de ne voir que les médecins du HMO<br>• 70% des HMO, appelées aujourd'hui "managed care organisations", sont privées, à but lucratif |
| **La réforme de la santé de Barak Obama** | • La réforme de la santé conduite par le président Barack Obama a été adoptée en mars **2010**<br>• Elle propose 3 innovations majeures :<br>- une couverture pour les Américains qui en sont privés,<br>- des subventions pour aider ceux qui n'en ont pas les moyens<br>- et une plus forte régulation des compagnies d'assurance.<br>• La réforme **prévoit la couverture de 95% des américains** dans un délai de 10 ans après le vote de la loi. |

# 3. ORGANISATION DU SYSTEME DE SANTE EN FRANCE

| | |
|---|---|
| **LE SYSTEME DE PROTECTION SOCIALE** | • Le système de santé en France est un **modèle mixte**<br>• **Historiquement**, le système de protection sociale relève du **modèle de Bismarck** (l'accès à la prise en charge des soins était lié à l'activité professionnelle, le financement était réalisé uniquement par les cotisations salariales)<br>• Les évolutions l'ont progressivement amené **vers un système type « Beveridge »** avec :<br>- L'élargissement des bénéficiaires : création de la **CMU** en 1998<br>- Financement alimenté par **l'impôt** (CSG en 1990) |
| **ORGANISATION** | • Le système de santé français se caractérise par une organisation institutionnelle au sein de laquelle **l'Etat a un rôle prépondérant**<br>• L'objectif principal de l'Etat est de **promouvoir la santé publique :**<br>- Réduire au plus bas les risques sanitaires de la population<br>- Garantir la meilleure qualité des soins<br>- Assurer la plus grande équité des individus vis-à-vis de la santé<br>• L'organisation du système de santé recouvre un ensemble de services et organismes **centraux** ainsi que des organisations **régionales et départementales** |

## A. STRUCTURES INSTITUTIONNELLES

| | |
|---|---|
| **LE PARLEMENT** | • Depuis 1996, le parlement vote chaque année une **Loi de Financement de la Sécurité Sociale (LFSS).**<br>- Elle fixe un objectif prévisionnel de dépenses d'Assurance maladie pour l'année suivante **(l'ONDAM : Objectif National de Dépenses d'Assurance Maladie)**<br>- Propose les orientations de la politique de santé et de sécurité sociale |
| **LE MINISTERE DE LA SANTE ET DES AFFAIRES SOCIALES** | • En 2013 (gouvernement Ayrault), le Ministère de la Santé est fusionné avec celui des affaires sociales :<br>• Quatre directions sont concernées par l'organisation du système de santé au sein de ce ministère:<br>• **La Direction Générale de la Santé (DGS) :**<br>- Elabore et met en œuvre les politiques de santé<br>• **La Direction de l'Hospitalisation et de l'Organisation des Soins (DHOS) :**<br>- Elabore la politique de l'offre de soins (établissements publics et privés, médecine de ville)<br>- En fonction des objectifs et des priorités de la politique de santé<br>- Définit les formations des professionnels de santé<br>• **La Direction de la Sécurité Sociale (DSS) :**<br>- Elabore et met en œuvre la politique de la SS<br>- Prépare les Lois de Financement de la Sécurité Sociale (LFSS), veille à leur exécution, assure le suivi financier des différents régimes de SS<br>• **La Direction Générale de La Cohésion Sociale (DGCS) :**<br>- Elle est compétente en matière de : politique familiale, autonomie des personnes handicapées et des personnes âgées, égalité entre les femmes et les hommes, prévention et lutte contre les exclusions… |

| | |
|---|---|
| **LES AGENCES ET ORGANISMES DE L'ETAT** | • Toujours au niveau national, plusieurs organismes ayant des compétences dans des domaines spécifiques ont été progressivement créés.<br>• Ils sont de formes juridiques variées<br>• **Agences et organismes chargés d'une expertise technique (tous sont sous la tutelle du Ministère de la Santé**, sauf la HAS qui est indépendante)<br>- **InVS** : Institut national de Veille Sanitaire<br>- **HAS** : Haute Autorité en Santé<br>- **ANSM** : Agence Nationale de Sécurité du Médicament et des produits de santé (remplace l'AFSSAPS depuis 2012)<br>- **ANSES :** Agence Nationale de Sécurité Sanitaire de l'alimentation, de l'environnement et du Travail (remplace l'AFSSA et l'AFSSET depuis 2010)<br>- **EFS** : Etablissement Français du Sang<br>- **Agence de Biomédecine** (remplace l'Etablissement Français des Greffes)<br>- **IRSN** : Institut de Radioprotection et de Sûreté Nucléaire<br>- **INPES** : Institut National de Prévention et d'Education en Santé<br>- **INCa** : Institut National du Cancer<br>Les organismes suivants ne relèvent pas forcément du Ministère :<br>• **Organismes consultatifs :**<br>- **CCNE :** Comité Consultatif National d'Ethique<br>- **Conseil Supérieur d'Hygiène Publique de France**<br>• **Les instituts de recherche et de formation :**<br>- **INSERM** : Institut National de la Santé et de la Recherche Médicale<br>- **ENSP** : Ecole Nationale de la Santé Publique<br>- **CNRS :** Centre National de la Recherche Scientifique<br>- **IRESP** : Institut de Recherche en Santé Publique<br>- **Autres :** INRS, IRD, ANRS, IRDES... |
| **LES ORGANISMES DE SANTE PUBLIQUE** | • **Le HCSP : le Haut Conseil de la Santé Publique :**<br>- Créé par la **loi du 9 août 2004** relative à la politique de santé publique<br>- C'est **« l'expert » du ministère** pour définir les politiques nationales de santé publique<br>- Contribue à la définition des objectifs pluri-annuels de santé publique et à leur évaluation<br>- Expert pour la gestion des risques sanitaires, la conception et l'évaluation des politiques et stratégies de prévention et de sécurité sanitaire<br>- Conseils sur les questions de santé publique |
| **LES ORGANISMES DE SANTE PUBLIQUE** | • **Le Comité Technique des Infections Nosocomiales et des infections Liées aux Soins**<br>• **La Conférence Nationale de Santé** (loi du 9 août 2004):<br>- Se réunit annuellement<br>- Elle est chargée de **proposer des priorités et des orientations pour la politique de santé**<br>- Elle s'appuie notamment sur les travaux réalisés par les **Conférences Régionales de Santé et de l'autonomie (CRSA)**<br>- Elle est composée de représentants des professionnels, des établissements de santé et des usagers |
| **L'ASSURANCE MALADIE** | • Voir Q16 : National / Régional / Départemental |

**Loi du 21 juillet 2009 portant réforme de l'hôpital et relative aux patients, à la santé et aux territoires (Loi HPST)**

La loi affiche l'ambition de réorganiser et de moderniser l'ensemble du système de santé.

Elle comprend 4 titres (ne sont présentées que les principales dispositions de la loi)

- **Titre 1 : Modernisation des établissements de santé**
  - Renforcement du rôle du directeur d'établissement (pleine responsabilité pour mettre en œuvre le projet d'établissement et fixer l'état des prévisions de recettes et de dépenses) et du rôle du président de la CME (Commission Médicale d'Etablissement), numéro 2 de l'établissement en charge de la coordination de la politique médicale
  - Modification du statut des établissements de santé (voir offre de soins)
  - Améliorer la répartition des médecins sur le territoire

- **Titre 2 : Accès de tous à des soins de qualité**
  - Organisation de l'offre de soins en fonction des niveaux de recours et des besoins de santé

- **Titre 3 : Prévention et santé publique**
  - L'éducation thérapeutique des patients comme priorité nationale (voir Item 1)

- **Titre 4 : Organisation territoriale du système de soins**
  - Création des Agences Régionales de Santé (ARS) chargées de coordonner dans un cadre territorial l'ensemble des politiques de santé

## B. LES AGENCES REGIONALES DE SANTE (ARS)

<table>
<tr>
<td>AGENCES REGIONALES DE SANTE<br><br>(ARS)</td>
<td>
<ul>
<li>ARS : Agence Régionale de Santé</li>
<li>Créées par la Loi HPST du 21 juillet 2009 dans le but de :<br>
- améliorer l'efficacité des politiques de santé (meilleur réponse aux besoins) et l'efficience (meilleure maîtrise des dépenses)<br>
- décloisonner le système de santé</li>
<li>Elles regroupent tous les organismes publics chargés des politiques de santé dans les régions et les départements :<br>
- les agences régionales de l'hospitalisation (ARH)<br>
- les groupements régionaux de santé publique (GRSP)<br>
- les unions régionales des caisses d'Assurance Maladie (URCAM)<br>
- les missions régionales de santé (MRS),<br>
- une partie des Directions Départementales des Affaires Sanitaires et Sociales (DDASS) et des Directions Régionales des Affaires Sanitaires et Sociales (DRASS)<br>
- une partie des Caisses Régionales d'Assurance Maladie (CRAM), des caisses du Régime Social des Indépendants (RSI) et de la Mutualité Sociale Agricole (MSA)</li>
</ul>
2 grandes missions :
<ul>
<li>le pilotage de la santé publique à l'échelle régionale<br>
- Veille et sécurité sanitaire<br>
- Prévention et promotion de la santé<br>
- Gestion des crises sanitaires</li>
<li>la régulation de l'offre de santé, dans les secteurs ambulatoire, hospitalier et médico-social, par la mise en œuvre d'un Schéma Régional d'Organisation des Soins (SROS).</li>
</ul>
4 axes stratégiques :
<ul>
<li>Réduire les inégalités territoriales de santé</li>
<li>Assurer un meilleur accès aux soins</li>
<li>Améliorer l'organisation des parcours de soins</li>
<li>Assurer une meilleure maîtrise des dépenses de santé</li>
</ul>
</td>
</tr>
<tr>
<td>LES CONFERENCES REGIONALES DE SANTE ET DE L'AUTONOMIE (CRSA)</td>
<td>
<ul>
<li>Créées par la loi HPST du 21 Juillet 2009</li>
<li>Cette instance de démocratie sanitaire est un organisme consultatif qui concourt par ses avis à la politique régionale de la santé (champ sanitaire et médico-social)</li>
<li>Elle peut faire toute proposition au Directeur de l'ARS sur l'élaboration, la mise en œuvre et l'évaluation de la politique de santé en région</li>
<li>Elle émet un avis sur le plan stratégique régional de santé</li>
<li>Elle évalue les conditions dans lesquelles sont appliqués et respectés les droits des usagers du système de santé</li>
<li>Elle organise le débat public sur les questions de santé de son choix</li>
</ul>
</td>
</tr>
</table>

## C. LA TERRITORIALITE DES SOINS

| | |
|---|---|
| **TERRITORIALITE DES SOINS** | <u>**Les « territoires » :**</u><br>• Ils constituent le **premier niveau du découpage géographique** pour l'ensemble des activités de l'ARS.<br>• Ce découpage dépend de chacune des ARS :<br>– respect des limites départementales (Ile-de-France, Lorraine)<br>– spécifique à la région (Alsace, Réunion, Nord-Pas-de-Calais)<br>• Ces territoires sont **pertinents** en matière de :<br>– **santé publique**<br>– de **soins**<br>– **d'équipements des établissements de santé**<br>– de prise en charge et d'accompagnement **médico-social**<br>– accès aux **soins de premier recours**<br>• Au sein de chaque territoire est organisée une **conférence de territoire** avec des représentants des différents acteurs du système de santé. |
| **Le « PACTE TERRITOIRE-SANTE »** | • Il a été **lancé en 2013** par la Ministre chargée de la santé.<br>• <u>Objectif :</u> **lutter contre les déserts médicaux** en France.<br><br>3 axes majeurs :<br>• <u>**Changer la formation et faciliter l'installation des jeunes médecins :**</u><br>– Stage en médecine générale pour 100% des étudiants<br>– Développement des Contrats d'Engagement de Service Public (**CESP**)<br>– Création du statut de « **Praticien Territorial de Médecine Générale** »<br>– Un référent installation unique dans chaque région<br>• <u>**Transformer les conditions d'exercice des professionnels de santé :**</u><br>– Développer le travail en équipe<br>– Rapprocher les maisons de santé des universités<br>– Développer la **télémédecine**<br>– Accélérer les **transferts de compétences**<br>• <u>**Investir dans les territoires isolés :**</u><br>– **Garantir un accès aux soins urgents en < 30min d'ici 2015**<br>– Permettre aux professionnels hospitaliers et salariés d'appuyer les structures ambulatoires<br>– Adapter les hôpitaux de proximité et responsabiliser les centres hospitaliers de niveau régional à l'égard de leur territoire<br>– Conforter les **centres de santé** |
| **LE CONTRAT D'ENGAGEMENT DE SERVICE PUBLIC (CESP)** | <u>Objectif :</u><br>• Fidéliser de jeunes médecins dans des **spécialités** et des **lieux** d'exercice **fragiles** où **la continuité des soins est menacée**<br><u>Principe :</u><br>• Proposé aux **étudiants** en médecine et i**nternes**<br>• Depuis 2013-2014, proposé aux étudiants en **odontologie**<br>• **Allocation mensuelle de 1200€**<br>• Le nombre de CESP est fixé chaque année par décret.<br><u>En échange :</u><br>• Les bénéficiaires s'engagent, pendant un nombre d'années égal à la durée pendant laquelle ils ont reçu l'allocation (et pour 2 ans minimum), à **choisir une spécialité moins représentée ou à s'installer dans une zone où la continuité des soins est menacée** (zones définies par chaque ARS). |

| | |
|---|---|
| **LE PRATICIEN TERRITORIAL DE MEDECINE GENERALE (PTMG)** | Objectifs :<br>• **Sécuriser la période d'installation** du médecin par une garantie financière<br>• Favoriser leur installation dans des **territoires fragiles**, où l'offre de soins est limitée<br>Pour qui ?<br>• Jeunes médecins non installés ou installés depuis < 1 an<br>Avantages :<br>• Sous réserve d'un nombre minimal de 165 consultations par mois<br>• Versement d'un **complément de rémunération** (maximum 3 105€ brut / mois)<br>• Avantages en matière de protection sociale<br>Engagements du médecin :<br>• Exercer tout ou partie de son activité dans un **territoire où l'offre, l'accès ou la continuité des soins est insuffisante**<br>• Appliquer les **tarifs du secteur 1** de la sécurité sociale<br>• Justifier d'une activité **minimale de 165 consultations / mois**<br><br>*400 postes ont été ouverts depuis sa création.* |

**TERRITORIALITE DES SOINS**

Réflexes

- **Rôle central des ARS**
- **Renforcement des structures de premier recours**
- **« Délocalisation » de la médecine vers des territoires isolés, où la continuité des soins est menacée**
- **Lutte contre les déserts médicaux**
- **Développement des CESP et des PTMG**

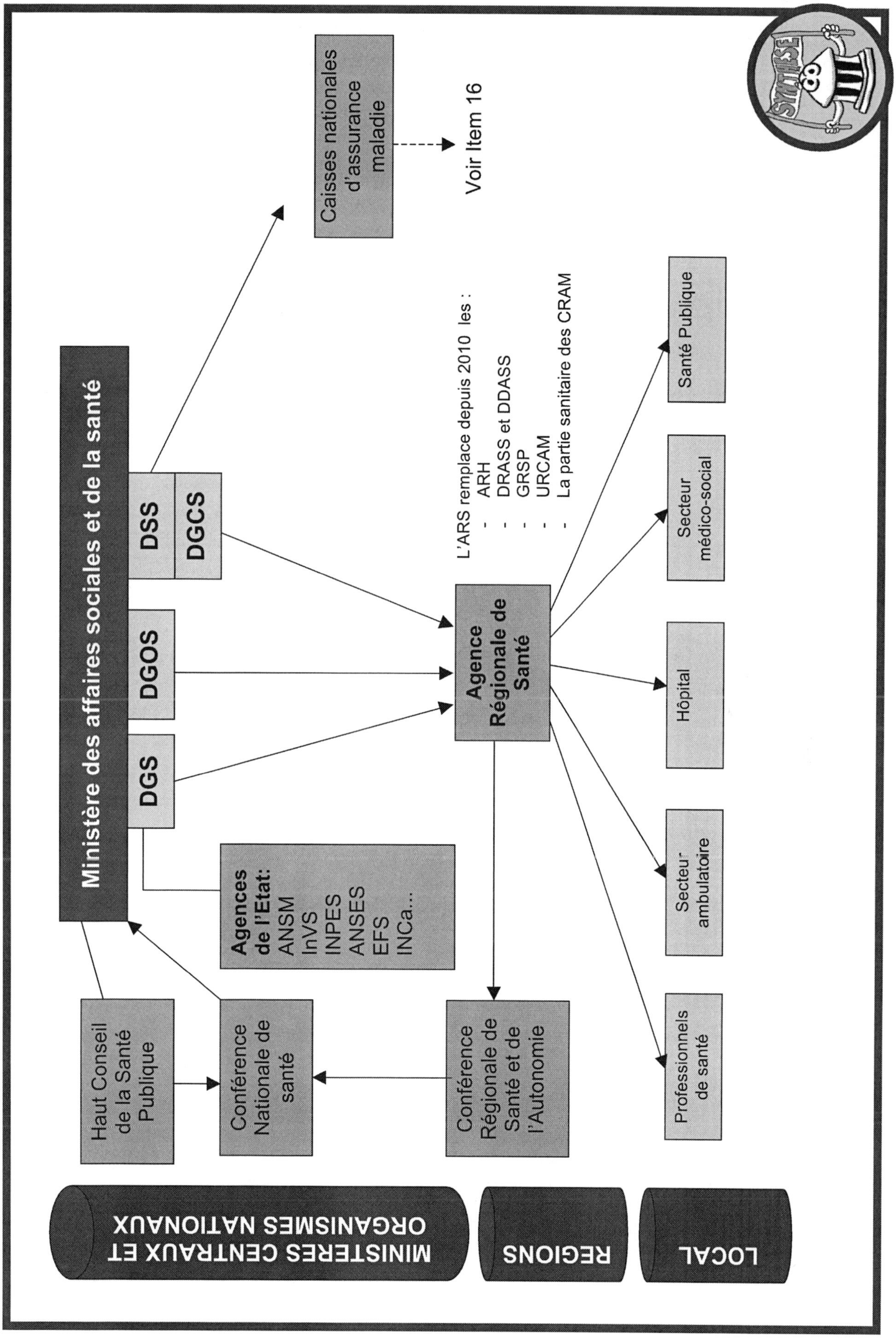
SYNTHESE
Ministère des affaires sociales et de la santé
DGS
DGOS
DSS
DGCS
Caisses nationales d'assurance maladie
Voir Item 16
Agences de l'Etat:
ANSM
InVS
INPES
ANSES
EFS
INCa…
Haut Conseil de la Santé Publique
Conférence Nationale de santé
Conférence Régionale de Santé et de l'Autonomie
Agence Régionale de Santé
L'ARS remplace depuis 2010 les :
- ARH
- DRASS et DDASS
- GRSP
- URCAM
- La partie sanitaire des CRAM
Professionnels de santé
Secteur ambulatoire
Hôpital
Secteur médico-social
Santé Publique
MINISTERES CENTRAUX ET ORGANISMES NATIONAUX
REGIONS
LOCAL

## D. L'OFFRE DE SOINS

| | |
|---|---|
| **STATUT ET MISSIONS DES ETABLISSEMENTS DE SANTE** | La loi HPST du 21 juillet 2009 a modifié **le statut des établissements de santé :**<br>• **Au niveau des établissements publics** : création d'une catégorie unique<br>- mise en place d'une catégorie unique de **centre hospitalier** (régional et/ou universitaire). Les hôpitaux locaux disparaissent.<br>• **Au niveau des établissements participant au service public hospitalier :**<br>- création du label des **établissements de santé privés d'intérêt collectif** (exemple : centres de lutte contre le cancer)<br>• (Le 3ème statut correspond aux établissements de santé privés à but lucratif, qui ne change pas)<br><br>**Les missions de service public** :<br>• Peuvent être désormais assurées par un établissement de santé **quel que soit son statut** (y compris les établissements de santé privés, dans le cadre d'un contrat avec le directeur de l'ARS)<br>• 14 missions sont définies, dont : la permanence de soins, la prise en charge des soins palliatifs, l'enseignement, la recherche, la formation (initiale et continue), les actions d'éducation et de prévention pour la santé, la lutte contre l'exclusion sociale... |
| **LES PROFESSIONNELS DE SANTE** | On distingue :<br>• **Les professions médicales** : médecins, chirurgiens-dentistes, sages-femmes, pharmaciens<br>• **Les professions paramédicales** : infirmières, masseurs-kinésithérapeutes, pédicures-podologues, ergothérapeutes, psychomotriciens, orthophonistes, orthoptistes, manipulateurs en électroradiologie médicale, audio-prothésistes, opticiens-lunetiers.<br>• Ils représentent **1,1 million de professionnels** en France métropolitaine en 2012 *(Source : Drees)*<br>- 216 000 médecins<br>- 41 000 chirurgiens dentistes<br>- 19 000 sages-femmes<br>- 73 000 pharmaciens<br>- 568 000 infirmier(e)s<br>- 75 000 masseurs-kinésithérapeutes...<br>• Il existe des écarts importants de la densité de l'offre selon les régions et les départements |

## E. PLANIFICATION HOSPITALIERE ET FINANCEMENT DES HOPITAUX

| | |
|---|---|
| **PLANIFICATION HOSPITALIERE** | • Elle repose sur le **Schéma Régional d'Organisation Sanitaire (SROS) depuis 1991**<br>• Il s'agit d'un programme élaboré **par les ARS pour 5 ans**<br>• **Il évalue les besoins et organise** à l'intérieur de chaque région **la répartition géographique des installations** (lits, places et équipements en matériels lourds) **ou des activités de soins** |

| | |
|---|---|
| **FINANCEMENT DES HOPITAUX** | **Avant la T2A :**<br>• 2 systèmes de financement des hôpitaux<br>• **La dotation globale :**<br>- Pour les hôpitaux publics et les hôpitaux privés participant au service public<br>- Les ressources allouées aux établissements étaient reconduites par rapport aux budgets de l'année précédente = moyens déconnectés de l'évolution de l'activité des établissements<br>• Un système de **forfait journalier hospitalier** pour les établissements privés |
| **TARIFICATION A L'ACTIVITE** | • Pour remédier à ces inégalités, un système de tarification à l'activité a été élaboré :<br>- Expérimenté depuis 2000<br>- Loi de Financement de la Sécurité Sociale (20/12/2002)<br>- Généralisé en 2004<br>- Application complète prévue en 2012 (… et repoussée à 2013)<br>**La T2A = Tarification à l'activité**<br>• **Son principe :**<br>- Système de financement **unique** s'appliquant **à tous les établissements** de santé, publics ou privés<br>- **C'est l'activité effectuée**, c'est-à-dire la nature et le volume des soins produits, **qui détermine directement les ressources de l'hôpital**<br>- S'appuie sur le recueil de l'information du **PMSI**<br>• **Objectifs :**<br>- Assurer une plus grande **transparence** dans le financement des soins hospitaliers<br>- Rendre le financement plus **équitable** dans la mesure où le même prix est payé pour un même service pour tous les fournisseurs de soins<br>- Améliorer **l'efficience** de chaque établissement et de l'ensemble du système de production de soins<br>• **En pratique en 2013 :**<br>- La T2A s'applique aux activités « MCO » (Médecine, Chirurgie, Obstétrique) et des travaux sont en cours pour l'étendre aux activités de soins de suite et de réadaptation (SSR) et aux activités de psychiatrie<br>- Plusieurs modes de financement coexistent, dont le système de dotation globale (voir schéma)<br>- Certaines activités ne rentrent pas dans la T2A (urgences, services de greffe et de prélèvements, médicament coûteux, activités de recherche et d'enseignement…)<br>• **Les risques de la T2A :**<br>- Sur-codage ou sous codage des actes<br>- Segmentation des séjours (plus rentable)<br>- Sélection des patients (exclusion des « plus lourds », des « moins rentables »)<br>- Diminution de la durée des séjours, sorties précoces des patients, transferts rapidesFermeture d'hôpitaux de proximité non rentables |
| **PMSI** | • **Le PMSI (Programme de Médicalisation du Système de l'Information)** est un outil décrivant globalement les soins offerts au cours d'une prise en charge.<br>• Il permet un recueil standardisé de données décrivant le séjour hospitalier (données administratives et médicales) |

## PRINCIPE DE LA T2A

**Un patient**

**Informations administratives :**
Durée de séjour, âge…

**Informations médicales :**
- Diagnostic principal,
- Diagnostics associés
- Actes

**Codage PMSI** ↓

**GHM/ GHS**

Chaque patient est classé dans un **GHM** (Groupe Homogène de Malades) puis **GHS** (Groupe Homogène de Séjours)

↓

**€**

Cette somme « théoriquement » **dépensée** pour ce patient servira de base pour le calcul mensuel des **recettes** de l'hôpital

## FINANCEMENT DES HOPITAUX

**Avant la T2A**

**Dotation globale annuelle**

**En 2010**

**Financement lié à l'activité (T2A) :**
« MCO » (Médecine, Chirurgie, Obstétrique)

**Dotation annuelle complémentaire**

**SSR, USLD**

**Paiement en sus :**
- Médicaments onéreux
- Dispositifs médicaux

**Forfaits annuels :**
- Services d'urgences
- Prélèvements
- Greffes

**MIGAC :**
Missions d'Intérêt Général et d'Aide à la Contractualisation

Objectif 2012 :

**100% T2A**

Enseignement,
Recherche
Autres : centre antipoison, SAMU, équipes mobiles…

# 4. PARCOURS DE SOINS

## A. TROIS TYPES DE SOINS

| | |
|---|---|
| **SOINS PRIMAIRES** | • Soins offerts à toute personne lors d'un **premier contact avec le système de santé** (médecin généraliste, médecine préventive). |
| **SOINS SECONDAIRES** | • Soins fournis par des **services spécialisés** aux malades adressés par les services de soins primaires. |
| **SOINS TERTIAIRES** | • Soins **très spécialisés** (neurochirurgie, chirurgie cardiaque,…). |

**L'ORGANISATION DES SOINS**

Réflexes

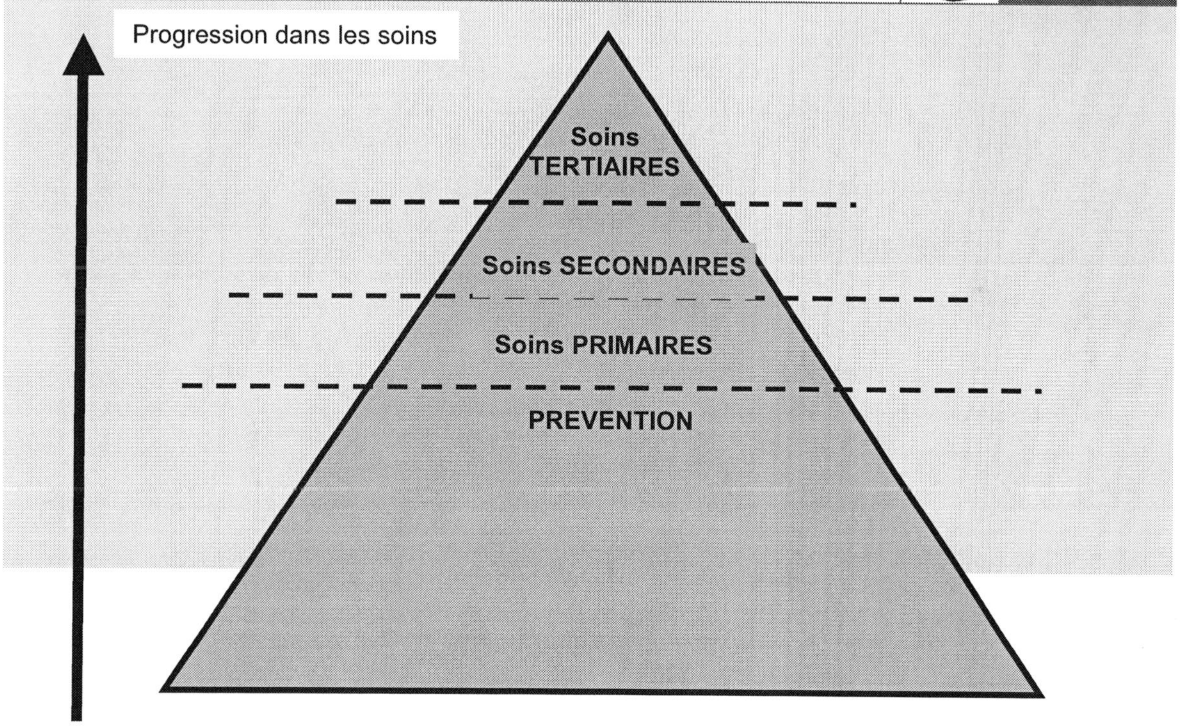


D'après : *The Nature of General Medical Practice – Report from General Practice 27:London; RCGP 1996*

## B. FILIERES ET RESEAUX DE SOINS

<table>
<tr><td>LES FILIERES DE SOINS</td><td>

- **Filières de soins** = parcours ou trajectoires d'un patient dans un système de soins organisé
- Les filières sont définies **a posteriori** par observation des trajectoires des patients dans le système de soins
- **Ou *a priori*** : c'est la logique du travail en réseau

</td></tr>
<tr><td>LES RESEAUX DE SOINS</td><td>

- **Réseau de soins =**
  - **Collaboration de professionnels** de santé de disciplines différentes
  - Et d'organismes à vocation sanitaire ou sociale
  - Pour répondre à un **besoin** de santé de la population
  - Dans une **zone géographique donnée**
- **Les objectifs :**
  - Favoriser **l'accès aux soins**
  - Assurer une meilleure **orientation** du patient
  - Favoriser la **coordination et la continuité** des soins
  - Promouvoir la délivrance de **soins de proximité de qualité**
  - **Prévenir** et **éduquer**
- **Les enjeux :**
  - Décloisonner le système de santé
  - Replacer le patient au cœur du système
  - Accroître les compétences des acteurs (formation)
  - Améliorer l'efficience[2] du système

<u>**Historique des réseaux :**</u>

- Initiatives des professionnels de santé ou associations dans les années 80 pour prise en charge patients VIH
- Circulaire du 4 juin 1991 : Réseau ville-hôpital de prise en charge sanitaire et sociale des patients VIH
- Circulaire du 25 novembre 1999 : conditions de financement des réseaux de soins curatifs ou préventifs, palliatifs ou sociaux
- **Ordonnance d'avril 1996 (Ordonnance Juppé)** :
  - Introduction dans la loi de la notion de réseau (Code de Santé Publique et Code de la Sécurité Sociale)
  - Encourage la constitution de réseau
- **Loi de financement de la sécurité sociale** :
  - Enveloppe de financement gérée au niveau régional
- **Loi du 4 mars 2002** :
  - Définition unique des réseaux
  - Impose des critères de qualité aux réseaux

</td></tr>
</table>

[2] L'efficience est un anglicisme (efficiency) : mesure un résultat au regard des ressources consommées (notion de « coût/efficacité »)

| | |
|---|---|
| | **Financement :**<br>• **Le FIR** (Fonds d'Intervention Régional), **géré par les ARS**<br>• Les **collectivités territoriales**<br><br>**Evaluation :**<br>• **L'évaluation fait partie de l'activité des réseaux**<br>• Trois dimensions sont prioritaires :<br>– **La qualité des soins** fournis aux patients<br>– **Le fonctionnement du réseau**<br>– **Le coût de fonctionnement** du réseau<br><br>**Différents types de réseaux** (d'après la CNR, Coordination Nationale des Réseaux) :<br>• **Les réseaux d'établissements :**<br>– Constitués entre des établissements de santé<br>– Accréditation délivrée par les ARS<br>• **Les réseaux ville-hôpital mono-thématiques :**<br>– Constitués entre professionnels de la ville et de l'hôpital<br>– Ex. : réseaux VIH, cancer, hépatite C, autres maladies chroniques et complexes<br>– Généralement sous forme associative (loi 1901)<br>• **Les réseaux de santé de proximité :**<br>– Centrés sur les populations, à l'échelle du quartier ou de la ville<br>– Activité de santé publique ou de santé communautaire (en plus de la prise en charge médico-sociale des personnes)<br>– Ils associent les services publics locaux, les professionnels de santé et les associations<br>– Généralement constitués sous forme associative<br>• **Les réseaux de soins :**<br>– Réseaux expérimentaux<br>– Centrés sur le soin et des pathologies très spécifiques<br>– Ils doivent faire l'objet d'un agrément ministériel |

## C. L'ORGANISATION DU PARCOURS DE SOINS COORDONNE

| | |
|---|---|
| **DEFINITION (Code de la Sécurité Sociale)** | • Mis en place par la loi du 13 août 2004 relative à l'assurance maladie.<br>• Il consiste à **confier à un médecin traitant les différentes interventions des professionnels de santé pour un même assuré.** |
| **MEDECIN TRAITANT** | **Désignation :**<br>• Désigné par **tout assuré de > 16 ans** à la CPAM<br>• Sur **formulaire spécifique** de déclaration<br>• **Après accord** du médecin<br>• **Révocable** à tout moment<br>**Rôles :**<br>• **Coordonne le parcours de soins du patient.**<br>• **Coordonne le DMP du patient.**<br><br>Si le patient ne recourt pas au médecin traitant, **la part restant à sa charge (ticket modérateur) sera majorée.** |

| | |
|---|---|
| **PARCOURS DE SOINS** | Le patient est considéré comme faisant partie du parcours de soins si :<br>• Il consulte son **médecin traitant**<br>• Il consulte un autre médecin, désigné « **médecin correspondant** », à la demande de son médecin traitant<br>• Il consulte en cas **d'urgence médicalement constatée**<br>• Il consulte **un des spécialistes suivants :**<br>- Ophtalmologiste<br>- Gynécologue<br>- Psychiatre<br>- Neuropsychiatre<br>• Le respect du parcours de soins **conditionne la prise en charge normale des dépenses de santé.**<br>• A défaut, les patients s'exposent à des majorations financières. |
| **OBJECTIFS** | • **Eviter les doublons** d'examens complémentaires.<br>• Permettre une **meilleure gestion des ressources** du système de santé.<br>• **Rationaliser les soins.**<br>• **Limiter la consultation des spécialistes** aux seuls patients vraiment dans le besoin (sauf les spécialistes pour lesquels la consultation directe rentre dans le cadre du parcours de soins).<br>• **Respecter la gradation des soins** (primaires, secondaires, tertiaires). |

## 5. EVOLUTION DU RECOURS AUX SOINS

| | |
|---|---|
| **EVOLUTIONS DEMOGRAPHIQUES** | • **Vieillissement** de la population (générations du baby-boom de l'après-guerre)<br>• Développement des **maladies chroniques** et de la poly-pathologie |
| **EVOLUTIONS TECHNOLOGIQUES** | • **Progrès médicaux**<br>• Accès simple aux examens médicaux |
| **EVOLUTIONS PROFESSIONNELLES** | • Nécessité de **coordination professionnelle**, plus adaptée à la prise en charge des maladies chroniques chez les patients<br>• **Travail collectif**, avec développement de nouvelles valeurs professionnelles<br>• **Evolution des formations**, désormais axées sur la prise en charge des pathologies chroniques |
| **EVOLUTIONS SOCIOCULTURELLES** | • **Changement de la place du patient/malade**<br>• Augmentation des connaissances des patients (développement d'internet)<br>• Nécessité d'une **décision médicale partagée** (modèle autonomiste) |

## 6. LES INDICATEURS EN SANTE

| | |
|---|---|
| **INDICATEURS DEMOGRAPHIQUES ET EPIDEMIOLOGIQUES** | Ils décrivent et mesurent :<br>• **L'état de santé** de la population<br>• La **demande de soins** d'une population |
| **INDICATEURS DE QUALITE ET DE SECURITE DES SOINS** | • Ils évaluent **la qualité et la sécurité** de la prise en charge des usagers du système de santé.<br>• Ils sont définis dans un contexte particulier, avec un objectif déterminé.<br>• Ils évaluent **la conformité des pratiques avec des standards** préalablement définis.<br>Il en existe trois types :<br>• **Indicateurs de structure :**<br>– Moyens disponibles pour la production de soins<br>• **Indicateurs de processus :**<br>– Décrivent les actions mises en œuvre<br>• **Indicateurs de résultats :**<br>– Mesurent le résultat d'une prise en charge<br>Ils peuvent être utilisés pour :<br>• **Accompagner les pratiques** des professionnels<br>• **La prise de décision** administrative ou de gestions des ressources<br>• **La certification** des établissements de santé |

## 7. LA TELEMEDECINE

| | |
|---|---|
| **DEFINITION (art. 78 de la loi HPST du 21 juillet 2009)** | • La télémédecine est une pratique médicale **à distance** mobilisant **des technologies de l'information et de la communication** (TIC).<br>• Elle est l'une des composantes de la **télésanté.**<br>• Elle ne se substitue pas aux pratiques médicales actuelles.<br>• Ses conditions de développement et d'application sont inscrites dans le Code de la santé publique (Articles R.6316-1 à R.6316-9). |
| **CONTENU** | Elle met en relation :<br>• Soit un **patient** avec un ou plusieurs **professionnels de santé** (dont au moins un médecin)<br>• Soit les **professionnels de santé entre eux** (dont au moins un médecin)<br><u>Les **5 actes** réalisables :</u><br>• **La téléconsultation :**<br>– un médecin donne une consultation à distance à un patient<br>– le médecin pose le diagnostic à partir des propos recueillis auprès du patient<br>• **La téléexpertise :**<br>– un médecin sollicite l'avis d'un ou plusieurs confrères<br>• **La télésurveillance médicale :**<br>– un médecin surveille et interprète à distance les paramètres médicaux d'un patient<br>• La **téléassistance médicale :**<br>– un médecin assiste un autre professionnel de santé au cours de la réalisation d'un acte<br>• La **régulation médicale :**<br>– les médecins du SAMU établissent par téléphone un premier diagnostic afin de déclencher la réponse la mieux adaptée à la nature de l'appel |

| | |
|---|---|
| **ENJEUX** | • **Réduire les inégalités** d'accès aux soins pour les usagers en situation d'isolement (territoires isolées ou personnes détenues)<br>• **Améliorer l'accès** aux soins<br>• **Améliorer la qualité** des soins<br>• **Améliorer la qualité de vie** des malades<br>• Donner une **réponse organisationnelle et technique :**<br>- aux nombreux défis épidémiologiques (augmentation du nombre de maladies chroniques)<br>- au problème de démographie médicale<br>- aux contraintes budgétaires actuelles du système de santé. |
| **DEPLOIEMENT** | • **Stratégie nationale** de déploiement de la télémédecine.<br>5 chantiers prioritaires ont été identifiés :<br>• **Permanence des soins en imagerie médicale**<br>• **Prise en charge des AVC**<br>• Santé des **personnes détenues**<br>• Prise en charge d'une **maladie chronique**<br>• **Soins en structure médico-sociale ou en hospitalisation à domicile** (HAD)<br>Etat des lieux en 2011 :<br>• **256 activités de télémédecine** sur le territoire dont les ¾ s'inscrivent dans les 5 axes de priorité nationale<br>• 57 % des projets sont exclusivement hospitalier et 85% concernent au moins un établissement de santé (notamment de secteur public)<br>• Les **actes de téléexpertise sont les plus nombreux** (48% des projets), suivis par les téléconsultations (25%), les actes de télésurveillance (16%) et les actes de téléassistance (10%). |
| **PERSPECTIVES** | • Développement de la télémédecine vers la ville et le secteur médico-social<br>• Mise en place de régions pilotes pour **expérimenter le financement des actes de télémédecine** (prévue par la Loi de Financement de la Sécurité Sociale (LFSS) de 2014) |

**LES 5 ACTES DE TELEMEDECINE**

**Réflexes**

- **Téléconsultation**
- **Téléexpertise**
- **Télésurveillance médicale**
- **Téléassistance médicale**
- **Régulation médicale**

**Conférences de consensus - Recommandations**

| Année | Source | Titre |
|---|---|---|
| 2013 | Ministère de la Santé | Pacte « territoire santé ». |
| 2013 | Décret | Décret du 14 août 2013 relatif au contrat d'engagement de service public durant les études odontologiques. |
| 2010 | Décret | Décret du 29 juin 2010 relatif au contrat d'engagement de service public durant les études médicales. |
| 2009 | Loi | La loi du 5 juillet 2009 dite loi HPST (Hôpital, Patient, Santé, territoires) |

Autres références :

Site du Ministère de la Santé : www.sante-gouv.fr

Chap. 16

UE 1
Item 16

# LA SECURITE SOCIALE. L'ASSURANCE MALADIE. LES ASSURANCES MALADIES COMPLEMENTAIRES. LA COUVERTURE MALADIE UNIVERSELLE. LA CONSOMMATION MEDICALE. PROTECTION SOCIALE. CONSOMMATION MEDICALE ET ECONOMIE DE LA SANTE

| Les objectifs du CNCI pour l'iECN 2016 | MOTS-CLES et REFLEXES GENERAUX |
|---|---|
| × *Expliquer les principes fondateurs de la sécurité sociale (1945) et les principales réformes survenues depuis lors (en particulier les ordonnances de 1967 et 1995).*<br>× *Distinguer les principes fondateurs de la sécurité sociale de ceux des systèmes en vigueur en Grande-Bretagne (National Health Service (NHS)) et aux Etats-Unis (avant et après la réforme « Obama »).*<br>× *Expliquer l'organisation de la protection sociale en France.*<br>× *Préciser les enjeux du vote chaque année par le Parlement de la Loi de financement de la sécurité sociale (LFSS).*<br>× *Expliquer le rôle des assurances complémentaires et son évolution.*<br>× *Justifier l'institution de la Couverture maladie universelle (CMU) ; en préciser le périmètre et les limites.*<br>× *Expliquer la problématique des Affections de Longue Durée (ALD) et la notion de « reste à charge ».*<br>× *Préciser les principaux postes des dépenses de santé en France.*<br>× *Préciser le cadre de l'administration des soins aux étrangers.*<br>× *Préciser les principaux indicateurs de consommation et de coût de la santé en France.* | × *Protection sociale = 30% du PIB*<br>× *Risques sociaux*<br>× *Les régimes de sécurité sociale*<br>× *Les 4 branches du régime général*<br>× *Ticket modérateur, franchise, participation forfaitaire, forfait hospitalier journalier*<br>× *Tiers payant*<br>× *DCS, CMT et CSBM* |

## 1. ORGANISATION DE LA PROTECTION SOCIALE EN FRANCE

| | |
|---|---|
| **DEFINITION** | • La **protection sociale** désigne tous les mécanismes de **prévoyance collective** qui permettent aux individus ou aux ménages de **faire face financièrement** aux conséquences des **risques sociaux.**<br><br>• Les **risques sociaux** sont des situations pouvant entraîner :<br>– Soit une **diminution des ressources** (arrêt de travail, licenciement, maternité, retraite…)<br>– Soit une **augmentation des dépenses** (survenue d'une maladie, naissance d'un enfant…) |
| **LES RISQUES SOCIAUX** | Les **risques sociaux** sont les suivants :<br>• **La santé** : qui regroupe les risques :<br>– maladie<br>– invalidité<br>– accidents professionnels<br>• **La maternité-famille**, qui intègre les prestations familiales (allocations familiales, aides pour la garde d'enfants…), les indemnités journalières et les prestations sociales et médicales liées à la maternité.<br>• **La vieillesse**, qui inclut principalement les pensions de retraite et les pensions de réversion<br>• **Le logement**, qui comprend essentiellement les allocations de logement<br>• **L'emploi**, qui comprend divers dispositifs liés à l'insertion et réinsertion professionnelle ainsi que l'indemnisation du chômage<br>• **La pauvreté et l'exclusion sociale**, qui regroupent des prestations en faveur des personnes démunies : notamment le Revenu de solidarité active (RSA)<br>• **Le handicap** : Prestation de Compensation du Handicap (PCH) et Allocation Adulte Handicapé (AAH)<br>• **La dépendance** : Allocation Personnalisée d'Autonomie (APA) |

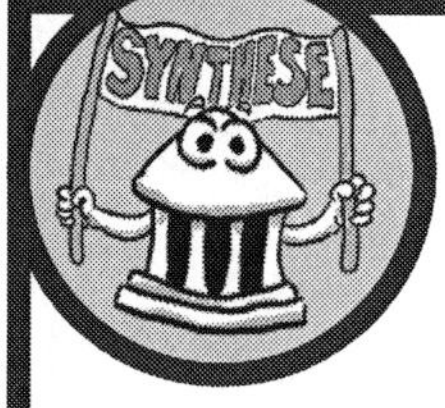


# LA PROTECTION SOCIALE : RISQUES SOCIAUX ET PRESTATIONS SOCIALES

| RISQUES SOCIAUX | | PRESTATIONS SOCIALES |
|---|---|---|
| SANTE | SECURITE SOCIALE | Prestations liées aux risques : <br>▪ Maladie <br>▪ Invalidité <br>▪ Accidents professionnels |
| VIEILLESSE | SECURITE SOCIALE | ▪ Pensions de retraite <br>▪ Pensions de réversion (veuvage) |
| MATERNITE FAMILLE | SECURITE SOCIALE | ▪ Allocations familiales <br>▪ Congé maternité |
| HANDICAP | | ▪ PCH <br>▪ AAH |
| DEPENDANCE | | ▪ APA |
| EMPLOI | | ▪ Aide à l'insertion et à la réinsertion <br>▪ Allocations chômage |
| LOGEMENT | | ▪ Allocation logement |
| PAUVRETE, EXCLUSION SOCIALE | | ▪ RSA (Revenu de solidarité active) |

| | |
|---|---|
| **PRINCIPES DE LA PROTECTION SOCIALE EN FRANCE** | **Principes généraux de la protection sociale :**<br>• Une **logique d'assurance sociale.** Les prestations sont financées par des **cotisations assises sur les salaires** ; elles sont versées aux **assurés** et à leurs **ayants droit** dans la mesure où ils ont cotisé pour en bénéficier.<br>• Une **logique d'assistance**, qui établit une **solidarité** entre les personnes pour lutter contre les différentes formes de pauvreté. Son objectif est d'assurer un revenu minimum (RSA, allocation adulte handicapé, CMU...) attribué **sous condition de ressources**, mais **sans cotisations préalables**.<br>• Une **logique de protection universelle**, qui couvre certaines catégories de dépenses pour **tous les individus** de façon uniforme, sans conditions de ressources ni de cotisations : c'est le cas des allocations familiales. |
| **ACTEURS** | • Il n'existe pas un seul organisme de la protection sociale mais plusieurs :<br>- **La Sécurité Sociale** (détaillée par la suite)<br>- **L'UNEDIC** (Union Nationale Interprofessionnelle pour l'emploi dans l'industrie et le commerce) : gère l'assurance chômage<br>- **Les mutuelles, les régimes complémentaires** (de santé ou de retraite), **les compagnies d'assurance**...<br>- **L'Etat et les collectivités locales** (régions, départements) |
| **LES COMPTES EN 2013** | • Les dépenses de protection sociale se sont élevées à **715 milliards d'euros en 2013, dont 672 milliards de prestations sociales.**<br>• Soit **33,8% du PIB** (Produit Intérieur Brut) |

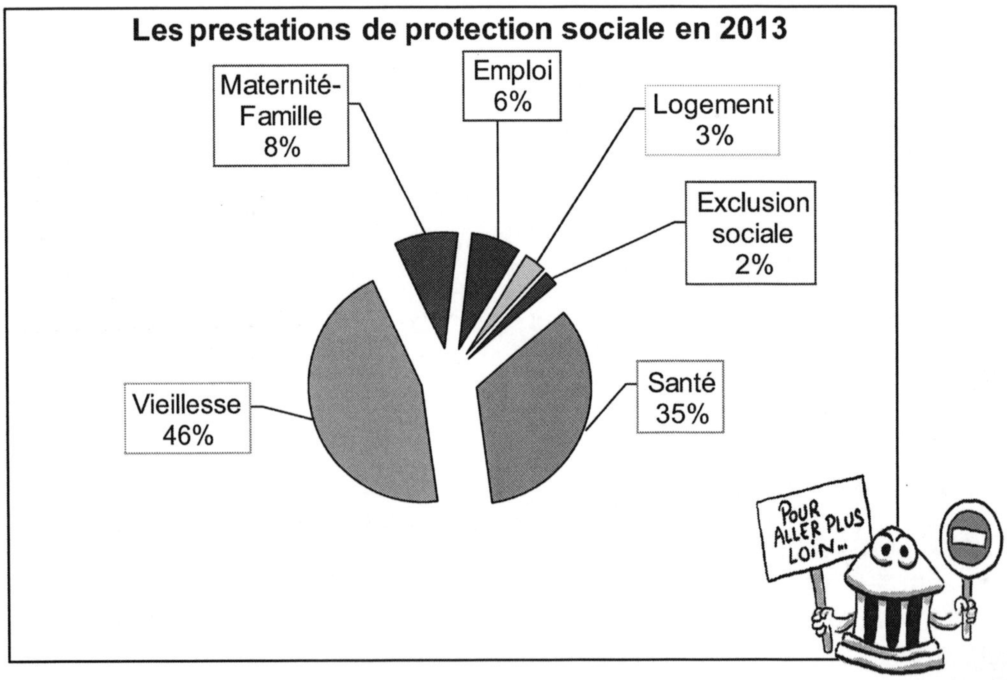

## 2. LA SECURITE SOCIALE : ORGANISATION

| | |
|---|---|
| **GENERALITES** | • Les 4 et 19 **octobre 1945**, deux ordonnances instituent « une organisation de la Sécurité Sociale destinée à garantir les travailleurs et leur famille contre les risques de toute nature susceptibles de réduire ou de supprimer leur capacité de gain »<br>• La sécurité sociale est le principal acteur de la protection sociale. Elle couvre les risques **santé, vieillesse et famille-maternité.**<br>• Elle est constituée de **trois principaux régimes** : le régime général, le régime agricole et le régime social des indépendants. A côté, existent aussi d'autres régimes spécifiques. |
| **HISTORIQUE** | • Création en **1945** (ordonnances des 4 et 19 octobre) selon **3 principes :**<br>- **Egalité d'accès aux soins**<br>- **Qualité des soins**<br>- **Solidarité**<br>• **Ordonnance de 1967 :**<br>- Pour faire face aux premières difficultés financières, **séparation en 3 branches autonomes** : maladie, vieillesse, famille.<br>- Chaque branche est responsable de ses ressources et de ses dépenses.<br>• **En 1996 :**<br>- Création de la **Contribution au Remboursement de la Dette Sociale** (CRDS), dont le produit est affecté à la **CADES** (Caisse d'amortissement de la dette sociale) qui est chargée de la gestion des déficits des régimes de sécurité sociale<br>- Réforme de la constitution de la 5ème République pour la **création des Lois de Financement de la Sécurité Sociale** (LFSS), gages de l'implication de la Nation dans le maintien de l'équilibre financier de la sécurité sociale<br>- Parution d'une **loi précisant le contenu des LFSS** (prévisions des recettes, objectifs de dépenses, ONDAM (Objectif National des Dépenses d'Assurance Maladie)). |
| **LES PRINCIPAUX REGIMES DE SECURITE SOCIALE** | **Le régime général :**<br>• Il est l'assureur solidaire de **80%** des français. Il couvre les **salariés de l'industrie, du commerce et des services**, ainsi que leurs ayants droit. Lui seul sera détaillé par la suite.<br>**Le régime agricole :**<br>• Il couvre les **exploitants et les salariés agricoles**. Il est géré par la caisse centrale de la Mutualité Sociale agricole (**MSA)**<br>**Le Régime Social des Indépendants (RSI) :**<br>• Il couvre les **artisans, commerçants, industriels et professions libérales**. Il est géré par différents organismes, notamment la Caisse nationale d'assurance maladie des professions indépendantes (**CANAM)**. |

| | |
|---|---|
| | **De nombreux autres régimes dits « spéciaux » :**<br>• Ex. : le Régime des Marins et Inscrits Maritimes (ENIM), le régime des mines, de la SNCF, de la RATP, d'EDF - GDF, de la Banque de France, de l'Assemblée Nationale, du Sénat, le régime des clercs et employés de notaire... |
| **LE REGIME GENERAL DES TRAVAILLEURS SALARIES** | L'organisation actuelle du régime général résulte de **l'ordonnance de 1967** qui instaure la séparation de la sécurité sociale en **4 branches autonomes :**<br>- La branche **maladie**<br>- La branche **vieillesse**<br>- La branche **famille**<br>- La branche **recouvrement** |
| **LES 4 BRANCHES DU REGIME GENERAL** | **1. La branche maladie : la CNAMTS**<br>• **La Caisse Nationale de l'Assurance Maladie des Travailleurs Salariés (CNAMTS)** gère les risques maladie, maternité, invalidité, décès et, dans le cadre d'une gestion distincte, les accidents du travail et les maladies professionnelles. Elle définit les orientations et pilote le réseau d'organismes chargés de les mettre en œuvre.<br>• Au niveau **local et départemental** : 101 **Caisses primaires d'Assurance Maladie (CPAM)** en France métropolitaine et 4 Caisses Générales de Sécurité Sociale (CGSS) dans les départements d'outre-mer. Leur rôle :<br>- assurent l'immatriculation des assurés, le traitement des feuilles de soins, les remboursements ou les versements des prestations en espèces<br>- chargées localement de la mise en œuvre des accords conventionnels passés entre l'assurance maladie et les syndicats représentatifs des professionnels de santé.<br>- rôle de prévention et d'éducation sanitaire (centres d'examens de santé, actions de dépistage ciblées).<br>• Au niveau **régional**, depuis 2010 (création des ARS), les 16 Caisses Régionales d'Assurance Maladie (CRAM) ont changé de nom et sont devenues les **CARSAT (Caisse d'Assurance Retraite et de la Santé au Travail).** Elles interviennent dans les domaines de la santé et de la retraite auprès des salariés, des retraités et des entreprises.<br>**2. La branche vieillesse : la CNAV**<br>• **La Caisse Nationale de l'Assurance Vieillesse (CNAV)** définit les orientations de la branche retraite en matière d'assurance vieillesse et d'assurance veuvage.<br>• En Ile-de-France, la CNAV gère directement le paiement des retraites de base des salariés du secteur privé. Dans les autres régions françaises, ce rôle est assuré par les CARSAT (sauf en Alsace-Moselle : par la CRAV et dans les départements d'outre-mer par les CGSS)<br>**3. La branche famille : la CNAF**<br>• **La Caisse Nationale des Allocations Familiales (CNAF)** gère différentes prestations familiales et sociales.<br>• Au niveau local, les **Caisses d'Allocations Familiales (CAF)** assurent le service de ces prestations (allocations familiales, aides à la famille) et d'autres prestations (aides au logement, RSA, etc.). |

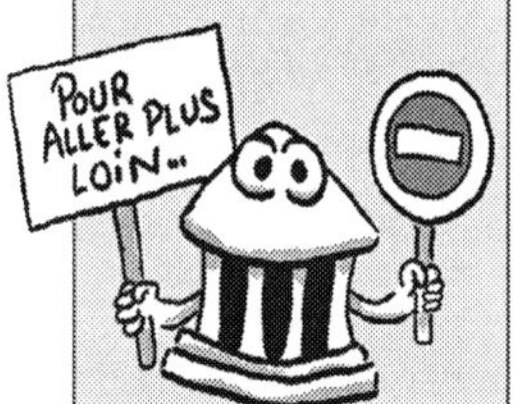


4. **La branche recouvrement : l'ACOSS**

- **L'Agence Centrale des Organismes de Sécurité Sociale (ACOSS)** assure la gestion de la trésorerie de la sécurité sociale. Elle coordonne l'action des Unions de Recouvrement des cotisations de Sécurité Sociale et d'Allocations Familiales (**URSSAF**) qui, au niveau local, assurent l'encaissement des cotisations et des contributions.

**L'Union des Caisses Nationales de Sécurité Sociale (UCANSS)** assure des tâches d'intérêt commun à l'ensemble du régime général de la sécurité sociale, en matière notamment de ressources humaines (conventions collectives, formation du personnel, négociations salariales, etc.).

5. **Vers une 5ème branche ? « branche dépendance »**

- Le Président N. Sarkozy avait annoncé en juillet 2007, la création pour début 2008 d'une cinquième branche de la sécurité sociale **pour les personnes âgées dépendantes ou personnes handicapées**. Elle serait chargée de financer et de mettre en œuvre une politique globale axée sur le maintien à domicile, la remise à niveau des établissements d'hébergement et l'appui aux familles.
- Remis à l'ordre du jour en 2011, sa création est encore reportée
- Actuellement, la dépendance (APA) est prise en charge par les Conseils Généraux (aux 2/3) et par la CNSA (1/3).
- **La Caisse Nationale de Solidarité pour l'Autonomie (CNSA)** est un établissement public créé par la loi du 30 juin 2004 pour financer les aides en faveur des personnes âgées dépendantes et des personnes handicapées. Cette caisse serait en charge de cette 5ème branche.

# ORGANIGRAMME DE LA SECURITE SOCIALE

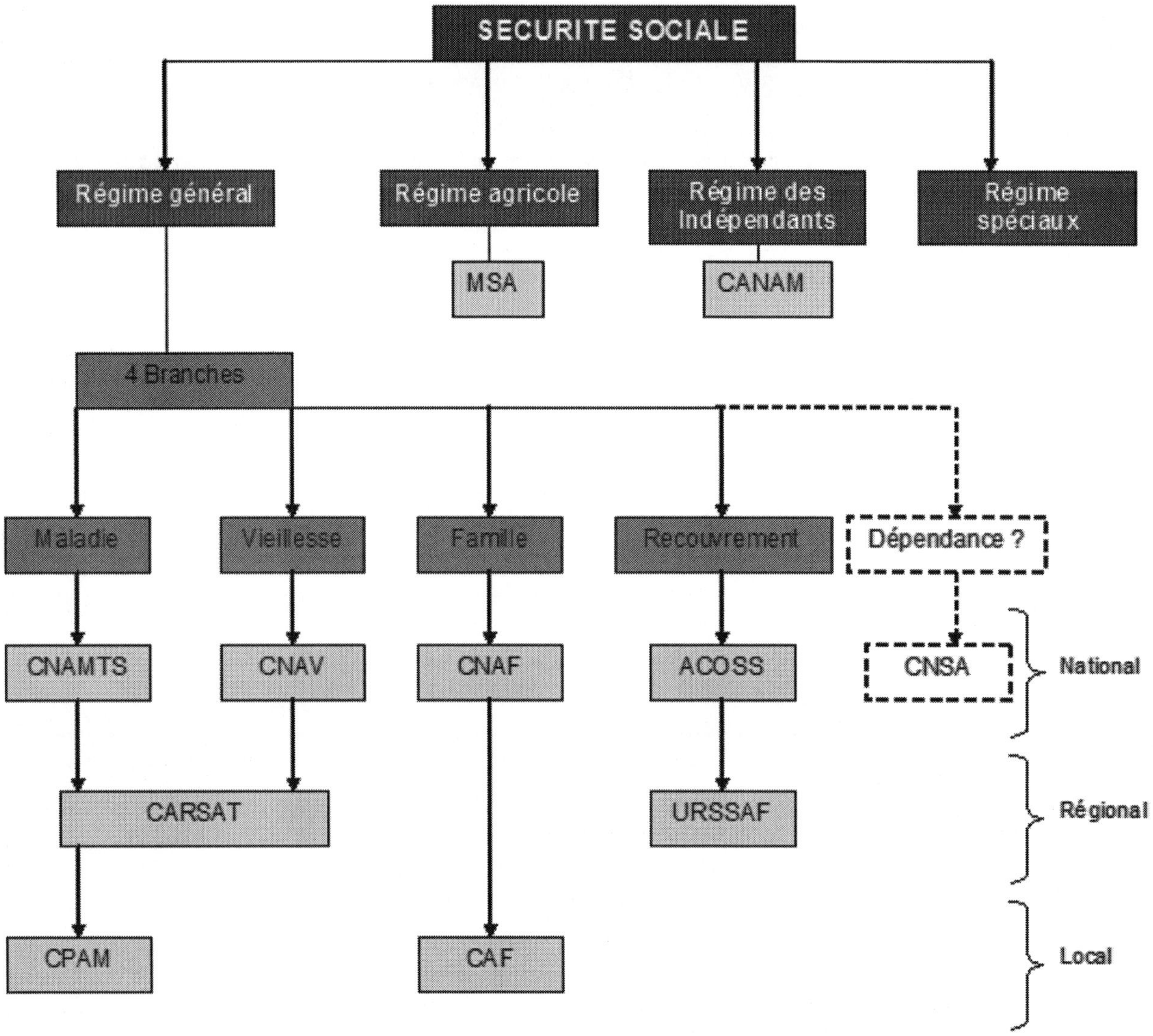

## 3. PRESTATIONS DE LA SECURITE SOCIALE

| | |
|---|---|
| **PRESTATIONS DE LA BRANCHE MALADIE : risque maladie** | **1. Prestations en nature :**<br>• C'est le **remboursement d'une partie des frais** : consultations médicales, frais d'hospitalisation, frais dentaires, produits pharmaceutiques, frais de transports…<br>• Le **taux de remboursement est variable** selon la nature de la prestation (70% pour une consultation médicale dans le cadre du parcours de soin, 0 à 100% pour les médicaments… voir tableau, donné à titre informatif)<br>• On appelle **ticket modérateur**, la part restante à la charge de l'assuré (ex. : 30% pour une consultation médicale). Ce ticket modérateur peut être supprimé en cas de maladie exonérante (ex. : ALD). Il peut sinon être pris en charge par une mutuelle ou une assurance complémentaire.<br>• La **loi de réforme de l'assurance maladie du 9 août 2004** a défini (entre autres) :<br>– **Le parcours de soins coordonné** : le **médecin traitant** est au cœur du dispositif, il **coordonne** les soins, **oriente** vers d'autres professionnels de santé, gère le dossier médical du patient et assure une prévention personnalisée. Le patient a le libre choix de son médecin traitant, il doit le déclarer à sa CPAM. Si le patient ne suit pas le parcours de soin, **le ticket modérateur est majoré**.<br>– La **participation forfaitaire** de **1 euro**, pour chaque consultation, analyse biologique ou acte de radiologie (plafonné à 50 euros/pers/an)<br>• En outre, depuis le 1er janvier 2008, s'ajoutent les **franchises médicales** = Elles s'appliquent sur<br>– les médicaments (50 centimes/boite)<br>– les actes paramédicaux (50 cts/acte),<br>– les transports sanitaires (2 euros/transport).<br>– Elle est plafonnée à 50 euros/pers/an.<br>– Objectif : financer la lutte contre cancer, maladie Alzheimer et soins palliatifs<br><br>Donc, en pratique, il reste à la charge de l'assuré :<br>• **Le ticket modérateur**<br>– *Cas d'exonération (liste non exhaustive) : AT/MP, ALD, grossesse > 6 mois, invalidité; bénéficiaires CMUc/AME*<br>• **La participation forfaitaire de 1 euro et la franchise**<br>– *Cas d'exonération (liste non exhaustive) : < 18 ans, CMUc/AME, grossesse > 6 mois, invalidité*<br>• **Le forfait de 18 euros** : s'applique sur les actes dont le tarif est ≥ 120 euros<br>– *Cas d'exonération : ALD, CMUc/AME, grossesse> 6 mois, AT/MP, invalidité…*<br>• **Le forfait hospitalier journalier** = participation aux frais de l'hôpital en cas d'hospitalisation = 18 euros/jour depuis 2010<br>– *Cas d'exonération : CMUc/AME, AT/MP grossesse > 6 mois…* |

| | |
|---|---|
| **Risque maladie** | • Le **tiers payant** : c'est un mécanisme de prise en charge directe par l'assurance maladie ou la mutuelle de tout ou partie des dépenses de santé **(=Dispense d'avance des frais)**<br>• Une personne bénéficiant d'une sécurité sociale de base et d'une mutuelle peut bénéficier du tiers payant (en présentant sa carte vitale et son attestation de mutuelle) à la pharmacie, à l'hôpital, laboratoires d'analyses biologiques… mais pas forcément pour les consultations chez un médecin libéral<br>• Certains bénéficient du tiers payant en médecine libérale :<br>– Dans le cadre d'un accident du travail ou d'une MP<br>– Les bénéficiaires de la CMUc ou de l'AME<br><br>2. **Prestations en espèce :**<br>• **Indemnités journalières** destinées à compenser la perte d'un revenu :<br>– versées à partir de J4 lors d'un arrêt de travail classique<br>– dès J1 dans le cadre d'un accident de travail ou maladie professionnelle (pas de délai de carence).<br><br>3. **CMU** (cf infra) |

| 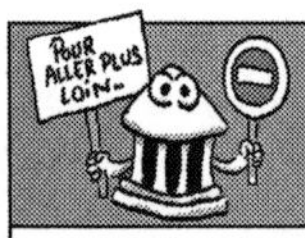  **Prestations reçues par le patient** | **Taux de remboursement de l'assurance maladie** |
|---|---|
| ***Consultations***<br>▪ Médecins, dans le cadre du parcours de soins<br>▪ Médecins, hors parcours de soins<br>▪ Auxiliaires médicaux | 70%<br>30%<br>60% |
| ***Médicaments***<br>▪ Vignette blanche barrée (irremplaçables, coûteux)<br>▪ Vignette blanche (SMR majeur ou important : la plupart des médicaments, vaccins)<br>▪ Vignette bleue (service médical rendu modéré)<br>▪ Vignette orange (service médical rendu faible) | 100%<br>65%<br>35%<br>15% |
| ***Hospitalisation*** *(secteur public ou privé)* | 80% |
| ***Autres***<br>▪ Analyses de laboratoire<br>▪ Transport<br>▪ Autres biens médicaux :<br>– Lunettes<br>– Prothèses dentaires<br>– Prothèses auditives | 60 à 100%<br>65%<br>65%<br>60%*<br>70%**<br>60%*** |

* sur la base d'un tarif forfaitaire de 2,84 € pour les montures et de 2 à 25 € pour les verres (adultes)
** sur la base de tarifs dits de responsabilité, très souvent inférieurs à leur coût réel
*** sur la base de tarifs forfaitaires qui varient en fonction de l'âge et du handicap

| | |
|---|---|
| **PRESTATIONS DE LA BRANCHE MALADIE : risque maternité** | **Prestations en nature :**<br>• Jusqu'au dernier jour du 5$^{ème}$ mois : remboursement aux tarifs habituels (sauf examens prénataux pris en charge à 100%)<br>• **A partir du 6$^{ème}$ mois : prise en charge à 100%** jusqu'au 12$^{ème}$ jour après l'accouchement (examens médicaux, échographies, séances de préparation à l'accouchement, frais lors de l'accouchement, examen post natal, séances de rééducation périnéale) sauf le forfait journalier hospitalier.<br><br>**Prestations en espèce :**<br>• **Indemnités journalières** pendant la durée légale du congé maternité |
| **DANS CE PRESTATIONS DE LA BRANCHE MALADIE : risque invalidité** | • Aide financière prévue pour faire face aux difficultés financières suite à la perte totale ou partielle d'un travail en raison d'un accident ou d'une maladie invalidante **d'origine non professionnelle**<br>• Conditions :<br>- Avoir **moins de 60 ans** (sinon relais par la pension vieillesse)<br>- **Capacité de travail ou de revenus réduite d'au moins 2/3**<br>• Cette pension est calculée selon plusieurs critères, dont le revenu, la capacité résiduelle de travail et le besoin éventuel d'une tierce personne.<br>• Elle ouvre le droit à une prise en charge à **100%** des dépenses de santé (exonération du ticket modérateur) + versement d'une **pension d'invalidité** |
| **Risque d'AT/MP** | • Voir Q 180 |
| **Risque décès** | • **Capital décès** pour les ayants droit.<br>• Uniquement si la personne décède en activité |
| **PRESTATIONS DE LA BRANCHE FAMILLE** | **Naissance :** prestation d'accueil du jeune enfant<br>**Enfants :** allocations familiales, complément familial, allocation journalière de présence parentale, allocation rentrée scolaire<br>**Logement :** allocation de logement, Aide Personnalisée au logement (APL), Prime de déménagement…<br>**Parent isolé** : allocation de parent isolé<br>**L'enfant ou l'adulte handicapé :** Allocation Adulte Handicapé (AAH), allocation d'éducation de l'enfant handicapé<br>**Revenu :** Revenu de Solidarité Active (RSA), prime de retour à l'emploi<br><br>Pour bien comprendre, le RSA est **versé par les CAF,** mais il est **géré par les conseils généraux**, ne faisant pas partie de la sécurité sociale.<br>De même, pour l'AAH et les prestations liées au logement, il ne s'agit pas de budgets de la sécurité sociale. |
| **PRESTATIONS DE LA BRANCHE VIEILLESSE** | A partir de l'âge de **60 ans**<br>Le système de répartition français a pour principe un reversement des prélèvements aux retraités. Le régime obligatoire comprend un régime de base et un régime complémentaire financé par les cotisations assises sur des bases de revenus différents selon le secteur : public, privé, libéral…<br>Ensuite, le montant de la pension versée aux assurés est fonction de la **durée de cotisation, du salaire annuel moyen** (calculé sur les 25 meilleures années) et du taux appliqué<br>Un **minimum vieillesse** est attribué sous conditions de ressources |

**« RESTE A CHARGE » pour le malade**

Réflexes

- **Ticket modérateur**
- **Participation forfaitaire de 1 €**
- **Franchise**
- **Forfait hospitalier de 18 €**
- **Forfait de 18 €** *(pour les actes de > 120 € )*

## 4. LE FINANCEMENT ET LES DEPENSES DE LA SECURITE SOCIALE

| | |
|---|---|
| **LES SOURCES DE FINANCEMENT** | Le système de sécurité sociale est financé par **3 sources** :<br><br>• **Les cotisations :**<br>- **patronales** (employeurs)<br>- **salariales** (employés)<br>- versées aux **URSSAF** (Union de Recouvrement des cotisations de Sécurité Sociale et d'Allocations Familiales)<br>- Leur part relative tend à baisser (mais les cotisations restent largement la première source de financement)<br><br>• **Les impôts :**<br>- leur part tend à augmenter<br>- **CSG** = Contribution Sociale Généralisée<br>- **CRDS** = Contribution au Remboursement de la Dette Sociale<br>- Les impôts sont prélevés sur l'ensemble des revenus des ménages (salaires + revenus du patrimoine, placements, pensions de retraite, allocations chômage...)<br><br>• **Les taxes** sur les comportements dangereux (alcool, tabac) et sur les ventes de médicaments (part en augmentation) |
| **LES DEPENSES DE LA SECURITE SOCIALE** | • Les dépenses des différents régimes de base de la sécurité sociale se sont élevées à **472,2 Milliards d'euros en 2014** (343,8 milliards pour le seul régime général)<br><br>• **Le déficit du régime général,** pour l'ensemble des risques, a été de **9,7 milliards d'euros en 2014** (sous la barre des 10 milliards pour la première fois depuis 2008) :<br>- Un trou record avait été enregistré en 2010, du pour l'essentielle à une diminution des recettes (récession économique) |

# 5. LES PRINCIPAUX AGREGATS UTILISES EN ECONOMIE DE LA SANTE

| | |
|---|---|
| **GENERALITES** | • **Les comptes nationaux de la santé** donnent une évaluation chaque année du **montant total des soins et des biens médicaux consommés** en France et permettent ainsi l'analyse de leur évolution.<br>• Ils constituent un **compte satellite** qui s'intègre dans le schéma global de la **comptabilité nationale**.<br>• Les principaux agrégats sont la **Dépense Courante de Santé** (DCS) et la **Consommation médicale totale** (CMT) |
| **LA DEPENSE COURANTE DE SANTE** | • Elle mesure **l'effort financier** (somme des dépenses engagées) consacré par **l'ensemble des financeurs** du système au titre de la santé (sécurité sociale, Etat, collectivités locales, mutuelles, sociétés d'assurances, institutions de prévoyance et ménages) au cours d'une année.<br>• Elle comprend :<br>– Des dépenses pour les **malades**<br>– Des dépenses de **prévention** (individuelle et collective)<br>– Des dépenses en faveur du système de soin (**formation et recherche**)<br>– Des dépenses de **gestion**<br><br>• La DCS s'élevait en 2013 à **247,7 Milliards d'euros**, soit **11,2% du PIB**<br>• Elle couvre un champ plus large que la consommation médicale totale puisqu'elle prend également en compte : les autres dépenses en faveur des malades (soins aux personnes âgées et handicapées en établissement, soins et services à domicile, indemnités journalières), les subventions reçues par le système de santé, les dépenses de prévention collective, de recherche et de formation médicale ainsi que les coûts de gestion de la santé. |
| **LA CONSOMMATION MEDICALE TOTALE** | • C'est la **valeur des biens et services médicaux utilisés pour la satisfaction directe des besoins individuels de santé**. Il s'agit de biens et services marchands (achats auprès de prestataires tels que médecins), ou non marchands, c'est-à-dire organisés et financés par une administration. |
| **LA CONSOMMATION MEDICALE TOTALE** | • Elle regroupe 2 éléments :<br><br>**CSBM = Consommation de Soins et de Biens Médicaux (98%)**<br><br>• Elle correspond aux dépenses liées aux soins reçus par les usagers et se divise en quatre grandes catégories :<br>– Les **soins hospitaliers** (public et privé)<br>– Les **soins ambulatoires :**<br>Médecins<br>Dentistes<br>Auxiliaires médicaux (infirmiers, masseurs-kinésithérapeutes, orthophonistes, orthoptistes)<br>Analyses biologiques<br>Soins dispensés en cures thermales<br>– Les **transports sanitaires**<br>– Les **biens médicaux** (médicaments, optique, prothèses, petit matériel et pansements) |

| | |
|---|---|
| | La CSBM est financée par (en 2013) :<br>- **La Sécurité Sociale** (76,0%)<br>- **Les ménages** (8,8%)<br>- **Les organismes complémentaires** (13,8%)<br>- **L'Etat et les collectivités locales** (1,4%)<br><br>**+ Consommation de médecine préventive (2%)**<br>• Il s'agit des services de **prévention individualisés** dispensés dans l'année :<br>- Médecine du travail<br>- Médecine scolaire<br>- La Protection Maternelle et Infantile (PMI)<br>- Les dépenses publiques de lutte contre la toxicomanie, l'alcoolisme ou les IST, le planning familial...<br><br>**Les dépenses de prévention** sont partagées entre des dépenses individuelles (au sein de la CMT : 3,4 Milliards €) et des dépenses de prévention collective (2,4 Milliards €). Au total, elles s'élevaient à 5,8 Md€ en 2013. |
| **LA DEPENSE TOTALE DE SANTE** | • C'est un agrégat défini par l'OCDE (Organisation de Développement et de Coopération Economique) pour permettre des **comparaisons internationales** entre les pays membres. Elle se définit à partir de la DCS.<br>• Pour la France, elle correspond à 11,6% du PIB, ce qui la place en **4ème position** des membres de l'OCDE après les Etats-Unis, les Pays-Bas et la Suisse.<br>• Comme la France, la plupart des pays de l'OCDE ont vu leur PIB diminuer en 2009 et la part de leurs dépenses de santé exprimée en points de PIB augmenter mécaniquement |

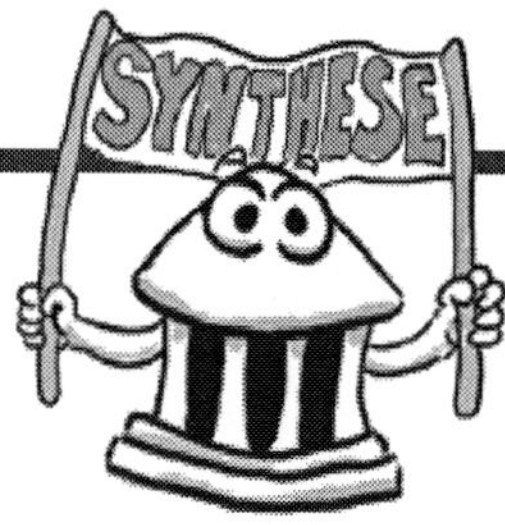


D'après : *Les Comptes nationaux de la santé 2013* – Edition 2014 - Drees

## PRINCIPAUX AGREGATS DES DEPENSES DE SANTE EN FRANCE

**Dépense courante de santé (DCS)** 247,7 Md €

Dépenses pour les malades (88,3%)
Dépenses de prévention (2,4%)
Dépenses en faveur du système de soins (4,9%)
Dépense de gestion générale de la santé (5,9%)
(Double compte : -1,5%)

**Autres**

- Indemnités journalières (12,8 Md €)
- Subventions reçues par le système de santé (2,8)
- Dépenses de prévention collective (2,4)
- Recherche (7,4) et formation (1,9)
- Dépenses de gestion (14,7)
- Soins de longue durée (19,2)

**Consommation Médicale Totale (CMT)** 190,25 Md €

**Prévention Individuelle** 3.5 Md €

**Consommation de Soins et de Biens Médicaux (CSBM)** 186,7 MM € (8,8% PIB)

- Soins hospitaliers (45,6% de la CMT)
- Soins ambulatoires (25,7%)
- Médicaments (17,6%)
- Autres biens médicaux (7%)
- Transports de malades (2,3%)

## 6. LES FACTEURS INFLUENCANT LA CONSOMMATION

Les dépenses de santé ont progressé à un rythme très élevé depuis les années 1960, à un rythme plus rapide que celui de la richesse nationale mesurée par le PIB. De plus en plus, la santé tend à être revendiquée comme un droit et correspond à un objectif idéal à atteindre.
Les facteurs influençant l'accroissement des dépenses de santé sont classiquement répartis en facteur de demande et facteur d'offre.

### A. LES FACTEURS INFLUENÇANT LA DEMANDE DE SOINS

| | |
|---|---|
| LA DEMOGRAPHIE | • La courbe de dépenses de santé est une courbe en U qui est plus élevée aux âges extrêmes de la vie : une forte consommation pendant les 5 premières années de vie, puis une consommation plus faible jusqu'à l'âge de 20 ans, enfin une augmentation progressive jusqu'au grand âge.<br>- Le **vieillissement de la population** est un facteur majeur d'augmentation des dépenses de santé<br>- La **reprise de la natalité** de façon moindre<br>- La consommation des **femmes** est supérieure à celle des hommes |
| LE BESOIN RESSENTI | • **La santé est une priorité** du public<br>- La **croyance en l'efficacité** du système de santé reste relativement élevée et la demande d'information du public est croissante |
| LES FACTEURS SOCIAUX | • **La** consommation de soins varie selon le revenu des individus, leur niveau d'études et les catégories socioprofessionnelles.<br>- Par exemple, les cadres consomment plus de médecine de ville, alors que les catégories sociales les plus basses consomment davantage de soins à l'hôpital<br>- Le lieu d'habitation (citadin), la taille du foyer (petit), un niveau d'éducation élevé, un temps disponible important sont des facteurs ayant un effet inflationniste sur la demande. |
| LE NIVEAU DE PROTECTION SOCIALE | • **Un** niveau de protection sociale élevé facilite l'accès aux soins :<br>- Les personnes n'ayant pas de couverture complémentaire consultent moins souvent. |
| LES FACTEURS EPIDEMIO-LOGIQUES | • Des maladies qui étaient fatales hier sont des **maladies chroniques** aujourd'hui (cancers, maladies cardiovasculaires, SIDA...) et **elles sont en augmentation,** facteur majeur d'accroissement des dépenses de santé |

### B. LES FACTEURS INFLUENÇANT L'OFFRE DE SOINS

| | |
|---|---|
| LES PROGRES SCIENTIFIQUES | • Les **progrès techniques et thérapeutiques** :<br>- Augmentation du potentiel de soins<br>- **Coût** de l'innovation<br>• **Diffusion de l'innovation** |
| LA DEMOGRAPHIE MEDICALE | • Le nombre de médecins, d'établissements de soins publics et privés influence les dépenses de santé :<br>- Leur répartition sur le territoire est assez inégale<br>- La tendance est à la **rationalisation de l'offre** (organisation et planification du système de soins) |

# 7. LA REGULATION DES DEPENSES DE SANTE

| | |
|---|---|
| **GENERALITES** | Trois actions permettent de rétablir l'équilibre des dépenses de santé de l'assurance maladie :<br>• **L'augmentation des recettes** (augmentation des impôts ou des cotisations salariales)<br>• **La régulation du système de soins** portant sur :<br>  - L'offre<br>  - La demande<br>• **L'externalisation** de certains biens et services : augmentation de la part de l'assuré (participation forfaitaire, franchise) ou de la part des assurances complémentaires |
| **REGULATION PORTANT SUR L'OFFRE** | • Le **numerus clausus** : limite par concours le nombre d'étudiants accédant à la formation initiale et donc à la profession.<br>• La **planification hospitalière** s'appuie sur les Schémas Régionaux d'Organisation Sanitaire (**SROS**) qui déterminent l'offre de soins sur un territoire donné en fonction des besoins de la population<br>• **L'amélioration de la qualité des pratiques professionnelles**, qui limite les surcoûts liés aux mauvaises pratiques (recommandations professionnelles, EPP[3], DPC[4]...)<br>• Développement des **réseaux de santé** (voir Q 15)<br>• **Régulation des prix** des soins et des biens médicaux<br>• La promotion des **médicaments génériques**<br>• La **limitation du nombre d'actes** effectués par les professionnels de santé (peu effective en France)<br>• Sur le plan national : **l'ONDAM (Objectif National des Dépenses d'Assurance Maladie),** dans le cadre de la Loi de Financement de la Sécurité Sociale (LFSS), votée annuellement par le Parlement, fixe des seuils de dépenses à ne pas dépasser. |
| **« FOCUS » LA LOI DE FINANCEMENT DE LA SECURITE SOCIALE (LFSS)** | • Votée tous les ans par le Parlement, qui a un droit de regard sur l'équilibre financier de la sécurité sociale.<br>• Limites :<br>  - Le Parlement ne peut pas fixer lui-même les recettes de la sécurité sociale.<br>  - La LFSS ne fait que prévoir les recettes, elle ne les perçoit pas.<br>  - La LFSS évalue également les dépenses (ONDAM), mais ne les limite pas (l'objectif peut être dépassé, et il l'est généralement chaque année...). |
| **REGULATION PORTANT SUR LA DEMANDE** | • **Dissuasion des assurés** de trop consommer : contribution financière, limitation des critères de reconnaissance des ALD, information et éducation des patients<br>• Mise en place du **médecin traitant** et du parcours de soins coordonné, qui limite le nomadisme médical |

[3] Evaluation des Pratiques Professionnelles (voir Item 13)
[4] Développement Professionnel Continu

| | |
|---|---|
| **LA PROBLEMATIQUE DES ALD** | • L'ALD (Affection Longue Durée) est un **système de prise en charge des frais de santé pour les patients atteints de pathologies chroniques.**<br>• La liste des maladies donnant droit à l'ALD est établie sur le site de la HAS.<br>• La demande d'ALD est effectuée par **le médecin traitant** sur un formulaire de demande spécifique.<br><br>Avantages de l'ALD :<br>• **Tiers-payant**<br>• **Exonération du ticket modérateur** (= reste à charge pour le patient)<br>• Prise en charge à **100%** des soins<br><br>Les chiffres :<br>• 5% des assurés sont en ALD<br>• Les ALD représentent à elles seules **> 50% des dépenses de l'assurance maladie** !<br><br>**Problématique :**<br>• Les maladies chroniques augmentent en France.<br>• La prise en charge en **ALD augmente** en conséquence, d'où une **augmentation des dépense de santé** dans ce domaine.<br>• Les personnes en ALD restent celles avec le **« reste à charge » le plus élevé…**<br><br>Des **pistes de réflexion** sont ouvertes sur :<br>• **L'encadrement plus strict** de l'ALD (conditions, pathologies reconnues)<br>• Une **distinction entre le statut du malade en ALD et la nature des soins** pour lesquels il est pris en charge |

## 8. LES ASSURANCES COMPLEMENTAIRES

| | |
|---|---|
| **DEFINITION - ROLES** | • L'assurance complémentaire en santé couvre une partie de la dépense de soins et de biens médicaux non remboursée par l'assurance maladie obligatoire.<br>• Elle permet donc de **réduire les restes à charge des assurés.**<br>• Souscription :<br>  - Le patient est **libre de souscrire ou non** une assurance complémentaire en santé<br>  - auprès d'un **organisme complémentaire d'assurance maladie** (OCAM - mutuelle, institut de prévoyance, société d'assurance).<br>  - elle peut être **individuelle ou collective**<br>• Les garanties, et donc **les coûts**, sont **variables** en fonction :<br>  - Des **besoins** de chaque patient<br>  - Des **moyens** de chaque patient<br><br>La part de la dépense de santé prise en charge par les OCAM s'élève en 2013 à **13,08% de la Consommation de Soins et de Biens Médicaux** (CSBM), soit une tendance **à la hausse**. |

| | |
|---|---|
| **PROBLEMATIQUE - EVOLUTION** | • De nombreux français **renoncent aux soins de santé** du fait d'un reste à charge trop élevé par défaut d'assurance maladie complémentaire.<br>• La couverture complémentaire en santé apparaît aujourd'hui comme un **élément important de l'accès aux soins**, notamment pour les ménages les plus modestes et sur des types de dépenses moins bien pris en charge par l'AMO (optique par exemple).<br><br>• La stratégie nationale de santé vise une **généralisation de la couverture maladie complémentaire d'ici 2017**, avec notamment une extension à tous les salariés de la complémentaire d'entreprise.<br>Objectifs :<br>• **Réduire les inégalités de santé**<br>• **Diminuer le renoncement aux soins**<br>• **Améliorer l'état de santé** de la population française |

## 9. LA SANTE POUR LES PLUS DEMUNIS

### A. LA COUVERTURE MALADIE UNIVERSELLE (CMU)

| | |
|---|---|
| **DROIT COMMUN** | • Principes généraux d'affiliation à un régime obligatoire de l'assurance maladie :<br>- **Habiter en France**<br>- **Et être salarié**<br>- **Ou être ayant droit d'un assuré** (enfant scolarisé < 20 ans, conjoint, concubin…)<br>- Ou être chômeur (maintien des droits pendant une durée déterminée), retraité<br>• Il existe plusieurs **régimes** de sécurité sociale (voir Q 14), le principal étant le régime général des travailleurs salariés |
| **CMU de base** | <u>**CMU de base**</u><br>• **Loi du 27 juillet 1999** portant création d'une Couverture Maladie Universelle (CMU)<br>• **C'est une modalité particulière d'affiliation au régime général** (elle ne constitue pas un régime particulier)<br>• Principes généraux d'obtention :<br>- **Etre non affilié à un régime obligatoire d'assurance maladie** à un autre titre ou comme ayant droit<br>- **Résider en France de manière stable** (> 3 mois) **et régulière** (= avoir des papiers, un titre de séjour…)<br>• 2,3 Millions de bénéficiaires en 2014<br><br><u>**Frais couverts par la CMU de base : les mêmes que pour le régime général**</u> (dans la limite des tarifs conventionnels de la sécurité sociale) :<br>• Médecine générale et spécialisée, soins dentaires, médicaments, examens de laboratoire, hospitalisation, transport<br>• Prothèses dentaires, optiques et auditives : remboursements très inférieurs aux coûts réels. |

<table>
<tr><td>CMU Complémentaire (CMUc)</td><td>
• <u>Principes généraux d'obtention :</u><br>
– Etre affilié à un régime obligatoire d'assurance maladie<br>
– Sous conditions de ressources :<br>
▪ Revenus annuels du foyer inférieurs à un seuil fixé par l'Etat<br>
▪ Environ 660 euros/mois pour une personne seule, 990 euros pour un couple (en 2013)<br><br>
• <u>Frais couverts :</u><br>
– Identiques à ceux d'une mutuelle classique :<br>
▪ Prise en charge du ticket modérateur (dans le cadre du parcours de soins coordonné)<br>
▪ Prise en charge du forfait hospitalier journalier<br>
▪ Forfaits pour les lunettes, prothèses dentaires et auditives (très inférieurs aux coûts réels)<br>
– PLUS :<br>
▪ Dispense d'avance de frais (tiers payant) a priori chez tous les professionnels de santé<br>
▪ Exonération de la participation forfaitaire et de la franchise<br><br>
• Le bénéficiaire choisit, dans une liste, l'organisme qui assurera sa couverture complémentaire entre :<br>
– Une caisse d'assurance maladie, une mutuelle, une société d'assurance ou une institution de prévoyance<br>
– Aucun de ces organismes ne peut refuser l'adhésion ou l'affiliation d'un bénéficiaire de la CMUc.<br>
• Elle est accordée pour une durée d'un an renouvelable<br>
• 4,2 Millions de personnes bénéficient de la CMUc en 2010
</td></tr>
</table>

## B. LES SOINS AUX ETRANGERS

<table>
<tr><td>SEJOUR TEMPORAIRE</td><td>
<u>Séjour temporaire régulier :</u><br>
• En provenance d'un pays de l'UE, de l'EEE (Espace Economique Européen) ou Suisse :<br>
– Les patients doivent être titulaires d'une carte européenne d'assurance maladie (CEAM) ou d'un certificat provisoire de remplacement (CPR) qui garantissent le remboursement des soins reçus en France.<br>
• Les personnes couvertes dans le cadre d'une convention bilatérale :<br>
– Convention bilatérale de sécurité sociale, permettant aux ressortissants de ces pays de bénéficier des prestations de l'assurance maladie française.<br>
• Autres personnes :<br>
– Doivent être titulaires d'une assurance privée.<br>
– Doivent avancer les frais de santé.<br><br>
<u>Séjour temporaire irrégulier :</u><br>
• Aucun dispositif ne permet de couvrir ces personnes ne disposant pas d'une couverture maladie auprès d'un organisme public ou privé étranger.
</td></tr>
</table>

**AME (Aide Médicale d'Etat)**

- L'AME est un **régime d'exception**
- **Financé par l'Etat**

- **<u>Principes généraux d'obtention :</u>**
  - Etrangers en situation **irrégulière** (sans papiers)
  - Résidant en France de manière **stable depuis au moins 3 mois**
  - **Sous condition de ressources** (les seuils sont les mêmes que pour la CMUc)

- **<u>Frais couverts :</u>** l'AME fonctionne comme un « 100% Sécu » (légèrement inférieur à CMU + CMUc)

- En 2013, environ 264 000 personnes bénéficient de l'AME.

## Réflexes

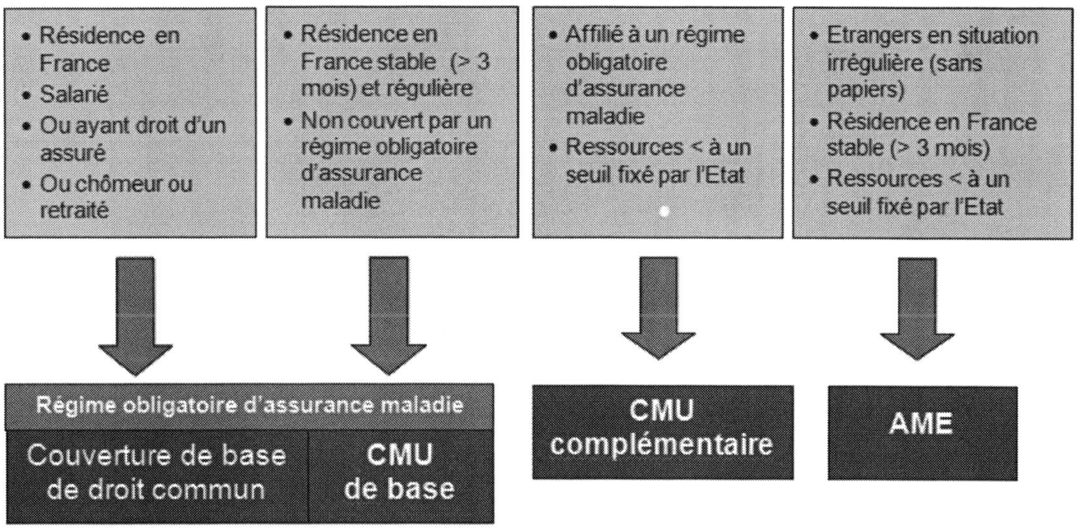


## Conférences de consensus - Recommandations

| Année | Source | Titre |
|---|---|---|
| 2015 | Drees | La protection sociale en France et en Europe en 2013. |
| 2013 | Haut Conseil sur l'Avenir de l'Assurance Maladie (HCAAM) | La généralisation de la couverture complémentaire en santé. |

**Autres références :**

1. Site internet de l'assurance maladie : www. ameli. fr
2. Site internet de la sécurité sociale : www. **securite**-sociale. fr
3. Site internet de la CMU : www.cmu.fr
4. Site internet de l'IRDES
5. *Les Comptes Nationaux de la santé en 2013* – édition 2014, DREES
6. *Les comptes de la sécurité sociale. Résultats 2014, prévisions pour 2015 et 2016.* Septembre 2015. Commission des Comptes de la sécurité sociale.
7. Ministère de la santé : « patient étranger, non assuré d'un régime français, en séjour temporaire ».

☑ J'inscris mes notes personnelles pour mieux progresser

# LE SYSTEME CONVENTIONNEL

| Les objectifs du CNCI pour l'*i*ECN 2016 | MOTS-CLES et REFLEXES GENERAUX |
|---|---|
| × *Préciser les principales étapes de son évolution depuis son institution en 1971.*<br>× *Discuter l'évolution des modes de rémunération des professionnels dans le système conventionnel (à l'acte, « à la performance », au forfait).* | × ***Connaître les dates des principales conventions médicales et leurs apports respectifs dans le système conventionnel***<br>× ***Rémunération à l'acte***<br>× ***Nouveaux modes de rémunération*** |

## 1. HISTOIRE DU SYSTEME CONVENTIONNEL

| | |
|---|---|
| **DEFINITION** | • **La convention nationale organise les rapports entre les médecins libéraux (généralistes et spécialistes) et l'assurance maladie.**<br>• Elle est conclue entre **l'UNCAM** (Union Nationale des Caisses d'Assurance Maladie) et les **syndicats des médecins libéraux**.<br>• Les objectifs sont :<br>- **Régulation médicalisée des dépenses** de santé<br>- Amélioration de **l'efficience** du système de soins : « soigner mieux, en dépensant mieux »<br><br>La convention est **inscrite dans le Code de la Sécurité Sociale** depuis 1971 (date de la première convention).<br>La convention est renouvelée tous les 4 ans. |
| **1ère CONVENTION (1971-1975)** | • Mentionne les **principes d'exercice de la médecine libérale**<br>• Réaffirme le libre choix du médecin par le patient<br>• Les **honoraires sont fixés par accord entre les syndicats et les caisses d'assurance maladie**<br>• Le **paiement** est effectué **directement** du patient au médecin, le patient étant secondairement remboursé par la caisse<br>• Mise en place **d'instances de conciliation**<br>• Mise en place de **profils médicaux** |
| **2ème CONVENTION (1976-1981)** | • Peu de modifications.<br>• Introduit des **mesures de tiers-payant dans certains cas.**<br>• Procédure de **concertation** pour la négociation des tarifs médicaux et la nomenclature des actes. |

| | |
|---|---|
| **3ème CONVENTION (1980-1985)** | • Renforcement de l'auto-discipline des médecins (tableaux d'activité)<br>• **Création de deux secteurs conventionnels :**<br>– **Secteur 1 :** les médecins s'engagent à respecter les tarifs conventionnels<br>– **Secteur 2 :** les médecins ont des honoraires libres (non respect des tarifs conventionnels), mais en contrepartie perdent les avantages sociaux<br>• Mise en place de nouvelles instances locales de régulation conventionnelle pour la **maîtrise des dépenses** |
| **4ème CONVENTION (1985-1989)** | • **Tacite reconduction** de la convention<br>• Pas de modifications par rapport à celle de 1980 |
| **5ème CONVENTION (1990-1992)** | • **Limitation du secteur 2 :**<br>– plus de changement de secteur possible pour les médecins installés |
| **6ème CONVENTION (1993-1997)** | • Loi dite « Teulade » qui tente de mettre en place une maîtrise des dépenses de santé.<br>• Elle prévoit notamment :<br>– Fixation d'objectifs nationaux de dépense avec sanction si non respect<br>– Application de **références médicales opposables** (RMO)<br>– **Contrat local de maitrise des dépenses** au niveau de chaque caisse<br>– Mise en place d'un **système d'information avec codage** des actes médicaux, prescriptions et pathologies<br>– Apparition du « **dossier médical** »<br>– Création des **unions de professionnels** (URML) |
| **CONVENTIONS DE 1997** | • Création de 2 conventions, une pour les généralistes, une pour les spécialistes.<br>• Conventions annulées par le conseil d'Etat. |
| **7ème CONVENTION (1998-2005)** | • Ne concerne que les médecins généralistes libéraux.<br>• Création du **médecin référent.**<br>• Création de la **carte vitale.**<br>• Transmission électronique des documents pour le remboursement des soins.<br>• Notion de **coordination des soins.**<br>• Maitrise des dépenses.<br>• **Exigences de santé publique.** |
| **8ème CONVENTION (2005)** | **Instauration du parcours de soins coordonné :**<br>• Création du **médecin traitant** (MT) :<br>– médecin de premier recours<br>– 3 missions essentielles :<br>o assurer les soins de premier recours<br>o orienter le patient dans le parcours de soins<br>o assurer la coordination des informations notamment dans le Dossier Médical Personnalisé (DMP)<br>– Libre choix garanti du médecin traitant.<br>• Notion de **médecin correspondant** (MC) :<br>– spécialiste ou expert dans un domaine particulier |

| | |
|---|---|
| | • **Le DMP :**<br>- mise en place prévue pour 2007<br>- diminuer les risques de contre-indications médicamenteuses et les examens inutiles<br>- favoriser le dialogue patient-professionnels de santé<br>• **Valorisation du respect du parcours de soins :**<br>- majoration pour le patient si non respect<br>- Indemnités annuelles pour le médecin qui coordonne le parcours et la prise en charge des ALD.<br><br>**Contrôle du système de soins :**<br>• **Maitrise Médicalisée de l'Evolution des Dépenses de Santé** (MMED).<br>• **Renforcement des contrôles** par l'Assurance Maladie.<br>• **Evaluation des pratiques professionnelles inscrite dans la loi,** ainsi que la formation Médicale Continue. |
| **LA NOUVELLE CONVENTION (2011)** | La dernière convention nationale a été publiée au JO le 25 Sept 2011<br>Cette convention:<br>• **Conforte le rôle du médecin traitant**, dans le parcours de soins à travers son implication dans la prévention, le traitement et le suivi de ses patients et la coordination des soins<br>• Réaffirme la politique de **formation continue** des médecins.<br>• Renforce l'accès aux soins notamment pour les patients défavorisés<br>• Fait **évoluer les modes de rémunération :**<br>- Introduction du paiement à la performance (ROSP)<br>- Le paiement à l'acte reste majoritaire.<br><br>• Aide à l'installation des médecins dans les zones sous dotées :<br>• **L'option "Démographie",** pour les praticiens travaillant en groupe ou en pôle (réseau) de santé. Le médecin s'engage :<br>- à réaliser son activité aux 2/3 dans une zone sous dotée et à y être installé ou à proximité pour une durée de 3 ans minimum.<br>- En échange, il reçoit une aide à l'activité et une aide à l'investissement pendant 3 ans<br>• **L'option "Santé et Solidarité Territoriale"** : le médecin s'engage :<br>- à exercer au moins 28 jours par an pendant trois ans dans une zone sous dotée.<br>- En échange, ses frais de déplacement sont pris en charge et il perçoit une rémunération complémentaire.<br>• Poursuite des politiques de **maitrise des dépenses de santé.**<br>• Amélioration des relations avec l'Assurance Maladie, notamment par la **dématérialisation des procédures.** |

**LE SYSTEME CONVENTIONNEL – DATES ESSENTIELLES**

Réflexes

- **1971 : naissance**
- **1980 : création de 2 secteurs conventionnels**
- **1990 : limitation du secteur 2**
- **1998 : création de la Carte Vitale**
- **2005 : parcours de soins coordonnés, médecin traitant, DMP, renforcement de la maîtrise des dépenses de santé, FMC**
- **2011 : ROSP, mesures de lutte contre les déserts médicaux**

## 2. REMUNERATION DES MEDECINS

Les modalités de rémunération des médecins sont fixées dans les conventions ainsi que dans leurs avenants.

### A. LE « SOCLE »

| | |
|---|---|
| **PAIEMENT A L'ACTE** | • Le médecin est rémunéré au **prorata des actes** qu'il a réalisé.<br>• C'est le **socle de la rémunération** des médecins.<br>• Le **prix des actes est fixé par la convention** (23€ pour une consultation en cabinet, 33€ pour une consultation au domicile…). |

### B. MODES DE REMUNERATION « COMPLEMENTAIRES »

| | |
|---|---|
| **PAIEMENT A LA PERFORMANCE** | • S'inspire de ce qui se fait au Royaume-Uni.<br>• Il s'agit du **Contrat d'Amélioration des Pratiques Individuelles** (CAPI) signé entre un médecin et l'assurance maladie.<br>• Il apporte une rémunération complémentaire au paiement à l'acte, en fonction de l'atteinte d'objectifs :<br>- de **prévention** (vaccinations, dépistage du cancer du sein…)<br>- de **suivi des pathologies chroniques**<br>- **d'efficience des prescriptions** (médicaments génériques ++). |
| **PAIEMENT AU FORFAIT** | • Le médecin reçoit un **forfait annuel** versé par l'Assurance maladie pour des **prises en charge particulières** demandant un travail supplémentaire :<br>• Par exemple :<br>- Forfait ALD (40€ par an)<br>- Forfait médecin traitant |
| **LA « ROSP »** | • **« Rémunération sur objectifs de santé publique »**<br>• La ROSP est définie pour plusieurs spécialités, et pas uniquement pour le médecin généraliste.<br><br>Pour le médecin généraliste :<br>• Elle repose sur le suivi de **29 indicateurs** pour un total de **1300 points**<br>• Ces points sont attribués en fonction de la réalisation ou non de l'indicateur<br>• Chaque point vaut 7€<br><br>Ces indicateurs sont répartis entre :<br>• **Organisation du cabinet** (5 indicateurs) :<br>- susceptible d 'apporter un complément de rémunération de 1750 €<br>- critères d'organisation du cabinet (utilisation de logiciels d'aide à la prescription ou de télétransmission, tenue d'un dossier médical informatisé, information des patients sur les plages horaires de consultation…)<br>• **Qualité de la pratique médicale** (24 indicateurs) :<br>- susceptible d'apporter un complément allant jusqu'à 9000 euros/an<br>- indicateurs de suivi des pathologies chroniques<br>- indicateurs de prévention<br>- indicateurs d'efficience |

| | |
|---|---|
| **NOUVEAUX MODES DE REMUNERATION (NMR)** | • Dans le cadre du système conventionnel<br>• Sont inscrits dans la Loi de Financement de la Sécurité Sociale de 2008<br>• Concernent des modes de rémunération pouvant **compléter ou se substituer à terme au paiement à l'acte**<br>• Actuellement **en cours d'évaluation**<br><br>Ces modes de rémunération sont répartis en 3 modules :<br>• **Module 1 : « missions coordonnées » :**<br>- forfait rémunérant les missions de coordination au sein d'une structure<br>- le forfait est versé à la structure et non directement au médecin<br>• **Module 2 : « nouveaux services au patient** » :<br>- concerne des prises en charge innovantes en médecine de ville, pour des patients complexes et souvent atteint de maladies chroniques<br>- Le premier volet consiste à rémunérer les séances d'éducation thérapeutique du patient<br>- Le second met à disposition de plusieurs professionnels (3) un budget spécifique d'intervention pour prendre en charge des patients complexes.<br>• **Module 3 : « coopération entre professionnels de santé »** :<br>- financement des coopérations entre professionnels de santé, c'est-à-dire des délégations d'actes entre médecins et auxiliaires médicaux<br>- Objectifs : améliorer le suivi des patients, enrichir le métier des auxiliaires médicaux et libérer du temps médical (surtout dans les zones sous dotées). |

| | |
|---|---|
| **EVOLUTION DES MODES DE REMUNERATION** | • 1971 : paiement à l'acte, qui reste la base de la rémunération actuelle des médecins.<br>• 1980 : création du secteur 2 avec dépassement d'honoraires possibles.<br>• 1990 : gel du secteur 2.<br>• 2009 : CAPI : plus d'actualité actuellement.<br>• 2011 : ROSP<br>• Actuellement : Evaluation des nouveaux modes de rémunération des médecins.<br><br>• En parallèle de ces modes de rémunération, chaque médecin peut recevoir une rémunération supplémentaire sur la base de forfaits auxquels il a souscrit. |

## LES SECTEURS DANS LE SYSTEME CONVENTIONNEL

Réflexes

SECTEUR 1 :
- **Tarif conventionnel**
- Une partie de leurs cotisations sont financées par l'assurance maladie.
- **Dépassements exceptionnels possibles.**
- Concerne : > 80% des généralistes et > 60% des spécialistes

SECTEUR 2 :
- **Honoraires libres**, mais fixés avec **tact et mesure.**
- Patient **remboursé sur la base du tarif conventionnel.**
- **Cotisations prises en charge en partie** par l'assurance maladie s'il s'engage à maitriser leurs dépassements d'honoraires (facturation au tarif conventionnel les actes cliniques, dépassements maitrisés à 15% pour les actes techniques, à appliquer cette tarification sur au moins 30% de son activité).
- **Secteur réservé :** aux anciens chefs de clinique des universités ou assistants des hôpitaux généraux ou régionaux, praticien temps plein hospitalier, praticien temps partiel hospitalier comptant au minimum 5 années d'exercice.

SECTEUR 3 :
- Minoritaire
- **Honoraires libres**
- Non conventionnés, **patients remboursés uniquement pas leurs mutuelles.**

Conférences de consensus - Recommandations

| Année | Source | Titre |
|---|---|---|
| 2014 | IRDES | Historique des conventions médicales. |
| 2011 | Loi | Convention nationale organisant les rapports entre les médecins libéraux et l'assurance maladie, signée le 26 juillet 2011. |
| 2010 | CES (Collège des Economistes de la Santé) | La lettre du Collège – Septembre 2010. |

Autres références :
1. Site de l'Assurance Maladie : www.ameli.fr
2. Site du Ministère de la Santé : www.sante.gouv.fr

Chap. 18

UE 1
Item 18

# LA METHODOLOGIE DE LA RECHERCHE EXPERIMENTALE ET CLINIQUE

| Les objectifs du CNCI pour l'iECN 2016 | MOTS-CLES et REFLEXES GENERAUX |
|---|---|
| × *Elaborer une question scientifique et effectuer une recherche documentaire sur un sujet, et une analyse critique des données existantes.*<br>× *Elaborer une hypothèse de travail et expliquer les processus expérimentaux mis en œuvre.*<br>× *Analyser, discuter et présenter un travail expérimental.*<br>× *Analyser et argumenter les grands types d'études cliniques.*<br>× *Décrire l'information du patient et le consentement éclairé.*<br>× *Connaître les grands principes de la règlementation de la recherche clinique (voir item 8).* | × ***Sélectionner des articles scientifiques et médicaux de qualité***<br>× ***Connaître les grands principes de la recherche clinique***<br>× ***Savoir interpréter une étude clinique et les apports potentiels pour la pratique clinique quotidienne*** |

## 1. ELABORER UNE QUESTION SCIENTIFIQUE

| | |
|---|---|
| **PRINCIPES** | La question ainsi posée doit :<br>• Etre faisable, c'est-à-dire que les moyens à la disposition du chercheur sont suffisants et adaptés.<br>• Etre capable de diriger le projet de recherche qu'elle sous-tend.<br>• Susciter l'intérêt des investigateurs.<br>• Etre originale dans le sens d'innovante.<br>• Etre éthique.<br>• Etre avant tout pertinente :<br>– Quel bénéfice apportera la réponse à la question ?<br>– A qui bénéficiera la réponse à la question et de quelle façon ? |

## 2. EFFECTUER UNE RECHERCHE DOCUMENTAIRE

| | |
|---|---|
| **GENERALITES** | • La recherche documentaire est :<br>– Une démarche **systématique et explicite d'identification, de récupération et traitement bibliographique de données publiées ou non**<br>– Elle a pour but **l'identification d'informations pertinentes** et doit tendre vers **l'exhaustivité**<br>• Elle nécessite donc :<br>– La maîtrise des outils et stratégies de recherche<br>– Une bonne connaissance des multiples sources d'informations. |

| | |
|---|---|
| **METHODOLOGIE DE LA RECHERCHE DOCUMENTAIRE** | Il faut définir en premier lieu :<br>• **L'objectif** de la recherche<br>• La **formulation de la question** que l'on se pose :<br>- Etape indispensable<br>- La question posée doit être **claire, précise et complète**<br>• Les **critères d'inclusion ou d'exclusion** à respecter lors de la stratégie de recherche (ex. : langue, limitation sur les années de recherche, uniquement les essais randomisés, critères d'âge...)<br><br>Il faut ensuite :<br>• Choisir les **sources d'information** à consulter<br>• Définir une **stratégie de recherche adaptée** à la banque de donnée<br>• Et enfin **sélectionner les articles** les plus pertinents |

## A. LES SOURCES D'INFORMATION

| | |
|---|---|
| **LES SOURCES PRIMAIRES** | • **Les sources primaires sont les comptes rendus d'étude,** accessibles :<br>- Soit sous forme de **résumé** dans les banques de données électroniques<br>- Soit **en entier** par la recherche du périodique (accès payant le plus souvent)<br>• L'accessibilité aux sources primaires est problématique : coût des abonnements, temps nécessaire à la recherche, nécessité d'une formation... |
| **LES SOURCES SECONDAIRES** | • Les **sources secondaires** véhiculent des **informations préalablement digérées par un intermédiaire** :<br>- Synthèses, revues de la littérature, méta-analyses, recommandations professionnelles<br>Les intermédiaires sont principalement :<br>• **En France** :<br>- La **HAS** et **l'ANSM**[5] qui produisent des recommandations professionnelles<br>- **Les sociétés savantes**, **l'INSERM** (expertises collectives)<br>- Les **périodiques médicaux** (mais leur financement est assuré pour la plupart par l'industrie pharmaceutique, à l'exception de la *Revue Prescrire*).<br>• **A l'étranger** (les principaux) :<br>- Le **NICE**[6] en Angleterre et **l'AHRQ**[7] aux USA, qui sont les équivalents de l'HAS en France<br>- **La Cochrane Collaboration** |
| **STRATEGIE DE LA RECHERCHE DOCUMENTAIRE** | En fonction de la question posée, la stratégie de recherche documentaire devra interroger :<br>• **Les banques de données scientifiques analytiques** et **bibliographiques**<br>• **Les sources d'information secondaires à destination des professionnels** (HAS, ANSM, Sociétés Savantes, INSERM...) |

[5] ANSM = Agence Nationale de Sécurité du Médicament et des produits de santé, remplace l'AFSSAPS depuis 2011
[6] NICE = National Institute for Clinical Excellence
[7] ARQH = Agency for Healthcare Research and Quality

| | |
|---|---|
| | • La **recherche de la « littérature grise »** : littérature non indexée dans les circuits conventionnels de diffusion de l'information (congrès, documents gouvernementaux, études non publiées, autres documents non conventionnels)<br>• Les **sommaires des revues de moins de 6 mois**. Certaines revues doivent être systématiquement consultées (pour éviter de rater une publication non encore indexée) : Annals of Internal Medicine, British Medical Journal, Canadian Medical Association Journal, Concours Médical, JAMA, Lancet, New England Journal of Medicine… |
| **LES BANQUES DE DONNEES** | **Les banques de données analytiques :**<br>**Ce sont des bases accessibles via Internet qui fournissent des** revues systématiques réalisées par des groupes d'experts.<br>• **La Cochrane library :**<br>  - Banque de données électronique<br>  - Initiée en 1995 en Grande-Bretagne<br>  - Elle met à disposition des **revues systématiques de la littérature réactualisées régulièrement**<br>  - Source majeure d'informations pour les praticiens<br><br>**Les banques de données médicales bibliographiques**<br>• **MEDLINE :**<br>  - Créée en 1966, par la National Library of Medicine (Bethesda, USA)<br>  - La plus connue et la plus utilisée<br>  - **MEDLINE est la banque de données, Pubmed est le moteur de recherche**<br>• **EMBASE**, aux Pays-Bas. Elle possède 2 particularités<br>  - Une orientation sur la pharmacologie et la toxicologie (tout en traitant les autres aspects de la médecine)<br>  - Une bonne couverture de la littérature européenne.<br>• **PASCAL :**<br>  - Banque de données française produite par l'Institut National de l'Information Scientifique et Technique (INIST)<br>  - Couvre des domaines variés : biologie, médecine, physique, chimie, sciences de l'ingénieur...<br>**Les banques de données économiques et industrielles**<br>• Ex. : IAC, Textline, Delphes…<br>**Les banques de données de « littérature grise »**<br>• **La Banque de Données de Santé Publique (BDSP)**<br>  - Banque de données française<br>  - Elle couvre l'information scientifique, technique et économique produite en France et à l'étranger<br>• **La bibliothèque du CHU de Rouen (CIFMeF)**<br>• **SIGLE**<br>• **HealthSTAR :** axée sur l'évaluation technologique et la recherche en administration de la santé.<br>• Les agences et institutions gouvernementales, les sociétés savantes, les associations professionnelles et les agences d'évaluation technologique produisent des documents et des rapports qui sont souvent accessibles via Internet sur les serveurs Web de ces différentes structures. |

## B. PRINCIPE D'UTILISATION DES MOTEURS DE RECHERCHE

| | |
|---|---|
| **STRATEGIE DE RECHERCHE** | • Pour établir une recherche exhaustive et efficace, il est nécessaire au préalable de définir une stratégie (qui devra être adaptée au moteur de recherche) :<br>- Par **mots clés** (= termes normalisés et structurés) répertoriés dans un **thésaurus** (sorte de dictionnaire de mots clés)<br>- Avec des **opérateurs booléens** permettant de combiner les mots clés<br>- Et des **limites** qui permettent de filtrer les recherches |
| **EX. : Pubmed** | • Par exemple, pour faire une recherche avec **Pubmed** (principal moteur de recherche utilisé, permettant d'accéder aux bases de données **Medline**).<br>• Les **mots clés** (**MeSH Terms** = Medical Subject Headings) sont en anglais, et peuvent être recherchés dans la **« MeSH Database ».**<br>• Quand un article est indexé dans Medline, 10 à 12 termes du MeSH y sont attachés.<br>• Les opérateurs booléens sont : **AND, OR, NOT**<br>• Les limites se trouvent dans l'item **« LIMITS »**, qui permet de spécifier : la date de publication, le sexe et l'âge de la population, la langue de l'article, le sujet, le type de publication...<br>• Dans l'item **« PREVIEW/INDEX »,** il est possible de faire une recherche dans les différents index (nom du journal, noms des auteurs, mot du titre, date, MESH Terms...) en utilisant les opérateurs booléens.<br>• Si vous ne l'avez pas encore utilisé, un conseil, lancez- vous ! |

## C. SELECTION DES ARTICLES

| | |
|---|---|
| **En 2 temps...** | **L'abondance des références nécessite une sélection avec un esprit critique privilégiant la qualité de l'information.**<br>• Une première sélection doit être rapidement effectuée sur :<br>- Le **titre**<br>- La qualité de la **revue**<br>- Le **type de publication** (articles originaux, méta-analyse...)<br>• **La qualité de la revue** peut être appréciée par :<br>- L'existence d'un **comité de lecture**<br>- **L'impact Factor** de la revue :<br>▪ Indicateur de sa notoriété<br>▪ Rapport entre le nombre de citations sur le nombre d'articles publiés par le journal, sur une période de 2 ans<br>• Une seconde sélection sera ensuite effectuée, après lecture du résumé sur :<br>- **Le type d'étude**<br>- **La méthodologie utilisée**<br>- **La population étudiée**<br>- **Les niveaux de preuve** |

## D. RECHERCHE SPECIFIQUE SUR LES MALADIES RARES

| | |
|---|---|
| **DEFINITIONS** | **Maladie rare =**<br>• Affection touchant **moins de un cas sur 2000 habitants**<br>• Environ **7000 maladies rares** sont recensées<br>  – 80% sont d'origine génétique<br>  – 65 % sont graves et invalidantes<br>  – 50% débutent avant l'âge de 2 ans<br>• 4 à 6% des individus seraient atteints de maladies rares, soit près de 3 millions de malades en France et 20 millions en Europe<br>• Les maladies rares sont une priorité de santé publique en France<br>**Maladie orpheline =**<br>• Une maladie orpheline, est une maladie pour laquelle il n'existe ni traitement ni recherche. |
| **EFFECTUER UNE RECHERCHE SUR LES MALADIES RARES :**<br><br>**ORPHANET** | **ORPHANET :**<br>• C'est un serveur d'information sur les maladies rares et les médicaments orphelins en libre accès pour les professionnels et le grand public<br>• C'est devenu le portail de référence mondiale sur les maladies rares<br>• Il comprend :<br>  – **Un inventaire des maladies rares** et une **classification** de ces maladies d'après les classifications expertes publiées<br>  – **Une encyclopédie professionnelle** couvrant 3000 maladies rares<br>  – **Une encyclopédie grand public** couvrant une centaine de maladies<br>  – **Un inventaire des médicaments orphelins** à tous les stades de développement<br>  – **Un service d'aide au diagnostic** permettant la recherche par signes et symptômes<br>  – Un répertoire des **services spécialisés** (consultations spécialisées, laboratoires de diagnostic, projets de recherche en cours et associations de malades dans les pays du réseau Orphanet) |

# 3. REALISATION D'UNE ETUDE CLINIQUE

## A. GENERALITES

| | |
|---|---|
| **DEFINITIONS** | • **La recherche biomédicale** (définition légale) **= « Tout essai ou expérimentation organisé et pratiqué sur l'être humain en vue du développement des connaissances biologiques ou médicales »**<br>• Le terme de **recherche clinique** est équivalent (il est plus employé par les chercheurs, alors que recherche biomédicale est le terme légal)<br>• En pharmacologie, la recherche clinique est dominée par les études du médicament, dans le cadre des **essais cliniques.**<br>• Les essais cliniques obéissent à une **technique** (méthodologie des essais cliniques), à une **législation** et à une **éthique**.<br>• Ces études peuvent se dérouler soit en médecine de ville, soit dans les centres hospitaliers, soit dans des structures de recherche agréées publiques ou privées. |

## LES DIFFERENTES PHASES DU DEVELOPPEMENT D'UN MEDICAMENT

1. **Recherche exploratoire**
   - Recherche d'une molécule candidate
   - Dépôt d'un **brevet** par l'industriel, qui lui assure des droits d'exploitation pour une durée de **20 ans**
   - Mise en place d'un **programme de recherche**

2. **Phase pré-clinique**
   - Etude, **in vitro** (cellules ou cultures cellulaires) et/ou **in vivo** (animal) de la nouvelle molécule
     - Toxicologie (effets mutagènes, tératogènes, toxicité sur les organes cibles…)
     - Pharmacocinétique

3. **Phase clinique : chez l'homme**
   - Les essais cliniques sont organisés en 4 phases (voir tableau)

Au total, 10 à 15 ans sont nécessaires pour la recherche et le développement d'un nouveau médicament.

**Réflexes**

| PHASES DE L'ESSAI CLINIQUE | POPULATION | OBJECTIFS |
|---|---|---|
| PHASE I | **Volontaires sains**<br>**Petit nombre**<br>(Malades dans certains cas, en cancérologie par exemple) | ▪ **Tolérance** (dose maximale tolérée)<br>▪ **Toxicité**<br>▪ **Pharmacocinétique** |
| PHASE II | **Malades**<br>**Petit nombre** | ▪ **Efficacité** (dose efficace)<br>▪ **Pharmacodynamie** |
| PHASE III | **Malades**<br>**Grand nombre** | ▪ **Efficacité comparative**<br>▪ **Toxicité**<br>▪ **Rapport bénéfice/risque** |
| PHASE IV | **Population générale**<br>**Après AMM** | ▪ **Pharmacovigilance**<br>▪ **Recherche de nouvelles indications** |

**Pharmacocinétique** = étude du devenir du médicament dans l'organisme : absorption, métabolisme, distribution et élimination
**Pharmacodynamie** = effet du médicament sur l'organisme
**Toxicité** = effets secondaires
**AMM** = Autorisation de Mise sur le Marché

## B. CADRE REGLEMENTAIRE DES ESSAIS THERAPEUTIQUES

| | |
|---|---|
| **LES TEXTES FONDATEURS** | Les textes fondateurs :<br>• Code de Nuremberg (1947)<br>• Déclaration d'Helsinki (1964)<br>Les 3 lois :<br>• **La loi Huriet-Sérusclat du 20 décembre 1988** : loi sur la protection des personnes se prêtant à des recherches biomédicales<br>• **La loi du 9 août 2004** : loi relative à la politique de santé publique<br>• **La loi du 5 mars 2012** relative aux recherches sur la personne humaine.<br><br>La première loi a établi les bases de la protection des personnes qui participent à des recherches biomédicales. La seconde a permis de mettre la réglementation française en conformité avec le **droit européen** et d'apporter des **améliorations** au dispositif pratiquement inchangé depuis 1988.<br>La troisième a permis de simplifier le droit français en matière de recherche biomédicale (Voir Item 8) |

| | |
|---|---|
| **LE PROMOTEUR** | = Personne physique ou morale qui :<br>• **Prend l'initiative** d'une recherche biomédicale<br>• En assure la **gestion**<br>• Vérifie que son **financement** est prévu<br>• A l'obligation de souscrire une **assurance**<br>• Assume **l'indemnisation des conséquences dommageables** pour la personne qui s'y prête (sauf preuve à sa charge que le dommage n'est pas imputable à sa faute) |
| **LE (OU LES) INVESTIGATEUR(S)** | = La (ou les) personne physique qui :<br>• **Dirige et surveille la réalisation de la recherche**<br>• C'est un médecin (sauf exception) garant **de la protection des personnes, de la qualité des soins** et de leur prise en charge.<br>• Il doit respecter avant tout les **règles déontologiques** et faire primer le soin sur la recherche. |
| **LES CONDITIONS A RESPECTER POUR REALISER UNE RECHERCHE BIOMEDICALE** | La loi définit un certain nombre de conditions, qui doivent être impérativement respectées :<br>1. **L'objectif de la recherche**<br>• **Etendre la connaissance scientifique** de l'être humain et les moyens susceptibles d'améliorer sa condition<br>• Fondé sur le **dernier état des connaissances scientifiques** et sur une **expérimentation pré-clinique suffisante**<br>2. **La notion de bénéfice/risque**<br>• Le **risque prévisible** encouru par les personnes qui se prêtent à la recherche doit être hors de proportion avec le **bénéfice escompté** pour ces personnes<br>• **L'intérêt des personnes** qui se prêtent à une recherche biomédicale prime toujours sur les seuls intérêts de la science et de la société.<br>**Ces conditions sont renforcées pour :**<br>• Les femmes enceintes ou qui allaitent<br>• Les mineurs<br>• Les majeurs protégés (sous tutelle ou curatelle)<br>• Les personnes hospitalisées sans consentement<br>• Les prisonniers |

| | |
|---|---|
| | Pour ces personnes, la recherche ne peut être réalisée **que si et seulement si :**<br>• Des recherches d'une efficacité comparable ne peuvent être effectuées sur une autre catégorie de la population<br>• L'importance du bénéfice escompté pour ces personnes est de nature à justifier le risque prévisible encouru<br>• Ou ces recherches se justifient au regard du bénéfice escompté pour d'autres personnes dans la même situation. Dans ce cas, les risques prévisibles et les contraintes doivent être minimes<br><br>**Les majeurs sous sauvegarde de justice ne peuvent pas participer à une recherche**<br><br>**3. Les conditions matérielles et humaines**<br>• Sous la direction d'un **médecin expérimenté**<br>• Dans des **conditions matérielles et techniques adaptées** à l'essai et compatibles avec les impératifs de rigueur scientifique et de sécurité des personnes<br>• Dans le respect des **bonnes pratiques cliniques**<br>**4. Autorisations :** 3 sont **nécessaires**<br>• **CPP = Comité de Protection des Personnes**<br>- Indépendants<br>- Il dispose de compétences dans le domaine biomédical et à l'égard des questions éthiques, sociales, psychologiques et juridiques<br>- Il existe 40 CPP en France<br>• **L'autorité compétente** (à l'exception des recherches visant à évaluer les soins courants)<br>- Soit **l'ANSM**[8] (Agence Nationale de Sécurité du Médicament et des produits de santé) : le plus souvent<br>- Soit la **DGS** (Direction Générale de la Santé) du Ministère de la Santé.<br>• **La CNIL**<br>- **Commission Nationale de l'Informatique et des Libertés**<br>- Chargée de veiller à la protection des données à caractère personnel.<br>**5. L'information et le consentement des personnes**<br>**L'information** délivrée par l'investigateur doit être :<br>• **Claire, loyale et compréhensible**<br>• **Orale et écrite**<br>• Elle doit porter sur **l'objectif de l'essai, la méthodologie, la durée, les bénéfices/risques, <u>le droit de refuser ou de quitter l'étude à tout moment</u>**<br>• Mais aussi : les éventuelles alternatives médicales, la prise en charge à la fin de l'étude, l'avis des comités sus-cités, l'interdiction de participer à une autre recherche…<br><br>**Le consentement** doit être :<br>• **Libre et éclairé**<br>• **Recueilli par l'investigateur, après information**<br>• **Par écrit (signature)**<br>• **<u>Révocable à tout moment</u>** |

[8] L'ANSM remplace l'AFSSAPS depuis décembre 2011

**Réflexes**

**Cas particuliers du consentement pour certaines catégories de personnes protégées :**

| Personne se prêtant à une recherche biomédicale : | Consentement donné par : | Si risque sérieux d'atteinte à la vie privée ou à l'intégrité du corps humain : |
|---|---|---|
| Majeur sous curatelle | Majeur assisté par le curateur | Juge des tutelles |
| Majeur sous tutelle | Tuteur | |
| Majeur hors d'état d'exprimer son consentement | Personne de confiance, ou à défaut famille ou à défaut personne entretenant des liens étroits et stables | |
| Mineur | Titulaires de l'autorité parentale (1 seul si contraintes ou risques négligeables) | Titulaires de l'autorité parentale (1 seul si contraintes ou risques négligeables) |
| Personne décédée ou en état de mort cérébrale | Le consentement a été exprimé de son vivant ou par le témoignage de la famille | Le consentement a été exprimé de son vivant ou par le témoignage de la famille |
| Majeur sous sauvegarde de justice | Pas de participation à la recherche | Pas de participation à la recherche |

**Réflexes**

- **Justification de l'étude**
- **Objectif(s) de l'étude**
- **Plan de l'essai** (parallèle ou croisé, randomisé, aveugle)
- **Population** : critère d'éligibilité, lieu et moment de l'étude
- **Traitements à évaluer**
- **Critère(s) de jugement + méthode de mesure**
- **Calcul du nombre de sujets nécessaires**
- **Méthode d'analyse des résultats**

## C. PROTOCOLE

| | |
|---|---|
| **GENERALITES** | • La nécessité de rédiger formellement un protocole en vue de réaliser un projet de recherche biomédicale est inscrite dans la loi du 20 décembre 1988.<br>• C'est à ce stade que doivent être déterminés de manière rigoureuse tous les aspects (scientifiques, organisationnels, administratifs et financiers).<br>• **Le succès d'un projet dépend très largement de cette étape de mise au point**. |
| **JUSTIFICATION DE L'ESSAI** | • Toute recherche biomédicale portant sur des personnes doit être fondée sur une solide connaissance de la littérature scientifique et justifié par :<br>- La nature, l'ampleur et la sévérité du problème<br>- Le bénéfice attendu de l'intervention |
| **ESSAI COMPARATIF** | • **L'essai doit toujours être comparatif** (on parle aussi d'essai **contrôlé**).<br>• L'évaluation d'un nouveau médicament ne s'envisage en effet que par la comparaison de celui-ci à un autre, dans le cadre d'une même étude.<br>• Cela permet de tenir compte de **l'évolution spontanée de la maladie et des effets non spécifiques (effets placebo)**, qui sont supposés être les mêmes dans les 2 groupes. |
| **OBJECTIF DE L'ESSAI** | **L'objectif de l'essai** est la question à laquelle l'essai doit répondre. Il doit être :<br>• **Précis**<br>• **Unique** ou, sinon, on définit :<br>- Un **objectif principal**<br>- Un ou des **objectif(s) secondaire(s)**<br>• **Pertinent cliniquement**<br><br>**L'hypothèse** est une proposition spécifiée *a priori* et destinée à être testée pour étayer la réponse à la (aux) question(s) posée(s).<br>Les hypothèses sont plus précises que les objectifs et sont susceptibles de relever d'une évaluation statistique explicite.<br><br>On distingue :<br>• **Les essais de supériorité** : « le traitement A est-il plus efficace que le traitement B ? »<br>• **Les essais d'équivalence ou de non-infériorité** : « Le traitement A est-il aussi efficace que B ? ». Il peut s'agir de médicaments qui présentent une plus grande facilité d'utilisation, une meilleure tolérance ou des médicaments qui seront moins chers (ex. : génériques). La réalisation de ce type d'essais doit être justifiée par des avantages apportés par le nouveau traitement par rapport à l'ancien (facilité d'utilisation, coûts moindres, ...).<br><br>Par ailleurs, on distingue :<br>• Les **essais contre placebo** (voir Item 168)<br>• Les **essais contre médicament de référence** : c'est-à-dire contre l'un des meilleurs médicaments déjà disponible sur le marché pour cette indication<br>• S'il existe un médicament de référence, c'est celui-ci qui doit être utilisé pour la comparaison **(pour des raisons éthiques)** |

**PLAN DE L'ESSAI**

Le plan de l'essai définit comment sont répartis les groupes de patients et les traitements dans l'essai.

Il en existe plusieurs, les 2 principaux étant :

- **Les essais en parallèle :**

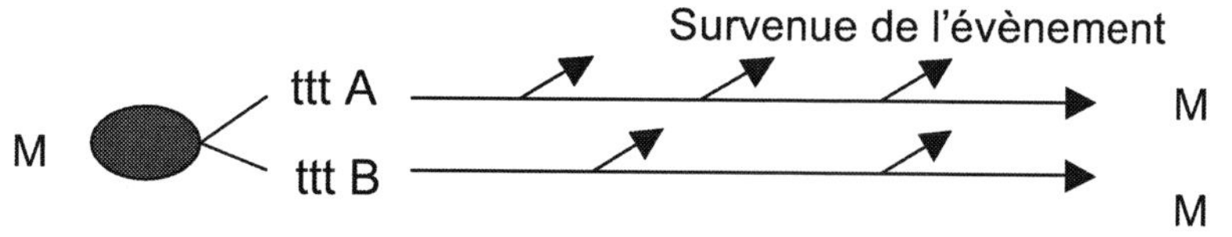


Un groupe de malades (M) reçoit le nouveau traitement A (ttt A), l'autre le B (traitement de référence ou placebo). On compare après une période de suivi **si la survenue de l'événement clinique** (ou **critère de jugement** ou critère d'efficacité : décès, guérison, complication…) **est différente entre les 2 groupes.**

- **Les essais croisés ou essais en « cross over » où le sujet est pris comme son propre témoin.**

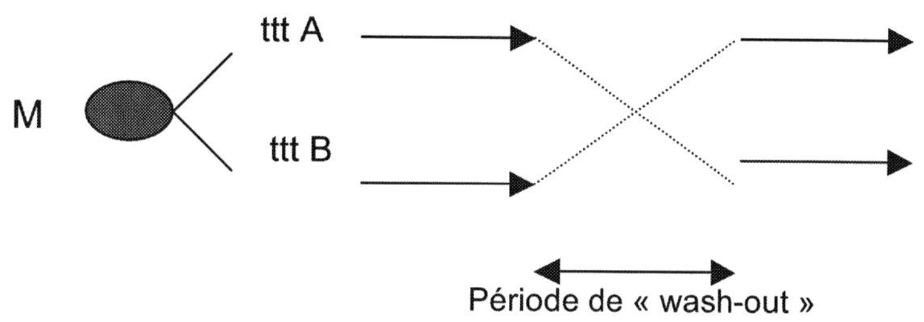


Un groupe reçoit le traitement A au début de l'essai puis le traitement B. L'autre groupe reçoit B puis A. **Chaque personne reçoit donc les 2 traitements.**
Entre les 2 périodes, les traitements sont interrompus, afin que leurs effets s'annulent : **période de wash-out.**
Le tirage au sort détermine **l'ordre** des traitements à prendre pour chaque sujet

**Les conditions** pour réaliser un essai en cross-over :

- **Au début de la 2ème période, les personnes doivent être dans le même état (vis-à-vis de la maladie) qu'en début de 1ère période**
- Cela n'est possible que pour les **maladies chroniques et stables**
- Les traitements ne doivent pas avoir **d'effet rémanent** (= lorsque l'effet du 1er traitement se prolonge lors de la prise du 2ème traitement), ni **d'effet rebond** (= la maladie s'aggrave à l'arrêt du 1er traitement)

**Avantages :**

- **Diminution de la variabilité des réponses au traitement** (puisque chaque sujet est pris comme son propre témoin)
- **Moins de sujets nécessaires**
- **Meilleure puissance statistique**

**Inconvénients :**

- **Essai plus long**
- Non réalisable pour les traitements à effet rémanent, ou à effet rebond, ou lorsque l'élimination du médicament est trop longue

Les méthodes statistiques sont plus complexes et ne seront pas détaillées.

**RANDOMISATION (ou tirage au sort)**

- Les participants doivent être assignés dans les groupes de l'essai sur la base d'un **processus aléatoire** (au hasard) caractérisé par **l'imprévisibilité**.
- Ainsi, chaque participant a une probabilité connue de recevoir l'un des traitements (généralement ½), mais le traitement effectivement donné est aléatoire et imprévisible

- Les **méthodes** utilisées pour générer **la séquence randomisée aléatoire** doivent être décrites. Ex. de méthodes appropriées :
  - **Tables de nombres aléatoires**
  - Nombres aléatoires **générés par ordinateur**
- Des méthodes de randomisation ne sont pas appropriées :
  - Alternance, numéros d'hospitalisation, date de naissance...
- Afin de garantir **l'imprévisibilité**, l'allocation des traitements doit être réalisée par :
  - Un centre extérieur (randomisation centralisée)
  - Ou enveloppes scellées individuelles numérotées

**Avantages de la randomisation :**

- Elle permet d'assurer la **comparabilité *a priori*** des 2 groupes
- Elle permet d'équilibrer les facteurs de confusion = diminue les **biais de confusion**
- Les 2 groupes seront donc identiques sauf en ce qui concerne le traitement (et donc si on note une différence à la fin, elle sera *a priori* attribuable au traitement)

On distingue :

- La **randomisation simple**
- La **randomisation restreinte** : elle permet de contrôler le tirage au sort afin d'obtenir un équilibre entre les groupes en termes de taille ou de caractéristiques :
  - **Randomisation par bloc** : elle permet **d'équilibrer le nombre de sujets dans chaque groupe** (Ex. : la randomisation par bloc de 10 assure que, tous les 10 sujets, il y en aura 5 dans chaque groupe)
  - **Stratification** : permet **d'équilibrer les groupes à comparer** au sein de strates. Ex. : dans les essais multicentriques, on réalise généralement une randomisation stratifiée sur le centre = une liste de randomisation dans chaque centre, plutôt qu'une randomisation globale.

<table>
<tr>
<td>AVEUGLE OU INSU (« Blind » en anglais)</td>
<td>
<ul>
<li>Idéalement, l'essai doit être réalisé en double aveugle
<ul>
<li>Double aveugle : ni le médecin, ni le malade ne savent quel est le traitement reçu</li>
<li>Simple aveugle : le malade ignore le traitement reçu, le médecin sait</li>
<li>Ouvert : le malade et le médecin savent</li>
</ul></li>
<li>Avantages du double aveugle :
<ul>
<li>Permet de maintenir la comparabilité des 2 groupes en cours d'essai</li>
<li>Et donc de diminuer les biais de classement à plusieurs niveaux :
<ul>
<li>Pour les patients, la connaissance du groupe d'attribution peut influencer la réponse au traitement (biais liés aux effets placebo) ou leur observance (biais d'observance)</li>
<li>Pour les soignants, la connaissance du groupe peut modifier leur attitude envers leurs patients (biais de réalisation)</li>
<li>Pour les personnes impliquées dans l'évaluation des résultats, la connaissance du groupe peut influencer leur évaluation (biais d'évaluation ou biais d'observateur)</li>
</ul></li>
</ul></li>
<li>La procédure d'aveugle est définie pour l'attribution des traitements. Mais elle devrait aussi s'appliquer aux évaluateurs et à ceux qui analysent les résultats.</li>
<li>Ex. : évaluation d'une intervention chirurgicale versus traitement médical pour le traitement de l'appendicite non compliquée : le double aveugle est difficilement réalisable. Mais l'évaluation des critères de jugement à l'aveugle permet de minimiser les biais d'évaluation.</li>
</ul>
</td>
</tr>
<tr>
<td>DEFINITION DE LA POPULATION ET DE L'ECHANTILLON</td>
<td>
<ul>
<li>Chaque essai clinique pose une question pertinente pour une population donnée relativement à une maladie.</li>
<li>Les chercheurs restreignent en général cette population à un échantillon en utilisant des critères d'éligibilité</li>
</ul>
Les critères d'éligibilité doivent être définis explicitement : pour être inclus, tout patient doit respecter :
<ul>
<li>Les critères d'inclusion : critères positifs décrivant les caractéristiques des sujets (ex : critères d'âge, sexe, forme clinique de la maladie…)</li>
<li>Les critères de non inclusion : critères négatifs décrivant les caractéristiques que ne doivent pas présenter les sujets pour être inclus (ex : comorbidités)</li>
<li>Les critères d'exclusion : critères dont la survenue conduit à faire sortir un sujet d'une étude</li>
<li>En pratique critères de non inclusion et critères d'exclusion sont souvent confondus et sont souvent employés pour assurer la sécurité du patient</li>
<li>Enfin, les patients doivent respecter la clause d'ambivalence qui veut que tout patient inclus puisse recevoir indifféremment l'un ou l'autre des traitements.</li>
</ul>
Il faut ensuite définir le lieu de l'étude et la méthode de recrutement des patients (ex. : patients successifs se présentant aux urgences, patients volontaires…)
</td>
</tr>
</table>

| | |
|---|---|
| **DEFINITION DES TRAITEMENTS** | **Les traitements à comparer** : définir pour les 2 groupes<br>• Posologies, fréquence d'administration, durée totale de traitement, voies et formes d'administration<br>• Dans le cas de la comparaison à un **traitement de référence**, celui-ci doit être administré dans ses conditions d'efficacité optimales.<br>• Afin de garantir le double aveugle, les médicaments à comparer doivent être indiscernables (tant pour leur forme goût et odeur que pour leur mode d'administration)<br>• Les informations relatives au médicament (dont les événements indésirables) doivent figurer dans le protocole (**résumé des caractéristiques du produit**)<br>**Les traitements associés** :<br>• Les médicaments **interdits** (ex. : traitement interférant avec les médicaments à comparer) ou **autorisés** doivent être définis.<br>Des procédures écrites permettant de garantir le recueil, l'évaluation, et la déclaration des cas **d'événements indésirables** doivent être prévues. |
| **DEFINITION DES CRITERES DE JUGEMENT ET DE LEUR METHODE DE MESURE** | • **Le critère de jugement** est une variable d'évaluation à laquelle on s'intéresse pour répondre à l'objectif d'un essai.<br>• Le **critère de jugement principal** est la variable la plus importante.<br>• Des **critères de jugement secondaires** sont utiles pour évaluer des effets supplémentaires des interventions.<br><br>Le critère de jugement (principal) doit être :<br>• **Défini**<br>• **Pertinent cliniquement**<br>• **Unique**<br>• **Consensuel**<br>• **Objectif** si possible<br><br>**Les méthodes de mesure** des critères de jugement doivent aussi être définies. De nombreuses maladies offrent la possibilité de multiples critères de jugement qui peuvent être mesurés à l'aide de différentes échelles ou instruments.<br><br>**Critères de qualité de la méthode de mesure des critères de jugement :**<br>• **Simple**<br>• **Fiable = Reproductible** (dans le temps, d'un évaluateur à l'autre...)<br>• **Valide** : exemples :<br>o Pour un jugement clinique : il doit s'appuyer sur des recommandations de bonne pratique<br>o Pour une échelle ou un score : ils doivent avoir été validés [9]<br>o Pour un examen complémentaire : il doit être sensible et/ou spécifique...<br>• **Objective si possible** (ex. : décès)<br>• **Pertinente cliniquement**<br><br>Enfin le **moment de la mesure** doit aussi être défini précisément, ainsi la ou les **personne(s) qui recueille(nt)** les critères de jugement (seront-elles formées ?)<br><br>Si l'on s'intéresse à **l'évolution du critère de jugement** au cours du temps, il faut aussi fixer le nombre optimum de mesures à faire et les intervalles de temps qui les séparent. |

[9] Les méthodes de validation des échelles/scores (validation psychométrique) sont complexes et hors programme

| | |
|---|---|
| **CALCUL DU NOMBRE DE SUJETS NECESSAIRES (NSN)** | • Le NSN est le **nombre de sujets minimal qui garantit à l'étude une puissance statistique donnée**<br>• S'il n'y a pas assez de sujets dans l'essai, on risque de ne pas mettre en évidence une différence d'efficacité entre les 2 groupes, si elle existe (puissance insuffisante). Au contraire, trop de sujets est inutile, source d'une perte de temps et d'argent.<br>• Il faut **6 éléments** pour calculer le NSN<br>- Le **risque α** (5% par convention)<br>- La **puissance de l'étude (P = 1 - β)**<br>- La **différence minimale**, cliniquement intéressante, que l'on souhaite mettre en évidence entre les 2 groupes : **Δ**<br>- La **variance** du critère de jugement : **σ²** (si critère quantitatif)<br>- Le **caractère unilatéral ou bilatéral du test statistique**<br>- **Le nombre de perdus de vue attendu**<br>**RAPPEL :**<br>• Le <u>**risque α**</u> (risque de 1ère espèce) est la **probabilité de conclure à une différence (entre les traitements) alors qu'il n'y en n'a pas** (5% par convention)<br>• Le <u>**risque β**</u> (risque de 2ème espèce) est la **probabilité de ne pas conclure à une différence (entre les traitements) alors qu'il y en a une**<br>• **La <u>puissance (P = 1- β)</u>** est la **probabilité de conclure à une différence quand elle existe**<br><br>• En pratique, le calcul du nombre de sujets nécessaires est réalisé à partir **de données de la littérature et d'hypothèses** que l'on fait (généralement sur le critère de jugement principal).<br>• Ex. : on souhaite tester l'efficacité d'un nouveau médicament A versus placebo en traitement d'une maladie M. Le critère de jugement principal est le décès à 5 ans (critère qualitatif : Oui/non)<br>• Sous placebo, la probabilité de décès à 5 ans est de 10% (d'après la littérature). On souhaite une puissance P = 90%. Et on souhaiterait observer avec A (décision collégiale) au maximum 6% de décès pour que cela soit cliniquement intéressant (soit Δ = 4%) avec un test statistique bilatéral.<br>• Des formules statistiques permettent de calculer le nombre de sujets nécessaires |
| **ANALYSE DE L'ESSAI** | • Les méthodes d'analyse doivent être définies au départ.<br>• Il en existe plusieurs, une seule doit être privilégiée dans les essais thérapeutiques : <u>**l'analyse en intention de traiter**</u><br><br>**1. Analyse en intention de traiter (ITT)**<br>• Analyse de **TOUS les patients inclus et randomisés dans le groupe où ils ont été randomisés** (y compris les perdus de vue, les sorties d'essai, ceux qui n'ont pas respecté le protocole)<br>• C'est l'analyse la plus rigoureuse car :<br>- Elle respecte la **comparabilité initiale** liée à la randomisation des groupes<br>- Et évite l'apparition de **biais** liés aux écarts au protocole ou aux arrêts de traitements<br>- D'autre part, elle permet l'estimation de l'effet du traitement dans les **conditions proches de celles de la vie réelle**<br>• Pour vérifier que l'analyse est bien en intention de traiter : vérifier que le nombre de sujets analysés dans chaque groupe correspond au nombre de sujets randomisés dans chaque groupe. Pour les analyses statistiques, on réalise des **imputations** pour attribuer des valeurs aux valeurs manquantes (par ex. les perdus de vue sont généralement considérées comme des échecs). |

2. **Analyse per protocole**
   - Il s'agit de l'analyse des **seuls patients traités en stricte conformité avec le protocole**
   - Elle ne prend donc pas en compte les sorties d'essais, les perdus de vue, les non-observant...
   - Elle donne une meilleure estimation de l'effet potentiel du traitement (celui obtenu dans une situation **idéale**)
   - Mais cette estimation est potentiellement **biaisée**
   - Ex. : si les patients du groupe recevant le nouveau traitement l'ont plus souvent arrêté car il n'était pas efficace, ils ne seront pas inclus dans l'analyse per protocole et cela peut amener à conclure à tort que le traitement à évaluer est efficace !

3. **Analyse en sous-groupes**
   - Une analyse en sous-groupe (ex. : les plus âgés, les plus graves, les femmes...) dans une étude qui n'a pas fait l'objet d'un échantillonnage particulier (ex. : stratification sur l'âge, la gravité ou le sexe) **ne peut être conclusive**
   - Elle peut inciter à réaliser une nouvelle étude spécifiquement pour ce sous-groupe de patients
4. **Analyses intermédiaires**
   - Examen des **données partielles** recueillies au cours de l'essai

Permet d'apprécier, avant la fin de l'étude, l'efficacité et la toxicité du traitement proposé et, éventuellement, décider de la poursuite ou non de l'essai.

**BIAIS EN RECHERCHE CLINIQUE**

Les biais sont des erreurs qui risquent de fausser les résultats. On distingue :

- **Les biais de sélection** : lorsque les sujets inclus ne sont pas représentatifs de la population cible (celle à laquelle on souhaite extrapoler les résultats) ou lorsque les 2 groupes ne sont pas comparables au départ
  - Pour les limiter : définition précise des critères d'inclusion/exclusion, **randomisation** des groupes
- **Les biais de mesure** : interviennent lors de la mesure des critères de jugement
  - Pour les limiter : **double aveugle**, **mesure valide, standardisée et reproductible du critère de jugement**

- **Les biais de réalisation :** différence dans le suivi et les soins appliqués aux patients
  - Pour les limiter : **double aveugle**

- **Les biais de confusion** : liés à un tiers facteur (facteur de confusion) qui peut influencer les résultats
  - Pour les limiter : **randomisation** principalement, stratification ou ajustement lors des analyses statistiques

- **Les biais d'attrition :** différences entre les groupes au niveau des sorties d'étude

Pour les limiter : **analyse en intention de traiter**

## D. CONDUITE DE L'ETUDE

| | |
|---|---|
| **GENERALITES** | Une fois le protocole rédigé et les accords obtenus, l'essai peut commencer suivant les modalités prévues dans le protocole<br>• Pour tout patient correspondant aux critères d'éligibilité<br>• Information et consentement<br>• Tirage au sort<br>• Suivi et recueil des données : mesures des critères de jugement, des effets indésirables<br>• Analyse des résultats<br>• Publication de l'essai<br><br>Après le commencement de la recherche, toute modification de celle-ci doit obtenir, préalablement à sa mise en œuvre, un avis favorable du CPP et de l'autorité compétente |
| **EVENEMENT INDESIRABLE** | Lors de la survenue d'un effet indésirable :<br>• **L'investigateur évalue** chaque événement indésirable au regard de sa **gravité**.<br>• Il évalue également le lien de **causalité** de chaque événement indésirable (enquête d'imputabilité)<br>• Le promoteur déclare **semestriellement** au CPP + à l'autorité compétente toutes les **suspicions d'effets**, événements ou incidents survenus<br><br>En cas de **suspicion d'un <u>événement indésirable grave</u>** :<br>• Par définition, tout événement qui entraîne (définition légale)<br>- **Le décès**<br>- La mise en jeu du **pronostic vital**<br>- Une **hospitalisation** ou la **prolongation de l'hospitalisation**<br>- Une **incapacité ou un handicap importants ou durables**<br>- Une **anomalie** ou une **malformation congénitale**<br>• **L'investigateur,** après évaluation et mise en place des mesures immédiates, doit **informer le promoteur**<br>• **Le promoteur** informe dans les meilleurs délais le **CPP + l'autorité compétente**, qui prendront les mesures de sécurité appropriées (ex. : suspension définitive ou temporaire de la recherche…) |

## E. ANALYSE DES DONNEES

| | |
|---|---|
| **1ère ETAPE : DESCRIPTIVE** | • L'échantillon inclus est décrit : caractéristiques socio-démographiques, facteurs de risque…<br>• L'objectif de cette étape est de caractériser l'échantillon (est-il **représentatif de la population cible ?**) et vérifier que les caractéristiques des patients dans les 2 groupes sont bien **comparables** |

**2ème ETAPE : ANALYTIQUE**

L'objectif de l'analyse est de comparer par un test statistique l'efficacité du nouveau médicament versus le médicament de référence ou placebo.
Il existe plusieurs façons de présenter les résultats :

1. **Test de comparaison de 2 moyennes ou de 2 pourcentages :**

- Suivant la nature du critère de jugement, on peut réaliser un test de comparaison de moyennes (critère quantitatif) ou un test de comparaison de pourcentage (critère qualitatif)

Ex. : pour un critère de jugement qualitatif binaire = décès à 5 ans (oui/non)
**A** = probabilité de décès à 5 ans avec le traitement de référence A
**B** = probabilité de décès à 5 ans avec le nouveau traitement B

- La différence entre les 2 traitements : **$\Delta = A - B$**
- Le test statistique pose les hypothèses :
  - H0 (hypothèse nulle) : $\Delta = 0$ (A = B)

H1 (hypothèse alternative) : $\Delta \neq 0$ ($A \neq B$) (test bilatéral)
- Le calcul de la statistique du test d'après les données de l'essai permet de déterminer le **degré de significativité : p (ou p-value)** du test (c'est la probabilité que la différence observée soit due au hasard)
  - Si **p < risque α** (5% par convention) : rejet de H0 : $A \neq B$ : **la probabilité de décès à 5 ans est significativement différente entre les 2 groupes** (au risque d'erreur α)
    - De plus, si B < A : **la probabilité de décès est significativement moindre** avec le traitement B
  - Si **p > α** : non rejet de H0 : L'essai n'a pas mis en évidence de différence significative
    - Il est possible qu'il y ait une différence, mais que l'essai **manque de puissance** pour mettre en évidence cette différence

2. **Risque Relatif : RR**

**RR = B / A**

- Il **quantifie l'excès (ou la baisse) de risque** de décès à 5 ans avec le nouveau traitement B par rapport au traitement A
- Le RR doit être accompagné de son **$IC_{95\%}$** (intervalle de confiance à 95%)
- Ex : On a observé 3% de décès à 5 ans avec le traitement de référence A, et 1% de décès avec le nouveau traitement B
- **RR (brut)** = 0.01/0.03 = 0.33
  - Si l'$IC_{95\%}$ comprend 1 (Ex : $IC_{95\%}$ = [0.12 – 1.12]) : l'essai n'a pas mis en évidence une baisse de risque significative
  - Si l'$IC_{95\%}$ ne comprend pas 1 (Ex : $IC_{95\%}$ = [0.2 – 0.5]) : le risque de décès avec B est significativement inférieur au risque de décès avec A : **il est 3 fois plus faible.**

### 3. Réduction Relative du Risque (RRR)

**RRR = (A-B) / A**

- Ex. : Critère de jugement = décès à 5 ans (critère qualitatif binaire, A=3% et B=1%)
- Dans ce cas RRR = (0.03-0.01)/0.03=66% : le risque de décès est diminué de 66 % avec le traitement B, de manière relative
- Il faut être vigilant devant ce type de résultats, car les chiffres obtenus peuvent être impressionnants, comme dans cet exemple.

### 4. Réduction Absolue du Risque (RAR)

**RAR = A - B**

- Dans notre exemple, RAR = 2% : le risque de décès est diminué de 2% avec le nouveau traitement B, de manière absolue
- On relativise ici l'effet du nouveau médicament
- RRR et RAR sont 2 façons de présenter les résultats, mais aucun test statistique n'est associé.

### 5. Nombre de Sujets à Traiter (NST)

**NST = 1 / RAR = 1 / (A-B)**

- Il s'agit du **nombre de personnes à traiter pour éviter la survenue d'un événement**.
- Cette donnée est un repère plus utile pour le clinicien
- Ex. : NST = 1/0,02 = 50 : il faudrait traiter 50 sujets pendant 5 ans avec le nouveau traitement B pour **éviter un décès** de plus par rapport au traitement de référence A.

### 6. Les analyses de survie

- La survie est un critère de jugement utilisé pour évaluer l'efficacité thérapeutique pour de nombreuses maladies.
- L'analyse de la survie consiste à évaluer **le délai de survenue d'un événement au cours du temps** (le décès le plus souvent, mais tout événement binaire peut être utilisé comme critère de jugement : la survenue d'une complication, d'une rechute, d'une récidive…)
- La spécificité de l'analyse de survie réside dans l'existence de **données "incomplètes" ou "censurées".** En effet, l'événement attendu peut se produire en dehors de la période d'étude pour certains sujets ou même ne jamais se produire. D'autre part, la période d'observation peut ne pas être la même pour tous les individus. Les analyses de survie tiennent compte de ces paramètres.

| | |
|---|---|
| | **Courbe de survie :**<br>• C'est une courbe qui donne une estimation de la proportion de sujets qui seront encore en vie ou n'auront pas présenté le phénomène étudié, passé un certain délai.<br>• 2 méthodes sont possibles pour réaliser des courbes de survie :<br>- **Méthode de Kaplan Meier**<br>- **Méthode actuarielle**<br><br>**Comparaison de courbes de survie** :<br>• Un des intérêts est de pouvoir comparer 2 courbes de survie, par exemple entre 2 traitements<br>• 2 méthodes sont principalement employées pour comparer les survies :<br>- **Le test du Logrank** (ne permet de prendre en compte qu'un seul facteur : le traitement)<br>- **Le modèle de Cox** (analyse multivariée : permet de prendre en compte plusieurs facteurs : les facteurs de confusion) |

## 4. PRESENTATION DU TRAVAIL

| | |
|---|---|
| **PRESENTATION DU TRAVAIL EXPERIMENTAL** | • Tout travail de recherche doit être présenté, quels qu'en soient les résultats.<br>• Elle permet :<br>- Une **diffusion des résultats** de la recherche.<br>- Une **discussion scientifique** sur le sujet, amenant d'autres questions elles aussi à analyser.<br>• Cette présentation peut revêtir différentes formes :<br>- Publication dans une revue scientifique.<br>- Présentation lors d'un congrès, ... |

**Références :**


1. Site internet du Ministère de la santé sur la recherche biomédicale : www.recherchebiomedicale.sante.gouv.fr
2. Loi du 9 août 2004, Loi du 20 décembre 1988 : www.legifrance.fr
3. La recherche biomédicale et la protection des personnes en France : état des lieux sur les principes éthiques, éléments du débat et règles pratiques pour les promoteurs et investigateurs d'un projet de recherche clinique, Dr G Moutel, Janv 06
4. Méthodes statistiques appliquées à la recherche clinique, A. Laplanche, C. Com-Nougué, R. Flamant, Editions Médecine-Sciences Flammarion, 2004
5. « Poser une question de recherche » dans la revue « Exercer », n°89, volume 20.

Chap. 19

UE 1
Item 19

# MESURE DE L'ETAT DE SANTE DE LA POPULATION

| Les objectifs du CNCI pour l'*i*ECN 2016 | MOTS-CLES et REFLEXES GENERAUX |
|---|---|
| × *Expliquer les principaux indicateurs de l'état de santé d'une population (taux de mortalité et espérance de vie).*<br>× *Préciser les principales données épidémiologiques et médico-économiques de grandes causes de handicap chez l'adulte et chez l'enfant, définir la notion de vie sans incapacité.*<br>× *Préciser les critères constitutifs d'une priorité de santé publique.* | × ***Taux de mortalité***<br>× ***Espérance de vie à la naissance***<br>× ***Espérance de vie sans incapacité***<br>× ***Enquête Handicap-Santé (2008)*** |

## 1. GENERALITES

| | |
|---|---|
| GENERALITES | **Les indicateurs de santé permettent :**<br>• De **décrire** l'état de santé d'une population<br>• De **surveiller** l'état de santé d'une population<br>• D'effectuer des **comparaisons temporelles et spatiales**<br>• **D'évaluer** des actions de santé publique<br><br>**On distingue :**<br>• Les indicateurs **démographiques**<br>• Les indicateurs de **mortalité**<br>• Les indicateurs de **morbidité** |

## 2. RAPPEL SUR LES OUTILS DE CALCUL

| | |
|---|---|
| RATIO | • Rapport dont le numérateur et le dénominateur sont mutuellement exclusifs<br>• Mesure sans dimension<br>• Ex. : Sex-ratio |
| PROPORTION | • Rapport de 2 nombres dont le numérateur (A) est un sous ensemble du dénominateur (A + B) : A / (A + B)<br>• Toujours compris entre 0 et 1, sans dimension<br>• Un pourcentage est une proportion multipliée par 100 |
| TAUX | • Rapport entre le nombre de personnes concernées par un événement sur une période donnée, et l'effectif moyen de la population présente pendant cette période<br>• Mesure dynamique, qui s'exprime par unité de temps |
| INDICE | • Ils sont le résultat d'opérations effectuées sur des taux<br>• Ex. : indice conjoncturel de fécondité |

## 3. INDICATEURS DEMOGRAPHIQUES

| Ne seront traités que les principaux indicateurs démographiques. Les indicateurs de mortalité font partie des indicateurs démographiques et seront détaillés par la suite. | |
|---|---|
| **TAUX BRUT DE NATALITE** | $\frac{\text{Nombre de naissances vivantes sur une année}}{\text{Population moyenne de l'année}}$ |
| **TAUX DE FECONDITE PAR AGE** | $\frac{\text{Nombre de naissances vivantes de femmes d'un âge donné}}{\text{Effectif moyen de ces femmes pendant l'année}}$ |
| **INDICE CONJONCTUREL DE FECONDITE** | • **Somme des taux de fécondité** par âge pour une année donnée.<br>• Il peut être interprété comme le nombre moyen d'enfants que mettrait au monde une femme si elle connaissait, durant toute sa vie féconde, les conditions de fécondité observées cette année-là<br>• La stabilité à long terme de l'effectif d'une population nécessite un indice conjoncturel d'au moins **2,1** (seuil de renouvellement)<br>• Avec **1,99 enfants par femme en 2014**, la France est avec l'Irlande, le pays de l'Union européenne où la fécondité est la plus forte. |
| **ESPERANCE DE VIE** | • **L'espérance de vie à la naissance** représente la durée de vie moyenne d'une génération fictive qui serait soumise à chaque âge aux conditions de mortalité de l'année considérée<br>– Elle caractérise la mortalité indépendamment de la structure par âge.<br>– En 2014, l'espérance de vie à la naissance est de **85,4 ans pour les femmes** et de **79,2 ans pour les hommes**<br>• **L'espérance de vie à l'âge x** représente le nombre moyen d'années restant à vivre au delà de cet âge x<br>– En 2013, l'espérance de vie à 65 ans est de 23,4 ans pour les femmes et de 19,1 ans pour les hommes<br>• **L'espérance de vie sans incapacité** correspond à l'espérance de vie totale retranchée des années vécues en situation d'incapacité. |

## 4. INDICATEURS DE MORBIDITE

### A. DEFINITIONS

| **Les indicateurs de morbidité** témoignent de l'étude des maladies observées dans une population donnée, soit pendant un temps donné, en général une année (incidence), soit à un moment donné (prévalence). Il convient au préalable de définir ce qu'on entend par maladie. | |
|---|---|
| **MORBIDITE OBJECTIVE** | • Résultat d'une enquête recherchant des problèmes de santé dans une population avec des **critères de mesure objectifs et standardisés**, indépendamment de la perception et du recours aux soins des personnes pour cette maladie. |
| **MORBIDITE RESSENTIE OU DECLAREE** | • **Perception subjective** qu'une personne a de son état de santé. Elle est essentielle car elle influence le comportement des personnes en terme de recours au système de soin. |
| **MORBIDITE DIAGNOSTIQUEE** | • **Identification par les professionnels** de certains problèmes de santé, qui ont d'abord été perçus par la personne puis exprimés sous forme d'une demande de soins |

## B. INDICATEURS DE MORBIDITE : SOURCES DE DONNEES

| | |
|---|---|
| **PERMANENTS** | • Registre des maladies à déclaration obligatoire<br>• Registres de maladies dans certains départements (ex. : cancer, maladies cardiovasculaires, malformations congénitales…) |
| **PERMANENTS PAR ECHANTILLONNAGE** | • Réseaux de surveillance des maladies transmissibles (ex. : réseau sentinelle de médecins généralistes) |
| **PERIODIQUES PAR ECHANTILLONNAGE** | • Enquêtes santé en population générale<br>• Enquêtes nationale sur les maladies nosocomiales |
| **PERMANENTS, EXHAUSTIFS REPOSANT SUR LE RECOURS AUX SOINS** | • Statistiques hospitalières : PMSI<br>• Données de la CNAM : ALD… |

# 5. INDICATEURS DE MORTALITE

## A. DEFINITIONS

| | |
|---|---|
| **TAUX BRUT DE MORTALITE** | $\frac{\textbf{Nombre de décès sur une période donnée dans une population}}{\textbf{Effectif moyen de la population sur la même période}}$ |
| **TAUX SPECIFIQUES DE MORTALITE** | **Par groupe de sujets : ex. tranche d'âge**<br>$\frac{\text{Nombre de décès sur une période donnée, dans une tranche d'âge}}{\text{Effectif moyen de la tranche d'âge choisie sur la même période}}$<br>**Par cause :**<br>$\frac{\text{Nombre de décès sur une période donnée pour une cause donnée}}{\text{Effectif moyen de la population pour la même période}}$ |
| **TAUX DE LETALITE** | • Indicateur de **pronostic vital**<br>$\frac{\text{Nombre de décès dus à une maladie, pendant une période t}}{\text{Nombre de personnes atteintes de cette maladie pendant t}}$ |
| **MORTALITE PREMATUREE ET MORTALITE EVITABLE** | • **Mortalité prématurée = mortalité survenue avant 65 ans**<br>• Les décès avant 65 ans représentent **20% de l'ensemble des décès**<br>• Principalement les **hommes (70%)**<br>• Au sein de la mortalité prématurée, on distingue **la mortalité évitable**<br>– **La mortalité évitable liée aux comportements à risque** (surtout chez l'homme) : tabac, alcool, alimentation, conduite dangereuse, SIDA, suicide… qui pourrait être diminuée par des actions sur les comportements individuels |

| | |
|---|---|
| | - **La mortalité évitable liée au système de soins** (surtout pour les femmes) : pourrait être diminuée par une meilleure prise en charge par le système de soins ou de dépistage (Ex. : maladies cardiovasculaires, cancers féminins, mortalité maternelle et périnatale, grippe...)<br>• Environ un tiers de la mortalité prématurée est évitable<br>• Cette mortalité prématurée en France est l'**une des plus élevées en Europe** et traduit la fréquence élevée des comportements individuels à risque et la **faible place accordée à la prévention** dans les politiques de santé. |
| **ANNEES POTENTIELLES DE VIE PERDUES** | • Elles sont calculées à partir du nombre d'années qu'une personne décédée prématurément (avant 65 ans) n'a pas vécues<br>• Cet indicateur permet de donner plus de poids aux maladies dont l'âge de décès est d'autant plus jeune. |

## B. LES SOURCES DE DONNEES

| | |
|---|---|
| **Certificats de décès** | • Recueil permanent et exhaustif des causes médicales de décès<br>• Centralisé par le CépiDC, un des laboratoires de l'INSERM |

## C. LES INDICATEURS DE MORTALITE FOETO-INFANTILE

| | |
|---|---|
| **TAUX DE MORTALITE INFANTILE** | $\frac{\text{Nombre d'enfants décédés avant l'âge d'un an (pendant un an)}}{\text{Nombre de naissances vivantes sur la même année}}$ |
| **TAUX DE MORTINATALITE** | $\frac{\text{Nombre de fœtus de plus de 22 SA nés sans vie (pendant un an)}}{\text{Nombre de naissances totales (vivantes + morts nés) la même année}}$ |
| **TAUX DE MORTALITE PERINATALE** | $\frac{\text{Nombre de décès entre 22 SA et 7 jours de vie (pendant un an)}}{\text{Nombre de naissances total la même année}}$ |
| **TAUX DE MORTALITE NEONATALE** | $\frac{\text{Nombre de nouveau-nés décédés avant 28 jours de vie (sur un an)}}{\text{Nombre de naissances vivantes sur la même année}}$<br>• Taux de mortalité néonatale **précoce** = entre **J0 et J7**<br>• Taux de mortalité néonatale **tardive** = entre **J7 et J28** |
| **TAUX DE MORTALITE POST-NEONATALE** | $\frac{\text{Nombre d'enfants décédés entre J28 et 1 an (pendant un an)}}{\text{Nombre de naissances vivantes sur la même année}}$ |

### INDICATEURS DE MORTALITE FOETO-INFANTILE

Réflexes

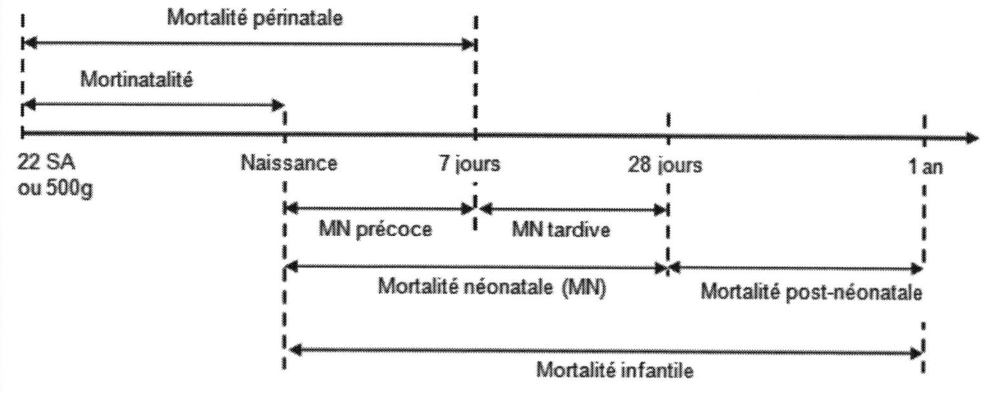


## 6. STANDARDISATION

| | |
|---|---|
| **PRINCIPE** | • Elle permet la comparaison d'indicateurs de santé dans des groupes de population ou des époques différents<br>• Ex. : comment comparer les taux de mortalité observés en 2000 dans 2 régions n'ayant pas la même structure d'âge ?<br>→ standardisation sur l'âge<br>• 2 méthodes : |
| **STANDARDISATION DIRECTE** | **Standardisation directe : Méthode de la population type**<br>• On choisit une population type (ex. : population française en 2000)<br>• On calcule les **taux de mortalité standardisés** pour chaque région (à partir des taux de mortalité observés) = taux de mortalité qu'on aurait observé dans chaque région si elles avaient la même structure d'âge que la population française en 2000<br>• On peut ensuite comparer les 2 taux de mortalité standardisés. |
| **STANDARDISATION INDIRECTE** | **Standardisation indirecte : Méthode de la mortalité type**<br>• On choisit des taux de mortalité de référence (ex. : taux de mortalité de la population française en 2000, par tranche d'âge)<br>• On calcule le **nombre de décès attendus** dans chaque région et par tranche d'âge, si les taux de mortalité étaient ceux de la population de référence<br>• On calcule les **SMR** dans chaque région (« Standardised Mortality Ratio » = décès observés / décès attendus)<br>• On peut ensuite comparer les SMR |

# 7. LE PARADOXE FRANCAIS

**ETAT DE SANTE DES FRANCAIS**

- **Le constat positif :**
  - **Espérance de vie à la naissance chez les femmes** : 2ème place en Europe en 2009
  - **Espérance de vie à 65 ans** : 1ère en Europe
  - **Taux de mortalité infantile** : 4ème en Europe
  - Pourcentage du PIB consacré à la santé élevé, accès aux médicaments faciles, universalité de la couverture sociale

- **Le constat négatif :**
  - **Mortalité prématurée** : une des plus élevées en Europe
  - **Les inégalités d'espérances de vie** entre les sexes, les régions, les catégories socioprofessionnelles demeurent supérieures à celles de pays économiquement et culturellement comparables.
  - **Taux de couverture vaccinale faible, taux d'IVG élevé, résistance bactérienne aux ATB se développe plus par rapport à d'autres pays européens.**

## LOI RELATIVE A LA POLITIQUE DE SANTE PUBLIQUE DU 9 AOUT 2004

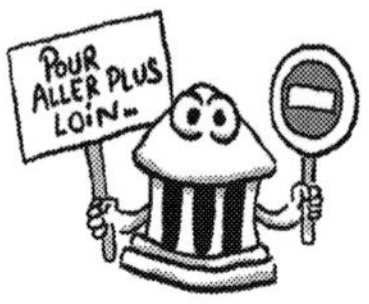


- 2ème loi relative à la santé publique (la 1ère date de 1902...)
- Réaffirme le **rôle de l'Etat** en matière de santé publique
- Objectifs principaux :
  - **Réduire la mortalité évitable**
  - **Diminuer les disparités régionales en matière de santé**
- Moyens :
  - Une centaine d'objectifs de santé pour les 5 ans à venir
  - Définition d'indicateurs permettant le suivi des objectifs
  - 5 plans nationaux :
    - La lutte contre le **cancer**
    - La lutte contre la **violence**, les **comportements à risques** et les **pratiques addictives**
    - La santé et **l'environnement**
    - La **qualité de vie des personnes atteintes de maladies chroniques**
    - La prise en charge des **maladies rares.**
- Gestion des programmes à l'échelle régionale (GRSP et CRS : voir Q13)

# 8. LE HANDICAP EN FRANCE

## A. DEFINITIONS

| | |
|---|---|
| **DEFICIENCE** | • Perte de substance ou altération d'une structure ou d'une fonction psychologique, physiologique ou anatomique. |
| **LIMITATION D'ACTIVITE (INCAPACITE)** | • Réduction (partielle ou totale) de la capacité à accomplir une activité dans les limites considérées comme normales pour un être humain. |
| **RESTRICTION DE PARTICIPATION (HANDICAP)** | • Préjudice pour un individu qui résulte de sa déficience et de son incapacité, et qui limite ou interdit l'accomplissement d'un rôle considéré comme normal compte-tenu de l'âge, du sexe et des facteurs socioculturels. |

## B. LES ENQUETES

Différentes enquêtes sur le handicap ont été réalisées en France.
L'une des premières a été **l'enquête Handicaps – Indépendance – Dépendance (HID) en 1998**.
**L'enquête Handicap-Santé** (HS) de 2008 lui succède. Ses résultats sont en cours d'exploitation.

| | |
|---|---|
| **DEFICIENCES** | <u>**Enquête HID :**</u><br>• Les jeunes sont plutôt atteints de **mono-déficience** alors que les personnes âgées de **pluri-déficiences.**<br>• Les **femmes sont plus touchées** que les hommes.<br>• Près de **40 % des personnes** vivant à domicile déclarent vivre avec une déficience (physique, sensorielle, intellectuelle ou mentale).<br>• Les origines les plus fréquentes des déficiences sont :<br>  - **les maladies** (environ un quart de la population handicapée souffre d'une déficience due à une maladie ; augmentation régulière avec l'âge)<br>  - **les problèmes socio-familiaux** (13 %)<br>  - la **vieillesse** (11 %).<br>• De manière générale, les déficiences qui affectent le plus la population sont :<br>  - les déficiences motrices et intellectuelles (16 %)<br>  - les déficiences dites viscérales ou métaboliques (15 %)<br><br>Les **problèmes sensoriels se développent nettement avec l'âge** (enquête HS 2008) :<br>• <u>Troubles auditifs :</u><br>  - **9,2 % des > 18 ans ont des difficultés d'audition sévères** elles s'accroissent avec l'âge pour atteindre 37,5% des > 80 ans<br>  - 48,3% des personnes souffrant de troubles de l'audition sévères sont appareillés<br>• <u>Troubles visuels :</u><br>  - **3 adultes sur 4 sont touchés**<br>  - 2% des adultes ont une déficience visuelle grave<br>  - 20% des > 75 ans ont des difficultés pour la vision de près |

| | |
|---|---|
| **INCAPACITES** | <u>**Enquête Handicap-Santé (HS) de 2008 :**</u><br>• **1 personne sur 10** est fortement limitée depuis au moins 6 mois dans les activités quotidiennes en raison d'un problème de santé.<br>• Jusqu'à 40 ans, seules 5 % des personnes interrogées se déclarent fortement limitées.<br>• De 40 à 65 ans, cette proportion **double.**<br>• **1 personne sur 4 à 75 ans se déclare fortement limitée dans ses activités quotidiennes.**<br><br>• 15% des hommes et 22 % des femmes de 18 ans et plus vivant à leur domicile déclarent des limitations fonctionnelles sévères, soit **3,5 millions d'hommes et 5,5millions de femmes.**<br>• Ainsi :<br>- 8% des personnes de 18 ans et plus ont des difficultés pour les soins personnels<br>- 27% ont des difficultés à accomplir les tâches domestiques |
| **RESTRICTIONS DE PARTICIPATION** | **Selon l'enquête HID**, les restrictions de participation concernent :<br>• <u>**les loisirs :**</u><br>- 25 % des personnes déclarant au moins une déficience ne partent jamais en vacances<br>- 25 % ne vont jamais voir de spectacle<br>- 66 % ne font pas de sport<br>• <u>**l'insertion professionnelle :**</u><br>- **taux d'emploi** des personnes handicapées nettement **inférieur** au reste de la population<br>- en 2009, il y avait 322 300 travailleurs handicapés en milieu ordinaire de travail<br>- les demandeurs d'emploi ayant une reconnaissance de la qualité de travailleur handicapé représentent 6 % de la totalité des demandeurs d'emploi et sont majoritairement des chômeurs de longue durée (de plus d'un an)<br>- le **taux de chômage** des personnes ayant une reconnaissance administrative du handicap, s'établit à 22 %, soit plus du **double** de celui atteint pour l'ensemble des personnes de 15 à 64 ans. |
| **CHEZ LES ENFANTS** | La **prévalence du handicap chez l'enfant est faible** et est souvent **mal évaluée.**<br>En France, quelques travaux ont été réalisés pour le préciser.<br><br>• En population générale, les malformations congénitales touchent **2 à 3 % des naissances vivantes** :<br>- une part minoritaire de ces enfants (environ 20 %) sera porteuse d'une déficience sévère (soit moins de 1 % de la totalité des naissances)<br>- En extrapolant à la France, on peut considérer que ce sont 7 000 enfants par génération qui présenteront au moins une déficience sévère, soit environ 140 000 enfants âgés de 0 à 20 ans.<br><br>• Le taux de prévalence du handicap sévère dans la **huitième année** de vie est estimé entre **6,2 et 6,6 pour 1 000 enfants :**<br>- la prévalence de la paralysie cérébrale serait de 2 pour 1 000<br>- la prévalence des déficiences motrices hors paralysie cérébrale de 1 pour 1 000 |

| | |
|---|---|
| | - la prévalence de la trisomie 21 de 1 pour 1 000<br>- la prévalence des déficiences intellectuelles sévères (hors trisomie 21) de 2,2 pour 1 000<br>- les déficiences visuelles ou auditives sévères toucheraient quant à elles entre 0,5 et 0,8 enfant pour 1 000<br>• La **paralysie cérébrale** (PC) est le **plus fréquent** des handicaps moteurs de l'enfant. |

### C. LES DONNEES MEDICO-ECONOMIQUES

| | |
|---|---|
| **DEPENSES LIEES AU HANDICAP** | • En 2013, les dépenses liées à l'invalidité ont représenté **37 milliards d'euros** (soit un peu plus de **5% du budget de la protection sociale**).<br>• Pour les départements, les dépenses liées au handicap représentent **6,4 milliards d'euros** (12% de leur budget). |

## 9. PRIORITES DE SANTE PUBLIQUE

| | |
|---|---|
| **DEFINITION** | • Il s'agit d'un problème de santé publique qu'il est **important et urgent de prendre en charge.**<br>• Pour la définir, il faut tenir compte de plusieurs critères :<br>- **la fréquence** du problème/pathologie considéré<br>- sa **gravité**<br>- son **impact socio-économique**<br>- son **évolution prévisible** dans le temps<br>- la **reconnaissance de ce problème** par la population |
| **PRIORITES DE SANTE PUBLIQUE EN FRANCE** | Elles ont été définies par la Ministre de la santé dans le cadre de la **stratégie nationale de santé.**<br>Elles sont au nombre de cinq :<br>• La **jeunesse**<br>• La **lutte contre les addictions**<br>• La **lutte contre le cancer**<br>• La **santé mentale**<br>• La **prise en charge des personnes âgées** |

**Références :**


1. Site internet de l'INED (Institut National d'Etudes Démographiques) : www.ined.fr
2. L'état de santé de la population en France – Edition 2015. Drees / Ministère de la Santé.
3. La protection sociale en France et en Europe en 2013 – Edition 2015. Drees/Ministère de la Santé.
4. R. Sambuc, Etat de santé des français, Traité de santé publique, Editions Médecine-Science Flammarion 2004
5. J. Bouyer, D. Hémon, S. Cordier, Epidémiologie : Principes et méthodes quantitatives, Editions Inserm, 1995
6. Loi du 9 août 2004 : www.legifrance.fr
7. L'enquête Handicap-Santé (2008-2009) – Drees/Ministère de la santé.
8. Arnaud C, et al. Handicaps de l'enfant. Bull Épidémiol Mens 2010;173-200.
9. Les enquêtes Handicaps-Incapacités-Dépendance de 1998 et 1999 (Goillot ; Mormiche). Insee

☑ J'inscris mes notes personnelles pour mieux progresser

# INTERPRETATION D'UNE ENQUETE EPIDEMIOLOGIQUE

| Les objectifs du CNCI pour l'iECN 2016 | MOTS-CLES et REFLEXES GENERAUX |
|---|---|
| × *Discuter et interpréter les des principaux types d'enquête épidémiologique.* | × ***Etude de cohorte***<br>× ***Etude cas-témoins***<br>× ***Critères de Bradford-Hill*** |

## 1. GENERALITES

| | |
|---|---|
| **OBJECTIF DE L'EPIDEMIOLOGIE** | L'épidémiologie est une discipline qui a pour objectif d'étudier des problèmes de santé au sein d'une population :<br>• Etude de leur **distribution,**<br>• **Des facteurs qui influencent cette distribution** (déterminants de santé),<br>• **Et des interventions** pour améliorer l'état de santé des populations<br><br>L'épidémiologie suit les étapes de toute démarche scientifique :<br>• Formulation d'une **hypothèse** et d'une **question** précise<br>• Choix d'une **méthode** adaptée<br>• **Interprétation des résultats** en fonction de la méthode choisie |
| **CLASSIFICATION SELON LES TYPES D'ENQUETES** | On distingue 2 grands champs dans l'épidémiologie :<br><br>**L'épidémiologie expérimentale**<br>• On qualifie **d'expérience** toute enquête où l'attribution de l'exposition est **contrôlée par l'investigateur**<br>• Elles sont rares en épidémiologie car l'exposition des sujets à tel ou tel facteur ne peut souvent pas être contrôlée<br>• Cette méthodologie est utilisée dans le cadre de l'évaluation: de stratégies diagnostiques ou thérapeutiques, de programmes de prévention ou de dépistage des maladies<br>• Les études expérimentales peuvent être **randomisées** (tirage au sort de l'exposition) **ou non**<br><br>**L'épidémiologie observationnelle**<br>• Les enquêtes d'observation sont souvent les seules possibles Leur interprétation est souvent plus difficile, mais elles ont l'avantage de refléter plus fidèlement la situation réelle des sujets d'une population<br>• Elle est composée de 3 familles :<br>– **Epidémiologie descriptive** : elle fournit des statistiques permettant de décrire l'état de santé d'une population (prévalence, incidence, évolution) |

| | |
|---|---|
| | – **Epidémiologie analytique** : elle étudie les liens entre un état de santé ou une maladie (M) et une exposition ou facteur de risque (E). On distingue 3 types d'études analytiques :<br>▪ Etude de **cohorte**<br>▪ Etude **cas témoins**<br>▪ Etude **transversale**<br>– **Epidémiologie évaluative** : elle vise à évaluer les actions de santé publique |
| **CLASSIFICATION SELON LA CHRONOLOGIE** | On distingue :<br>• **Les études prospectives** : au début de l'enquête, les événements (ex. : apparition d'une maladie) ne se sont pas encore réalisés, il faut attendre que les événements se produisent pour disposer des données.<br><br>• **Les études rétrospectives** : au début de l'enquête, les événements se sont déjà réalisés, il ne reste plus qu'à collecter et analyser les données.<br><br>– Les études **cas-témoins** sont toujours **rétrospectives**.<br>– Les études de **cohortes** sont le plus souvent **prospectives** mais elles peuvent être rétrospectives.<br>– Les études **transversales** ne sont pas caractérisées en fonction de la chronologie. |

## LES DIFFERENTS TYPES D'ETUDES EPIDEMIOLOGIQUES

Réflexes

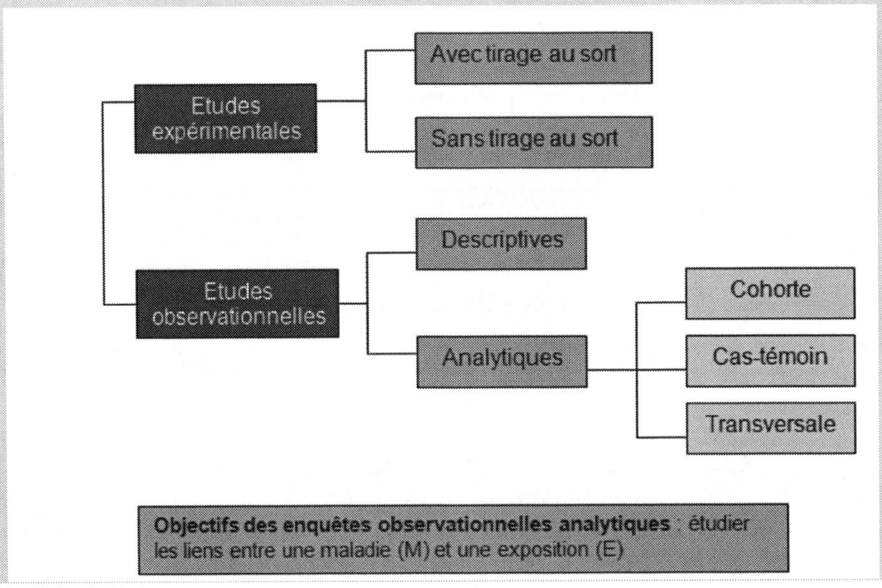

## 2. LE PROTOCOLE D'UNE ETUDE EPIDEMIOLOGIQUE

**PROTOCOLE**

Le protocole décrit les différentes phases du déroulement d'une enquête. La réussite d'un projet dépend largement de cette étape.

1. **Définir le problème posé et les objectifs de l'enquête**
    - **L'objectif** doit être le plus **clair** possible (objectif principal +/- secondaire)
    - Formulation des **hypothèses**
    - Revue bibliographique **des connaissances**
    - **Définition de la(des) maladie(s) et de(s) l'exposition(s)** sans ambiguïté
    - Définition des **méthodes de mesure** de l'exposition et de la maladie

2. **Définir les populations cible et source**
    - **Population cible =** celle qui a motivé au départ l'organisation de l'enquête, celle à laquelle on souhaite *a priori* pouvoir **extrapoler les résultats**
    - **Population source =** celle d'où l'**échantillon** a été extrait lors de la réalisation pratique de l'enquête
    - Ex. : population cible = femmes de plus 50 ans, population source = femmes de plus de 50 ans professionnelles de santé travaillant en hôpital public

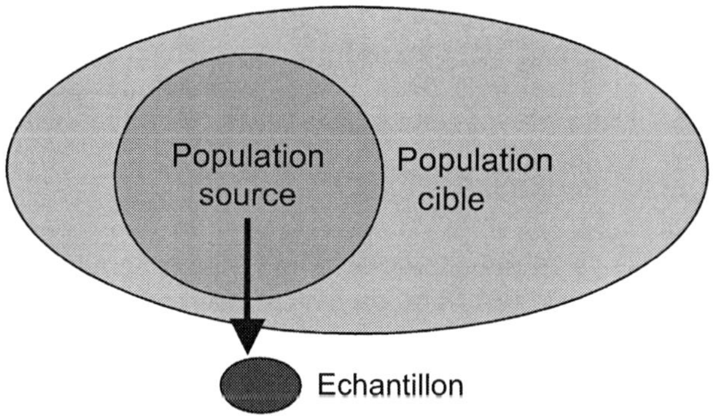


3. **Choisir le type d'enquête** (paragraphe suivant)

4. **Définir l'échantillon**
    - Dépend du type d'enquête
    - Définir les **critères d'inclusion / critères d'exclusion**
    - Calcul du **nombre de sujets nécessaires pour garantir une puissance suffisante à l'étude**

5. **Définir le mode de recueil des données**
    - Le plus souvent à l'aide d'un questionnaire (ou examen clinique idéalement pour la maladie)

6. **Réalisation pratique de l'étude**
    - Définir les moyens à mettre en œuvre (matériels et humains)
    - Définir les principes généraux de l'analyse statistique

**CHOIX DU TYPE D'ENQUETE**

Le plus souvent, **plusieurs types d'enquêtes sont possibles**. Il existe certains critères qui orientent le choix :

1. **Fréquence de la maladie**
   - Si la maladie est **rare,** on préfèrera une enquête **cas témoins**
   - (Il est possible de réaliser une enquête de cohorte, mais il faudrait un très grand nombre de sujets)

2. **Fréquence de l'exposition**
   - Si l'exposition est **rare,** on préfèrera une enquête de **cohorte**
   - (Il est possible de réaliser une enquête cas-témoin mais il faudrait un très grand nombre de sujets ou réaliser une enquête cas-témoin dans une sous- population particulièrement exposée)

3. **Objectif principal**
   - L'enquête **cas-témoin** permet d'étudier le lien entre **une maladie et plusieurs expositions**
   - Dans l'enquête de **cohorte,** généralement, une **exposition unique** est choisie au début
   - Une enquête de **cohorte** permet d'étudier les conséquences d'une exposition pour **plusieurs pathologies,** ce qui est impossible dans les enquêtes cas-témoins

4. **Biais**
   - Aucune enquête ne permet à coup sûr d'éviter tel ou tel biais. Mais certains types de biais sont plus probables dans tel ou tel type d'enquête. La question que l'on doit se poser est : quel type d'enquête répond au mieux à l'objectif en minimisant les biais ?
   - Les enquêtes de **cohorte** sont plus sujettes à des **biais de sélection** (perdus de vue)
   - Les enquêtes **cas-témoins** sont plus sujettes à des **biais de classement** (biais de mémorisation dus au caractère rétrospectif de l'enquête) et des **biais de sélection** (choix des témoins)

5. **Durée et coût de l'enquête**
   - Les enquêtes de **cohorte** sont **longues, et donc couteuses**
   - Les enquêtes **cas-témoins** et les enquêtes **transversales** sont **plus courtes et donc moins couteuses**

6. **Niveau de preuve**
   - Les enquêtes de **cohorte** bien menées ont un **niveau de preuve 2**, c'est-à-dire que le **lien de causalité** entre E et M est plus probable (présomption scientifique)
   - Les enquêtes **cas-témoins** bien menées ont un **niveau de preuve 3** (faible niveau de preuve scientifique)
   - Les enquêtes transversales bien menées ont un niveau de preuve 4 (faible niveau de preuve scientifique), elles ne permettent que de proposer des hypothèses étiologiques, qui devront être confirmées par des enquêtes ayant un meilleur niveau de preuve

### LE CHOIX DU TYPE D'ENQUETE DEPEND DE

Réflexes

- **Objectif de l'enquête**
- **Fréquence de la maladie**
- **Fréquence de l'exposition**
- **Minimisation des biais**
- **Moyens matériels et humains**

SYNTHESE

# ENQUETE DE COHORTE PROSPECTIVE

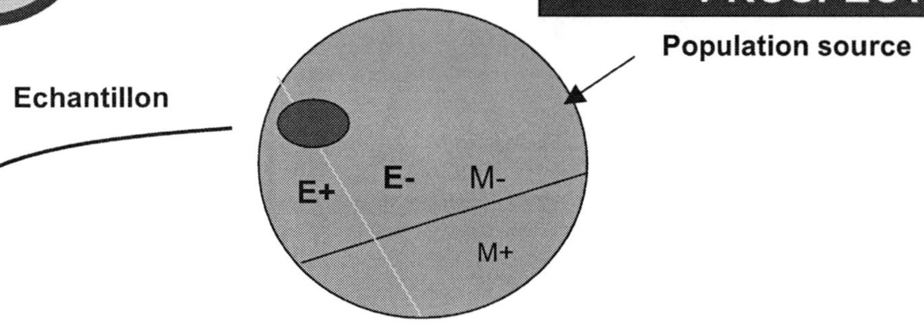


1. Sélection d'un échantillon de **sujets indemnes de la maladie (M-)** ou de l'évènement (morbidité, complication…) étudié, et représentatif de la population des non malades

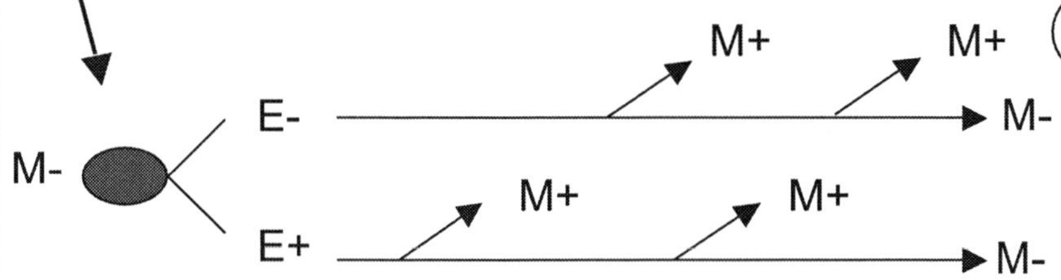


4. Objectif (à la fin du suivi) = **Comparer** la survenue **de la maladie (M+) en fonction de l'exposition (E+) ou non (E-) au facteur de risque**

2. **2 groupes sont définis initialement :** les exposés (E+) et les non exposés (E-)

3. **Suivi au cours du temps :** certains sujets développent la maladie étudiée (M+), d'autres non (M-). Certains sujets seront perdus de vue au cours du suivi (PDV).

$$RR = \frac{P(M+/E+)}{P(M+/E-)}$$

(Calcul de l'OR possible)

| AVANTAGES | INCONVENIENTS |
|---|---|
| • **Adaptée aux expositions rares** (puisqu'on peut sélectionner l'échantillon dans une population source où l'exposition est particulièrement plus fréquente)<br>• On peut étudier **plusieurs maladies** simultanément<br>• Permet d'estimer la prévalence, **l'incidence** de la maladie (voir calcul de l'incidence Q 71) et le RR<br>• **Niveau de preuve 2** (argument chronologique en faveur de la causalité) = Présomption scientifique | • **Perdus de vue** +++ (biais de sélection)<br>• **Long, cher**<br>• **Peu adapté aux maladies rares ou à temps de latence long**<br>• Généralement, étude **d'une seule exposition possible** |

# 2 REMARQUES SUR LES COHORTES

## Cohorte rétrospective (ou historique) et cohorte prospective

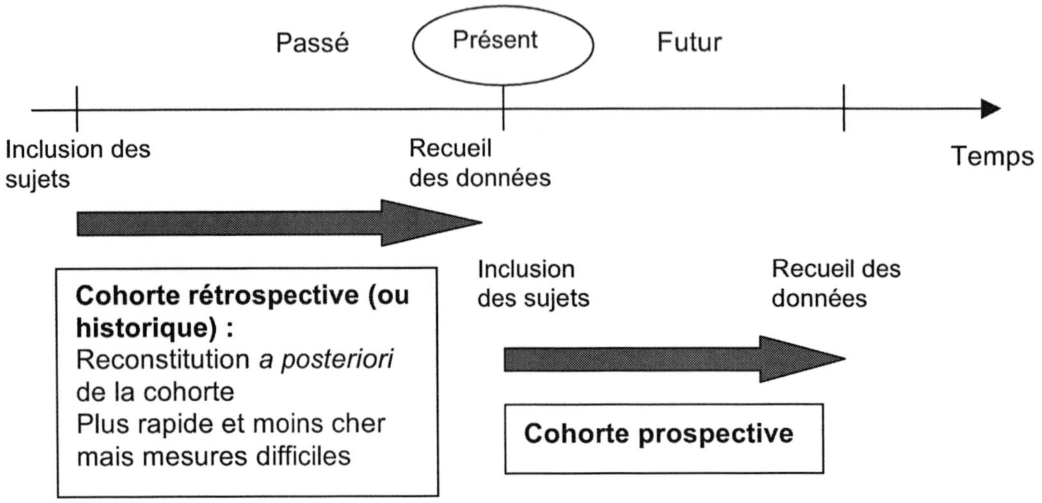


Remarque : il existe des cohortes historico-prospectives (reconstitution *a posteriori* de la cohorte et recueil de données planifié)

## Enquête de cohorte prospective et essai thérapeutique comparatif en parallèle

Le schéma est le même sauf que dans l'essai thérapeutique, l'exposition (au traitement) est fixée arbitrairement **(étude expérimentale)**

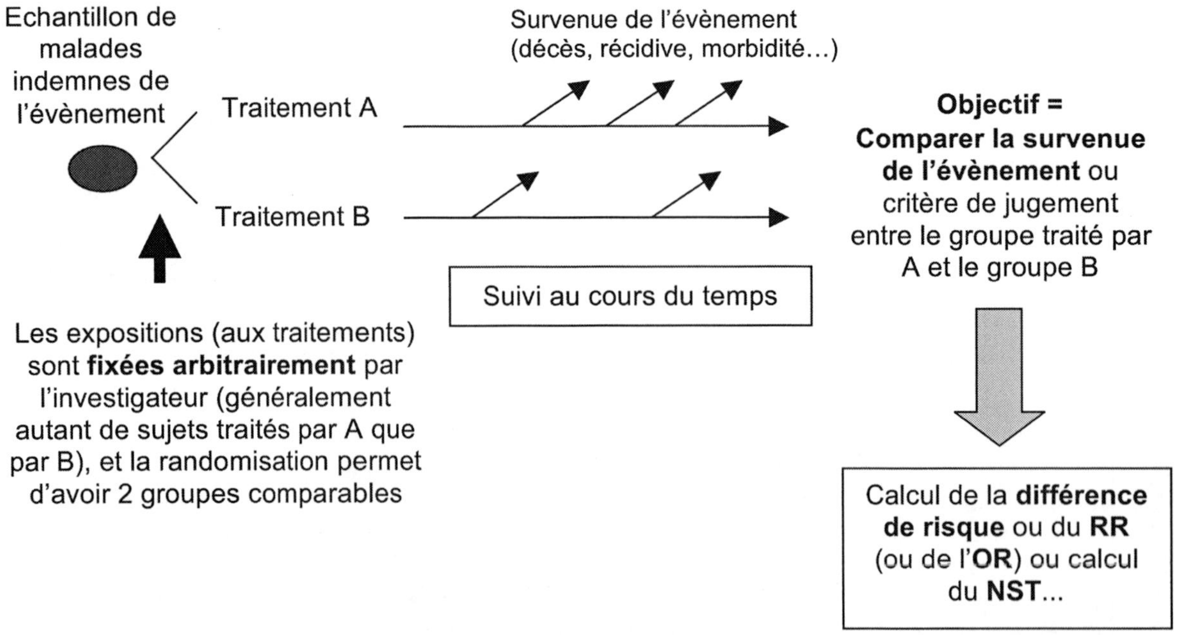

SYNTHESE

# ENQUETE CAS TEMOINS : toujours rétrospective

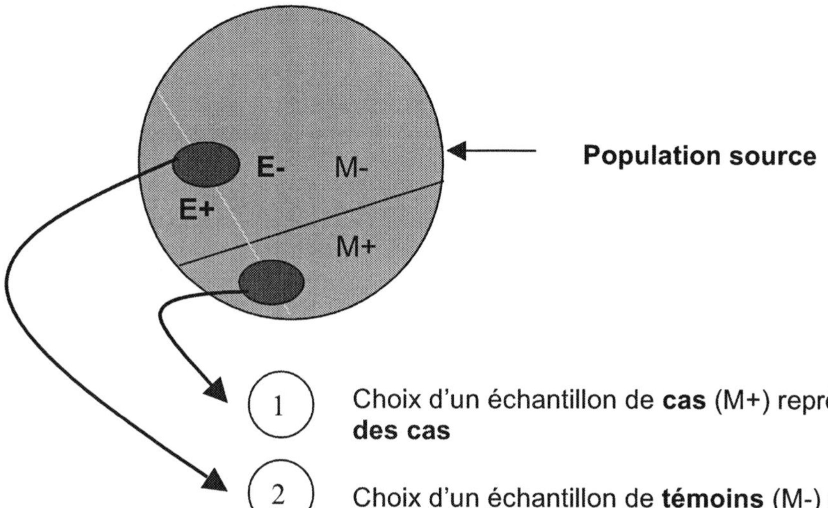


① Choix d'un échantillon de **cas** (M+) représentatif **de la population des cas**

② Choix d'un échantillon de **témoins** (M-) représentatif **de la population dont sont issus les cas**
Méthodes pour choisir les témoins : **appariement le plus souvent ou stratification** (voir biais de confusion)

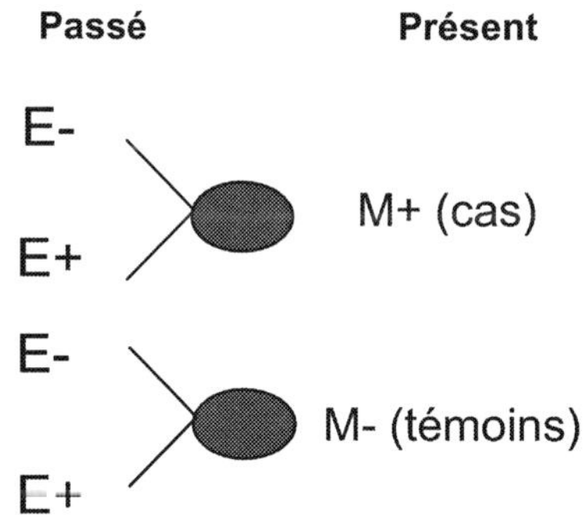


Pas de suivi

**Objectif =**
**Comparer la fréquence d'une exposition passée chez des sujets malades** (cas) **à celle de sujets non malades** (témoins)

**Calcul de l'OR**

**Calcul du RR impossible !!!**

| AVANTAGES | INCONVENIENTS |
| --- | --- |
| • Adaptée aux **maladies rares** (puisque initialement on s'intéresse à des cas dans la population source)<br>• Etude possible de **plusieurs expositions**<br>• **Rapide, peu coûteuse** | • **Sélection des témoins difficile +++** (biais de sélection)<br>• **Biais de mémorisation** (dû au caractère rétrospectif de l'enquête)<br>• **Peu adaptée pour des expositions rares**<br>• Ne permettent pas d'estimer ni prévalence ni incidence<br>• **Faible niveau de preuve scientifique (NP 3)** |

# ENQUETE TRANSVERSALE

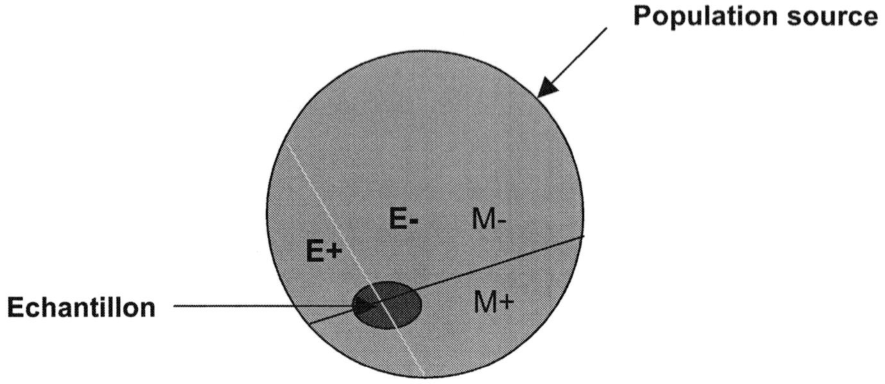


Choix d'un échantillon représentatif de la population source/cible à un moment donné (« **photographie** » de la situation à un moment précis)

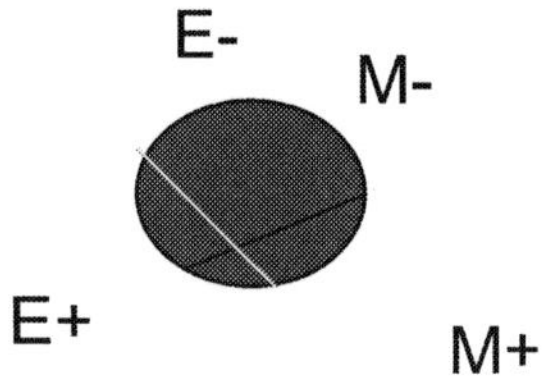


**Objectif =**
**Etude dans l'échantillon de la présence ou non d'une maladie chez des personnes exposées ou non**

**Calcul du RR**

(Calcul de l'OR possible)

| AVANTAGES | INCONVENIENTS |
|---|---|
| • **Rapide, facile** à mettre en œuvre<br>• Estimation de **la prévalence** | • **Peu adaptée aux maladies rares et de courte durée**<br>• **Biais de sélection** (l'échantillon est-il représentatif de la population cible ?)<br>• **Faible niveau de preuve scientifique (Niveau de preuve 4)** : relation de causalité peu évidente, ne permet que de générer des hypothèses étiologiques. |

## 3. SOURCES D'ERREURS DANS LES ENQUETES EPIDEMIOLOGIQUES

<table>
<tr><th colspan="2">Les biais et les fluctuations d'échantillonnage ne se confondent pas mais se cumulent</th></tr>
<tr><td>FLUCTUATIONS D'ECHAN-TILLONNAGE</td><td>Les fluctuations d'échantillonnage sont inhérentes aux statistiques. Elles sont inévitables en épidémiologie puisque l'on procède toujours par échantillonnage : toutes les valeurs observées seront différentes d'un échantillon à l'autre (qu'il s'agisse des prévalences, OR ou RR…).<br><br><u>Définition :</u><br>Ce sont des sources de variabilité aléatoires (= dues au hasard).<ul><li>Elles peuvent entraîner un écart entre les valeurs observées (au sein de l'échantillon) et les valeurs vraies (au sein de la population source ou cible)</li><li>Elles diminuent lorsque la taille de l'échantillon augmente.</li></ul>La variance $\sigma^2$ (ou l'écart type $\sigma$) permet de quantifier la dispersion des valeurs prises par l'ensemble des sujets d'une population, pour une variable donnée.<br>Le calcul d'un intervalle de fluctuation est une manière de représenter les fluctuations d'échantillonnage. Il s'agit, connaissant par exemple la variance et la moyenne d'un paramètre dans la population, d'indiquer dans quel intervalle on s'attend à observer la moyenne sur un échantillon, avec un certain risque d'erreur (le risque $\alpha$).</td></tr>
<tr><td>BIAIS</td><td>Les biais sont des erreurs systématiques<ul><li>Ils peuvent entraîner un écart entre les valeurs estimées (au sein de l'échantillon) et les valeurs vraies (au sein de la population source ou cible) des paramètres étudiés (ex. : OR ou RR).</li><li>Ils ne sont pas modifiés par la taille de l'échantillon</li></ul>En épidémiologie, on distingue 3 types de biais :<ul><li>Biais de sélection : ils résultent de la façon de choisir et de suivre l'échantillon</li><li>Biais de classement : ils ont pour source des erreurs de mesure sur l'exposition et/ou la maladie</li><li>Biais de confusion : ils sont liés à l'influence d'un tiers facteur lié à l'exposition et à la maladie</li></ul>Ces biais doivent être :<ul><li>Identifiés tout au long des étapes (protocole, recueil des données, analyse)</li><li>Evités si possible dès l'élaboration du protocole</li><li>Pris en compte dans l'analyse et lors de l'interprétation des résultats</li></ul>Il faut bien comprendre que, dans la plupart des cas, les biais ne peuvent être évités</td></tr>
<tr><td>BIAIS DE SELECTION</td><td>Ils interviennent lors de la constitution de l'échantillon ou du suivi des sujets qui conduit à ce que l'échantillon final ne soit pas représentatif de la population cible (celle à laquelle on souhaite extrapoler les résultats)<br><br>Ex. : comment repérer les biais de sélection au sein d'une cohorte ?</td></tr>
</table>

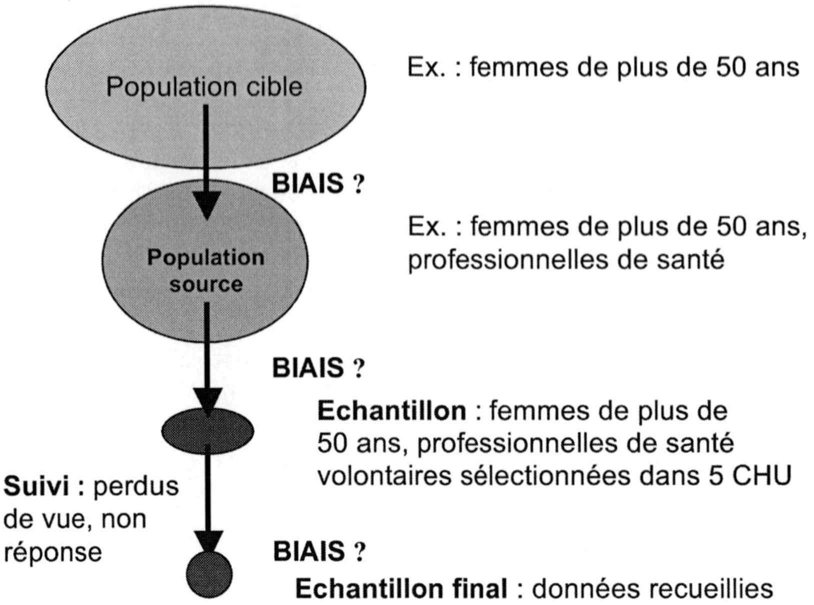


Principaux biais de sélection dans cet exemple :

- **Volontariat** (personnes plus motivées à la base)
- **Healthy Worker Effect** (enquête auprès de personnes qui travaillent, *a priori* en meilleure santé)
- Les 5 CHU sont ils représentatifs de l'ensemble des CHU ?
- **Non-réponses** et **perdus de vue**

Autres exemples de biais de sélection :

- **Choix des témoins** (enquêtes cas-témoins)
- **Biais d'admission** (enquête auprès de personnes hospitalisées, non représentatives de l'ensemble des malades)

Pour les limiter :

- Définition précise des critères d'inclusion et d'exclusion
- Eviter la non-participation, s'assurer du suivi

**BIAIS DE CLASSEMENT**

- On les appelle aussi : **biais de mesure ou biais d'information**
- Ils interviennent **lors du recueil des données**. Ils correspondent à la survenue **d'erreurs systématiques dans la mesure des phénomènes** étudiés (exposition ou maladie).
- Ils dépendent donc de la méthode de mesure de l'exposition ou de la maladie :

Exemple: Mesure de l'exposition et/ou de la maladie…

- … à l'aide d'un **questionnaire** :
  - **Biais de déclaration** (mensonges et omissions)
  - **Biais de mémorisation** : surtout dans les enquêtes rétrospectives (la mémoire imparfaite des sujets biaise les réponses, d'autant plus que l'exposition est lointaine)
  - **Biais de subjectivité de l'enquêteur** : il peut suggérer des réponses
- **… à l'aide d'un test (test sanguin, imagerie…)**
  - Le test est-il valide (sensible, spécifique) ? reproductible ? S'il est imparfait → biais de classement

<table>
<tr>
<td></td>
<td>

- **... par un examen clinique :**
  - La définition de la maladie repose telle sur des critères cliniques standardisés ? Si non → risque de biais de classement
- **... par analyse de dossiers médicaux :** Biais liés à la qualité des données disponibles

Pour limiter les biais de mesure:

- Evaluer les paramètres à l'**aveugle**
- **Outils de mesure validés** et si possible objectifs
- **Standardiser les conditions de recueil de l'information** (formation des enquêteurs, formation des cliniciens…)
- Favoriser la **coopérativité des enquêtés**

</td>
</tr>
<tr>
<td>

**BIAIS DE CONFUSION**

</td>
<td>

**Facteur de confusion : F**

Un facteur de confusion est un **tiers facteur lié à la fois à la maladie et à l'exposition**. Sa présence peut fausser les résultats de l'OR ou du RR entre l'exposition et la maladie **(biais de confusion).**

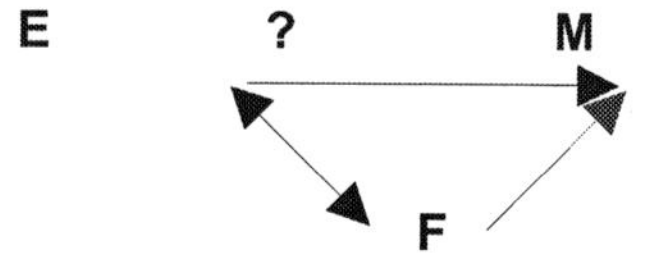


Ex : existe-t-il un lien entre la consommation d'alcool et le cancer du poumon ? (bien que cette question semble absurde, c'est un exemple classique pour comprendre ce qu'est un facteur de confusion)

E = Alcool, M = Cancer du poumon, F = Tabac

On peut observer un lien entre la consommation d'alcool et le cancer du poumon (RR brut élevé et significatif), mais celui-ci est le reflet de l'association entre la consommation de tabac et d'alcool et de l'association entre tabac et cancer du poumon. Pour étudier le lien propre de l'alcool sur le cancer du poumon, il faut prendre en compte le facteur de confusion qu'est le tabac par exemple par une méthode d'ajustement ou en restreignant la population d'étude aux non fumeurs. Dans ce cas, on montrera qu'il n'y a pas de lien entre alcool et cancer du poumon! : RR ajusté sur le tabac non significatif.

</td>
</tr>
</table>

<table>
<tr>
<td>BIAIS DE CONFUSION</td>
<td>
Les facteurs de confusion doivent être identifiés dès la réalisation du protocole par une revue de la littérature sur le sujet (en pratique on se pose la question : quels sont les facteurs de risque connus de la maladie ? Ce sont des facteurs de confusion potentiels).<br><br>
Les biais de confusion peuvent être limités lors de la planification de l'étude par des méthodes de :
<ul>
<li>Appariement (« formation d'une paire »). Technique très utilisée dans les enquêtes cas-témoins pour choisir les témoins : on apparie sur quelques facteurs de confusion. Ex : âge, sexe, tabagisme : pour chaque cas d'âge X, de sexe Y de statut tabagique Z, on choisira un témoin (ou plus) d'âge X, de sexe Y et de statut tabagique Z.</li>
<li>Stratification sur le facteur de confusion : on divise la population en autant de strates que le facteur de confusion a de catégories (ex. : non fumeur, fumeur < 10 cig/jour, fumeur > 10 cig/jour). Deux groupes de sujets sont choisis au sein de chaque strate, de sorte que globalement la répartition par catégories du facteur de confusion est la même dans les 2 groupes d'étude</li>
<li>Restriction de la population d'étude : exemple, pour étudier le lien entre cancer du poumon et alcool, on pourrait restreindre l'étude aux non fumeurs.</li>
<li>Tirage au sort de l'exposition (uniquement dans les études expérimentales) : il permet une égale répartition des facteurs de confusion potentiels entre les 2 groupes à comparer. Technique idéale pour minimiser les biais de confusion.</li>
</ul>
<u>Remarque :</u> Les 3 techniques (appariement, restriction, stratification) ne permettent de prendre en compte que QUELQUES facteurs de confusion, alors que le tirage au sort de l'exposition réparti a priori TOUS les facteurs de confusion de façon égale dans les 2 groupes.<br><br>
Les facteurs de confusion peuvent enfin être pris en compte lors des analyses statistiques :
<ul>
<li>Ajustement lors de l'analyse. Les logiciels statistiques permettent de calculer des OR ou RR ajustés (analyses multivariées), c'est-à-dire qu'ils ont été calculés en prenant en compte les facteurs de confusion.</li>
</ul>
</td>
</tr>
</table>

**POUR LIMITER LES BIAIS DE CONFUSION** — Réflexes

**Lors de la planification de l'étude :**
- Appariement
- Stratification
- Restriction de la population d'étude
- Tirage au sort de l'exposition (étude expérimentale)

**Lors des analyses statistiques :**
- Ajustement

# 4. MESURE DE L'ASSOCIATION ENTRE E ET M

<table>
<tr><td>GENERALITES</td><td>Pour mesurer l'association entre E et M, on calcule soit le RR soit l'OR.<br><br><u>Tableau de contingence :</u><br><br>
<table>
<tr><th></th><th>E+</th><th>E-</th></tr>
<tr><td>M+</td><td>a</td><td>b</td></tr>
<tr><td>M-</td><td>c</td><td>d</td></tr>
</table></td></tr>
<tr><td>RISQUE RELATIF (RR)</td><td>$$RR = \frac{P\ (M+/E+)}{P\ (M+/E-)} = \frac{P1}{P0} = \frac{a\ /\ (a+c)}{b\ /\ (b+d)}$$<br><u>Caractéristiques :</u><ul><li>Directement interprétable (c'est-à-dire si RR = 3, on peut conclure que le fait d'être exposé multiplie par 3 le risque d'être atteint de la maladie par rapport au risque chez les non exposés, sous réserve que ce lien soit significatif)</li><li>Non estimable dans les enquêtes cas-témoins car le nombre de témoins par cas est fixé arbitrairement</li></ul></td></tr>
<tr><td>ODDS RATIO (OR)</td><td>$$OR = \frac{P1\ /\ (1-P1)}{P0\ /\ (1-P0)} = \frac{ad}{bc}$$<br><u>Caractéristiques :</u><ul><li>C'est une estimation du RR (outils mathématique)</li><li>Estimable dans tous les types d'enquêtes</li><li>Meilleures propriétés mathématiques (utile pour les analyses statistiques)</li><li>Si la maladie est rare : OR ≈ RR (en terme d'interprétation)</li></ul></td></tr>
<tr><td>INTERPRETATION DU RR OU DE L'OR EN FONCTION DE SON INTERVALLE DE CONFIANCE</td><td>Les RR (ou OR) calculés à partir des données d'un échantillon sont des estimations. Ils sont soumis aux fluctuations d'échantillonnage. On peut calculer à partir des données de l'échantillon un intervalle de valeurs possibles = intervalle de confiance<br>L'intervalle de confiance à 95% (ou à 1- α) d'un RR ou OR est l'intervalle dans lequel la probabilité d'avoir la vraie valeur du RR (ou OR) est de 95%.<br>Il est calculé à partir de la valeur moyenne du RR (ou OR) observée dans l'échantillon, de sa variance et du risque α (5%) (son calcul est possible à partir du tableau de contingence)<br><br><u>Signification de RR (ou OR) = 1</u><br>Dire que RR = 1 signifie que p (M+/E+) = p (M+/E-) c'est à dire qu'il n'y a pas de lien entre E et M</td></tr>
</table>

| | |
|---|---|
| | Interprétation de l'IC 95% d'un RR (ou OR)<br>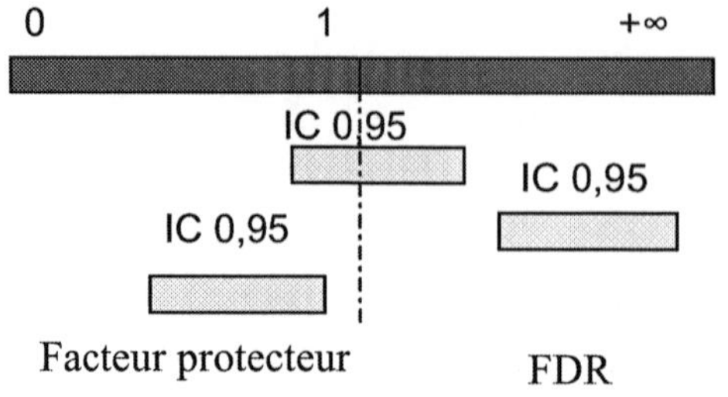<br>• **Si 1 n'est pas dans l'IC 95% : il y a un lien significatif entre l'exposition (E) et la maladie (M)**<br>- **Si RR > 1, E est un facteur de risque**<br>- **Si RR < 1, E est un facteur protecteur**<br>• **Si 1 est dans l'IC 95%, on ne peut pas conclure :**<br>- Soit il n'y a pas de lien entre E et M<br>- Soit l'étude manque de puissance pour mettre en évidence un lien entre E et M<br><br>Rappel de la différence entre **l'intervalle de fluctuation** et **l'intervalle de confiance :**<br>• Le premier est **fixe**, il est calculé à partir des vraies valeurs dans la population et ne dépend pas des échantillons<br>• Le second est **aléatoire** (il varie d'un échantillon à l'autre), il est centré sur les valeurs observées. |
| **FRACTION ETIOLOGIQUE DU RISQUE chez les exposés** | C'est la proportion, parmi les exposés, de maladie (ou d'événement) qui est attribuable à l'exposition.<br><br>**FE =** $\frac{RR - 1}{RR}$ **en%** |
| **FRACTION DE RISQUE ATTRIBUABLE en population** | Elle mesure la proportion de cas de maladie que l'on peut attribuer au facteur de risque dans l'ensemble de la population.<br><br>**FA =** $\frac{M}{Me} = \frac{Pe\,(RR - 1)}{Pe\,(RR - 1) + 1}$<br><br>M = Nombre total de malades<br>Me = Nombre de malades à cause de l'exposition<br>Pe = Prévalence de l'exposition dans la population |

## 5. CRITERES DE CAUSALITE DE BRADFORD-HILL

| | |
|---|---|
| **LES 9 CRITERES DE CAUSALITE** | Une association statistique en elle-même ne prouve pas la causalité. En 1965, Austin Bradford Hill, statisticien médical britannique, a établi neuf critères pour l'aider à établir un lien de causalité scientifiquement valide entre un agent potentiel et une maladie<br><br>1. **Force de l'association** : plus le RR ou l'OR est élevé, moins il est probable que l'association soit simplement causée par le hasard<br>2. **Constance / Reproductibilité** : est-ce que l'association a été observée de façon répétitive par différentes personnes, en différents endroits, dans différentes circonstances et à différentes époques ?<br>3. **Spécificité** : la spécificité est établie lorsqu'une seule cause produit un effet particulier.<br>4. **Cohérence chronologique** : l'exposition doit toujours précéder la maladie (ce critère est réalisé dans les enquêtes de cohorte)<br>5. **Relation dose-réponse** : le risque d'avoir une maladie augmente avec le niveau d'exposition<br>6. **Plausibilité biologique**<br>7. **Cohérence externe** : l'association devrait être compatible avec la théorie et les connaissances existantes.<br>8. **Evidence expérimentale** : ce critère signifie qu'en retirant l'agent de causalité, il devrait y avoir une diminution de la maladie<br>9. **Analogie** : connaissance d'un effet analogue produit par une cause du même type que celle étudiée<br><br>Ces neufs critères ne sont quasiment jamais au complet mais c'est un ensemble de ces critères qui permettra de conclure à un lien de causalité. |

## 6. LES ETUDES DIAGNOSTIQUES

| | |
|---|---|
| **BUT DES ETUDES DIAGNOSTIQUES** | • Démontrer la supériorité d'une nouvelle méthode par rapport à celle habituellement utilisée<br>• Ou démontrer l'équivalence d'une nouvelle méthode (souvent plus simple à réaliser ou moins couteuse)<br>• Elles peuvent concerner des signes cliniques, l'imagerie médicale, la biologie |
| **LES PARAMETRES A EVALUER** | • Les paramètres à évaluer pour le choix d'une méthode diagnostique :<br>– La fiabilité<br>– La validité<br>– (mais également : le coût, l'acceptabilité et la balance bénéfice/risque) |

<table>
<tr><td>METHODOLOGIE</td><td>• La population étudiée doit être représentative des patients pour lesquels l'examen est indiqué<br>• Les performances de la nouvelle méthode diagnostique sont évaluées par comparaison à une méthode de référence (gold standard)<br>• Le gold standard distingue de manière certaine les sujets atteints des sujets indemnes de la maladie étudiée<br>• L'examen évalué doit être interprété en aveugle du gold standard</td></tr>
<tr><td>FIABILITE<br>REPRODUCTIBILITE</td><td>• Les notions de fiabilité et de reproductibilité sont 2 notions équivalentes<br>• Reproductibilité : le test doit donner les mêmes résultats lorsqu'il est employé :<br>- Dans les mêmes conditions chez un même sujet<br>- Par des investigateurs différents (reproductibilité inter juge)<br>- Ou à des moments différents (reproductibilité dans le temps)<br>• La reproductibilité d'une mesure s'évalue en étudiant la concordance entre 2 mesures répétées.<br>• Une des méthodes statistiques est le calcul du coefficient Kappa</td></tr>
<tr><td>VALIDITE</td><td>Validité : les résultats obtenus doivent permettre de différencier les individus atteints de la maladie des sujets indemnes. Les caractéristiques d'un test sont de 2 ordres :<br>• La sensibilité et la spécificité : elles définissent la validité intrinsèque du test à évaluer et sont définies en conditions expérimentales<br>• Les valeurs prédictives : elles sont relatives à l'utilisation du test pour une population donnée (validité extrinsèque) et dépendent des caractéristiques de la population à laquelle ce test est appliqué<br>• Pour évaluer un nouvel examen, il faut comparer les résultats qu'il fournit à ceux d'un examen de référence ou « Gold Standard » (qui distingue formellement les personnes saines des personnes atteintes de la maladie)<br>• Cette évaluation doit être réalisée suivant un protocole rigoureux<br><br>• Cette évaluation aboutit aux résultats suivants (pour un test ayant une réponse qualitative binaire : + ou -) :<br><br>
<table>
<tr><th></th><th>Gold standard + (M+)</th><th>Gold standard – (M-)</th></tr>
<tr><td>Nouveau Test +</td><td>A</td><td>B</td></tr>
<tr><td>Nouveau Test -</td><td>C</td><td>D</td></tr>
</table>
<br>Par définition :<br>- A = Vrai positif<br>- B = Faux positif<br>- C = Faux négatif<br>- D = Vrai négatif<br><br><u>Validité intrinsèque du test : sensibilité et spécificité</u><br><br>• Sensibilité = Probabilité que le test soit positif (T+) chez une personne malade (M+). C'est la capacité du nouveau test à identifier correctement les malades<br><br>Se = p(T+/M+) = A / (A+C)</td></tr>
</table>

- On privilégie la sensibilité pour les tests de dépistage ou lorsque les faux négatifs sont inacceptables

- **Spécificité = Probabilité que le test soit négatif (T-) chez une personne non malade (M-).** C'est la capacité du test à identifier correctement les non malades

**Sp = p(T-/M-) = D / (B+D)**

- On privilégie la spécificité pour les tests de confirmation diagnostic ou lorsque les faux positifs sont inacceptables

**Validité extrinsèque du test : VPP et VPN**

- Les valeurs prédictives permettent de savoir si les résultats d'un test prédisent la présence ou l'absence de la maladie.
- En pratique, elles permettent au médecin de répondre aux questions :
  - Quelle est la probabilité que le patient soit malade si son test est positif ? → VPP
  - Ou non malade sachant que son test est négatif ? → VPN

**VPP = p(M+/T+) = A / (A+B)**

**VPN = p(M-/T-) = D / (C+D)**

Remarque : contrairement aux Se et Sp qui sont les caractéristiques intrinsèques du test, les valeurs prédictives dépendent de la population à laquelle le test est appliqué et notamment de la prévalence (P) de la maladie dans cette population :

**Si P ↑ alors VPP ↑ et VPN ↓**

**Démonstration : théorème de Bayes**

Il permet d'estimer les valeurs prédictives en fonction de la prévalence de la maladie, de la sensibilité et de la spécificité.

VPP = p(M+/T+)

$$VPP = \frac{p(T+/M+)\ p(M+)}{p(T+/M+)\ p(M+) + p(T+/M-)\ p(M-)}$$

$$VPP = \frac{Se * p}{Se * p + (1-Sp)(1-p)}$$

De même : $$VPN = \frac{Sp(1-p)}{Sp(1-p) + (1-Se)p}$$

**COURBE ROC**

**(Receiver Operating Characteristics)**

Lorsque l'on cherche à étudier un **test quantitatif,** il faut déterminer un **seuil** qui discrimine les malades des non malades.
**La sensibilité et la spécificité du test varient en fonction de la valeur du seuil choisi**.
La courbe ROC permet de représenter les variations de Se et Sp en fonction du seuil choisi. Elle permet aussi **de choisir la valeur du seuil offrant la meilleure Se et la meilleure Sp.**

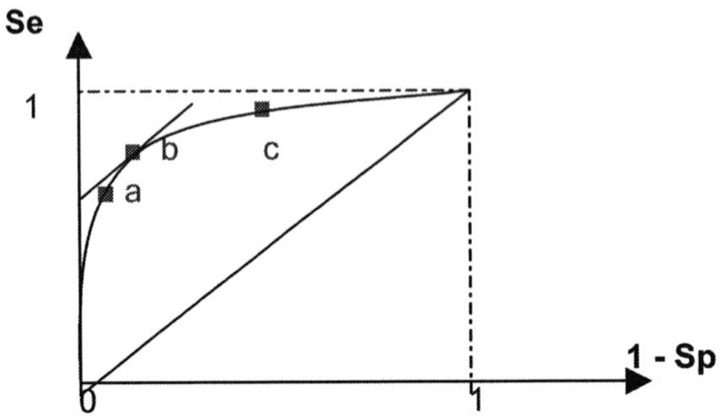


Ex : de la glycémie à jeun pour le diagnostic du diabète.
Si on choisit le seuil de 2g/l pour dépister le diabète : la spécificité du test sera élevée mais la sensibilité faible (seuil A sur la figure).
Si on choisit le seuil de 1g/l pour dépister le diabète : la sensibilité du test sera élevée mais la spécificité faible (seuil C).
**Le seuil qui offre la meilleure sensibilité et la meilleure spécificité est le point de tangente de la courbe ROC** (seuil B).

**Pour comparer les performances de plusieurs tests, on compare les aires sous les courbes ROC : plus l'aire sous la courbe est proche de 1, meilleures sont les performances du test.** La diagonale représente un test d'apport nul.

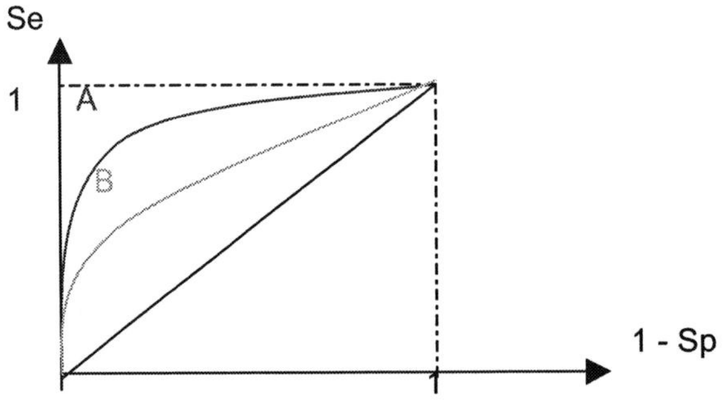


L'aire sous la courbe ROC du test A est plus grande que l'aire sous la courbe du test B. On préfèrera donc le test A.

**AUTRES INDICATEURS DE PERFORMANCE**

**Indice de Youden (Y) et Rapport de vraisemblance (RV)**

Ces indices sont plus rarement utilisés pour caractériser la performance diagnostique d'un test

**Y = Se + Sp -1**

La valeur diagnostique d'un test est d'autant meilleure que l'indice de Youden se rapproche de 1.

| | |
|---|---|
| | **RV+ = Se / (1-Sp)**<br>**RV - = (1-Se)/Sp**<br><br>Plus le rapport de vraisemblance positif (RV+) est élevé, meilleur est l'apport diagnostique d'un résultat positif<br><br>Plus le rapport de vraisemblance négatif (RV-) est petit et meilleur est l'apport diagnostique d'un résultat négatif |

**Références :**

J. Bouyer, D. Hémon, S. Cordier, Epidémiologie : Principes et méthodes quantitatives, Editions Inserm, 1995

☑ <u>J'inscris mes notes personnelles pour mieux progresser</u>

Chap. 21

UE 2
Item 28

# CONNAITRE LES PRINICPAUX RISQUES PROFESSIONNELS POUR LA MATERNITE, LIES AU TRAVAIL DE LA MERE

| Les objectifs du CNCI pour l'iECN 2016 | MOTS-CLES et REFLEXES GENERAUX |
|---|---|
| × *Connaître les principaux risques professionnels pour la maternité, liés au travail de la mère.* | × ***Risques professionnels sur la grossesse***<br>× ***Conséquences du travail de la mère sur la grossesse***<br>× ***Tératogénicité***<br>× ***Congé maternité*** |

## 1. RISQUES PROFESSIONNELS DE LA FEMME ENCEINTE

| | |
|---|---|
| **RISQUE BIOLOGIQUES** | • **Rubéole, toxoplasmose :**<br>− Interdiction d'exposition des femmes enceintes, sauf si elles fournissent la preuve qu'elles sont suffisamment protégées |
| **RISQUES CHIMIQUES** | • Il est **interdit d'employer ou d'exposer des femmes** à des activités exposant aux produits suivants :<br>− arsenic<br>− benzène<br>− esters thiophosphoriques<br>− hydrocarbures aromatiques<br>− mercure<br>− pesticides<br>− solvants<br>− toxiques pour la reproduction (catégorie 1 ou 2)<br>• La plupart de ces substances sont regroupées sous le terme générique de **CMR (Cancérigène, Mutagène, Repro-toxiques)**. |
| **RISQUES PHYSIQUES** | • **Air comprimé, marteau-piqueur :**<br>− travaux interdits généralement aux femmes, a fortiori si elles sont enceintes.<br>• **Hyperbarie**<br>• **Rayonnements ionisants** (cf item 176) **:**<br>− Formation et information sur les risques liés à une exposition aux rayonnements ionisants sur l'embryon, en particulier au début de la grossesse.<br>− **Non affectation à certains postes :** les femmes enceintes ne peuvent pas être affectées à des postes de catégorie A, ni à des postes avec des risques d'exposition interne.<br>− Des **précautions** sont prises pour éviter que l'exposition ne dépasse 1mSv<br>• **Rayonnements cosmiques** (avions) |

| | |
|---|---|
| **AUTRES RISQUES** | • Danger potentiel :<br>- Des efforts physiques intenses et répétés<br>- De la station debout prolongée<br>- Du port de charges lourdes<br>- De l'exposition aux trépidations |
| **CAS PARTICULIER DU TRAVAIL DE NUIT** | • La salariée enceinte ou ayant accouché, travaillant la nuit, peut être **affectée temporairement à un poste de travail de jour** si :<br>- Elle en fait la demande.<br>- Le médecin du travail constate une inadéquation entre le travail de nuit et la grossesse.<br>• Ce changement n'entraîne **pas de modifications de rémunération.** |

## 2. PREVENTION – PRISE EN CHARGE

| | |
|---|---|
| **Le CHSCT** | • Rôle majeur du CHSCT (Comite d'Hygiène, de Sécurité et des Conditions de Travail).<br>• Il procède à **l'analyse des risques professionnels** auxquels peuvent être exposées les femmes enceintes, sur les données établies par le médecin du travail. |
| **PREVENTION (FORMATION et INFORMATION)** | • Il faut inciter les femmes à **déclarer leur grossesse :**<br>- Il n'y a pas d'obligation légale pour la femme de déclarer sa grossesse à son employeur.<br>- mais cette déclaration permettra la mise en place de conditions de travail optimales.<br>• Il faut les avertir des **mesures proposées** dans les textes pour les protéger.<br>• Pour les CMR :<br>- **information** sur les effets potentiellement néfastes sur la fertilité, l'embryon, le fœtus et pour l'enfant en cas d'allaitement.<br>- Une circulaire de 2006 rappelle les obligations des employeurs en termes de formation aux risques CMR.<br>• Pour les substances et préparations dangereuses utilisées :<br>- **Etiquetage obligatoire** délivrant une information sur les risques du produit (Ex : R61 : risque pendant la grossesse d'effet néfaste pour l'enfant). |
| **POSTE DE TRAVAIL** | La grossesse peut entraîner :<br>• un **changement** de poste<br>• un **reclassement**<br>• à la demande de la **salariée ou de l'employeur.**<br>Il n'y a **pas de modification** de la rémunération.<br>Si le reclassement est impossible :<br>• Suspension du contrat de travail jusqu'au début du congé maternité<br>• Garantie de rémunération composée d'une allocation journalière versée par la Sécurité Sociale et d'un complément de rémunération à la charge de l'employeur.<br><br>• **Pas de licenciement** pendant la grossesse et le congé maternité, ni dans les 4 semaines suivant la fin de celui-ci. |

| | |
|---|---|
| | Allaitement dans l'établissement :<br>• possible<br>• La femme dispose d'une heure par jour pendant les heures de travail.<br>• Un local peut être dédié à cet effet dans les entreprises de > 100 salariés. |
| **SURVEILLANCE MEDICALE** | • La femme enceinte bénéficie d'une **surveillance médicale rapprochée** par la médecine du travail.<br>• La salariée est **autorisée à s'absenter** pour se rendre aux examens obligatoires pré et postnataux.<br><br>• Le médecin du travail est tenu au **secret professionnel** concernant un état de grossesse d'une salariée aussi longtemps que l'employeur n'en a pas été avisé par la salariée elle-même.<br>• Missions du médecin du travail :<br>- **information** des salariées en âge de procréer<br>- **surveillance clinique**<br>- **adaptation** du travail (poste, temps)<br>- liens avec le médecin traitant<br><br>• **Visite de reprise du travail** obligatoire après tout congé maternité pour apprécier :<br>- l'aptitude de la salariée à reprendre son ancien emploi<br>- la nécessité d'une adaptation des conditions de travail |
| **CONGE MATERNITE** | • Le congé est de **6 semaines avant** la date présumée de l'accouchement et de **10 semaines après.**<br>• La salariée peut demander une réduction (sur prescription médicale) de son congé prénatal dans la limite de 3 semaines. Le congé post-natal sera augmenté d'autant.<br>• Prolongation du congé maternité en cas de :<br>- Naissances multiples<br>- Grossesse pathologique |

## Conférences de consensus - Recommandations

| Année | Source | Titre |
|---|---|---|
| 2008 | INRS | Salariées en état de grossesse. |

**Autres références :**

1. Code du travail.
2. Code de Santé Publique.

☑ J'inscris mes notes personnelles pour mieux progresser

# MALTRAITANCE ET ENFANTS EN DANGER. PROTECTION MATERNELLE ET INFANTILE

| Les objectifs du CNCI pour l'iECN 2016 | MOTS-CLES et REFLEXES GENERAUX |
|---|---|
| × *Repérer un risque ou une situation de maltraitance chez le nourrisson, l'enfant et l'adolescent.*<br>× *Argumenter la démarche médicale et administrative nécessaire à la protection de la mère et de l'enfant.* | × ***Y penser souvent***<br>× ***Signalement administratif / Signalement judiciaire***<br>× ***Dérogation légale au secret médical*** |

## 1. MALTRAITANCE INFANTILE

| | |
|---|---|
| **DEFINITION** | • **Non-respect des droits et besoins fondamentaux des enfants** (santé, sécurité, moralité, éducation ; développement physique, affectif, intellectuel et social).<br>• La loi du 5 mars 2007 réformant la protection de l'enfance a remplacé le terme de maltraitance par celui de **danger** (qui inclut la notion de maltraitance).<br>• Il ne faut pas confondre la maltraitance avec la négligence ! |

### A. FACTEURS DE RISQUE DE MALTRAITANCE

| | |
|---|---|
| **CHEZ L'ENFANT** | • Prématurité<br>• Handicap<br>• Troubles du développement et/ou du comportement<br>• Grossesse compliquée |
| **CHEZ LES PARENTS** | • Jeune âge<br>• Difficultés socio-économiques (chômage)<br>• Troubles psychiatriques<br>• Addictions<br>• Antécédents de maltraitance dans leur enfance<br>• Grossesse non désirée |

## B. FACTEURS DEVANT FAIRE EVOQUER UNE MALTRAITANCE

| | |
|---|---|
| **ANAMNESE** | • **Circonstances floues**, non plausibles pour expliquer les lésions<br>• **Nomadisme médical**<br>• Parents peu concernés par l'importance des lésions de l'enfant<br>• Faute **reportée sur un tiers** (gardienne, grands-parents)<br>• **Carnet de santé :** non à jour, calendrier vaccinal non respecté<br>• Plaintes récurrentes sans étiologies retrouvées<br>• **Retard de recours aux soins**<br><br>Chez l'enfant :<br>• Chute des résultats scolaires<br>• Maltraitance dans la fratrie<br>• Si possible : **entretien avec l'enfant** (si l'âge le permet) |

## C. EXAMEN CLINIQUE

| | |
|---|---|
| **INSPECTION** | • Examen clinique complet de l'enfant, **nu.**<br>• Recherche de **lésions** faisant évoquer une maltraitance :<br>- **Examen cutané complet**<br>• Traumatiques :<br>- Lésions **d'âge différent**<br>- De **topographie inhabituelle** (ne pouvant être le résultat d'accidents de l'enfant)<br>- De **nature suspecte :**<br>o Brûlures<br>o Ecchymoses, hématomes<br>• Recherche un **syndrome carentiel**<br><br>• **PHOTOGRAPHIES** + **SCHEMA DATE et SIGNE ++** |
| **PALPATION** | • Mesures des **paramètres de croissance :**<br>- poids, taille<br>• Evaluation du **développement psychomoteur**<br>• Recherche de **lésions viscérales :**<br>- Palpation abdominale ++<br>- recherche de lésions spléniques ou hépatiques.<br>• Palpation de tous les **reliefs osseux :**<br>- Recherche de déformations et de fractures.<br><br>• Recherche de signes de **maltraitance psychologique** et de **troubles comportementaux** de l'enfant.<br>• Evaluer **le cpt des parents lors de l'examen** de l'enfant (intrusion…) |

## D. EXAMENS COMPLEMENTAIRES

| | |
|---|---|
| **SYSTEMATIQUES** | Quand on suspecte une situation de maltraitance, différents examens complémentaires sont réalisés.<br>Certains le sont **systématiquement :**<br>• Eliminer les **diagnostics différentiels :**<br>- **Bilan d'hémostase** (éliminer un trouble de l'hémostase comme l'hémophilie)<br>- **Bilan phosphocalcique** (éliminer un rachitisme vitamino-carentiel)<br>- Réalisation d'un **fond d'œil** (examen clinique) :<br>o recherche d'hémorragies rétiniennes, de décollement de rétine<br>• **Bilan des lésions :**<br>- **Radiographies du squelette corps entier :**<br>o rechercher un syndrome de Silverman. |
| **EN FONCTION DE LA CLINIQUE** | • **TDM cérébral :**<br>- Si suspicion de syndrome du bébé secoué<br>- Pour rechercher un hématome intracérébral (hyperdensité spontanée)<br>• **Echographie abdominale :**<br>- Recherche de lésions viscérales hépatiques ou spléniques<br>• **Scintigraphie osseuse :**<br>- Si doute sur des lésions osseuses |

## 2. FORMES CLINIQUES

| | |
|---|---|
| **SYNDROME DE SILVERMAN** | • **Syndrome radiologique +++**<br>• Découvert sur les radiographies du squelette entier.<br>• Consiste en l'association de lésions :<br>- **D'âge différent**<br>- De **localisations multiples**<br>• Avec associations de :<br>- **Arrachements épiphysaires**<br>- **Décollements périostés** |
| **SYNDROME DU BEBE SECOUE** | • Chez des enfants de **< 1 an**<br>• On parle de **traumatisme crânien non accidentel** (TCNA), c'est le secouement de l'enfant qui provoque le traumatisme crânien.<br>Signes cliniques :<br>• Pour **l'hématome sous-dural aigu :**<br>- **HTIC :** bombement de la fontanelle, augmentation du périmètre crânien, signes de focalisation neurologique, céphalées<br>• **Hémorragies rétiniennes** au fond d'œil<br>TDM cérébral :<br>• **HSD** |
| **SYNDROME DE MUNCHAUSEN PAR PROCURATION** | • Etat pathologique **induit volontairement à l'enfant par un de ses proches.**<br>• Le **médecin** étant vu alors comme **l'objet persécuteur** (par les investigations cliniques qu'il va mener). |

## 3. PRISE EN CHARGE

| | |
|---|---|
| **URGENCE MEDICO-LEGALE** | • Rédaction d'un **Certificat Médical Initial** (CMI) descriptif.<br>• Y joindre des **photographies** et un schéma daté et signé des lésions. |
| **CLINIQUE** | • Evaluation du **degré d'urgence.**<br><br><u>Si pas d'urgence ou de danger pour l'enfant :</u><br>• **Signalement administratif**<br><br><u>Si urgence :</u><br>• **Hospitalisation** de l'enfant avec accord parental<br>• Si refus des parents (non compliance parentale) :<br>– **Ordonnance de Placement Provisoire** (OPP) émise par le **Procureur de la République** après signalement judiciaire et transmission du CMI.<br>• **Prise en charge médicale** selon les lésions présentées par l'enfant. |

**SIGNALEMENT** — Réflexes

Il existe deux types de signalement :

- <u>**Signalement administratif :**</u>
  - **A la CRIP** (Cellule de Recueil des informations Préoccupantes)
  - Au sein du Conseil Général.
  - **Systématiquement** dans le cas de situations préoccupantes.

- <u>**Signalement judiciaire :**</u>
  - **Au Procureur de la République**
  - Avec transmission du CMI
  - Uniquement dans les **cas graves**

## 4. PROTECTION MATERNELLE ET INFANTILE (PMI)

| | |
|---|---|
| **DEFINITION** | • Le service de Protection Maternelle et Infantile (PMI) est un **service départemental** placé sous l'autorité du Président du Conseil Général.<br>• Il est chargé **d'assurer la protection sanitaire de la mère et de l'enfant**. |
| **MISSIONS (Art. L2111-1 et 2111-2 du Code de la Santé Publique)** | • Mesures de **prévention médicales, psychologiques, sociales, d'éducation pour la santé en faveur des futurs parents et enfants.**<br>• Des actions **d'accompagnement psychologique et social** des femmes enceintes et des jeunes mères de famille, notamment les plus démunies.<br>• Consultations **pré-natales** et **post-natales** pour les femmes enceintes.<br>• Des actions de **prévention et de dépistage des handicaps** (physique, psychologique, sensoriel et de l'apprentissage) des enfants de **< 6 ans**, ainsi que de conseils aux familles pour le prise en charge de ces handicaps.<br><br>• Surveillance et contrôle des **établissements et services d'accueil des enfants de < 6 ans**<br>• Contrôle, surveillance, formation et accompagnement des **assistantes maternelles**.<br>• Instruction des demandes d'agrément des assistants maternels<br><br>• Il exerce également une **mission de santé publique** avec recueils d'informations épidémiologiques diverses.<br>• La PMI a également le rôle de **recueil et de traitement des certificats médicaux obligatoires** établis par les médecins (certificats du 8ème jour, 9ème mois, 24ème mois).<br><br>• Gestion du **Signalement administratif.** |

**Conférences de consensus - Recommandations**

| Année | Source | Titre |
|---|---|---|
| 2014 | HAS | Fiche mémo - Maltraitance chez l'enfant : repérage et conduite à tenir. |
| 2011 | HAS | Syndrome du bébé secoué |
| 2007 | Loi | La loi du 5 mars 2007 portant réforme de la protection juridique des majeurs |

☑ <u>J'inscris mes notes personnelles pour mieux progresser</u>

Chap. 23

UE 3
Item 57

# SUJETS EN SITUATION DE PRECARITE

| Les objectifs du CNCI pour l'iECN 2016 | MOTS-CLES et REFLEXES GENERAUX |
|---|---|
| × *Connaître les facteurs de risque.*<br>× *Evaluer la situation de précarité, définir les différents types et niveaux de précarité.*<br>× *Connaître les morbidités les plus fréquemment rencontrées et leurs particularités.*<br>× *Evaluer la situation médicale, psychologique et sociale d'un sujet en situation de précarité.*<br>× *Connaître les dispositifs médico-sociaux adaptés.* | × ***Evaluation globale d'un sujet en situation de précarité***<br>× ***CMU / AME***<br>× ***Inégalités sociales de santé*** |

## 1. DEFINITIONS

| | |
|---|---|
| **PRECARITE** | • « Processus **dynamique et multifactoriel, éventuellement provisoire et réversible où l'accumulation de facteurs d'exclusion** (chômage, isolement, faible éducation, faibles revenus, problèmes de santé) **est susceptible de plonger l'individu dans une pauvreté effective** » (Paugam, 1991)<br>• C'est un état d'instabilité sociale<br>• Difficilement quantifiable |
| **PAUVRETE** | • **Caractérise la situation d'individus ou de groupes, démunis de ressources jugées essentielles**<br><br><u>Mesure de la pauvreté en France :</u><br>• **Pauvreté monétaire** :<br>- Un individu (ou un ménage) est considéré comme pauvre lorsqu'il vit dans un ménage dont le niveau de vie est inférieur au seuil de pauvreté (définition INSEE)<br>- Le seuil de pauvreté monétaire est déterminé de manière relative, c'est-à-dire calculé par rapport aux revenus de l'ensemble de la population<br>• D'autres indicateurs ont été créés, prenant en compte d'autres dimensions de la pauvreté (emploi, revenus, santé, éducation, logement et justice)<br><br><u>Pour information</u> : seuil de pauvreté monétaire : 2 indicateurs<br>• En France : seuil fixé à **50% du niveau de vie médian** (INSEE), soit 833 euros pour une personne seule en 2013. Avec ce seuil **7,8%** des français vivent sous le seuil de pauvreté (4,8 millions de personnes)<br>• En Europe : seuil fixé à **60% du niveau de vie médian** (Eurostat), soit 1 000 euros pour une personne seule. Avec ce seuil **14,1%** des français vivent sous le seuil de pauvreté (8,6 millions de personnes) |

| | |
|---|---|
| **EXCLUSION** | • « **Processus dynamique** qui consiste en un ensemble de **ruptures affectant aussi bien les aspects matériels de la vie que ceux symboliques et sociaux** »<br>• On distingue différentes formes d'exclusion :<br>- Exclusion économique (ex. : exclusion du monde du travail)<br>- Exclusion sociale (ex. : SDF, « ghettos » sociaux)<br>- Exclusion culturelle (échec scolaire, illettrisme)<br>- Exclusion physique (alcoolisme, handicap physique) et psychique (malades mentaux)<br>- Exclusion institutionnelle (prisonniers)<br>- Exclusion légale (sans papiers)<br>- Exclusion des soins (ex. : exclusion des bénéficiaires de la CMU par certains médecins libéraux…) |

## 2. EVALUATION DE LA SITUATION DE PRECARITE

| | |
|---|---|
| **FACTEURS DE RISQUE** | • **Situation financière :**<br>- Chômage<br>- Faibles revenus / Pauvreté<br>• **Situation sociale / familiale :**<br>- Isolement<br>- Perte des contacts avec les proches<br>- Personnes âgées<br>- Absence de couverture maladie<br>- Faible niveau d'éducation<br>- Personnes issues de l'immigration<br>• **Situation matérielle :**<br>- Absence de logement (SDF)<br>- Logement insalubre / indécent<br>- Absence de moyens de locomotion (pas de voiture par exemple) |
| **DIFFERENTS TYPES ET NIVEAUX DE PRECARITE** | • **Haute précarité :**<br>- Les sujets n'ont plus grand-chose : ils sont à la rue, font la manche à longueur de journée.<br>- C'est une survie quotidienne. La vie n'a plus vraiment son sens.<br>• **Moyenne précarité :**<br>- Le sujet est dépendant :<br>- Des aides financières (CAF, RSA, …)<br>- Des aides humaines (distribution de repas, Resto du cœur, …)<br>• **Basse précarité :**<br>- La situation est fragile et **peut basculer à tout moment** (perte de l'emploi par exemple), entraînant le sujet dans la moyenne précarité. |

## 3. EVALUATION DE LA SITUATION MEDICALE, PSYCHOLOGIQUE ET SOCIALE D'UN PATIENT EN SITUATION DE PRECARITE

| | |
|---|---|
| **LES INTER RELATION PRECARITE-SANTE** | • **Des événements de santé peuvent entraîner des situations de précarité** :<br>- Handicaps et dépendances<br>- Troubles mentaux<br>- Maladies chroniques<br>- Maladies socialement stigmatisantes, etc...<br><br>• **Inversement, la précarité peut avoir un impact péjoratif sur la santé :**<br>- Comportements addictifs<br>- Exposition accrue à des facteurs de risque alimentaires, environnementaux, professionnels, infectieux<br>- Accessibilité et adhésion aux soins plus complexe, retard aux soins<br>- Développement de troubles psychologiques et psychiatriques |
| **EVALUER LA SITUATION PSYCHOLOGIQUE** | • De même, **le lien entre trouble psychique et précarité est vrai dans les deux sens.**<br>• D'une part, la présence d'un trouble psychiatrique grave et durable peut entraver considérablement l'intégration sociale d'un individu<br>• D'autre part, des situations de précarité peuvent entraîner :<br>- **Troubles anxio-dépressifs +++**<br>- Accessibilité et adhésion aux soins plus complexe, retard aux soins<br>• Les **CMP (Centres Médico-Psychologiques)** constituent la pièce maîtresse de la politique de secteur sur laquelle s'articulent des équipes pluridisciplinaires.<br>• Une circulaire du 23 novembre 2005 a permis la création **« d'équipes mobiles spécialisées en psychiatrie »** dont l'objectif est de prendre en charge les besoins en santé mentale des personnes en situation de précarité et d'exclusion |
| **EVALUER LA SITUATION MEDICALE** | • Il n'y a pas de pathologies spécifiques de la précarité mais des prévalences plus élevées de :<br>- **Intoxications** (alcool, tabac, psychotropes, drogues, plomb et autres facteurs environnementaux)<br>- **Maladies infectieuses** (Tuberculose avec souvent des formes multiresistantes, VIH, VHB et C, syphilis, parasitoses cutanées et digestives)<br>- **Troubles nutritionnels et métaboliques** (obésité, diabète, dyslipidémies, carences)<br>- **Accidents**<br>- **Violences**<br>- **Problèmes bucco-dentaires**<br>- **Problèmes dermatologiques** (défaut d'hygiène)<br>- **Retard de vaccination**<br><br>• Par ailleurs, du fait de **retards à consulter et des problèmes d'observance et d'adhésion aux soins**, on retrouve plus fréquemment (pour toutes les pathologies sus- cités, mais aussi pour les cancers, maladies cardiovasculaires...) :<br>- **Des tableaux cliniques plus sévères**<br>- **Des complications plus fréquentes** |

**EVALUER LA SITUATION SOCIALE**

- Il existe en France une séparation historique entre le secteur sanitaire et le secteur social
- Or la connaissance de la situation sociale d'un patient est indispensable pour **une prise en charge globale médico-sociale**
- D'une part parce qu'il existe un **lien indiscutable et réciproque entre précarité sociale et vulnérabilité médicale**, avec augmentation de la mortalité globale et spécifique dans les populations les plus défavorisées.
- D'autre part, une évaluation sociale est indispensable avant l'élaboration d'un projet de soins personnalisé afin de répondre au mieux aux besoins de la personne et de déceler des éventuels **problèmes d'observance et de suivi**
- Elle concerne donc :
  - **Le logement :** les populations précaires sont souvent mal logées (logement insalubres, difficultés d'accès à la propriété, ...).
  - **L'emploi /les revenus:** la perte d'un emploi et l'entrée dans le chômage sont des facteurs importants de précarité. Ils entraînent une baisse des revenus des personnes.
  - **L'entourage au sens large** : famille, amis, proches qui peuvent apporter un soutien éventuel à la personne en situation de précarité (moral, financier, logement).
  - **Le niveau d'éducation :** permet d'adapter la prise en charge de la personne.
  - **Le niveau d'intégration sociale :** emploi, associations ou au contraire situations d'exclusion.
  - **La protection sociale :** couverture maladie, ...

## CONCLUSION

Réflexes

- En conclusion, il est important devant un patient en situation de précarité :
  - De réaliser une **évaluation globale psycho-médico-sociale**
  - De proposer une **prise en charge globale et multidisciplinaire**
  - **Axée sur l'éducation et la prévention +++**

# 4. LES DISPOSITIFS DE SOINS ET DE PREVENTION POUR LES PERSONNES EN SITUATION DE PRECARITE

## A. LA COUVERTURE MALADIE

| | |
|---|---|
| **RAPPEL**<br><br>**LES ACTEURS** | • La prise en charge des dépenses de santé repose sur **4 acteurs** :<br>– **La sécurité sociale**<br>– **Les organismes complémentaires** (mutuelles, assurances, organismes de prévoyance)<br>– **Les usagers eux-mêmes**<br>– **L'Etat**<br>• Et sur **2 niveaux** :<br>– **Couverture maladie de base**<br>– **Couverture maladie complémentaire** : 2 types :<br>▪ Un service public gratuit à destination des plus pauvres (CMUc)<br>▪ Un service d'assurance complémentaire facultative payée par chaque assuré selon les principes de la libre concurrence commerciale (entre mutuelles, assurances privées, organismes de prévoyance)<br>• Les différents dispositifs de couverture maladie (CMU de base, CMU complémentaire, AME) sont détaillés dans le chapitre 16 |

## B. LES DIFFERENTS TYPES DE COUVERTURE MALADIE

Réflexes

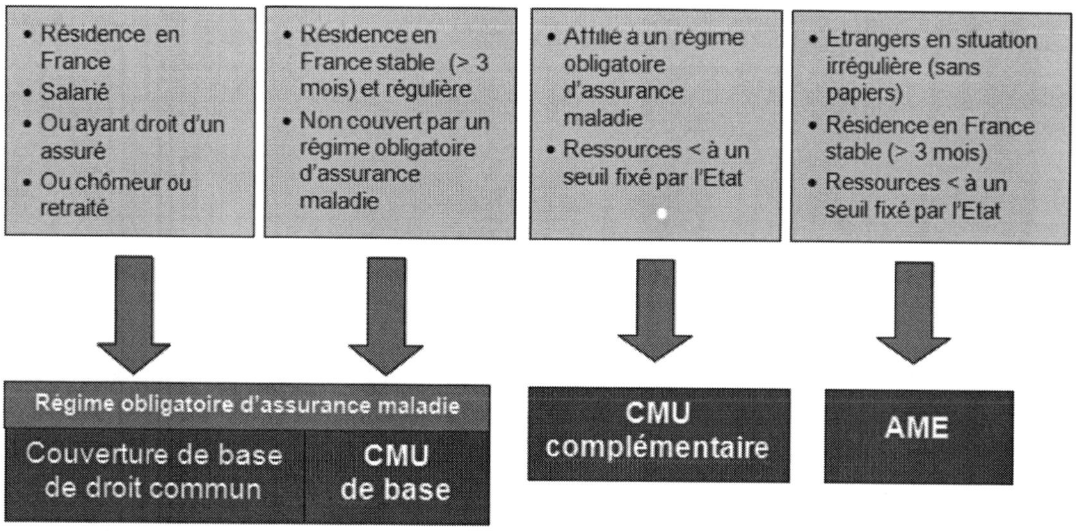

## C. LES AUTRES DISPOSITIFS

| | |
|---|---|
| **DES DIFFICULTES D'ACCES AUX SOINS** | • Selon les textes de loi et de déontologie, **toute personne démunie doit recevoir les soins nécessaires dans l'ensemble des services de santé**<br>• Mais, dans la pratique, les obstacles à l'accès aux soins des précaires (surtout les migrants/étrangers) restent nombreux.<br>• Il faut bien comprendre que l'accès aux soins pour les personnes en situation de précarité n'est possible qu'en cas de dispense de frais (c'est-à-dire avec la CMUc ou AME)<br>• Les principaux obstacles (outre les obstacles financiers) sont :<br>– Méconnaissances des droits et des structures<br>– Administratifs : complexité des procédures pour l'ouverture des droits<br>– La priorité souvent accordée aux difficultés de logement et de régularisation plutôt que la santé<br>– Barrière linguistique<br>– La multiplication des refus de soins par les professionnels de santé face aux bénéficiaires de la CMU ou AME<br><br>Les différents types de dispositifs de santé en France :<br>• **Les dispositifs de droit commun** : payants et accessibles qu'avec une couverture maladie.<br>• **Les dispositifs de santé publique** : axés sur le dépistage et la prévention pour l'ensemble de la population, en partie gratuits<br>• **Les dispositifs de soins gratuits** |
| **LES DISPOSITIFS DE DROIT COMMUN** | • Ils sont **payants** et ne sont accessibles pour les personnes démunies qu'avec une protection maladie :<br>– Les cabinets médicaux<br>– Les centres de santé (centre médico-social, dispensaire)<br>– Les hôpitaux publics<br>• A défaut, il est possible de bénéficier d'une consultation médicale sans paiement préalable (réception de la facture à domicile) |
| **LES DISPOSITIFS DE SANTE PUBLIQUE : PREVENTION** | • Ils assurent des services (pour la plupart gratuits) de **prévention et de dépistage pour l'ensemble de la population**<br>• Certains d'entre eux peuvent également délivrer les médicaments nécessaires (antituberculeux pour les CLAT, psychotropes dans les CMP), mais cette délivrance nécessite généralement une couverture maladie<br><br>• **CDAG** (Centre de Dépistage Anonyme et Gratuit)[10]<br>– Dispositif organisé par l'Etat<br>– **Dépistage du VIH, VHB et VHC**<br>– Vont devenir **les CeGIDD** (Centres gratuit d'Information, de Dépistage et de Diagnostic) **en 2016** par fusion avec **les CIDDIST.**<br>• **Centres de vaccination :**<br>– Dispositif de compétence départementale organisé par les services du Conseil Général<br>– **Vérification et délivrance de vaccinations obligatoires** |

[10] Liste des CDAG sur www.sida-info-service.org

| | |
|---|---|
| **LES DISPOSITIFS DE SANTE PUBLIQUE : PREVENTION** | • **PMI** (Protection Maternelle et Infantile) :<br>- De compétence départementale, géré par l'Etat, les collectivités territoriales et la sécurité sociale<br>- **Prévention et éducation pour la santé des futurs parents et enfants (< 6 ans), accompagnement des femmes enceintes, prévention et dépistage des handicaps**<br>• **Centre de planning familial :**<br>- Conseil Général<br>- **Planification et contraception**<br>• **CLAT** (Centre de Lutte Anti-Tuberculeuse) :<br>- **Dépistage de la tuberculose et délivrance de médicaments**<br>• **CMP** (Centre Médico-Psychologique) :<br>- **Accès à des consultations de psychiatrie et de psychothérapie**<br>- **Délivrance de médicaments** |
| **LES DISPOSITIFS DE SOINS GRATUITS** | Ces dispositifs permettent théoriquement de pallier des périodes d'exclusion de droits pour les personnes démunies.<br>• Les **PASS** de l'hôpital public (voir plus loin)<br>• Les **ONG** :<br>- Médecins du monde<br>- Médecins sans frontières<br>- La Croix-Rouge<br>• Certains **réseaux de santé** avec des dotations spécifiques<br>• Rôle des équipes mobiles psychiatrie-précarité (EMPP) : créées en 2005, elles interviennent à l'extérieur des établissements au plus près des personnes en situation de précarité et des acteurs sociaux qui les suivent. |

## LES PRAPS ET LES PASS

Loi du 29 juillet **1998**, relative à la lutte contre les exclusions :

→ Mise en place des **PRAPS** (Programmes Régionaux d'Accès à la Prévention et aux Soins) : programme qui définit des actions coordonnées de **prévention, d'éducation pour la santé, de soins, de suivi et de réinsertion** en faveur des personnes les plus démunies

→ Et création des **PASS (Permanences d'Accès aux Soins de Santé) dans les hôpitaux publics**

- Rôle : **Cellules de prise en charge médico-sociale** qui doivent :
  - **Faciliter l'accès** des personnes démunies au système hospitalier (mais aussi aux réseaux institutionnels ou associatifs)
  - **Accompagner** dans les démarches nécessaires à la reconnaissance de leurs droits
- Les PASS sont situées à proximité ou dans les services d'urgence des hôpitaux publics
- Il existe environ 430 PASS en 2014 en France
- **Mais des difficultés :**
  - Difficulté à les trouver au sein des hôpitaux, ou à trouver des interlocuteurs…
  - Diversité de moyens et de modes d'organisations entre les PASS (ex. : absence de réel accès aux médicaments pour certaines)
  - Enfin, certaines PASS tendent à refuser d'accueillir des étrangers en France depuis moins de 3 mois…

## Conférences de consensus - Recommandations

| Année | Source | Titre |
|---|---|---|
| 2015 | DREES | Etat de santé de la population en France – Rapport 2015 |

**Autres références :**

1) Migrants et étrangers : Prise en charge psycho-médico-sociale, Guide pratique destiné aux professionnels, Le Comede, Edition 2008, 567 p (en ligne sur le site internet de l'INPES)
2) Rapport 2006 de l'Observatoire de l'Accès aux soins de la Mission France de Médecins du Monde, Octobre 2007
3) Evaluation des permanences d'accès aux soins de santé, Résumé de l'étude, Gres Médiation santé, Résumé d'étude commandée par la DHOS, Octobre 2003
4) Bénédicte BOISGUERIN, Les bénéficiaires de la CMU au 31 décembre 2005, Etudes et résultats N°512, Août 2006, Drees
5) Site internet de l'assurance maladie : www.ameli.fr
6) Les personnes en situation sociale difficile et leur santé. Les travaux de l'observatoire 2003-2004. Drees.
7) « Qu'est ce que la précarité ? » Régis Pierret in « Révolutions, contestations, indignation » Socio, 2013.

Chap. 24

UE 6
Item 142

# SURVEILLANCE DES MALADIES INFECTIEUSES TRANSMISSIBLES

| Les objectifs du CNCI pour l'*i*ECN 2016 | MOTS-CLES et REFLEXES GENERAUX |
| --- | --- |
| × *Décrire les modes de transmission des agents infectieux à l'homme.*<br>× *Définir les termes suivants en les appliquant aux maladies infectieuses : prévalence, incidence, taux d'attaque, sensibilité, spécificité, valeurs prédictives positive et négative.*<br>× *Nommer les sources d'information précisant la liste des maladies infectieuses à déclaration obligatoire, et la liste de celles nécessitant des mesures d'éviction.*<br>× *Déclarer une maladie transmissible.*<br>× *Rôles de l'Institut de veille sanitaire (InVS).* | × ***31 maladies à déclaration obligatoire***<br>× ***Signalement***<br>× ***Notification***<br>× ***Rôle centre de l'InVS*** |

## 1. EPIDEMIOLOGIE DES MALADIES TRANSMISSIBLES

| | |
| --- | --- |
| **DEFINITIONS** | • **Epidémie** :<br>– **Apparition inhabituelle** d'un **nombre important** de cas d'une maladie<br>– Sur une période de **temps limitée**<br>– Dans un **espace géographique limité**<br>– ex. : épidémie annuelle de grippe<br>• **Pandémie** :<br>– **Apparition inhabituelle** d'un **nombre important** de cas d'une maladie<br>– Sur une **période de temps limitée**<br>– Dans un **espace géographique illimité**<br>ex. : peste, grippe H1N1 (« grippe espagnole » en 1918-1919, pandémie en 2009-2010)<br>• **Endémie** :<br>– **Existence** d'un **nombre important** de cas d'une maladie<br>– Dans une période de **temps illimitée**<br>– Dans un **espace géographique limité**<br>– ex. : paludisme<br>• A noter qu'une épidémie peut évoluer en pandémie puis en endémie : c'est le cas du SIDA |

<table>
<tr>
<td>CHAINE DE TRANSMISSION DES MALADIES INFECTIEUSES</td>
<td>
On définit :
<ul>
<li>L'agent infectant :
<ul><li>Virus</li><li>Bactérie</li><li>Parasite</li><li>Champignon</li><li>Prion</li></ul></li>
<li>Le réservoir :
<ul><li>Individu malade ou porteur sain</li><li>Animal (zoonose)</li><li>Eau</li><li>Sol (réservoir tellurique)</li></ul></li>
<li>Le mode de transmission</li>
<li>L'hôte réceptif</li>
</ul>
Mode de transmission :
<ul>
<li>Horizontal :
<ul>
<li>Contact direct de personne à personne :
<ul><li>Voie sexuelle, sanguine, aérienne, gouttelettes de salive, manuportée</li></ul></li>
<li>Contact direct avec un animal contagieux :
<ul><li>Voie aérienne, cutanée, morsure ou piqûre</li></ul></li>
<li>Transmission indirecte : vecteur
<ul><li>Vecteur animé : moustiques, mouches, poux, tiques…</li><li>Vecteur inanimé : eau, aliments, sol</li></ul></li>
</ul></li>
<li>Vertical :
<ul><li>De la mère à l'enfant par voie hématogène transplacentaire et/ou filière génitale ou allaitement</li></ul></li>
</ul>
</td>
</tr>
<tr>
<td>DEMARCHE EN SANTE PUBLIQUE<br><br>Source : OMS</td>
<td>
Dans une démarche en santé publique concernant la lutte contre les maladies transmissibles, les maladies prioritaires sont déterminées par :
<ul>
<li>L'impact pour les populations : en terme de :
<ul><li>Mortalité</li><li>Morbidité (prévalence, incidence, incapacité)</li></ul></li>
<li>Le potentiel épidémique des maladies</li>
<li>Les possibilités de prévention et de lutte contre ces maladies</li>
<li>Les enjeux sur le plan international</li>
</ul>
Il convient ensuite de définir pour chaque maladie prioritaire :
<ul>
<li>Les agents pathogènes et la chaîne de transmission</li>
<li>Les méthodes de prévention</li>
<li>La surveillance</li>
<li>La prise en charge :
<ul><li>Des cas (approche individuelle)</li><li>Des épidémies (approche collective)</li></ul></li>
</ul>
</td>
</tr>
</table>

## TERMES ESSENTIELS

**LA PREVALENCE est la proportion de personnes atteintes d'une maladie dans une population donnée, à un instant donné. Elle s'apparente à une photographie d'une population à un moment donné t.**

### PREVALENCE

$$\frac{\textbf{Nombre de malades au temps t}}{\textbf{Effectif de la population (malades + non malades) à t}}$$

- C'est une proportion, donc pas d'unités
- La prévalence dépend de :
  - La durée moyenne de la maladie
  - La vitesse d'apparition des nouveaux cas (incidence)

**L'INCIDENCE est une mesure qui s'intéresse à la survenue d'un événement. C'est une mesure dynamique qui fait intervenir le temps.**

### TAUX D'INCIDENCE

- **Mesure la vitesse d'apparition de nouveaux cas** d'une maladie dans une population donnée
- Mesure **dynamique** faisant intervenir le **temps**
- Calculé dans les enquêtes de **cohorte** (Q 72)
- Il existe deux façons de décrire le taux d'incidence :
-

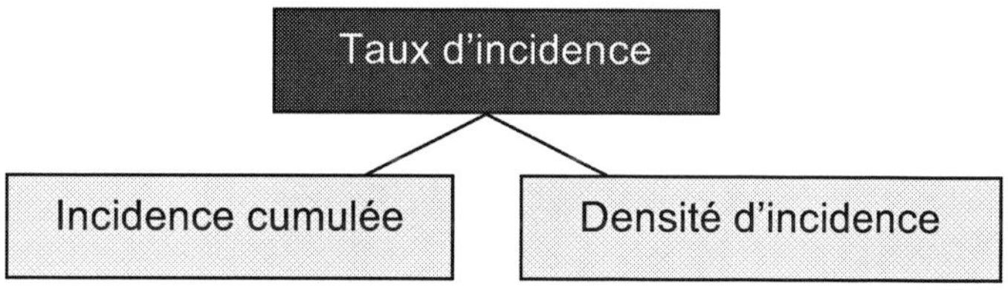


Remarque : taux d'incidence et densité d'incidence sont souvent confondus.

### INCIDENCE CUMULEE

$$\frac{\textbf{Nombre de nouveaux cas survenus pendant une période donnée}}{\textbf{Population moyenne à risque d'être malade pendant cette période}}$$

- C'est une proportion donc pas d'unité (hormis unité de temps)
- Ex. : 10 personnes sont suivies pendant 3 ans, et 4 personnes sont malades à la fin du suivi :
  - Incidence cumulée = 4 cas / 10 individus en 3 ans
    = 0,4 en 3 ans
    = 13,33 sur 100 par an
- La **période de mesure** doit être précisée, en effet, le groupe est suivi pendant une période déterminée. Cela peut donner une image déformée, surtout chez les patients chroniques.
- La population doit être relativement stable entre le début et la fin de l'étude. Si ce n'est pas le cas, il faut avoir recours au calcul de la densité d'incidence.

**DENSITE D'INCIDENCE**

- Lorsque la durée de suivi n'est pas la même pour tous ou lorsque des personnes sont perdues de vue (le plus souvent dans les études de cohorte), on utilise la densité d'incidence
- Elle s'exprime en nombre de nouveaux cas pour X personnes-temps

$$\frac{\textbf{Nombre de nouveaux cas pendant une période t}}{\textbf{Nombre de personnes-temps à risque d'être malades pendant t}}$$

Une personne à risque est une personne qui n'a pas la maladie. Elle est « à risque » jusqu'à ce qu'elle développe la maladie.

**Comment calculer les personnes-temps (PT) et la densité d'incidence d'une maladie dans les enquêtes de cohorte?**

- **PT = Somme des temps d'exposition de chaque sujet à risque pendant la période de suivi**
- **Temps d'exposition des sujets à risque** = temps entre le début et la fin du suivi
- La **fin du suivi** des personnes à risque peut arriver :
  - Soit lorsque la personne devient malade (M) : elle n'est donc plus à risque
  - Soit la personne est perdue de vue (PDV)
  - Soit c'est la fin de l'étude : elle est soit malade (M), soit non malade

Ex. : 10 personnes sont suivies pendant 3 ans : : 4 deviennent malades (1 à 1 an, 2 à 2 ans et 1 à 3 ans), 2 sont perdus de vue (1 à 1 an et 1 à 2 ans).

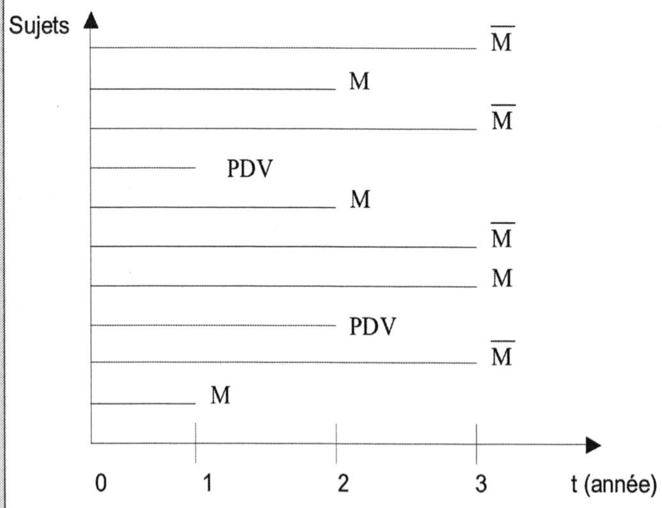


On fait la somme des temps d'exposition des sujets de la cohorte :
PT = 3+2+3+1+2+3+3+2+3+1= 23 personnes-années (PA)
Donc, le taux d'incidence = 4 nouveaux cas / 23 PA = 0,17 par personnes-année soit 17 nouveaux cas pour 100 personnes-année.

| | |
|---|---|
| | <u>**Calcul approché des personnes-temps (PT) :**</u><br>**Calcul approché si l'on ne connaît pas exactement le temps d'exposition de chaque sujet**<br><br>On connaît N0 = Nombre de sujets non malades au début de l'étude<br>M = Nombre de malades survenus pendant t<br>PDV = Nombre de perdus de vue pendant t<br><br>PT = [ N0 – (PDV+M) / 2 ] * t<br><br>Avec l'exemple précédent : PT = [10 – (2+4) /2] * 3 = 21 PA<br>Ce calcul fait l'hypothèse que la survenue des malades et des perdus de vue est uniforme dans le temps |
| **TAUX D'ATTAQUE** | • C'est une incidence cumulée sur une courte période<br>• C'est une proportion et non un taux (abus de langage)<br>• Utile dans la surveillance des épidémies (ex. : grippe) ou des TIAC<br><br>$\frac{\textbf{Nombre de nouveaux cas pendant une période t}}{\textbf{Population exposée pendant t}}$ |

**RELATION ENTRE TAUX D'INCIDENCE ET PREVALENCE** — Réflexes

**P = TI x D**

**P** = prévalence
**TI** = Taux d'incidence
**D** = durée de la maladie

**Conditions :**

- Caractéristiques de la maladie stables dans le temps (taux d'incidence et durée de la maladie constants, c'est-à-dire typiquement les maladies chroniques)
- Taux d'incidence petit

| | |
|---|---|
| **SENSIBILITE** | • **Probabilité d'avoir un test positif sachant que l'on est malade.** |
| **SPECIFICITE** | • **Probabilité d'avoir un test négatif sachant que l'on n'est pas malade.** |
| **VALEUR PREDICTIVE POSITIVE (VPP)** | • **Probabilité d'être malade sachant que l'on a un test positif.** |
| **VALEUR PREDICTIVE NEGATIVE (VPN)** | • **Probabilité d'être indemne de la maladie sachant que l'on a un test négatif.** |

**TABLEAU DE CONTINGENCE**

Réflexes

| | Malades | Non malades | TOTAL | |
|---|---|---|---|---|
| **Test positif** | A = vrais positifs | B = faux négatifs | A + B | VPP = **A /(A+B)** |
| **Test négatif** | C = faux négatifs | D = vrais négatifs | C +D | VPN = **D /(C+D)** |
| **TOTAL** | A + C | B + D | | |
| | Sensibilité = **A /(A+C)** | Spécificité = **D /(B+D)** | | |

## 2. LA PREVENTION DES MALADIES TRANSMISSIBLES

**MESURES DE PREVENTION**

L'ensemble des mesures de prévention agit sur les 4 maillons de la chaîne épidémiologique : réservoir, vecteur, mode de transmission, et hôte réceptif.

- **Action sur les réservoirs :**
  - **Animal** (ex. : élimination des volailles, grippe aviaire)
  - **Humain :** Dépistage et traitement des malades et des porteurs sains
- **Assainissement du milieu** = mesures d'hygiène publique sur les vecteurs
  - **Vecteurs inertes :**
    - Assainissement de l'eau, de l'environnement, des ordures ménagères…
    - Stérilisation (matériel médico-chirurgical)
    - Désinfection
    - Sécurité transfusionnelle
  - **Vecteurs vivants :**
    - Désinsectisation (agissant sur les insectes adultes, larves et œufs)
    - Dératisation
- **Mode de transmission :**
  - **Isolement :**
    - Protecteur des immunodéprimés
    - Des porteurs de BMR (bactéries multi-résistantes) à l'hôpital
    - Eviction scolaire
  - **Education, information** (sexuelle…)
  - **Lavage des mains**
- **Hôte réceptif :**
  - **Vaccination**
  - **Chimioprophylaxie des cas contacts**

# 3. LA SURVEILLANCE DES MALADIES TRANSMISSIBLES EN FRANCE

Le contrôle des maladies transmissibles repose sur un système de surveillance national et international. Il n'existe pas de système de surveillance unique mais **plusieurs systèmes**, adaptés à la nature du problème, à sa fréquence ou à sa gravité, à ses conditions de survenue ou de détection et à ses conséquences sanitaires, sociales ou économiques.
**En France,** l'INVS (Institut National de Veille Sanitaire) est au centre du système de surveillance.

## A. OBJECTIFS DE LA SURVEILLANCE

**OBJECTIFS DE LA SURVEILLANCE** — Réflexes

- **Surveiller l'apparition** et **l'évolution temporelle et spatiale** des maladies
- **Détecter** les phénomènes épidémiques, les cas groupés ou les cas de pathologies exceptionnelles et **alerter**
- Mettre rapidement en **place des stratégies de contrôle et de prévention pour limiter la diffusion** du phénomène
- **Evaluer** l'impact de ces stratégies
- Formuler des **hypothèses de recherche**

## B. LES ACTEURS DE LA SURVEILLANCE

| | |
|---|---|
| **LE MINISTERE et les services déconcentrés** | Les services ministériels, centraux ou déconcentrés sont chargés du pilotage du dispositif et exercent des missions de police sanitaire<br>• Au Ministère de la Santé, **la Direction Générale de la Santé (DGS)** a pour mission la définition des politiques, de prospective, de veille et de réglementation.<br>• Les **ARS (Agences Régionales de Santé),** créées en 2009, remplacent les DDASS. Elles sont destinataires des fiches de Déclaration Obligatoire (DO), des signalements d'épidémies et elles organisent la mise en œuvre de lutte contre les épidémies dans les régions.<br>• Les **Directions Départementales de la Protection des Populations (DDPP)** dépendent du Ministère de l'Agriculture, et sont les maillons indispensables de la chaîne de surveillance, d'alerte et de lutte contre des **maladies animales** |
| **LES INSTANCES CONSULTATIVES** | • **Le Haut Conseil de la Santé Publique (HCSP) :**<br>– Créé par la loi du 9 août 2004 relative à la politique de santé publique<br>– **Missions** : c'est « l'expert » du ministère pour définir les politiques nationales de santé publique<br>• **Comité Technique des Vaccinations (CTV)**<br>• **Conseil Supérieur d'Hygiène Publique de France (CSHPF)**<br>• **Comité Technique des Infections Nosocomiales et des Infections liées aux Soins (CTINILS)** |

| | |
|---|---|
| **INVS (Institut National de Veille Sanitaire)** | • Etablissement public de l'Etat, **sous la tutelle du Ministère de la Santé**<br>• Créé par la loi du **1er juillet 1998** relative au renforcement de la veille sanitaire et au contrôle de la sécurité sanitaire des produits destinés à l'homme, missions complétées et renforcées par la loi du 9 août 2004<br><br>**Missions :**<br>• **Surveillance en permanence** de l'état de santé de la population et de son évolution : recueil et analyse des données<br>• **Veille et vigilance sanitaires :** analyse des connaissances sur les risques sanitaires ; **Détection** de toute menace pour la santé publique<br>• **Alerte** des pouvoirs publics<br>• **Contribution à la gestion des situations de crise sanitaire :** l'InVS propose aux pouvoirs publics toute mesure ou action nécessaire.<br><br>**Les champs d'action :**<br>• Les maladies infectieuses<br>• Les effets de l'environnement sur la santé<br>• Les risques d'origine professionnelle<br>• Les maladies chroniques et les traumatismes<br><br>Au niveau régional, les actions de l'InVS se développent au travers des 17 **Cellules Inter Régionales d'Epidémiologie (CIRE).**<br>• **Relais local de l'action de l'InVS**<br>• Elles ont pour mission l'épidémiologie d'intervention et l'évaluation des risques.<br>• Elles interviennent en cas de menace ou d'urgence pour la santé et mènent des investigations d'épidémies et des évaluations de risques sanitaires.<br>• Elles coordonnent leurs actions avec les acteurs locaux de la veille sanitaire. |
| **CNR (Centre Nationaux de Référence)** | • **Laboratoires experts en microbiologie**, ce sont des **observatoires** des maladies transmissibles qui, en centralisant les informations à l'échelle nationale, participent à la lutte contre ces maladies.<br>• Ce sont des structures situées au sein d'établissements publics ou privés de soins, d'enseignement ou de recherche qui sont désignées par arrêté pour une période de 4 ans.<br><br>**Missions :**<br>• **L'expertise** concernant la **microbiologie** (identification, typage des souches), **la pathologie des agents infectieux et leur sensibilité aux agents anti-infectieux**<br>• La contribution à la **surveillance épidémiologique**<br>• **L'alerte** par l'information immédiate de l'INVS et du Ministère de la Santé de toute constatation pouvant avoir des répercussions sur l'état sanitaire de la population<br>• **Le conseil des pouvoirs publics**, des agences de sécurité sanitaire et des professionnels de santé |
| **Les laboratoires de recherche** | • **Institut Pasteur** (qui recense aussi de nombreux CNR)<br>• Certaines unités **INSERM** (Institut National de la Santé et de la Recherche Médicale)<br>    – **Registres de mortalité : CépiDC** (Centre d'épidémiologie sur les causes médicales de DéCès)<br>    – **Registres de morbidité**<br>• Les **laboratoires universitaires** |

| | |
|---|---|
| **Les réseaux de professionnels volontaires** | Pour les maladies qui ne sont pas à DO ou pour lesquelles il n'existe pas de CNR, des réseaux de surveillance basés sur des échantillons de **professionnels volontaires (médecins, biologistes), publics et privés** ont été mis en place<br><br>Exemple :<br>• Le **réseau Sentinelle :**<br>  – Plus de **1 300 médecins généralistes libéraux dits « médecins sentinelles »** (2,2% de la totalité des MGL) bénévoles et volontaires répartis sur le territoire métropolitain français<br>  – **Missions :**<br>    ▪ Surveillance d'indicateurs de santé<br>    ▪ Détecter, alerter précocement<br>  – Les principaux partenaires : l'INVS, l'INSERM, l'Université Paris 6<br><br><u>Pour information :</u><br><br>• Les 8 indicateurs de santé en 2013 :<br>  – 7 maladies transmissibles : grippe, diarrhée aiguë, oreillons, varicelle, zona, urétrite masculine, maladie de Lyme<br>  – 1 indicateur non infectieux : tentatives de suicide<br>• Recueil, analyse, prévision et redistribution en temps réel de données épidémiologiques issues de l'activité des médecins généralistes libéraux<br>• Les données, non nominatives, sont transmises par Internet par les médecins Sentinelles et alimentent une base de données. Un bulletin hebdomadaire est édité toutes les semaines sur le portail du réseau Sentinelles (Sentiweb) et diffusé par courrier électronique à plus de 7 000 abonnés ainsi qu'aux grands médias nationaux. Un bilan annuel est également édité avec l'ensemble des données<br><br>• **Réseau des GROG (Groupes Régionaux d'Observation de la Grippe) :** médecins généralistes et pédiatres<br>  – Réseau d'alerte précoce de la grippe<br>• **Réseau de biologistes :**<br>  – Surveillance des chlamydioses (RENACHLA)<br>  – Des gonococcies (RENAGO)<br>  – Des tests de dépistage anti-VHC (RENAVHC)…<br>• **Réseau faisant intervenir des hospitaliers :**<br>  – Coqueluche (RENACOQ)<br>  – SHU (RENASHU)… |
| **Les autres partenaires de la surveillance** | **Les autres partenaires nationaux :**<br>• Les réseaux de lutte contre les infections nosocomiales (voir Q 4)<br>• Tous les **professionnels de santé** hospitaliers et libéraux (**déclaration obligatoire des 31 maladies)**<br>• **Les autres agences du dispositif français de veille et de sécurité sanitaire :**<br>  – L'Agence Nationale de Sécurité Sanitaire de l'alimentation, de l'environnement et du travail **(ANSES)**<br>  – L'Agence nationale de sécurité du médicament et des produits de santé (**ANSM**) |

**Les réseaux européens de surveillance :**

- Le réseau européen de surveillance, d'alerte et de contrôle des maladies
- Les programmes de surveillance européens (surveillance du VIH/SIDA (EuroHIV), de la tuberculose (EuroTB), de la listériose...)

**Les réseaux internationaux :**

- L'INVS collabore avec l'Organisation Mondiale de la Santé **(OMS)** et participe ainsi aux réseaux internationaux

**LES ACTEURS DE LA SURVEILLANCE** — Réflexes

- **Les services administratifs** :
  - Ministère de la santé : **DGS**
  - Les services déconcentrés : **ARS** et **DDPP**
- Des **instances consultatives médicales et scientifiques**
- L'**InVS** (Institut National de Veille Sanitaire)
- Les **centres nationaux de Référence** (CNR)
- Les **laboratoires de recherche** : Institut Pasteur, INSERM, Laboratoires universitaires
- Les **réseaux de professionnels volontaires**
- **Tous les médecins et biologistes** (DO des 31 maladies)
- Les réseaux internationaux

## C. LES PRINCIPAUX SYSTEMES DE SURVEILLANCE

Les systèmes de surveillance sont basés sur différentes méthodes de recueil de l'information.

**LES PRINCIPAUX SYSTEMES DE SURVEILLANCE DES MALADIES TRANSMISSIBLES EN FRANCE** — Réflexes

- **Systèmes passifs :** reposant sur la déclaration de maladies :
  - **Déclaration Obligatoire (31 maladies)**
  - **Centres Nationaux de Référence**
  - **Réseaux de professionnels volontaires**
  - **Certificats de décès**
- **Systèmes actifs :** impliquant une recherche active et ciblée :
  - **Enquêtes épidémiologiques ponctuelles et/ou répétées**
  - Ex. : enquête nationale de prévalence des infections nosocomiales, enquêtes périnatalité...

Le tout coordonné par l'**INVS** (surveillance / vigilance / alerte)

## 4. LES MALADIES A DECLARATION OBLIGATOIRE

| | |
|---|---|
| **GENERALITES** | • Ce système est l'un des plus anciens, il a pris naissance avec la loi de santé publique de 1902 et repose sur le principe de **déclaration à l'autorité sanitaire** par le médecin qui fait le diagnostic d'une maladie pour laquelle des **mesures de santé publique sont recommandées**.<br>• Les objectifs sont doubles :<br>- **Permettre un signalement en urgence** à l'autorité sanitaire chaque fois qu'une intervention de contrôle autour d'un cas est nécessaire<br>- **Connaître l'incidence** des maladies, *a priori* de façon exhaustive (puisque tous les cas doivent être déclarés) et les **tendances évolutives**<br><br><u>Pour information :</u><br>En 2003, ce système a fait l'objet de transformation majeure pour répondre à 2 exigences :<br>• Une plus grande qualité d'information épidémiologique, en y incluant **de nouvelles maladies (VIH, Hépatite B aiguë) et de nouvelles menaces (bioterrorisme)**<br>• Une exigence renforcée **de confidentialité et de protection de l'anonymat des personnes**<br><br>En 2012, une 31$^{ème}$ maladie est ajoutée à la liste : le mésothéliome (quel que soit son site anatomique) |
| **QUELLES MALADIES ?** | Les maladies à DO sont :<br>• Les maladies qui justifient de **mesures exceptionnelles à l'échelon international** (ex. : peste, choléra, fièvre jaune), en collaboration avec l'OMS<br>• Les maladies qui nécessitent une **intervention urgente à l'échelon local, régional ou national** (ex. : méningite à méningocoque, poliomyélite, diphtérie, tuberculose, TIAC…)<br>• Les maladies pour lesquelles une **évaluation des programmes de prévention et de lutte** menés par les pouvoirs publics est nécessaire pour en mesurer l'efficacité et au besoin les adapter (SIDA, tuberculose, tétanos…)<br>• Les **maladies graves** dont il est nécessaire d'évaluer et de suivre la létalité, la morbidité et le risque de séquelles (SIDA, légionellose…)<br>• Les **maladies émergentes pour lesquelles il existe un besoin de connaissances** (ex. : maladie de Creutzfeldt-Jakob)<br>• Les maladies à déclarer sont pour la plupart de nature infectieuse, sauf le saturnisme et, depuis 2012, le mésothéliome |
| **COMMENT DECLARER ?** | • Ce système de surveillance repose sur la transmission de données entre trois acteurs :<br>- Les **médecins et les biologistes**, libéraux et hospitaliers<br>- Les **Médecins Inspecteurs de Santé Publique (MISP)** des Agences Régionales de Santé **(ARS)**<br>- Les **épidémiologistes** de l'Institut National de Veille Sanitaire **(INVS)** |

| | |
|---|---|
| | • Elle met en jeu deux procédures dans la transmission des données : **le signalement et la notification** (voir schéma)<br>• **Le signalement est une procédure d'urgence** pour les maladies qui justifient une intervention urgente (toutes les maladies à DO sauf VIH, hépatite B aiguë, tétanos) et qui entraînent :<br>- Une/des investigation(s) autour des cas<br>- Des mesures de prévention individuelles et/ou collectives<br>• **La notification est une procédure de transmission des données** individuelles au moyen d'une fiche spécifique qui sera anonymisée<br>- Objectif : **surveillance épidémiologique**<br>- Elle intervient après le signalement et souvent après confirmation du diagnostic |
| **LES LIMITES DE LA DO** | • Il existe une **sous déclaration** en France<br>• Surtout pour les maladies peu graves et fréquentes (ex. : TIAC)<br>• Causes de cette sous déclaration :<br>- Lourdeur des procédures administratives<br>- Culture de santé publique encore peu développée chez les soignants |

**LISTE DES 31 MALADIES A DECLARATION OBLIGATOIRE**

Réflexes

- Botulisme
- Brucellose
- Charbon
- Chikungunya
- Choléra
- Dengue
- Diphtérie
- Fièvres hémorragiques africaines
- Fièvre jaune
- Fièvre typhoïde et fièvres paratyphoïdes
- Hépatite aiguë A
- Infection aiguë symptomatique par le virus de l'hépatite B
- Infection par le VIH quel qu'en soit le stade
- Infection invasive à méningocoque
- Légionellose
- Listériose
- Orthopoxviroses dont la variole
- Mésothéliomes
- Paludisme autochtone
- Paludisme d'importation dans les DOM
- Peste
- Poliomyélite
- Rage
- Rougeole
- Saturnisme de l'enfant mineur
- Suspicion de maladie de Creutzfeldt-Jakob et autres encéphalopathies subaiguës spongiformes transmissibles humaines
- Tétanos
- Toxi-infection alimentaire collective
- Tuberculose
- Tularémie
- Typhus exanthématique

## 5. LES MALADIES A MESURE D'EVICTION

| | |
|---|---|
| **DEFINITION** | • Ce sont des maladies dont la **survenue en collectivité nécessite une éviction du patient** pour éviter la propagation des germes et donc la multiplication des cas.<br>• Cette liste peut être trouvée sur le site du **HCSP.**<br>• Pour chacune des maladies suivantes, le HCSP fourni une fiche détaillant les mesures d'éviction à prendre et les conditions du retour en collectivité. |

## LISTE DES MALADIES A EVICTION

Réflexes

- Bronchiolite
- Bronchite
- Chikungunya
- Conjonctivite
- Coqueluche
- Dengue
- Diphtérie
- Gale
- Gastroentérite présumée infectieuse sans agent pathogène défini
- Gastroentérite à Campylobacter spp
- Gastroentérite à Escherichia coli entérohémorragique
- Gastroentérite à salmonelles mineures
- Gastroentérite à Shigelles
- Gastroentérite à virus ou présumée virale
- Giardiase
- Grippe
- Hépatite A
- Hépatite B
- Hépatite C
- Hépatite E
- Impétigo
- Infections à Clostridium difficile
- Infections à cytomégalovirus (CMV)
- Infections à herpes simplex
- Infections à streptocoque A
- Infections invasives à méningocoque (IIM)
- Infection par le virus de l'immunodéficience humaine (VIH)
- Légionellose
- Maladie pieds-mains-bouche
- Stomatite vésiculeuse entérovirale avec exanthème
- Mégalérythème épidémique (5ème maladie)
- Méningite à Haemophilus de type b
- Méningite à pneumocoque
- Méningite virale
- Molluscum Contagiosum
- Mononucléose infectieuse Oreillons Otite (moyenne aiguë)
- Pédiculose du cuir chevelu Pneumonie
- Punaises de lit
- Rhinopharyngite
- Roséole (exanthème subit)
- Rougeole
- Rubéole
- Teignes du cuir chevelu et de la peau
- Tuberculose
- Typhoïde et paratyphoïde
- Varicelle
- Verrues vulgaires
- Zona

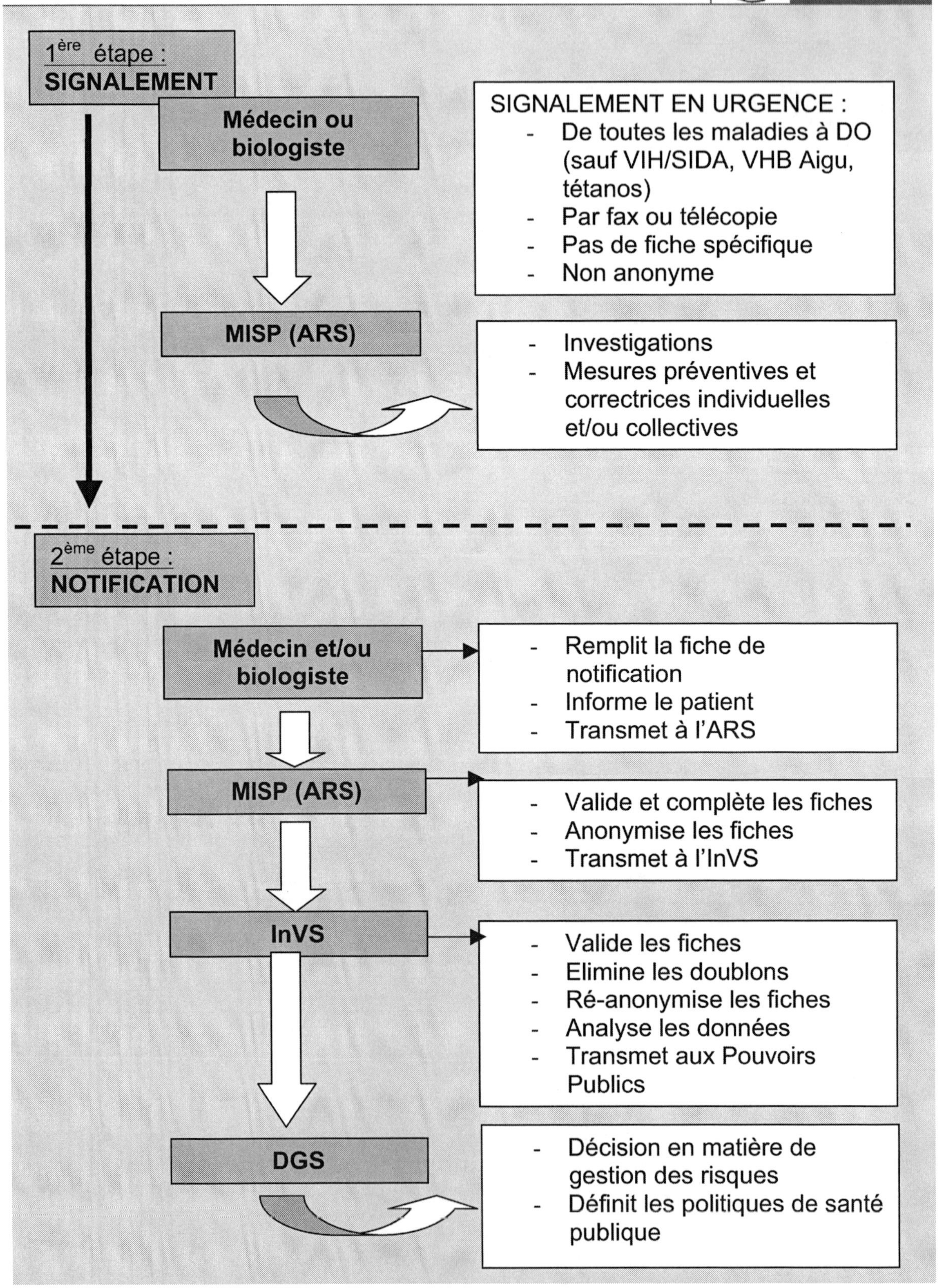
1ère étape :
SIGNALEMENT
Médecin ou biologiste
SIGNALEMENT EN URGENCE :
- De toutes les maladies à DO (sauf VIH/SIDA, VHB Aigu, tétanos)
- Par fax ou télécopie
- Pas de fiche spécifique
- Non anonyme
MISP (ARS)
- Investigations
- Mesures préventives et correctrices individuelles et/ou collectives
2ème étape :
NOTIFICATION
Médecin et/ou biologiste
- Remplit la fiche de notification
- Informe le patient
- Transmet à l'ARS
MISP (ARS)
- Valide et complète les fiches
- Anonymise les fiches
- Transmet à l'InVS
InVS
- Valide les fiches
- Elimine les doublons
- Ré-anonymise les fiches
- Analyse les données
- Transmet aux Pouvoirs Publics
DGS
- Décision en matière de gestion des risques
- Définit les politiques de santé publique

## 6. LES ETAPES DE L'INVESTIGATION D'UNE EPIDEMIE

| | |
|---|---|
| **ETAPE EPIDEMIOLOGIQUE** | • **Définition des cas :**<br>– A partir de critères cliniques et/ou biologiques<br>– Définition de **cas suspect / probable / confirmé**<br>• **Recensement exhaustif des cas**<br>• Description des **caractéristiques de l'épidémie :**<br>– Répartition temporelle (courbe épidémique : elle représente le nombre de nouveaux cas en fonction du temps)<br>– Répartition spatiale (cartographie)<br>– Calcul des taux d'attaque<br>• Formulation d'**hypothèses** (source de contamination, agent responsable, mode de transmission), éventuellement vérification par des investigations complémentaires |
| **ETAPE ENVIRONNEMENTALE ET MICROBIOLOGIQUE** | • **Prélèvement des réservoirs :** environnement (eau, sol, aliments), hommes, animaux<br>• **Recherche de l'agent infectieux** |
| **MESURES PREVENTIVES ET CORRECTRICES** | • Prise en charge individuelle des **cas**<br>• Prise en charge de **l'épidémie :**<br>– **Mesures de prévention** (vaccination, chimioprophylaxie des cas contact, isolement…)<br>– **Correction des défaillances** (ex. : TIAC)<br>• Campagne de **communication, information** du public<br>• Choix en matière de politique de santé<br>• **Surveillance** |

**Références :**

1. Stratégies recommandées par l'OMS contre les maladies transmissibles – prévention et lutte, OMS 2001, Département des maladies transmissibles
2. E. Pilly, Maladies infectieuses et tropicales, Edition 2014
3. Institut National de Veille Sanitaire : www.invs.sante.fr
4. Survenue de maladies infectieuses dans une collectivité. Conduites à tenir. 2012.

☑ J'inscris mes notes personnelles pour mieux progresser

# VACCINATIONS

| Les objectifs du CNCI pour l'iECN 2016 | MOTS-CLES et REFLEXES GENERAUX |
|---|---|
| × *Connaître les différents types de vaccins et les modalités d'administration.*<br>× *Connaître le calendrier vaccinal pour la population générale.*<br>× *Savoir programmer un rattrapage vaccinal.*<br>× *Adapter l'indication des vaccinations en fonction du risque individuel et collectif.*<br>× *Connaître les contre-indications et les principaux effets indésirables des vaccins.*<br>× *Argumenter la balance bénéfices/risques des principaux vaccins.* | × ***Connaître le calendrier vaccinal***<br>× ***Connaître les spécificités des vaccinations dans certaines indications*** |

## 1. GENERALITES

| | |
|---|---|
| **BASES IMMUNOLOGIQUES** | • L'antigène vaccinal est capté par les **cellules présentatrices d'antigène**<br>• Présentation de l'antigène par les molécules **CMH classes I et II**<br>• Activation des lymphocytes (CD4+ et CD8+)<br>• Sécrétion de cytokines : **interféron gamma et IL2 par les LT CD4 helpers**<br>• Différenciation des lymphocytes B en **plasmocytes (CD3+, CD25-)**<br>• **IL 2** entraîne une **commutation isotypique des anticorps**<br>• Développement de la **mémoire immunitaire**<br>• La vaccination sert à se protéger **soi-même**, mais également à protéger **les autres** des infections qu'on aurait pu leur transmettre si l'on n'était pas vacciné. |
| **PROTECTION INDUITE ET IMMUNITE** | On qualifie la **protection post-vaccinale** contre un germe par 4 adjectifs :<br>• **Directe :** l'immunité post-vaccinale du sujet vacciné<br>• **Indirecte :** réduction de la transmission interhumaine<br>• **Différée :** le pic de la réponse primaire intervient en 2 à 4 semaines<br>• **Durable :** grâce aux rappels |
| **ELEMENTS DU VACCIN** | Un vaccin contient en général trois éléments :<br>• **Un antigène spécifique ou un agent atténué**<br>• Un **adjuvant :** pour augmenter l'immunogénicité<br>• Un **conservateur :** thermostable, il n'entraîne pas la production d'anticorps |
| **PRIMO VACCINATION ET RAPPELS** | • **La primo-vaccination** : premières injections nécessaires à la réponse PRIMAIRE, c'est-à-dire fabrication d'anticorps en 4 semaines environ.<br>• **Les rappels** servent à stimuler la mémoire immunitaire : ils jouent un rôle dans la réponse SECONDAIRE.<br>• En devenant adultes, le contact avec certaines bactéries peut diminuer, comme le cas de la coqueluche, et alors des rappels sont tardifs. |

## 2. CLASSIFICATION

<table>
<tr><td rowspan="3">VACCINS VIVANTS ATTENUES<br><br>VACCINS INACTIFS</td><td colspan="2">• On classe les vaccins en **vaccins vivants (atténués) et en vaccins inactivés** (germe entier ou antigène du microbe).<br>• Les vaccins atténués sont efficaces à dose unique, les inactivés doivent être administrés plusieurs fois.</td></tr>
<tr><td>VACCINS VIVANTS ATTENUES</td><td>• Rougeole<br>• Oreillons<br>• Rubéole<br>• Poliomyélite orale<br>• Fièvre jaune<br>• BCG<br>• Varicelle</td></tr>
<tr><td>VACCINS INACTIFS</td><td>• Coqueluche<br>• Diphtérie<br>• Pneumocoque 23 valences<br>• Pneumocoque 7 valences<br>• Hæmophilus<br>• Grippe</td></tr>
<tr><td rowspan="2">VACCINS OBLIGATOIRES</td><td>POUR TOUT LE MONDE</td><td>• Diphtérie<br>• Tétanos<br>• Poliomyélite</td></tr>
<tr><td>PROFESSIONNELS DE SANTE</td><td>Obligatoires :<br>• Diphtérie, Tétanos, Poliomyélite<br>• **Tuberculose**<br>• **Hépatite B**<br>• **Typhoïde** (si travail en laboratoire)<br><br>Recommandés :<br>• **Coqueluche**<br>• **Grippe saisonnière**<br>• **ROR**<br>• **Varicelle**</td></tr>
</table>

## 3. CONTRE-INDICATIONS DES VACCINS

<table>
<tr><td>GENERALITES</td><td>• Les contre-indications réelles des vaccinations sont extrêmement limitées<br>• Les **vaccins vivants** sont d'une façon générale contre-indiqués :<br>– En cas **d'immuno-dépression :**<br>▪ Déficit immunitaire congénital ou acquis<br>▪ Chimiothérapie récente de moins de 6 mois<br>▪ Traitements immunosuppresseurs<br>▪ Corticothérapie générale > 20 mg/j pendant plus de 14 jours<br>– Chez la **femme enceinte**<br>• En cas **d'allergie à l'œuf** : contre-indiquer :<br>– Grippe<br>– Fièvre jaune<br>• Rechercher systématiquement des **antécédents éventuels d'allergie à l'un des composants du vaccin**</td></tr>
<tr><td>VACCINS INACTIVES</td><td>Contre-indications spécifiques des vaccins inactivés :<br>• **Coqueluche** : encéphalopathie évolutive convulsivante ou non<br>• **VHB** : A discuter en cas d'antécédent de sclérose en plaques</td></tr>
</table>

## 4. COMPLICATIONS DES VACCINS

| | |
|---|---|
| **GENERALITES** | • Complications dues aux **vaccins vivants** : généralement de nature **infectieuse** et d'expression **retardée**<br>• Complications des **vaccins inertes** : **immédiates ou précoces** relevant de réactions **d'hypersensibilité** ou **d'effets toxiques**<br>• On fait surtout la distinction entre les réactions (évènements mineurs ou bénins) considérées comme une complication acceptable et les accidents |
| **COMPLICATIONS DES VACCINS VIVANTS** | • Réactions consécutives à la multiplication d'un vaccin vivant<br>• Reproduisent une infection a minima, généralement d'expression retardée, ex :<br>- Réaction locale avec le BCG : **BCGite**<br>- **Épisode fébrile différé, limité** : rougeole, fièvre jaune<br>- **Convulsions** hyperthermiques (rougeole)<br>- **Arthralgies, arthrites** (rubéole, VHB)<br>- **Parotidite, réaction méningée** (oreillons) |
| **VACCINS INERTES** | • Complications généralement immédiates ou précoces :<br>• Réaction inflammatoire localisée, épisode fébrile limité |
| **COMPLICATIONS GRAVES** | • Exceptionnelles<br>- Vaccin **polio** oral : risque potentiel de **paralysies**<br>- **BCG** : **BCGites généralisées** potentiellement gravissimes chez l'immunodéprimé<br>- **Coqueluche : syndrome des cris persistants**, choc, **convulsions** |

## 5. INDICATIONS ET SCHEMAS VACCINAUX

| | |
|---|---|
| **DIPHTERIE, TETANOS, POLIO, HÆMOPHILUS INFLUENZÆ B, COQUELUCHE** | • **Diphtérie, Tétanos et Polio sont obligatoires**<br>• **Hæmophilus et coqueluche sont recommandés**<br><br>Schéma de vaccination chez le nourrisson (2015) :<br>• Primo-vaccination diphtérie, tétanos, polio, coqueluche, *Hæmophilus* **(DTCaPHib)** : **deux injections à 2 et 4 mois**<br>• Rappel commun : à **11 mois**<br>Enfant-Ado :<br>• Rappel diphtérie, tétanos, polio, coqueluche **(DTCaP)** : **6 ans**<br>• Rappel diphtérie, tétanos, polio, coqueluche : **11-13 ans** (avec des concentrations réduites d'anatoxine diphtérique et d'antigène coquelucheux : **dTcaP**)<br>Adulte :<br>• Rappel diphtérie (à dose réduite en anatoxine), tétanos, polio **(dTP)** : à **25, 45 et 65 ans**, **puis tous les 10 ans** après 65 ans<br>• Un rappel contre la coqueluche à dose réduite en antigènes coquelucheux, est recommandé chez les adultes à 25 ans **(dTcaP)** ou les adultes souhaitant devenir parents ou entourage d'une femme enceinte ; également chez les **professionnels soignants**, ou professionnels en contact avec des nourrissons<br>Noms commerciaux (pour information):<br>• DTCaPHib : Pentavac® ou InfanrixQuanta®<br>• DTCaP : InfanrixTetra® ou Tétravac-acellulaire®<br>• dTP = Revaxis®<br>• dTcaP : Boostrixtetra® / Repevax® |

<table>
<tr><td>HEPATITE B<br><br>Engerix®<br>ou HBVaxpro®<br>ou Genhevac B Pasteur®</td><td>• Vaccin inactivé non obligatoire sauf pour les professionnels de santé<br><br><u>Recommandé pour :</u><br>• Tous les nourrissons<br>• Nouveau-nés de mère Ag Hbs positive : vaccination dès la naissance avec injection d'immunoglulines anti-Hbs<br>• Partenaires multiples, toxicomanes<br>• Personnes susceptibles de recevoir des transfusions<br>• Candidat à une greffe<br>• Entourage d'une personne infectée par VHB<br>• Voyageurs<br><br><u>Schéma vaccinal chez le nourrisson:</u><br>• 3 injections : 2, 4 et 11 mois (ou 0, 2 et 7 mois)<br>• Co-administration possible avec DTCaPHib (vaccin hexavalent : Infanrix Hexa®)<br><br><u>Chez l'adolescent :</u><br>• Schéma classique à 3 doses ou schéma à 2 doses avec un des 2 vaccins ayant l'AMM (Engerix B20® ou Genhevac B Pasteur 20®), avec un intervalle de 6 mois entre les doses</td></tr>
<tr><td>ROUGEOLE, OREILLONS, RUBEOLE<br><br>M-M-RVaxPro®<br>Ou Priorix</td><td>• Vaccins atténués non obligatoires<br><br><u>Recommandations chez l'enfant:</u><br>• 1ère dose du vaccin ROR à 12 mois, et 2ème dose entre 16 et 18 mois<br><br><u>Recommandations particulières :</u><br>• Recommandés chez les professionnels de santé et de la petite enfance<br>• Vaccination autour d'un cas de rougeole<br>• Femmes ayant un désir de grossesse<br>• Voyageurs</td></tr>
<tr><td>TUBERCULOSE<br><br>Vaccin BCG SSI®</td><td>• N'est plus obligatoire depuis 2007<br><br><u>Recommandations générales</u> : dès la naissance pour les enfants à risque élevé de tuberculose :<br>• Enfant né dans un pays de forte endémie tuberculeuse ou dont au moins 1 des parents est originaire de l'un de ces pays ou devant séjourner au moins un mois d'affilée dans l'un de ces pays[11]<br>• Précarité socio-économique<br>• Antécédents familiaux de tuberculose<br>• Résidant en Ile-de-France, en Guyane ou à Mayotte<br><br><u>Schéma vaccinal :</u> une injection<br>• De 0 à 2 mois : 0,05ml de BCG par voie intradermique sans IDR préalable<br>• De 3 à 11 mois: 0,05 ml de BCG par voie intradermique après IDR nég<br>• A partir de 12 mois : 0,1 ml de BCG après IDR nég<br><u>Recommandations en milieu professionnel :</u><br>• Bien que le HCSP ait recommandé, dans son avis du 5 mars 2010, la levée de l'obligation de vaccination par le BCG pour les professionnels concernés, la réglementation n'a pas été modifiée. Une vaccination par le BCG, même ancienne, reste exigée à l'embauche pour les étudiants et les professionnels (preuve écrite ou cicatrice vaccinale)</td></tr>
</table>

[11] Afrique, Asie, Amérique Centrale et du Sud, pays d'Europe Centrale et de l'Est + UE (Bulgarie, Estonie, Hongrie, Lettonie, Lituanie, Pologne, Portugal, Roumanie)

| | |
|---|---|
| **PNEUMOCOQUE**<br><br>**Prevenar 13®**<br>**ou Pneumo23®** | Il existe 2 vaccins :<br>• Le **vaccin pneumococcique conjugué 13-valent**, inactivé (Prevenar 13®) : chez l'enfant < à 2 ans<br>• Le **vaccin polyosidique 23-valent**, inactivé (Pneumo23®) : > 2 ans<br><br>Recommandations générales :<br>• **Vaccin recommandé pour l'ensemble des enfants jusqu'à 2 ans**<br><br>Schéma vaccinal classique:<br>• Une dose de vaccin conjugué 13-valent à **2 et 4 mois**, rappel à **11 mois**<br><br>Recommandations particulières :<br>• Pour les prématurés et les nourrissons à risque élevé d'infection invasive à Pneumocoque : 3 doses (2, 3 et 4 mois) + rappel à 11 mois<br>• Pour les enfants de 2 à 5 ans à risque élevé, non préalablement vaccinés : 2 doses du vaccin 13-valent (à 2 mois d'intervalle) + une dose 23-valent<br>• Pour les enfants > 5 ans et adultes à risque élevé: une dose de vaccin polyosidique 23-valent.<br>• L'utilité de la revaccination nécessite une réévaluation qui fera l'objet d'un avis ultérieur du HCSP.<br><br>Les groupes à risque :<br>• Asplénie (fonctionnelle ou splénectomie), VIH, drépanocytose, déficit immunitaire<br>• Insuffisants respiratoires, cardiaques, rénaux, hépatiques<br>• Syndrome néphrotique<br>• Diabète<br>• Antécédent d'infection à pneumocoque<br>• Personnes vivant en institution |
| **MENINGO C** | • Vaccin méningococcique C conjugué :<br>• Recommandée l'âge de **12 mois** : **une dose** (co-administration possible avec la première dose de ROR) |
| **VARICELLE** | • Vaccin **atténué**<br>Recommandé chez :<br>• **Adolescent** 12-18 ans n'ayant jamais eu la varicelle, femmes en âge de procréer, adultes > 18 ans suite à un contact (vaccination dans les 3j)<br>• Personnes en contact étroit avec des personnes immunodéprimées<br>• **Professionnels de santé**<br>Schéma : **2 doses** espacées de 4 à 8 semaines |

| | |
|---|---|
| **GRIPPE SAISONNIERE** | Indications :<br>• **Tout sujet de plus de 65 ans**<br>• Sujet insuffisant : hépatique, rénal, pulmonaire, cardiaque<br>• Drépanocytose<br>• Diabète<br>• Obésité (IMC > 40)<br>• Déficit immunitaire<br>• Personnes séjournant dans un établissement de soins de suite ou établissement médicosocial d'hébergement quel que soit leur âge<br>• **Professionnels de santé**<br>Schéma :<br>• **Une injection par an**<br>• Jamais avant un an chez l'enfant<br>• De novembre à mars, le plus tôt possible |

| | |
|---|---|
| **HEPATITE A**<br><br>Avaxim® ou Havrix® | Indications :<br>• Mucoviscidose et/ou de pathologie hépatobiliaire chronique<br>• Enfants, à partir de un an, dont l'un des membres (au moins) est originaire d'un pays de haute endémicité<br>• Homosexuels masculins<br>• Entourage d'un patient atteint hépatite A<br>• Professionnels (crèches, structures acceuil personnes handicapées, restauration collective)<br>• Voyageur en pays endémique<br>Schéma :<br>• Une injection, puis rappel à 6-12 mois |
| **MENINGOCOQUE DE SEROGROUPE NON B (A, C, Y, W135)** | Indications du vaccin tétravalent conjugué ACYW135 :<br>• Déficit immunitaire ou asplénie<br>• Sujets contact d'un cas d'infection invasive à méningocoque<br>• Voyageurs<br>Schéma : à partir de l'âge d'1 ou 2 ans (selon l'AMM du vaccin) : une dose unique. |
| **LEPTOSPIROSE**<br>Spirolept® | • **Recommandé** pour certaines professions (risque de contact fréquent avec des lieux infestés par les rongeurs)<br>• Schéma : 2 injections à 15 jours d'intervalle + un rappel 4 à 6 mois plus tard puis tous les 2 ans, si l'exposition persiste. |
| **TYPHOIDE**<br>Typhim Vi® ou Typherix® | • **Obligatoire** pour les professionnels de laboratoires d'analyse de biologie médicale<br>• **Recommandé** pour les voyageurs<br>• Schéma : Une injection puis une revaccination tous les 3 ans. |
| **RAGE** | Indications :<br>• Professionnels : services vétérinaires, laboratoires, gardes forestiers, personnels des abattoirs...<br>• Voyageurs<br>Schéma :<br>• **Primo-vaccination : 3 injections à J0, J7 et J21 ou J28**<br>• Les rappels à un an puis tous les 5 ans ne sont plus recommandés systématiquement<br>• Pour les professionnels : rappels fonction du risque d'exposition et des contrôle sérologiques<br>• Cette vaccination prophylactique n'a rien à voir avec les vaccinations curatives utilisées dans les protocoles Zagreb ou Essen.<br>Vaccination curative :<br>• 2 protocoles sont possibles.<br>• On choisit le protocole Essen en cas de sérothérapie.<br>• **Zagreb : 2 à J0, J7, J28**<br>• **Essen : J0, J3, J7, J14, J28.** |
| **HUMAN PAPILLOMA VIRUS (HPV)** | Indications :<br>• **Jeunes filles entre 11 et 14 ans** avant la première relation sexuelle, le rattrapage est recommandé jusqu'à 20 ans<br>• Prévention des lésions précancéreuses cervicales (Gardasil®, Cervarix®), des lésions précancéreuses de la vulve et du vagin, des lésions génitales externes (condylomes acuminés) (Gardasil®)<br>Schéma :<br>• **Vaccin quadrivalent (HPV6, 11, 16 et 18 : Gardasil®):** 3 injections administrées selon un schéma 0, 2 et 6 mois<br>• **Ou vaccin bivalent (HPV16 et 18 : Cervarix®):** 3 injections administrées selon un schéma 0, 1 et 6 mois<br>• En l'état actuel des connaissances, il n'y a pas lieu de recommander de façon préférentielle l'un des 2 vaccins |

## 6. ADAPTATION DES VACCINATIONS

| | |
|---|---|
| **AU RISQUE INDIVIDUEL** | • Vaccinations recommandées en **population générale** (c'est-à-dire pour tout le monde).<br>• Vaccinations spécifiques **selon les risques**, notamment **professionnels**.<br><br>Exemples :<br>• *Profession de santé :*<br>  - vaccination obligatoire par le BCG<br>  - Pour les laborantins, vaccination obligatoire contre la fièvre typhoïde<br>• *Personnes travaillant dans les institutions pour personnes handicapées :*<br>  - vaccination recommandée contre l'hépatite A<br>• *Traitement des eaux usées :*<br>  - vaccination recommandée contre la leptospirose |
| **AU RISQUE COLLECTIF** | • Par exemple, recommandations de vaccination anti-grippale dans les situations de pandémie grippale ou dans les établissements de santé ou médico-sociaux.<br>• Cela rejoint la notion de vaccination pour **protéger les personnes qui nous entourent** (éviter de leur transmettre des germes/infections). |

## CALENDRIER VACCINAL 2015 (d'après INPES)

| AGE | NAISSANCE | 2 MOIS | 4 MOIS | 11 MOIS | 12 MOIS | 16-18 MOIS | 6 ANS | 11-13 ANS | 14 ANS | 25 ANS | 45 ANS | 65 ANS et + |
|---|---|---|---|---|---|---|---|---|---|---|---|---|
| BCG | | | | | | | | | | | | |
| Diphtérie-Tétanos-Poliomyélite (DTP) | | | | | | | | | | | | |
| Coqueluche | | | | | | | | | | | | |
| Haemophilis influenzae type b | | | | | | | | | | | | |
| Hépatite B | | | | | | | | | | | | |
| Pneumocoque | | | | | | | | | | | | |
| Méningocoque C | | | | | | | | | | | | |
| ROR | | | | | | | | | | | | |
| Papilloma Virus Humain (HPV) | | | | | | | | | | | | |
| Grippe | | | | | | | | | | | | Tous les ans |

## 7. RATTRAPAGE VACCINAL

| | |
|---|---|
| **DEFINITION** | • Pratique de vaccinations recommandées ou nécessaires **au-delà de la date prévue.**<br>Objectif :<br>• Renforcer ou assurer l'immunité spécifique du patient. |
| **PRINCIPE** | • Il ne s'agit pas de reprendre l'ensemble du programme des vaccinations, mais de **reprendre le programme vaccinal là où il avait été interrompu.**<br>• Pour se faire, il est établi chaque année, en parallèle du calendrier vaccinal, un calendrier résumant les procédures à suivre pour les rattrapages vaccinaux. |
| **EN PRATIQUE** | • Les rattrapages dépendent :<br>– De **l'âge** du patient<br>– Des **vaccins** dont il est question<br>• Il peut ne concerner que certaines catégories de personnes.<br>• Le nombre d'injections peut être différent du schéma de base.<br>Cf. calendrier vaccinal 2015 (pages 37-38) pour les détails concernant les rattrapages vaccinaux. |

**Conférences de consensus - Recommandations**

| Année | Source | Titre |
|---|---|---|
| 2015 | Ministère des affaires sociales et de la santé | Calendrier vaccinal et recommandations vaccinales 2015 |
| 2012 | Direction Générale de la Santé / Comité Technique des vaccinations / INPES | Guide des vaccinations |

☑ J'inscris mes notes personnelles pour mieux progresser

Chap. 26

UE 1
Item 174

# RISQUES EMERGENTS, BIOTERRORISME, MALADIES HAUTEMENT TRANSMISSIBLES

| Les objectifs du CNCI pour l'iECN 2016 | MOTS-CLES et REFLEXES GENERAUX |
|---|---|
| × *Connaître les définitions des risques émergents pour la santé, des infections émergentes et du bioterrorisme et leurs principaux agents.*<br>× *Connaître les sources d'information pour accéder aux procédures d'alerte.* | × ***3 catégories d'agents du bioterrorisme***<br>× ***Plan Biotox*** |

## 1. GENERALITES

### A. DEFINITIONS

| | |
|---|---|
| **RISQUE EMERGENT** | • C'est une situation pouvant **induire de nouveaux risques**, dont les **effets potentiels** sur la santé ne sont pas toujours bien connus *(ministère du développement durable)* |
| **INFECTION EMERGENTE (CP-MIE Ministère de la Recherche, 2006)** | • Une maladie infectieuse émergente est un **phénomène infectieux** (ou présumé infectieux) **inattendu** (en référence à ses propriétés intrinsèques ou aux connaissances de sa biologie), **touchant l'homme, l'animal ou les deux.**<br>Il peut s'agir :<br>• D'une entité clinique d'origine infectieuse **nouvellement apparue** ou identifiée.<br>• D'une maladie infectieuse connue, dont **l'incidence augmente** ou dont les **caractéristiques se modifient** dans un espace ou dans un groupe de population donné.<br>• Elle peut résulter d'une **modification qualitative ou quantitative** des caractéristiques de **l'agent infectieux**, de la **population touchée** ou de son **environnement**. |
| **BIOTERRORISME** | • Utilisation **délibérée d'agents biologiques** (virus, bactéries,...) dans l'intention de **déclencher des maladies mortelles** chez l'homme, les animaux ou les végétaux. |
| **MALADIE HAUTEMENT TRANSMISSIBLE** | • Pathologie à **haut potentiel infectieux.**<br>• Elles ont en commun souvent ces caractéristiques :<br>- **contagiosité**<br>- **létalité élevée**<br>- **transmission interhumaine**<br>- **traitement peu efficace** ou inexistant |

## B. LES FACTEURS D'EMERGENCE

L'émergence des maladies infectieuses ne se déclare que lors de l'intersection de trois conditions nécessaires :

- **L'agent étiologique.**
- Un **hôte susceptible.**
- Un **environnement favorable.**

| | |
|---|---|
| **AGENT et VECTEUR** | Evolution et adaptation des micro-organismes :<br>• Adaptation à leur **environnement**<br>• Développement de **nouvelles propriétés** (nouvelles toxines, agents pathogènes,...).<br><br>Adaptation des vecteurs :<br>• **Augmentation des résistances.**<br>• Introduction dans un **nouvel environnement favorable** à leur prolifération. |
| **HOTE** | • **Augmentation de sa sensibilité :**<br>- **Immunodépression**<br>- **Altération des barrières naturelles** de protection<br>• **Changement de comportements** et des habitudes de vie des populations humaines :<br>- Habitudes sexuelles plus ouvertes<br>- Consommation de drogues<br>- Augmentation des voyages vers des destinations exotiques |
| **ENVIRONNEMENT** | Changements de **l'environnement physique :**<br>• Origine naturelle :<br>- sécheresse, inondation, ...<br>• Origine humaine :<br>- déforestation, changement climatique, intensification de l'agriculture, ...<br><br>**Environnement socio-économique :**<br>• **Urbanisation :** augmentation de la densité de la population, accroissement de la pauvreté,...<br>• Les guerres avec les **déplacements massifs** de population.<br>• Détérioration ou insuffisance des **mesures d'assainissement.**<br><br>**Environnement organisationnel :**<br>• **Défaillance ou baisse de la vigilance** dans les mesures de surveillance habituelles. |

## C. LES AGENTS

| | |
|---|---|
| **MALADIES EMERGENTES** | • Grippe aviaire<br>• SRAS<br>• Fièvres hémorragiques virales<br>• Infections à virus West Nile<br>• Variole<br>• Charbon<br>• Tuberculose<br>• Peste (forme respiratoire ++) |

| | |
|---|---|
| **AGENTS DU BIOTERRORISME (classification CDC)** | Classés en **3 catégories** selon le CDC (Center for Disease Control and Prevention) américain.<br><br>• *Catégorie A :* **dissémination facile, transmission interhumaine, mortalité élevée :**<br>  - Variole<br>  - Charbon<br>  - Peste<br>  - Botulisme<br>  - Tularémie<br>  - Fièvres hémorragiques<br><br>• *Catégorie B :* **dissémination moins facile, morbidité et mortalité moins élevées :**<br>  - Encéphalites<br>  - Fièvre Q<br>  - Brucellose<br>  - Méloïdose<br>  - Psittacose<br>  - Typhus<br>  - Choléra<br>  - Shigellose<br><br>• *Catégorie C :* **pathogènes émergents, dissémination facile, morbidité et mortalité élevées**<br>  - Virus Nipah<br>  - Hantavirus<br>  - Encéphalite à tique |

## 2. PROCEDURE D'ALERTE

| | |
|---|---|
| **SOURCES D'INFORMATION** | Sur les risques infectieux et maladies émergentes :<br>• Site de l'Institut national de Veille Sanitaire (InVS)<br>• Site de l'Organisation Mondiale de la Sant é (OMS)<br>• Le CDC<br><br>Sur l'organisation de la prise en charge :<br>• Site des Ministères de la santé et de la défense (Plan Biotox)<br>• Site de l'ANSM (fiches détaillant la prise en charge diagnostique et thérapeutique pour différents agents infectieux) |
| **PLAN NATIONAL – BIOTOX** | • Le **plan gouvernemental** d'intervention face aux menaces et actes de terrorisme de type nucléaire et radiologique, biologique ou chimique (NRBC) résulte d'un travail interministériel : il implique principalement les ministères chargés de la défense, de l'intérieur et de la santé.<br>• Lorsque la **nature biologique** du risque est confirmée, il y a activation du « **Plan Biotox** ».<br>Mis en place en 2001 pour répondre aux éventuelles menaces biologiques à laquelle la France pourrait être soumise. Il comporte différents volets :<br>• **Prévention :**<br>  - Sécurisation et renforcement des contrôles des lieux de production et de stockage de produits biologiques sensibles.<br>• **Surveillance et alerte :**<br>  - Renforcement du système de déclaration obligatoire de certaines maladies, notamment pour les agents toxiques peu habituels ou survenant dans des conditions inhabituelles d'exposition.<br>  - Rôle des ARS et de l'InVS |

| | |
|---|---|
| | • Intervenir plus efficacement en cas de crise :<br>– Définition de **7 zones de défense** sur le territoire français.<br>• Amélioration de la prise en charge hospitalière :<br>– **10 hôpitaux de référence** (CHU) avec des services adaptés pour la prise en charge des éventuels malades (services de maladies infectieuses).<br>– Rédaction de **protocoles de prise en charge spécifique** (ANSM).<br>– Renforcement des **stocks** de médicaments, vaccins, matériel d'urgence.<br>– Renforcement des **moyens humains** et de l'organisation des plans blancs.<br>– **Moyens diagnostique renforcés :** laboratoires de référence dits « Biotox ».<br>– **Renforcer la formation** et l'information des professionnels de santé. |
| **AUTRES PLANS** | Le Ministère de la Santé a mis en place plusieurs autres plans de lutte contre certains agents infectieux spécifiques :<br>• Plan national de lutte contre la **pandémie grippale** (2011).<br>• Stratégies de réponse face à une **menace d'agression** par les agents de la **peste**, du **charbon** ou de la **tularémie (**Annexe au plan Biotox (2007)).<br>• Plan national de réponse à une **menace de variole** (2006). |

**Conférences de consensus - Recommandations**

| Année | Source | Titre |
|---|---|---|
| 2011 | InVS | Les maladies infectieuses émergentes : état de la situation et perspectives. |

**Autres références :**

1. Site de l'InVS.
2. Site du CDC (USA).
3. Site du Ministère de la santé.
4. Site du Ministère de la défense.
5. Site de l'ANSM : Biotox/Piratox/Piratome.

Chap. 27

UE 6
Item175

# RISQUES SANITAIRES LIES A L'EAU ET A L'ALIMENTATION. TOXI-INFECTIONS ALIMENTAIRES

| Les objectifs du CNCI pour l'*i*ECN 2016 | MOTS-CLES et REFLEXES GENERAUX |
|---|---|
| × *Préciser les principaux risques liés à la consommation d'eau ou d'aliments (crudités, viandes et poissons ingérés crus ou insuffisamment cuits).* | × ***TIAC = Déclaration Obligatoire a l'ARS***<br>× ***Germes les plus fréquents = Salmonelles et Staph. Doré***<br>× ***Botulisme et SHU***<br>× ***Enquête alimentaire et prélèvements bactériologiques*** |

## 1. PRINCIPAUX RISQUES LIES A L'EAU

| | |
|---|---|
| **CRITERES DE QUALITE DE L'EAU** | **Catégorie de critères de qualité :**<br>• Paramètres **organoleptiques** :<br>  – Couleur<br>  – Turbidité<br>  – Odeur<br>  – Saveur<br>• Paramètres **physico-chimiques** en relation avec la structure naturelle des eaux :<br>  – Température<br>  – pH<br>  – Sulfates<br>  – Magnésium, sodium, potassium<br>• Paramètres **microbiologiques** :<br>  – Coliformes totaux et fécaux<br>  – Streptocoques fécaux<br>• **Substances indésirables** :<br>  – Nitrates, nitrites<br>  – Aluminium<br>• Substances **toxiques** : métaux lourds<br>• **Pesticides**<br>• Pour les eaux adoucies :<br>  – Dureté<br>  – Alcalinité<br><br>**Mesure des critères de qualité :**<br>• Concentrations Maximales Admissibles (CMA)<br>• Concentrations Minimales Requises (CMR) |

<table>
<tr><td rowspan="1">SURVEILLANCE DE LA QUALITE DE L'EAU</td><td colspan="3">

• **Quelle eau ?**
  - **Celle d'alimentation**
  - **Celle de l'environnement**

• **Qui surveille ?**
  - **L'Agence nationale de sécurité sanitaire de l'alimentation, de l'environnement et du travail (ANSES)**
  - **Les Agence Régionale de Santé (ARS)** = eaux d'alimentation

• **Quels référentiels ?**
  - **Les normes admises : (cf.)**
    - Paramètres organoleptiques
    - pH
    - Concentrations maximales admissibles
    - Concentrations minimales requises
    - …

</td></tr>
<tr><td>SOURCES DE POLLUTION HYDRIQUE</td><td colspan="3">

• **Industrielle**
• **Agricole :**
  - Exploitation agricole intensive
  - Pesticides, engrais
• **Domestique :**
  - Utilisation quotidienne d'eau
  - Organique, détergents

</td></tr>
<tr><td rowspan="9">RISQUES LIES A LA CONSOMMATION D'EAU</td><td rowspan="2">CHIMIQUE</td><td>Minérale</td><td>Plomb, mercure</td></tr>
<tr><td>Organique</td><td>Engrais, pesticides, hydrocarbures</td></tr>
<tr><td rowspan="2">PHYSIQUE</td><td>Radioactive</td><td>Eléments radioactifs</td></tr>
<tr><td>Thermique</td><td>Réchauffement et ses conséquences</td></tr>
<tr><td rowspan="3">INFECTIEUX</td><td>Viral</td><td>Adénovirus, entérovirus, rotavirus, norovirus, virus hépatite A et E</td></tr>
<tr><td>Bactérien</td><td>Shigelle, légionelle, typhoïde, choléra…</td></tr>
<tr><td>Parasitaire</td><td>Amibiase, bilharziose</td></tr>
<tr><td>ALLERGIQUE</td><td>Allergie aux constituants</td><td>Constituants lors du traitement de l'eau</td></tr>
</table>

## 2. DIAGNOSTIC DES TOXI-INFECTIONS ALIMENTAIRES

| | |
|---|---|
| **DEFINITION** | **Définition générale :**<br>• **« au moins deux cas groupés**<br>• D'une **symptomatologie similaire**, en général digestive<br>• Dont on peut rapporter la **cause** à une **même origine alimentaire »**<br>**Cas de maladie rare et sévère :**<br>• La **définition** est **élargie**<br>• Une contamination collective peut être suspectée **dès le premier cas**<br>• Principal exemple : **botulisme** |
| **DECLARATION OBLIGATOIRE** | **TIAC et déclaration :**<br>• **Toutes les TIAC = maladies à déclaration obligatoire**<br>**A qui la déclaration se fait-elle ?**<br>• Auprès des **autorités sanitaires locales :**<br>– **ARS** (Agence Régionale de Santé)<br>– La déclaration peut également se faire auprès de la **DDPP** = Direction Départementale de la Protection des Populations<br>**Qui a obligation de déclaration ?**<br>• Le **médecin** qui constate le cas<br>• Les **biologistes** (laboratoires publics et privés)<br>• Tout responsable d'établissement de restauration collective<br>**But :**<br>• Réalisation **d'enquêtes** épidémiologiques et vétérinaires<br>• **Identifier les facteurs favorisants**<br>• Prendre les **mesures** adéquates **pour éviter les récidives**<br>**Taux de déclaration :**<br>• **Estimé à 20%** |
| **EPIDEMIOLOGIE** | • 1030 foyers épidémiques déclarés en 2010 soit 9 900 sujets atteints, et 1 décès<br>• Taux d'hospitalisation = 7%<br>• **Principaux agents pathogènes identifiés en 2010 :**<br>– Entérotoxine staphylococcique (33%)<br>– Salmonelles (20%)<br>– Norovirus (16%)<br>• **Lieux :**<br>– **Restaurations collectives (2/3)**<br>– Foyers familiaux (1/3) |
| **ETIOLOGIES** | • **Salmonelles** +++<br>• **Staphylocoque doré** +++<br>• ***Clostridium perfringens***<br>• ***E. coli***<br>• ***Campylobacter Jejuni***<br>• Autres :<br>– *Bacillus cereus*<br>– *Shigella sonnei*<br>– *Clostridium botulinum*<br>– *Virus* |
| **DELAI D'INCUBATION** | **4H** : **Staphylocoque doré**<br>**12H** : **Clostridium perfringens**<br>**24H** : **Salmonelles**<br>**Jours** : **E. coli entérotoxinogène**, **Campylobacter jejuni** |
| **MECANISMES** | • Mécanisme **entéro-invasif**<br>• Mécanisme **toxinique** |

| MECANISME | ENTERO-INVASIF | TOXINIQUE |
|---|---|---|
| **TEMPS D'INCUBATION** | **Long** | **Court** |
| **PHYSIO PATHOLOGIE** | • **Bactérie**<br>• **Colonisation** de la muqueuse intestinale<br>• **Inflammation**<br>• **Ulcération** | • **Bactérie**<br>• Libération de **toxine** au sein de l'aliment<br>• Action toxinogène<br>• **Stimulation de la sécrétion** |
| **SYNDROME** | • **Syndrome dysentérique** | • **Syndrome cholériforme** |
| **CLINIQUE** | • Selles :<br>– **Glaireuses**<br>– **Mucopurulentes**<br>– **+/- sanglantes**<br>– Afécales | • Selles :<br>– **Aqueuses**<br>– **Sans leucocytes**<br>– **Non sanglantes**<br>– **Abondante +++** |
| | • Vomissements | • Vomissements |
| | • **Fièvre (suivant** l'agent infectieux) | • **Fièvre absente** ou modérée |
| | • Douleurs abdominales | • Risque de **déshydratation +++** |
| **GERMES** | • *Yersinia enterolitica*<br>• *Campylobacter jejuni*<br>• *Amibe*<br>• *Shigelle*<br>• ***Salmonelle* ++++**<br>• *E.coli entéro-invasif* ++ | • ***Perfringens clostridium*++**<br>• *Vibrio choleræ*<br>• *Bacillus cereus*<br>• ***Botulinum clostridium***<br>• **Staphylocoque doré ++**<br>• ***E. coli* entérotoxinogène ++** |
| | **Y CASSE**<br>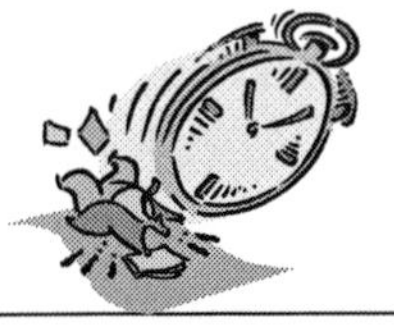 | les **PV** des B**é**BES<br>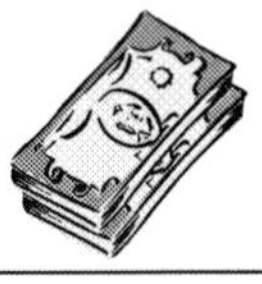 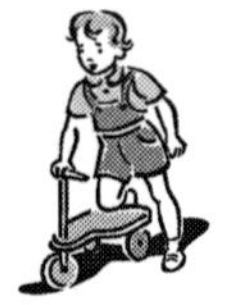 |

| | |
|---|---|
| **FACTEURS FAVORISANTS** | **Production :**<br>• Contamination des **matières premières**<br>• Contamination par négligence de **préparation**<br>• Contamination par **l'environnement** :<br>– Personnels<br>– Equipements<br>**Transports et stockage :**<br>• Contamination par mode de **conservation**<br>• Contamination par mode de **stockage**<br>• Contamination par non-respect de la **chaîne du froid**<br><br>**Consommation** :<br>• **Délais longs** entre préparation et consommation |

# 3. TOXI-INFECTIONS ALIMENTAIRES CLASSES PAR GERMES EN CAUSE

<table>
<tr><td rowspan="8">**SALMONELLE**</td><td rowspan="6">**Epidémiologie**</td><td>**GERMES**</td><td>Salmonelle<br>Sérotype : *S.* ***enteritidis*** > *S. typhimirium.*</td></tr>
<tr><td>**Mécanisme**</td><td>**Entéro-invasif.**</td></tr>
<tr><td>**Incubation**</td><td>**24 h**</td></tr>
<tr><td>**Epidémiologie**</td><td>**2$^{ème}$cause** de TIAC déclarées en 2010</td></tr>
<tr><td>**Contexte**</td><td>Eté<br>Restaurations familiales</td></tr>
<tr><td>**Aliments**</td><td>**Œufs**<br>Dérivés frais (mayonnaise, pâtisseries)<br>Artisanaux</td></tr>
<tr><td>**Diagnostic**</td><td colspan="2">**Clinique :**<br>• Prodromes : fièvre, douleurs abdominales et malaise<br>• Syndrome **dysentérique**<br>• Signes extra-digestifs possibles<br>**Paraclinique :**<br>• Confirmation micro-biologique :<br>   - Selles<br>   - Aliments suspects<br>• Sérotypage</td></tr>
<tr><td>**Traitement**</td><td colspan="2">**Abstention**<br>**Antibiothérapie :**<br>• 5 j<br>• Pénicilline A, cotrimoxazole, fluoroquinolone<br>• **Conditions :**<br>   - Ages extrêmes<br>   - Immunodéprimés<br>   - Formes sévères<br>   - Drépanocytaires<br>   - Prothèses vasculaires</td></tr>
</table>

<table>
<tr><td rowspan="7">CLOSTRIDIUM PERFRINGENS</td><td rowspan="5">Epidémiologie</td><td>Germes</td><td>Clostridium perfringens<br>Sérotype le plus fréquent : A</td></tr>
<tr><td>Mécanisme</td><td>Toxinique</td></tr>
<tr><td>Incubation</td><td>6-12 h</td></tr>
<tr><td>Contexte</td><td>Hiver<br>Restaurations collectives</td></tr>
<tr><td>Aliments</td><td>Viandes en sauce<br>Plats cuisinés</td></tr>
<tr><td>Diagnostic</td><td colspan="2">Clinique :<br>• Prodromes : fièvre modérée et douleurs abdominales<br>• Syndrome cholériforme<br>• Possible entérocolite nécrosante<br>Paraclinique :<br>• Confirmation micro-biologique :<br>– Selles et aliments suspects<br>• Culture sur milieu anaérobie strict<br>• Mise en évidence de l'entérotoxine (test ELISA ou test d'agglutination au latex) dans les selles</td></tr>
<tr><td>TTT</td><td colspan="2">Abstention<br>Antibiothérapie :<br>• Conditions :<br>– Formes sévères</td></tr>
</table>

<table>
<tr><td rowspan="8">STAPHYLO-COQUE</td><td rowspan="6">Epidémiologie</td><td>Germes</td><td>Staphylocoque doré</td></tr>
<tr><td>Mécanisme</td><td>Toxinique</td></tr>
<tr><td>Incubation</td><td>6 h</td></tr>
<tr><td>Epidémiologie</td><td>1ère cause de TIAC déclarées en 2010</td></tr>
<tr><td>Contexte</td><td>Restaurations collectives</td></tr>
<tr><td>Aliments</td><td>Manipulations par des cuisiniers contaminés (narines, panaris, furoncles…)<br>Pâtisseries<br>Salades</td></tr>
<tr><td>Diagnostic</td><td colspan="2">Clinique :<br>• Prodromes : vomissements abondants, douleurs abdominales<br>• Syndrome cholériforme<br>• Risque de déshydratation.<br>Paraclinique :<br>• Confirmation micro-biologique :<br>– Aliments suspects<br>– Aucun intérêt de la coproculture<br>• Portage sain chez les cuisiniers :<br>– Narines<br>– Panaris<br>– Furoncles<br>• Mise en évidence de l'entérotoxine dans :<br>– Aliments<br>– Selles<br>– Vomissements des patients</td></tr>
<tr><td>T</td><td colspan="2">Abstention<br>Traitement des porteurs sains</td></tr>
</table>

<table>
<tr><td rowspan="7">SHU</td><td rowspan="5">Epidémiologie</td><td>SHU</td><td>Syndrome Hémolytique et Urémique</td></tr>
<tr><td>Germes</td><td>E.coli vérotoxique de type 0157H7 par ex</td></tr>
<tr><td>Mécanisme</td><td>Sécrétrice de vérotoxines</td></tr>
<tr><td>Epidémiologie</td><td>Touche souvent les enfants de moins de 5 ans<br>1ère cause d'IRA organique avant 3 ans</td></tr>
<tr><td>Aliments</td><td>Produits contaminés par les animaux<br>Lait<br>Viande</td></tr>
<tr><td>Diagnostic</td><td colspan="2">Clinique :<br>• Phase digestive :<br>– Diarrhée sanglante entéro-invasive<br>– Dissémination de la toxine<br>• Phase hématologique :<br>– Brutale<br>– Anémie sévère avec schizocytes<br>– Thrombopénie<br>• Phase rénale :<br>– Hématurie et protéinurie<br>– Insuffisance rénale :<br>▪ Aiguë<br>▪ Oligo-anurique<br>▪ Nécessitant dans 50% des cas une épuration extra-rénale<br>Paraclinique :<br>• Confirmation micro biologique (labo spécialisé)<br>• Bilan des complications :<br>– NFS, plaquettes, schizocytes<br>– Bilan rénal, ionogramme<br>– …</td></tr>
<tr><td>Traitement</td><td colspan="2">Curatif :<br>• Symptomatique<br>• EER<br>• Traiter l'anémie, l'HTA…<br>Préventif :<br>• Dépistage vétérinaire des animaux<br>• Interdire aux nourrissons et enfants de moins de 5 ans la consommation de :<br>– Laitages non pasteurisés<br>– Viandes crues</td></tr>
</table>

<table>
<tr><td rowspan="7">BOTULISME</td><td rowspan="5">Epidémiologie</td><td>Germes</td><td>Clostridium botulinum</td></tr>
<tr><td>Mécanisme</td><td>Toxinique<br>Neurotoxine : toxine botulique<br>Fixation sur les synapses cholinergiques de la jonction neuro-musculaire.<br>Blocage de façon spécifique et irréversible de la transmission neuro-musculaire</td></tr>
<tr><td>Incubation</td><td>4 h à 1 semaine</td></tr>
<tr><td>Epidémiologie</td><td>Rare</td></tr>
<tr><td>Aliments</td><td>Fabrication artisanale<br>Conserve<br>Jambon</td></tr>
<tr><td>Diagnostic</td><td colspan="2">Clinique :<br>• Phase d'invasion :<br>  - Signes digestifs<br>• Phase d'état :<br>  - Signes musculaires :<br>    ▪ Déficit musculaire voire paralysies périphériques<br>    ▪ Paralysie des muscles respiratoires : risque de décès<br>  - Signes oculaires :<br>    ▪ Paralysie de l'accommodation, mydriase<br>    ▪ Diplopie<br>  - Signes oropharyngés :<br>    ▪ Dysphonie<br>    ▪ Dysphagie<br>  - Syndrome sec (parasympathique périphérique)<br>  - Signes urinaires :<br>    ▪ Dysurie<br>    ▪ Rétention aiguë d'urines<br>  - Signes digestifs : constipation<br>  - Signes négatifs :<br>    ▪ Pas de signes centraux<br>    ▪ Pas de signes méningés<br>Paraclinique :<br>• Dosage de la toxine sanguine<br>• Electromyographie (bloc de conduction neuro-musculaire de type présynaptique)</td></tr>
<tr><td>Traitement</td><td colspan="2">• Hospitalisation, réanimation<br>• Traitement symptomatique<br>• Traitement étiologique discuté :<br>  - Guanidine qui a une action antitoxinique<br>  - Sérothérapie dans les formes sévères<br>• Prévention par mesures simples d'hygiène dans la préparation des conserves</td></tr>
</table>

| | | | |
|---|---|---|---|
| **INTOXICATIONS HISTAMINIQUES** | **Epidémiologie** | **Mécanisme** | Transformation de l'histidine<br>Formation **d'histamine**<br>**Syndrome vasomoteur** |
| | | **Incubation** | **< 1 h** |
| | | **Epidémiologie** | **Rare** |
| | | **Aliments** | **Histamine :**<br>• **Poissons (thon +++)**<br>**Histamine-like : (glutamate de Na)**<br>• **Champignons**<br>• **Pesticides** |
| | **Diagnostic** | • Troubles **vasomoteurs**<br>• **Erythème de la face et du cou**<br>• Troubles **digestifs**<br>• Troubles **neurologiques** moteurs ou sensitifs<br>• **Céphalée**<br>• **Lipothymies** | |

## 4. PREVENTION DES TOXI-INFECTIONS ALIMENTAIRES

| | |
|---|---|
| **FACTEURS FAVORISANTS** | **Production :**<br>• Surveillance des **matières premières et des équipements**<br>• Améliorer les **procédures d'hygiène collective et individuelle** des personnels (lavage des mains...)<br>**Transports et stockage :**<br>• Revoir les **erreurs de conditionnement** des aliments<br>• Respecter la **chaîne du froid**<br>**Consommation :**<br>• Respecter les **dates de péremption**<br>• **Surveillance régulière** des **repas (prélèvements microbiologiques)**<br>**Si contamination :**<br>• **Déclaration obligatoire à l'ARS** (Agence Régionale de Santé) de toute TIAC |

## 5. CONDUITE A TENIR EN CAS DE TOXI-INFECTIONS ALIMENTAIRES

| | | |
|---|---|---|
| **POSER LE DIAGNOSTIC ET EN FAIRE LA DECLARATION** | | • **Obligatoire**<br>• **Destiné** :<br>– Au médecin inspecteur de santé publique de l'ARS (Agence Régionale de Santé)<br>• Une **intervention** peut être demandée téléphoniquement directement :<br>– **ARS**<br>– **DDPP** |
| **ENQUETE** | **1ère étape = affirmer l'épidémie** | • **Recensement exhaustif des cas**<br>• **Description des malades** (caractéristiques, tableau clinique, distribution dans le temps et dans l'espace)<br>• **Taux d'attaque** (nombre de malades sur le nombre de personnes présentes dans la collectivité où le foyer s'est déclaré).<br>• **Courbe épidémique** (distribution des cas en fonction du temps)<br>• Emettre des **hypothèses sur l'origine de la contamination** (source, mode de transmission…) |
| | **Déclaration** | • **A l'ARS (Agence Régionale de Santé)** |
| | **Etape épidémiologique = recherche de l'aliment contaminant** | • **Enquête alimentaire : caractériser les repas de toutes les personnes dans la collectivité**<br>• **Hypothèses sur les aliments suspects**<br>• **Vérifier les hypothèses** par une **enquête épidémiologique :**<br>– Enquête de type **cas témoin** (avec calcul des odds ratio): Fréquence d'exposition aux aliments contaminés statistiquement plus élevée chez les malades que chez les témoins non malades<br>– Ou enquête de type **cohorte rétrospective** (portant sur tous les individus de la collectivité) en cas de petite collectivité |
| | **Etape bactériologique = identifier l'agent responsable** | • **Prélèvements bactériologiques**<br>• Orientés par le tableau clinique et par l'enquête<br>• Effectués au niveau :<br>-De la **source de contamination** supposée (**chaîne alimentaire**)<br>-Du sujet **malade** (**selles, vomissements, sang**) |
| | **Etude de la chaîne alimentaire, enquête sanitaire = recherche de l'origine de la contamination** | **Lieux :**<br>• **Production**, traitement des aliments<br>• **Personnel**<br>• Transport, stockage, **chaîne du froid**<br>• Les prélèvements chez la personne malade sont réalisés par l'ARS<br>• L'enquête de la chaîne alimentaire et les prélèvements alimentaires sont réalisés par la DDPP |
| | **Actions à mener** | • **Avis d'alerte**<br>• **Mesures correctrices.**<br>• **Mesures préventives** des récidives |
| | **Rédaction d'un rapport** | Consignation de l'enquête |

Chap. 28

UE 6
Item 176

# RISQUES SANITAIRES LIES AUX IRRADIATIONS RADIOPROTECTION

| Les objectifs du CNCI pour l'iECN 2016 | MOTS-CLES et REFLEXES GENERAUX |
|---|---|
| × *Préciser les risques biologiques liés à l'irradiation naturelle ou artificielle et savoir en informer les patients.*<br>× *Expliquer les risques liés aux principaux examens radiologiques ainsi qu'aux actes interventionnels réalisés sous imagerie médicale.*<br>× *Appliquer les principes de la radioprotection aux patients et aux personnels.* | × ***Risques liés aux rayonnements ionisants : effets déterministes vs stochastiques***<br>× ***Dose absorbée (Gy) – Dose efficace (Sv)***<br>× ***Principes généraux de radioprotection des patients :***<br>- ***justification***<br>- ***optimisation***<br>- ***substitution*** |

## 1. GENERALITES

| | |
|---|---|
| **TYPE et SOURCE DE RADIOACTIVITE** | • **Naturelle :**<br>- Les rayons **cosmiques** (galaxies, soleil)<br>- Le rayonnement **tellurique** (radioactivité de l'écorce terrestre)<br>- La radioactivité des **eaux** (dépend des terrains qu'elles drainent)<br>- La radioactivité des **corps humains** (**aliments** radioactifs)<br>- La radioactivité de **l'air** (essentiellement due au Radon)<br>• **Artificielle :**<br>- Industrielle et militaire<br>- **Médicale** à but diagnostique ou thérapeutique<br>**L'exposition médicale représente plus du tiers de l'exposition globale moyenne aux rayonnements ionisants** |

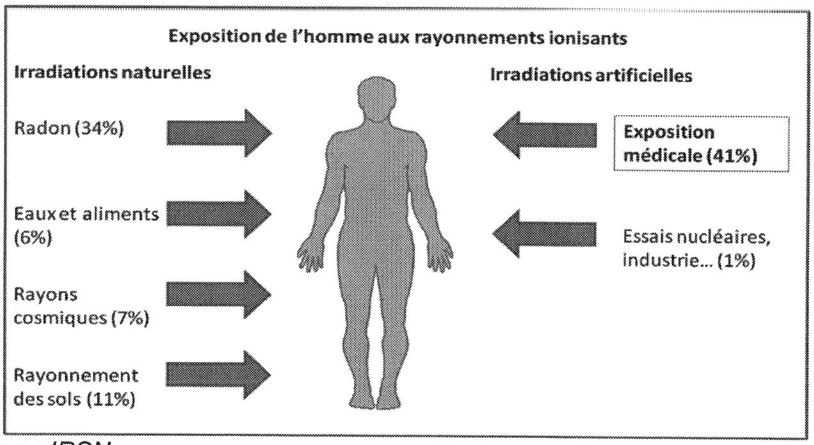


*Source : IRSN*

## 2. UNITES DOSIMETRIQUES

| DOSE | DOSE ABSORBEE | DOSE EQUIVALENTE | DOSE EFFICACE |
|---|---|---|---|
| **UNITES** | **Gray**<br>**Gy** | **Sievert**<br>**Sv** | **Sievert**<br>**Sv** |
| **DEFINITION** | Energie absorbée par un volume sur la masse de ce volume | **Effet biologique** du rayonnement sur un tissu ou un organe donné | **Effet biologique** du rayonnement au niveau de tous les tissus ou un organe donné |
| **CONCEPT** | **Energie transmise** | **Effet biologique (organe)** | **Effet biologique (individu)** |
| **CALCUL** | **D**<br>**1Gy = 1 Joule/Kg** | **H**<br>**$H = D \times W_R$**<br>(avec $W_R$ = facteur de pondération du rayonnement) | **E**<br>**$E = H \times W_T$**<br>(avec $W_T$ = facteur de pondération tissulaire) |
| **En pratique** | • En pratique on ne sait mesurer que la dose absorbée<br>• Les doses en Sievert (équivalente ou efficace) sont estimées en choisissant des facteurs de pondération et en faisant des calculs<br>• Les limitations règlementaires de l'exposition sont données en terme de **dose efficace (Sv)**<br>• Les expositions du patient à l'issue d'un examen est donnée en **dose absorbée (Gy)** | | |
| **Quelques chiffres** | • Un français reçoit une exposition moyenne de l'ordre de 2,4 mSv d'irradiation naturelle et d'environ 1mSv d'irradiation artificielle (essentiellement d'origine médicale : cf schéma plus haut).<br>• Les limites (annuelles hors radioactivité naturelle et médecine, c'est-à-dire essentiellement les activités nucléaires) fixées par la Commission Européenne (Directive 96/29) sont :<br>– **Public : < 1 millisievert par an (mSv/an)**<br>– **Travailleurs exposés : < 100 mSv sur 5 années consécutives**, la dose annuelle ne devant pas dépasser 50 mSv. | | |

### RELATIONS ENTRE LES UNITES DOSIMETRIQUES

Réflexes

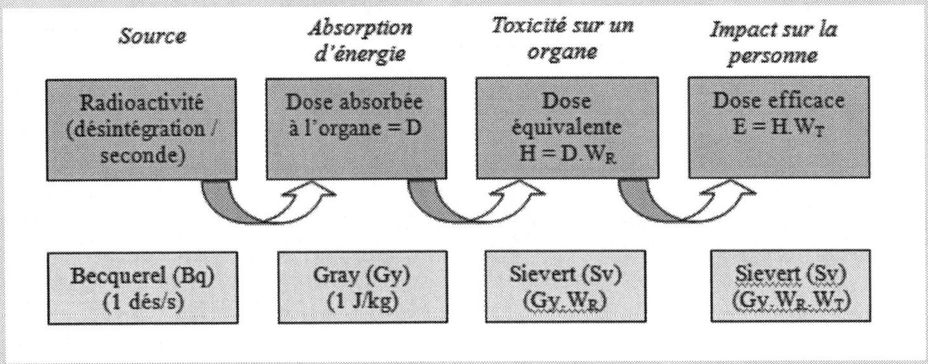

# 3. LES PRATIQUES MEDICALES A BASE DE RAYONNEMENTS IONISANTS

| | |
|---|---|
| **RADIOLOGIE** | • Utilise les rayonnements ionisants dans un **but diagnostic**<br>• Délivre une **exposition externe**<br>• Délivre des doses individuelles très variable selon le type d'examen (voir tableau)<br>• La dose délivrée dépend également<br>– De la pratique<br>– Du matériel<br>– De la morphologie du patient |
| **RADIOTHERAPIE** | • Utilise les rayonnements ionisants dans un **but curatif ou parfois palliatif**<br>• Utilisé pour environ 50% des cancers nouvellement diagnostiqué<br>• **Les doses délivrées sont élevées (de l'ordre de plusieurs dizaines de Grays)**<br>• S'accompagne souvent d'effets secondaires |
| **MEDECINE NUCLEAIRE** | • Utilisée dans un **but diagnostique**<br>– Permet de localiser des lésions (métastases cérébrales ou osseuses)<br>– Permet d'étudier le fonctionnement d'un organe (ex : métabolisme d'une glande, fonctionnement myocardique)<br>– Ex : Iode 131 (cellules thyroïdiennes), Technétium 99m (cerveau, os, rein)<br>– **Les doses délivrées sont comparables à celles de la radiographie**<br>• Utilisée dans un **but thérapeutique**<br>– Ex : traitement d'un cancer thyroïdien par de l'iode radioactif<br>– **Les doses délivrées peuvent être localement élevées**, de l'ordre de plusieurs dizaines de Grays |

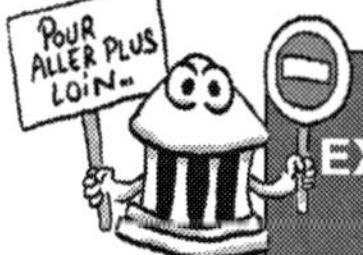


| EXAMEN RADIOLOGIQUE | Dose efficace Moyenne (mSv) | Nombre équivalent de clichés thoraciques | Durée équivalente d'exposition naturelle |
|---|---|---|---|
| Membres et articulations | <0,01 | <0,2 | <1,5 jours |
| Thorax (1 cliché postéro-ant) | 0,05 | 1 | 7 jours |
| Crâne | 0,05 | 1 | 7 jours |
| Rachis dorsal (1 cliché) | 0,4 | 20 | 2 mois |
| Rachis lombaire (2 clichés) | 1,8 | 36 | 9 mois |
| Bassin (1 cliché) | 1,2 | 24 | 6 mois |
| ASP (2clichés) | 1,9 | 38 | 9 mois |
| UIV | 2,1 | 42 | 11 mois |
| TOGD | 12 | 240 | 5 ans |
| Lavement baryté | 12 | 240 | 5 ans |
| Scanner du crâne | 2,1 | 42 | 11 mois |
| Scanner du thorax | 5,7 | 114 | 2,4 ans |
| Scanner abdomino-pelvien | 12 | 240 | 5 ans |

## 4. LES RISQUES LIES AUX RAYONNEMENT IONISANTS

### A. GENERALITES

| | |
|---|---|
| **GENERALITES** | • Les effets d'un rayonnement ionisant dépendent<br>- de sa nature,<br>- de la dose absorbée,<br>- de l'organe touché<br><br>• Ils peuvent être classés en deux catégories :<br>- **les effets déterministes** ou obligatoires<br>- **les effets stochastiques** ou aléatoires |

**EFFETS DES RAYONNEMENTS IONISANTS** — Réflexes

| EFFETS DETERMINISTES | EFFETS STOCHASTIQUES |
|---|---|
| • **Constants au dessus d'un seuil** (0,2 - 0,3 Gy)<br>• **Gravité proportionnelle à la dose**<br>• **Précoces** (qqs heures à qqs mois)<br>• **Généralement réversibles**<br>• **Tissus les plus touchés :**<br>- Peau, cristallin<br>- Tube digestif, poumon<br>- Cellules hématopoïétique<br>• Lien de cause à effet facile à établir<br>• Exceptionnels en imagerie médicale | • **Fréquence proportionnelle à la dose**<br>• **Gravite indépendante de la dose**<br>• **Caractère aléatoire**<br>• **Apparition retardée**<br>- Effets cancérigènes<br>- Effets génétiques : mutations<br>• Pas de notion de seuil (aléatoire)<br>→ **Principe de précaution**<br>• Lien de cause à effet difficile à établir |

### B. EFFETS DETERMINISTES

| | |
|---|---|
| **GENERALITES** | • Les effets déterministes apparaissent **à partir de 0,2 à 0,3 Gy**<br>• A partir de 4,5 Gy, la moitié des accidents par irradiation sont mortels en l'absence de traitement<br>• Les tissus les plus sensibles à l'irradiation sont les tissus reproducteurs, les tissus impliqués dans la formation des cellules sanguines (rate, moelle osseuse...), le cristallin et la peau.<br>• On distingue :<br>- Les expositions aigues globales<br>- Les expositions partielles |
| **EXPOSITION AIGUE GLOBALE** | • **Contexte**<br>- Irradiation corporelle totale (ex : avant greffe de moelle hématopoïétique)<br>- Accidents (médicaux ou industriels)<br>- Attentats<br>• **Evolution en 4 phases :**<br>- **Phase initiale ou prodromique** (quelques heures)<br>▪ Nausées, vomissements, asthénie |

| | | |
|---|---|---|
| | - **Phase de latence** ou de rémission clinique (quelques jours)<br>- **Phase d'état ou critique** : selon la dose<br>▪ **Syndrome hématopoïétique** (pancytopénie)<br>▪ **Syndrome gastro-intestinal** (douleurs, vomissements, diarrhée → hémorragies, perforation)<br>▪ **Syndrome neuro-vasculaire** (désorientation, convulsions, coma)<br>- **Phase de restauration**<br>• Cf tableau | |
| **EXPOSITION PARTIELLE** | **Généralités** | - Il s'agit d'une exposition accidentelle d'une partie du corps qui n'engage pas le pronostic vital<br>• La peau est le premier tissu cible<br>• Les doses ci-dessous sont données à titre indicatif |
| | **PEAU** | • Epidermite sèche (> 3 Gy) différée (3 sem) précédée :<br>- D'épilation (> 4 Gy)<br>- D'érythème précoce (5 à 6 Gy)<br>• Epidermite exsudative (> 20Gy)<br>• Radiodermite chronique (> 2Gy/an) = atrophie, mauvaise vascularisation |
| | **CRISTALLIN** | • Opacités du cristallin (> 1-2 Gy en exposition unique)<br>• Cataracte (> 5 Gy en exposition unique)<br>• DMLA = 150 mGy |
| | **GONADES** | • Homme :<br>- stérilité transitoire (> 0,2 Gy)<br>- stérilité définitive (4-6 Gy)<br>• Femme :<br>- Stérilité définitive (3-6 Gy) |
| | **POUMON** | • Pneumopathie radique (8 Gy en dose unique) |
| | **DIGESTIF** | • Entérite radique (4-6 Gy en dose unique) |
| | **SNC** | • Leucoencéphalopathie (> 30 Gy en fractionné)<br>• Radionécrose cérébrale (> 50 Gy en fractionné)<br>• Myélopathie radique |

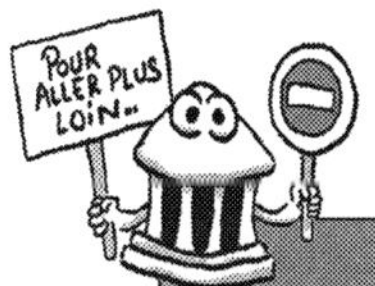


**LES EFFETS DETERMINISTES D'UNE EXPOSITION AIGUE GLOBALE**

| Dose (Gy) | Dose équivalente (mSv) | Effets |
|---|---|---|
| 0,3 - 1 | 1 000 | **Nausées, vomissements** |
| 1 – 3,5 | 3000 à 6000 | Syndrome **hématopoïétique** |
| 4,5 | | **Dose létale 50** : 50% des individus meurent d'hémorragie et d'infections |
| 5 – 7 | | **Stérilité** définitive |
| 5,5 – 7,5 | | Syndrome **gastro-intestinal** (diarrhée sanglante, perforation intestinale) |
| 7,5 – 10 | > 6000 | Atteinte des **poumons** |
| > 10 - 15 | > 10 000 | Syndrome **neurologique** : œdème – coma – **décès** en qqs jours |
| | 20 000 | **Décès** en quelques heures |

## C. EFFETS STOCHASTIQUES

| | |
|---|---|
| **GENERALITES** | • Deux types d'effets stochastiques :<br>- **Effets cancérigènes** : leucémies et cancers solides (poumon, thyroïde, voies digestives et urinaires...)<br>- **Effets génétiques** : mutations |
| **Effets cancérigènes** | • Mécanisme : lésions de l'ADN qui font l'objet de réparations fautives viables<br>• Effet de seuil :<br>- D > 0,5 Gy = Effets cancérigènes connus<br>- D < 0,5 Gy = peu d'effets sauf pour la thyroïde<br>- D < 0,2 Gy = pas de preuve d'un effet cancérigène<br>• Mais par prudence, on considère que toute dose, aussi faible soit-elle, peut entraîner un risque accru de cancer. C'est l'hypothèse d'absence de seuil et l'application du principe de précaution (cette question fait l'objet de débats scientifiques) |
| **Effets génétiques** | • Les effets héréditaires résultent des lésions des chromosomes de la lignée germinale (spermatozoïdes et ovules) susceptibles d'entraîner des anomalies dans la descendance de l'individu exposé.<br>• Les mutations génétiques après irradiation n'ont été mises en évidence que de manière expérimentale chez l'animal. Les études épidémiologiques n'ont pas permis de mettre en évidence de manière certaine une augmentation des mutations génétiques dans la descendance des populations humaines irradiées. |

# 5. PRINCIPES DE LA RADIOPROTECTION DES PATIENTS

| | |
|---|---|
| **RADIOPROTECTION DES PATIENTS = Une obligatoire légale** | • **Directive Européenne : Euratom 97/43 article 9 (1997)**<br>• **Décret du 24 mars 2003**<br>• **Code de la santé publique**<br>Il est obligatoire pour les médecins demandant ou réalisant des examens d'imagerie utilisant les rayonnements ionisants **l'application des 3 principes généraux** |
| **PRINCIPES GENERAUX DE LA RADIOPROTECTION** | • **Justification des actes**<br>- Pertinence des prescriptions<br>- Notion de balance bénéfice / risque potentiel<br>→ Consensus et protocoles pré-établis<br>→ Guide du bon usage des examens d'imagerie (Cf Item 5)<br>• **Optimisation des actes**<br>- Opération permettant d'obtenir l'information diagnostique recherchée au moyen de la dose d'exposition la plus faible possible<br>→ Guides des procédures radiologiques<br>→ Niveaux de références diagnostiques (NRD)<br>• **Substitution des actes**<br>- Moins irradiant<br>- Non irradiant (IRM – Echographie)<br>- A bénéfice équivalent |
| **L'optimisation des actes : Les NRD** | • Pour les examens les plus courants et pour les examens les plus irradiants des niveaux de référence diagnostiques de dose sont fixés par arrêté du ministre de la santé<br>• Il s'agit de niveaux indicateurs servant de guide pour la mise en œuvre du principe d'optimisation<br>• Ils ne doivent pas être dépassés sans justification technique ou médicale |

| | |
|---|---|
| | • → Obligation de faire figurer dans le compte rendu :<br>– Le PDS en radiologie conventionnelle (Produit Dose.Surface en Gy.cm$^2$)<br>– Le PDL en scannographie (Produit Dose.Longueur en Gy.cm$^2$) |
| **PREVENTION SPECIFIQUE EN RADIODIAGNOSTIC** | **Avant l'examen : Justification (± substitution)**<br>• **Principe :**<br>– Justifier le **type d'examen**<br>– Justifier le **nombre de clichés**<br>• **Moyens :**<br>– **Demande d'examen** écrite, justifiée et complète<br>– Prise en compte des **antécédents d'irradiation** annuelle du patient<br>– **Avis téléphonique** du radiologue dans certains cas<br>**Pendant : Optimisation**<br>• **Economie** sur l'irradiation :<br>– **Limiter le nombre de cliches**<br>– **Optimiser la dose délivrée** : dose minimale pour une qualité des clichés acceptable<br>– Dépend du matériel, de l'examen et des opérateurs<br>• Protection du **patient** :<br>– **Protection des gonades**<br>– Lunettes |
| **PROTECTION DES PROFESSIONNELS** | • Protection du **personnel** :<br>– **S'éloigner** le plus loin possible de l'appareil<br>– **Tabliers**<br>– **Gants, lunettes**<br>– **Ecran protecteur** |
| **PREVENTION SPECIFIQUE EN RADIOTHERAPIE** | • Respect des **contre-indications :**<br>– Lésion infectée<br>– Malade fébrile<br>– Irradiation cardiaque si IDM < 6 mois<br>– Irradiation de l'estomac en cas d'UGD évolutif<br>• Elaboration **d'un plan de traitement** (équipe pluridisciplinaire) :<br>– **Technique** : la plus communément utilisée est la radiothérapie conformationnelle<br>– **Dose totale** : Balance bénéfice / risque entre dose de contrôle tumoral et dose de tolérance des organes ou tissus sains<br>– **Nombre de séances = Fractionnement** de la dose<br>– **Durée des séances = Etalement** de la dose<br>• **Prévention des effets secondaires :**<br>– Remise en **état buccodentaire**<br>– Confection de **gouttières fluorées**<br>– **Détartrage** des dents<br>– **Surveillance** pendant et après le traitement |

| | ETALEMENT | FRACTIONNEMENT |
|---|---|---|
| **DEFINITION** | DUREE TOTALE DE LA RADIOTHERAPIE | NOMBRE DE SEANCES |
| **EFFETS** | • Protège les tissus à renouvellement rapide<br>• Diminue ainsi le nombre d'effets aigus<br>• Ne pas être trop long au risque d'être inefficace sur les tumeurs qui sont des tissus à renouvellement rapide | • Protège les tissus à renouvellement cellulaire long |

**Références : 1** IRSN : Institut de Radioprotection et de Sureté Nucléaire (www.irsn.fr)

☑ J'inscris mes notes personnelles pour mieux progresser

Chap. 29

UE 6
Item 177

# LA SECURITE SANITAIRE DES PRODUITS DESTINES A L'HOMME. LA VEILLE SANITAIRE

| Les objectifs du CNCI pour l'iECN 2016 | MOTS-CLES et REFLEXES GENERAUX |
|---|---|
| × *Lister les différents types de produits qui sont l'objet d'une vigilance réglementée.*<br>× *Discuter une situation où la vigilance pourrait être déficitaire pour chacun de ces produits.*<br>× *Préciser les grandes missions de l'InVS et de l'ANSM.* | × ***Sécurité sanitaire***<br>× ***Rôle central de l'ANSM***<br>× ***Importance de la déclaration exhaustive par les professionnels de santé des évènements indésirables*** |

## 1. HISTORIQUE

Pour ce qui est de la sécurité et de la veille sanitaire dans le domaine des maladies infectieuses, ainsi que du rôle et des missions de l'InVS (Institut national de Veille Sanitaire), se référer à l'item 142.

| | |
|---|---|
| **GENERALITES** | • La législation est abondante dans les domaines de la sécurité et de la veille sanitaire.<br>• Elle s'est établie à la suite des nombreuses **crises sanitaires** qui ont ébranlé le pays.<br><br>On peut ainsi citer :<br>• **Loi du 4 janvier 1993** relative à la sécurité en matière de transfusion sanguine et de médicament (affaire du sang contaminé).<br>• **Loi du 1er juillet 1998** relative au renforcement de la veille sanitaire : création de l'AFSSAPS, du Centre National de Sécurité Sanitaire et de l'InVS.<br>• **Loi du 9 août 2004** relative à la politique de santé publique : mise en place du dispositif de gestion de crise au niveau régional.<br>• **Loi HPST du 21 juillet 2009 :** renforcement du dispositif de vigilance sanitaire, obligation des médecins de mettre à disposition certaines de leurs données pour les missions de vigilance sanitaire (InVS …)<br><br>• Le dispositif de veille sanitaire est organisé autour **d'Agences de sécurité sanitaire** (cf item 4) :<br>- Chacune à un domaine d'action et des compétences bien définies.<br>- Dans le domaine des produits destinés à l'homme, **l'ANSM** (Agence Nationale de Sécurité du médicament et des produits de santé) joue un rôle central. |

| | |
|---|---|
| **MISSIONS DE L'ANSM** | Créée en **2011**, elle remplace depuis le 1er mai 2012 l'AFSSAPS (décret du 27 avril 2012).<br><br><u>2 missions centrales :</u><br>• Offrir un **accès équitable à l'innovation** à tous les patients<br>• Garantir la **sécurité des produits de santé** tout au long de leur cycle de vie, depuis les essais initiaux jusqu'à la surveillance après AMM<br><br>Elle a des <u>missions supplémentaires</u> par rapport à l'AFSSAPS :<br><br>• Mesure régulière de **l'évolution du rapport bénéfice/risque** des médicaments commercialisés<br>• **Encadrement des prescriptions hors Autorisation de Mise sur le Marché** (AMM) par la rénovation du dispositif des Autorisations Temporaires d'Utilisation (ATU) et l'encadrement des prescriptions hors AMM via les recommandations temporaires d'utilisation (RTU)<br>• Promotion de la **recherche sur la sécurité** d'emploi des médicaments<br>• Renforcement de **l'encadrement de la publicité**<br>• **Intensification des actions d'information sur les bénéfices et les risques** des médicaments et des produits de santé |
| **ORGANISATION DE LA VIGILANCE** | Toutes ces vigilances reposent sur <u>3 piliers</u> essentiels :<br>• **Déclaration obligatoire** des évènements indésirables par les professionnels de santé<br>• **La traçabilité** de l'ensemble de ces produits, permettant de retrouver l'ensemble des intervenants liés à ce produit.<br>• **La mobilisation de tous les acteurs de la chaîne** de la vigilance, avec un rôle central de l'ANSM.<br><br>La vigilance peut être mise en défaut à chacun des maillons de la chaîne. Le principal élément pouvant faire défaut dans ce système de vigilance est la **déclaration initiale** des évènements indésirables par les professionnels de santé. |

## 2. PHARMACOVIGILANCE

| | |
|---|---|
| **PRODUITS CONCERNES** | • **Médicaments à usage humain**<br>• **Matières premières à usage pharmaceutique** |
| **ORGANISATION** | • Cf item 318 |

## 3. ADDICTOVIGILANCE

| | |
|---|---|
| **PRODUITS CONCERNES** | • **Substances psycho-actives :**<br>– Psychotropes<br>– Stupéfiants |
| **DEFINITION** | • Surveillance des cas **d'abus et de dépendance** liés à la prise de toute substance ayant un effet psycho-actif, qu'elle soit médicamenteuse ou non, à l'exclusion de l'alcool éthylique et du tabac. |

| | |
|---|---|
| **ROLE** | • **L'évaluation du potentiel d'abus et de dépendance** d'un produit et ses risques pour la santé publique grâce à des systèmes de recueil adaptés<br>• La **surveillance et l'encadrement des conditions d'utilisation** des médicaments psycho-actifs<br>• Le **classement des produits psycho-actifs** sur la liste des stupéfiants et des psychotropes<br>• La **diffusion d'alertes** |
| **ORGANISATION** | • Le système français d'évaluation de la pharmacodépendance existe depuis 1990.<br>• Ce dispositif participe à la **politique de lutte contre la drogue et la toxicomanie** en coordination avec la **Mission Interministérielle de Lutte contre la Drogue et la Toxicomanie** (MILDT).<br><br>Organisation :<br>• Réseau de **13 Centres d'Evaluation et d'Information sur la Pharmacodépendance** (CEIP) complémentaire au réseau de pharmacovigilance :<br>  - **Recueil** des cas<br>  - **Evaluation** des cas de pharmacodépendance<br>  - Préparation des travaux de la **Commission nationale des stupéfiants et des psychotropes** (CNSP)<br>  - Travaux de **recherche**<br>  - **Développement de l'information** sur le risque de pharmacodépendance et d'abus<br>• + 7 centres correspondants.<br>• Les CEIP sont des **centres spécialisés** en pharmacologie clinique ou expérimentale, en toxicologie analytique ou en épidémiologie.<br><br>L'ANSM transmet les rapports d'évaluation des CEIP :<br>• à **l'OEDT** (Observatoire Européen des Drogues et des Toxicomanies)<br>• à **l'Agence Européenne du médicament**, l'EMEA<br>• au **Comité d'experts sur la pharmacodépendance** de l'Organisation Mondiale de la Santé (OMS). |

## 4. HEMOVIGILANCE

| | |
|---|---|
| **PRODUITS CONCERNES** | • Tous les **produits sanguins labiles** (PSL). |
| **DEFINITION** | • Née en France avec la loi du 4 janvier 1993.<br>• Elle a pour objet **l'ensemble des procédures de surveillance, d'évaluation et de prévention des incidents et effets indésirables survenant chez les donneurs ou les receveurs de produits sanguins labiles** (PSL).<br>• Elle porte sur **l'ensemble de la chaîne transfusionnelle.**<br>• L'hémovigilance comprend également le **suivi épidémiologique des donneurs.** |
| **ORGANISATION** | Au niveau de l'établissement :<br>• **Comité de la sécurité transfusionnelle et de l'hémovigilance** (CSTH) :<br>  - obligatoire dans tous les établissements de santé<br>• *Missions :*<br>  - **Information et formation** des professionnels<br>  - Respect des **règles d'hémovigilance**<br>  - Prend des **mesures adaptées** pour diminuer le nombre de PSL détruits<br>  - Assure le **suivi des patients** |

| | |
|---|---|
| | A l'EFS (Etablissement Français du Sang):<br>• **Correspondant hémovigilance**<br><br>Au niveau régional :<br>• **Coordinateur régional d'hémovigilance :**<br>- placé auprès des ARS<br><br>Au niveau national :<br>• ANSM<br><br>En cas d'incident :<br>• **Signalement au CSTH** sur formulaire spécifique.<br>• **Déclaration de l'évènement indésirable par le correspondant hémovigilance**, à l'aide d'un logiciel.<br>• **Déclaration à l'ANSM** avec rapport.<br>• **5 grades** de gravité :<br>- *0 : dysfonctionnement sans signe clinique*<br>- *1 : absence de menace vitale immédiate ou à long terme*<br>- *2 : morbidité à long terme*<br>- *3 : menace vitale immédiate*<br>- *4 : décès* |

## 5. MATERIOVIGILANCE

| | |
|---|---|
| **PRODUITS CONCERNES** | • **Dispositifs médicaux**<br>• **Produits médicaux annexes** |
| **DEFINITION** | • La matériovigilance a pour objectif d'éviter que ne se produisent des **incidents et risques d'incidents graves** (définis à l'article L.5212-2 ) mettant en cause des dispositifs médicaux, en prenant les mesures **préventives et /ou correctives** appropriées .<br>• Cette action est menée après AMM des produits. |
| **ORGANISATION** | Acteurs :<br>• les **correspondants locaux de matériovigilance** des établissements de santé<br>• les **fabricants**<br>• les **utilisateurs**<br><br>4 niveaux de procédure :<br>• Les **incidents mineurs :**<br>- peu graves<br>- clôture à réception<br>• Les **incidents majeurs :**<br>- investigation nécessaire par le fabricant<br>- résultats sont transmis à l'ANSM<br>• Les **incidents critiques :**<br>- mesure conservatoire et évaluation immédiate avec collecte d'informations auprès du fabricant pour prise ou non de mesure sanitaire<br>• **L'évaluation globale**<br><br>Rôle important de **l'expertise externe** des professionnels de santé. |

## 6. REACTOVIGILANCE

| | |
|---|---|
| **PRODUITS CONCERNES** | • **Dispositifs de diagnostic in vivo** |
| **DEFINITION** | • La réactovigilance a pour objet la **surveillance des incidents et risques d'incidents résultant de l'utilisation d'un dispositif médical de diagnostic in vitro** (DMDIV). |
| **ORGANISATION** | • Déclaration des professionnels de santé.<br>• Centralisation de toutes les informations par l'ANSM. |

## 7. BIOVIGILANCE

| | |
|---|---|
| **PRODUITS CONCERNES** | • **Produits issus du corps humain :** tissus, cellules, organes, lait maternel.<br>• Tous les **produits annexes** (= produits qui contiennent / sont en contact avec les produits issus du corps humain).<br>Ne sont pas concernés :<br>• Les produits sanguins labiles (hémovigilance)<br>• Les embryons et gamètes (vigilance de l'assistance médicale à la procréation) |
| **DEFINITION** | • **Surveiller et prévenir les risques** liés à l'utilisation à des fins thérapeutiques d'éléments et produits issus du corps humain.<br>• **Surveiller les non-conformités liées aux produits thérapeutiques annexes** (PTA - solution de conservation d'organe, milieux d'organoculture de cornées, etc.) |
| **ORGANISATION** | L'ANSM est l'autorité compétente en matière de biovigilance :<br>• Elle **met en place et anime** le système national de biovigilance.<br>• Elle s'appuie pour se faire sur un **réseau d'établissements** qui désignent chacun un **correspondant local de biovigilance :**<br>- ***L'Agence de la biomédecine*** (ABM) : rôle des services de régulation et d'appui inter-régionaux (SRA) au sein de CHU.<br>- ***L'EFS :*** un correspondant local de biovigilance doit être désigné dans chacun des 18 ETS (Etablissement régional de Transfusion Sanguine)<br>- ***Les établissements de santé*** par l'intermédiaire des professionnels de santé et de toute personne impliquée dans la fabrication, le transport, … des produits soumis à la biovigilance. |

## 8. COSMETOVIGILANCE

| | |
|---|---|
| **PRODUITS CONCERNES** | • L'ensemble des **produits cosmétiques** |
| **DEFINITION** | Elle comporte :<br>• La déclaration de tous les **effets indésirables** et le recueil des **informations** les concernant<br>• L'enregistrement, l'évaluation et l'exploitation des informations relatives à ces effets dans un **but de prévention**<br>• La réalisation de **toutes études et de tous travaux** concernant la sécurité d'emploi des produits cosmétiques<br>• La **réalisation et le suivi d'actions correctives**, en cas de nécessité. |

| | |
|---|---|
| **ORGANISATION** | Professionnels de santé :<br>• **Déclarent** les évènements indésirables graves.<br><br>Les industriels :<br><br>• Déclaration à la **Direction Générale de la Concurrence, de la Consommation, et de la Répression des Fraudes** (DGCCRF) de tout effet contraire à l'obligation de sécurité d'un produit cosmétique.<br>• Répertorient pour chaque produit cosmétique, les **effets indésirables**, et doivent les tenir à **disposition de l'ANSM**.<br>• Dans certaines conditions, ils peuvent être également tenus de fournir au directeur général de l'ANSM sur demande motivée, **la liste de leurs produits cosmétiques dans la composition desquels entrent la ou les dite(s) substance(s)** (article L. 5131-10 du Code de la santé publique ).<br><br>Les personnes responsables et les distributeurs de produits :<br><br>• **Notifient** également sans délai les effets indésirables graves faisant suite à l'utilisation d'un produit cosmétique. |

## 9. VIGILANCE DES PRODUITS DE TATOUAGE

| | |
|---|---|
| **PRODUITS CONCERNES** | • Tous les **produits pour tatouages** |
| **DEFINITION** | • **Ensemble des moyens permettant la surveillance des effets indésirables résultant de leur utilisation.**<br>• Elle s'exerce sur l'ensemble de ces produits de tatouage après leur mise sur le marché. |
| **ORGANISATION** | Personnes qui réalisent des tatouages :<br>• **Déclaration des effets indésirables** liés à l'utilisation de tels produits.<br><br>Les fabricants :<br>• **Déclaration à la Direction Générale de la Concurrence, de la Consommation, et de la Répression des Fraudes** (DGCCRF), tout effet contraire à l'obligation de sécurité d'un produit de tatouage.<br>• Doivent répertorier pour chaque produit de tatouage, les **effets indésirables, et doivent les tenir à disposition de l'ANSM.** |

**Conférences de consensus - Recommandations**

| Année | Source | Titre |
|---|---|---|
| 2011 | InVS | La veille et l'alerte sanitaire en France. |

Autres références :

1. Le site de l'ANSM : http://ansm.sante.fr/
2. Le site du Ministère de la santé : http://www.sante.gouv

Chap. 30

UE 6

Item 178

# ENVIRONNEMENT PROFESSIONNEL ET SANTE AU TRAVAIL

| Les objectifs du CNCI pour l'iECN 2016 | MOTS-CLES et REFLEXES GENERAUX |
|---|---|
| × *Evaluer l'impact du travail sur la santé et rapporter une pathologie aux contraintes professionnelles.*<br>× *Evaluer l'impact d'une pathologie chronique sur les capacités de travail.*<br>× *Donner des informations sur les conséquences médico-sociales d'une inaptitude au travail et les principes généraux de l'orientation et du reclassement.* | × ***Accident du travail / Maladie professionnelle***<br>× ***Adaptation du poste et/ou du temps de travail***<br>× ***Avis d'inaptitude émis par le médecin du travail*** |

## 1. LA SANTE AU TRAVAIL

| | |
|---|---|
| **GENERALITES** | • De nombreux progrès en France et en Europe ont été réalisés en matière de santé et de sécurité au travail.<br>• Le **développement de la santé et du bien-être au travail**, ainsi que **l'amélioration des conditions de travail** constituent des enjeux majeurs actuels. |
| **CONSTATS** | Malgré les progrès :<br>• Le nombre d'**AT** reste à un niveau **trop élevé** (700 000/an).<br>• Les **maladies professionnelles** ne cessent **d'augmenter**.<br>• Plus d'une personne par jour meurt d'un AT ou des suites d'une maladie professionnelle.<br>• **Plus de 13%** de la population active est exposée à au moins un agent **cancérogène**.<br>• **Trop** d'avis d'inaptitude débouchent sur un **licenciement.** |
| **PLAN SANTE AU TRAVAIL (2010-2014)** | Un **plan « Santé au travail »** a donc été mis en place par le Gouvernement (un premier de 2004 à 2009, un second de 2010 à 2014).<br><br>Ce plan présente plusieurs axes de travail :<br>• **Améliorer la connaissance en santé au travail :**<br>- Développer les outils de la connaissance et du suivi<br>- Agir sur la formation<br>• **Poursuivre la prévention des risques professionnels :**<br>- En particulier renforcer la prévention en direction de certains risques<br>- Encourager les démarches de prévention des risques, notamment dans les PME et TPE |

## 2. IMPACT DU TRAVAIL SUR LA SANTE

| | |
|---|---|
| **DEFINITION** | **Le travail peut avoir un impact sur la santé**<br>**Domaines :**<br>• **Physique**<br>• **Psychique**<br>**Temporalité :**<br>• **A court terme**<br>• **A moyen terme**<br>• **A long terme +++** |
| **PATHOLOGIES DUES AU TRAVAIL** | • **Maladies professionnelles**<br>• **Maladies à caractère professionnel**<br>• **Accidents de travail**<br>• **Autres pathologies bénignes** |
| **INTERROGATOIRE PROFESSIONNEL** | <u>Objectif :</u><br>• Rechercher une **étiologie professionnelle** à une pathologie présentée par un patient<br>• Etablir **l'imputabilité** de l'exposition professionnelle en question pour la pathologie présentée par le patient<br><u>Plusieurs étapes :</u><br>• Reconstituer le **parcours professionnel** du patient : son « ***curriculum laboris*** » :<br>  - L'ensemble des entreprises qu'il a fréquenté<br>  - Les postes qu'il a occupés dans chacune de ces entreprises<br>• **Identification des expositions professionnelles** du patient :<br>  - Les produits utilisés<br>  - Les processus de travail<br>  - Les activités des ateliers voisins<br>• Rechercher des **facteurs extra-professionnels :**<br>  - La présence de tels facteurs n'élimine pas une étiologie professionnelle<br>  - En revanche, ils peuvent potentialiser l'action d'un produit d'origine professionnelle<br>• Evaluer la **rythmicité des signes** par rapport à l'activité professionnelle. |
| **IDENTIFICATION DES PATHOLOGIES** | L'identification des pathologies secondaires à l'activité professionnelle se fait selon plusieurs étapes :<br>• **Interrogatoire professionnel :**<br>  - Etablir une notion d'imputabilité de l'exposition professionnelle pour la maladie en question.<br>• **Examen clinique** du patient :<br>  - Certaines pathologies sont fréquentes et classiquement associées à l'activité professionnelle.<br>• **Confrontation des données** du médecin traitant avec celle du médecin du travail est essentielle.<br>• **Suivi post-professionnel :**<br>  - Obligatoire à la suite de certaines expositions (amiante)<br>  - Dépistage des pathologies secondaires au travail mais avec un délai d'apparition long (cancer)<br>  - Sera développé dans l'item 180 |

## 3. IMPACT DES MALADIES CHRONIQUES SUR LE TRAVAIL

| | |
|---|---|
| **GENERALITES** | • Un nombre toujours plus important de personnes est atteint de maladies chroniques.<br>• Le retour au travail des personnes atteintes de pathologies chroniques signifie souvent pour elles une **certaine guérison.**<br>• Le salarié reste **libre d'annoncer ou non** sa maladie à ses collègues ou sa hiérarchie.<br>• L'impact que ces maladies peuvent avoir sur l'activité professionnelle est généralement **peu connu.**<br>2 cas de figure :<br>• Soit *pas de retentissement important* sur l'activité professionnelle :<br>- **pas d'effets visibles** pour les collègues ou la hiérarchie<br>- **peu de conséquences pour le salarié** malade.<br>• Soit au contraire *retentissement important* sur l'activité professionnelle :<br>- **organisation de l'entreprise**<br>- **impossibilité** pour le salarié **de poursuivre** une quelconque activité professionnelle |
| **IMPACTS SUR LE TRAVAIL** | Dans l'entreprise :<br>• **Absentéisme :**<br>- le salarié doit se rendre à des consultations ou des examens complémentaires, ou il est en arrêt maladie<br>- coûts plus importants pour les entreprises (remplacements, intérim, ...)<br>• **Organisation/planification du travail :**<br>- réorganisation du travail entre les autres salariés présents<br>- augmentation de la charge de travail pour les autres<br>- impact sur les temps de repos, ...<br>Pour le salarié :<br>• **Exclusion**, relations sociales difficiles<br>• Gestion seule de sa prise en charge médicale<br>• Gestion des traitements au sein de l'entreprise<br>• **Fatigue**<br>• **Diminution de la productivité**<br>• **Perte des compétences professionnelles** du fait d'un absentéisme prolongé |
| **ROLE DU MEDECIN DU TRAVAIL** | • Son rôle est de **favoriser le maintien dans l'emploi** des personnes atteintes de maladies chroniques.<br>• Mais il doit **évaluer l'aptitude** de la personne à son poste de travail, et proposer, le cas échéant :<br>- Adaptation du poste de travail<br>- Adaptation du temps de travail (mi-temps thérapeutique)<br>*Remarque:*<br>• L'état de santé **ne peut constituer en soi un motif de licenciement** (principe de non discrimination) sauf si inaptitude.<br>• Cependant, une absence prolongée ou fréquentes et répétées pour maladie peuvent justifier un licenciement si l'employeur établit que les perturbations causées pour l'entreprise rendent nécessaires le remplacement définitif du salarié absent. |

# 4. APTITUDE AU TRAVAIL : DEFINITION ET CONSEQUENCES

| | |
|---|---|
| **GENERALITES** | • Le médecin du travail est **le seul médecin susceptible de définir l'aptitude ou l'inaptitude médicale** d'un salarié à un poste de travail<br>• C'est un **acte juridique**, le médecin du travail engage sa responsabilité<br>• L'aptitude est évaluée lors des visites médicales (obligatoires ou facultatives)<br>• Le médecin du travail doit rédiger une **fiche médicale d'aptitude** (sauf visite de pré-reprise) |
| **INAPTITUDE** | • **Inaptitude = Incompatibilité entre l'état de santé du salarié et son poste de travail**<br>• Elle peut être **totale** ou **restreinte**, **définitive** ou **temporaire**<br>• **L'inaptitude à un poste ne peut être constatée qu'après**<br>  - Etude du poste de travail<br>  - Etude des conditions de travail dans l'entreprise<br>  - 2 examens médicaux espacés de 15j (sauf si danger immédiat)<br>• Le médecin du travail doit accompagner son avis d'inaptitude ou d'aptitude avec restrictions de **propositions** qui doivent être prises en considération par l'employeur :<br>  - **Aménagement du poste ou du temps de travail**<br>  - **Reclassement professionnel**<br>• En cas de contestation (de l'employé ou de l'employeur) : Recours possible devant l'**Inspecteur du travail** dans un délai de 2 mois |
| **CONSEQUENCES** | <u>**Si aptitude :**</u><br>• **Reprise du travail**<br><br><u>**Si aptitude avec restrictions :**</u><br>• Le médecin du travail propose :<br>  - **Aménagement du temps de travail** (temps partiel thérapeutique)<br>  - **Aménagement du poste de travail**<br><br><u>**Si inaptitude au poste de travail :**</u><br>• Le médecin du travail propose **un reclassement professionnel**<br>• Dans tous les cas, l'employeur doit prendre en compte les propositions du médecin du travail<br>• Ces situations peuvent évoluer |
| **RECLASSEMENT PROFESSIONNEL** | Il est proposé au salarié par le médecin du travail lorsque celui est déclaré **inapte au poste de travail.** Il existe **2 types de reclassement.**<br><br><u>**Reclassement interne :**</u><br>• Le salarié est reclassé dans **son entreprise**<br>• L'employeur a un délai **d'un mois** pour lui proposer une mutation à un autre poste au sein de son entreprise.<br>• Cette mutation implique souvent :<br>  - Une nécessité de **formation** (notamment dans les suites d'une inaptitude secondaire à un AT ou une MP), avec possibilité de suivre un **stage de reclassement** par le salarié<br>  - Une **diminution des revenus** du salarié<br><br>• Si le reclassement interne n'est pas effectué dans le mois ou si le salarié est inapte à tous les postes de l'entreprise :<br>  - L'employeur doit verser au salarié **le salaire correspondant à son ancien emploi.**<br>  - En cas d'AT/MP, pendant le délai d'un mois laissé à l'employeur pour reclasser ou licencier le salarié, ce dernier peut percevoir **l'indemnité temporaire d'inaptitude** (ITI). |

**Reclassement externe à l'entreprise :**

- Le salarié est inapte à son poste de travail.
- Le salarié est **inapte aux autres postes** de travail de l'entreprise ou l'employeur **ne peut pas le reclasser**.
- Le salarié a **refusé le reclassement interne** qui lui est proposé :
  - Il y a alors **licenciement pour inaptitude médicale**

- Plusieurs possibilités s'offrent alors au salarié :
  - Inscription à **Pole-Emploi** pour la recherche d'un nouvel emploi
  - **Cessation d'activité (retraite) anticipée :** fonction de l'âge, secteur d'activité, pénibilité physique du travail
  - Reconnaissance du statut de «**travailleur handicapé**» (par la CDAPH)

- Les avantages de la reconnaissance du statut de travailleur handicapé :
  - Obligation d'emploi de travailleurs handicapés dans les entreprises > 20 salariés (**6%** des effectifs)
  - Possibilités de « **contrats aidés** » (l'employeur profite d'avantages financiers incitatifs)
  - Possibilités de reclassement, formation ou rééducation financés par un fond spécial (le fond de développement pour l'insertion professionnelle des handicapés - **AGEFIPH**)

**APTITUDE / INAPTITUDE MEDICALE**

Réflexes

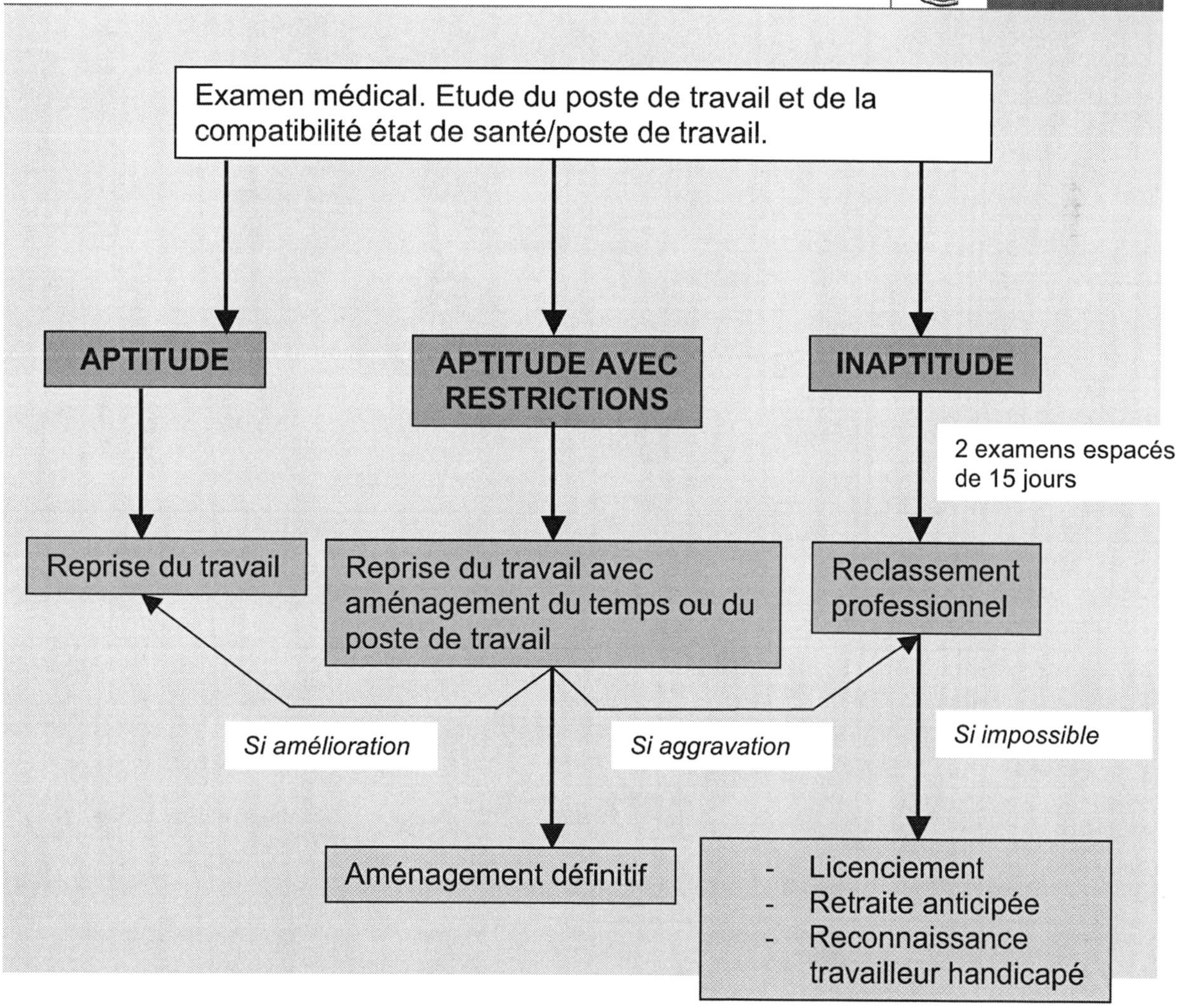

## Conférences de consensus - Recommandations

| Année | Source | Titre |
|---|---|---|
| 2009 | Ministère du travail, de la solidarité et de la fonction publique | Plan Santé au travail 2010-2014. |
| 2005 | Rapport de recherche | L'impact des conditions de travail sur la santé : une expérience méthodologique. |

**Autres références :**


1. Site internet : travail et maladies chroniques évolutives : www.maladie-chronique-travail.eu
2. Site du Ministère du travail : les conséquences de l'inaptitude du salarié : www.travail-emploi.gouv.fr

Chap. 31

UE 6
Item 179

# ORGANISATION DE LA MEDECINE DU TRAVAIL. PREVENTION DES RISQUES PROFESSIONNELS

| Les objectifs du CNCI pour l'iECN 2016 | MOTS-CLES et REFLEXES GENERAUX |
|---|---|
| × *Expliquer les missions du médecin du travail et le cadre de son action.*<br>× *Expliquer les modalités de recours au médecin du travail.*<br>× *Expliquer les possibilités d'action préventive du médecin du travail, en termes de prévention primaire, secondaire et tertiaire.* | × ***Médecine du travail = médecine préventive***<br>× ***Tiers-temps sur le lieu de travail***<br>× ***Prévention primaire, secondaire et tertiaire*** |

## 1. ORGANISATION DE LA MEDECINE DU TRAVAIL

| | |
|---|---|
| **TEXTES LEGISLATIFS** | • **Loi du 11 octobre 1946** : Création de la médecine du travail en France<br>• Réforme de **2004** (décret du 28 Juillet 2004) : Création des services de santé au travail<br>• **Loi du 20 Juillet 2011 relative à l'organisation de la médecine du travail** (entrée en vigueur en juillet 2012) : évolution de l'organisation et des rôles du médecin du travail |
| **PRINCIPES DE LA MEDECINE DU TRAVAIL** | • **Universalité** : s'applique à tous les salariés<br>• Médecine **exclusivement préventive**<br>• **Indépendance** du médecin du travail dans l'exercice de ses missions<br>• **Obligatoirement** organisée, sur le plan matériel et financier, **par les employeurs**<br>• Exercée au sein d'un **service de santé au travail (SST)** |
| **MISSIONS DES SERVICES DE SANTE AU TRAVAIL (SST)**<br><br>**(Loi du 20 juillet 2011)** | • **1) Conduisent les actions de santé au travail**, dans le but de préserver la santé physique et mentale des travailleurs<br>• **2) Conseillent** les employeurs et les travailleurs sur les dispositions et mesures nécessaires afin de :<br>- Eviter ou diminuer les risques professionnels<br>- Améliorer les conditions de travail<br>- Prévenir la consommation d'alcool et de drogue sur le lieu de travail<br>- Prévenir le harcèlement sexuel ou moral<br>- Prévenir ou de réduire la pénibilité au travail<br>- Contribuer au maintien dans l'emploi des travailleurs<br>• **3) Assurent la surveillance de l'état de santé** des travailleurs en fonction des risques<br>• **4)** Participent à la **veille sanitaire** |

| | |
|---|---|
| **ORGANISATION DES SST** | • Les missions des SST sont assurées par une **équipe pluridisciplinaire** (médecins du travail, intervenants en prévention des risques professionnels et infirmiers)<br>• Les médecins du travail animent et coordonnent cette équipe<br>• Il existe 2 types de services de santé au travail (SST):<br><br>**Les services de santé au travail autonomes**<br>• = 1 service de santé au travail pour 1 entreprise ou un groupe<br>• **Possible** si l'effectif de salariés suivis est **au moins égal à 500**<br>• Le médecin est salarié par l'entreprise (mais il garde son indépendance)<br>• Ils sont administrés par l'employeur, sous la surveillance des institutions représentatives du personnel<br><br>**Les services de santé au travail inter-entreprise:**<br>• = 1 service pour plusieurs entreprises<br>• **Obligatoire si l'entreprise compte moins de 500 salariés**<br>• Organismes à but non lucratif<br>• Les médecins sont salariés par ces services, auxquels adhèrent les entreprises |

**LES SERVICES DE SANTE AU TRAVAIL** — Réflexes

**2 types de SST** (Loi du 20 Juillet 2011) :
- **< 500 salariés : obligation pour l'entreprise d'adhérer à un SST inter-entreprise**
- **≥ 500 salariés : choix de l'entreprise** : adhésion à un **SST inter-entreprise** ou mise en place d'un **SST autonome**

## 2. ROLE DU MEDECIN DU TRAVAIL

| | |
|---|---|
| **GENERALITES** | • Le rôle du médecin du travail consiste à « **éviter toute altération de la santé des travailleurs du fait de leur travail, notamment en surveillant leurs conditions d'hygiène au travail, les risques de contagion et leur état de santé. »** |
| **MISSIONS DU MEDECIN DU TRAVAIL** | 1. **MISSIONS MEDICALES = EXAMENS MEDICAUX**<br>**Visites médicales obligatoires :**<br>• **A l'embauche**<br>– Recherche d'affections dangereuses pour les autres salariés<br>– Vérification de l'aptitude au poste de travail<br>– Information sur les risques des expositions au poste de travail et sur le suivi nécessaire<br>– Sensibilisation sur les moyens de prévention<br>• **Visites périodiques** : au moins tous les 2 ans<br>– Vérification de l'aptitude au poste de travail<br>– Information sur les conséquences médicale des expositions subies au poste de travail et sur la nécessité d'un suivi médical |

- **Surveillance renforcée pour** :
  - salariés<18ans
  - handicapés
  - femmes enceintes
  - salariés soumis à des risques particuliers (ex : amiante, Rx ionisants, plomb, bruit, vibrations…)
- **Visites de reprise** : vérifie l'aptitude après
  - Congé maternité
  - Maladie professionnelle
  - Arrêt de travail ≥ 30j (accident ou maladie d'origine professionnelle ou non)
- **Visite de pré-reprise**
  - Obligatoire suite à un **arrêt de travail > 3 mois** (depuis 2011)
  - A l'initiative du salarié, médecin traitant ou médecin conseil de la CPAM
  - But = Favoriser le maintien dans l'emploi et faciliter la reprise
  - Permet d'anticiper un reclassement ou un aménagement du poste de travail
  - Pas d'avis d'aptitude ou d'inaptitude suite à cette visite

**Visites médicales facultatives :**

- **Visite spontanée**
  - A la demande du salarié, du médecin du travail, du médecin traitant ou de l'employeur

## 2. MISSIONS SUR LE LIEU DE TRAVAIL

- Consacre au moins **le tiers de son temps sur les lieux de travail (tiers-temps)**
- **Libre accès aux lieux de travail**
- Le médecin du travail est le conseiller de l'employeur et des travailleurs, notamment sur :
  - **L'amélioration des conditions de vie et de travail** dans l'entreprise
  - **L'adaptation des postes, des techniques et des rythmes de travail** à la santé physique et mentale, en vue de préserver le maintien dans l'emploi des salariés
  - **La protection** des travailleurs contre l'ensemble des **nuisances** (physiques ou organisationnelles)
  - **L'hygiène** générale de l'établissement et dans les services de restauration
  - **La prévention et l'éducation** des salariés
  - La construction ou les aménagements nouveaux, les modifications apportées aux équipements, l'organisation du travail de nuit
- Il peut, au frais de l'employeur, réaliser ou faire réaliser des prélèvements ou des mesures sur les lieux de travail
- **L'employeur doit prendre en compte les avis et propositions du médecin du travail**. En cas de litige : la décision est prise par **l'inspecteur du travail** après avis du **médecin inspecteur du travail**.

## 3. MISSIONS ADMINISTRATIVES

- Il rédige un **rapport annuel d'activité**
- Il doit établir **une fiche entreprise** (comprenant l'évaluation des risques et les actions mises en œuvre pour réduire ces risques)
- Il participe également à la veille sanitaire et aux études, recherches et enquêtes dans le cadre de son action sur le milieu de travail

| | |
|---|---|
| **RELATIONS AVEC LES AUTRES PARTENAIRES** | **Médecin traitant :**<br>• Le médecin du travail constatant un état pathologique au cours d'une visite médicale adresse le salarié à son médecin traitant.<br>• Le médecin traitant ne peut communiquer des informations médicales au médecin du travail **qu'avec le consentement du salarié** : **lettre** adressée par le médecin traitant et **remise en main propre par l'intéressé au médecin du travail**<br><br>**Médecin spécialiste donnant un avis sur demande du médecin du travail :**<br>• Situation **classique** de communication entre deux praticiens<br><br>**Médecin conseil de la sécurité sociale :**<br>• Il peut consulter le médecin du travail dans le cadre des enquêtes de procédure de reconnaissance en maladie professionnelle (MP)<br>• Le médecin du travail peut être amené à le contacter en cas de difficultés liées à des accidents ou MP<br><br>**Médecin de l'inspection régionale du travail :**<br>• Rôle de **conseil**<br>• Donne l'**agrément** au service de santé au travail<br>• **Arbitre** en cas de litige sur une question d'aptitude entre le médecin du travail et l'employeur ou l'employé |
| **LIMITES D'ACTION DU MEDECIN DU TRAVAIL** | • **Pas de dispense de soins** (sauf urgence)<br>• **Prescription sur ordonnance** uniquement dans le cadre de la surveillance des risques professionnels<br>• **Pas de délivrance d'arrêt de travail** |

# 3. PREVENTION DES RISQUES PROFESSIONNELS

## A. EVALUATION DES RISQUES

| | |
|---|---|
| **DEFINITION** | Elle recouvre l'ensemble des dispositions à mettre en œuvre pour :<br>• **Préserver la santé** et la **sécurité** des salariés<br>• **Améliorer les conditions de travail**<br>• **Tendre au bien-être** au travail<br><br>La démarche de prévention des risques doit impliquer **l'ensemble des acteurs** et s'adapter à chaque entreprise. |
| **PRINCIPES GENERAUX (art L.4121-2 du Code du Travail)** | • Il s'agit de développer dans l'entreprise une **culture de la prévention.**<br>• Il existe **9 grands principes généraux** qui régissent l'organisation de la prévention :<br>– **Eviter les risques.**<br>– **Evaluer les risques** qui ne peuvent être évités.<br>– **Combattre les risques** à la source.<br>– **Adapter le travail** à l'homme.<br>– Tenir compte de **l'évolution de la technique.**<br>– **Remplacer** ce qui est dangereux par ce qui l'est moins.<br>– **Planifier la prévention** (technique, organisation du travail, conditions de travail, relations sociales).<br>– Donner la **priorité aux mesures de prévention collective**.<br>– Donner des **instructions appropriées aux salariés.** |

| | |
|---|---|
| **EVALUATION DES RISQUES** | • **Appréhender les dangers** pour la santé ou la sécurité des travailleurs des activités de l'entreprise.<br>Cette évaluation est :<br>• **Régulière**, minimum annuelle.<br>• Lors des **choix des procédés de fabrication**.<br>• A **l'occasion d'aménagement des lieux de travail**.<br>• Lors d'une **transformation importante des postes** de travail.<br><br>• Les résultats sont consignés dans un **document unique** et donnent lieu éventuellement à des **actions de prévention.**<br>• Document unique :<br>  – Contient les **risques identifiés pour chaque unité de travail**<br>  – Il doit être **cohérent, lisible** et permettre de connaître la **traçabilité** de l'évaluation des risques |

## B. PREVENTION DES RISQUES LIES AU TRAVAIL

| | |
|---|---|
| **PROGRAMME ANNUEL DE PREVENTION DES RISQUES** | • **Etablit à partir du document unique** résumant les risques au sein de l'entreprise.<br>• Il fixe la **liste des mesures à prendre au cours de l'année** en matière de protection des salariés et d'amélioration des conditions de travail.<br>• Il est **présenté au CHSCT.** |
| **PREVENTION COLLECTIVE** | • Les mesures de prévention collective des risques sont **à privilégier au sein de l'entreprise.**<br>• Ce sont **les plus efficaces** en matière de prévention des risques.<br>Parmi ces mesures, il y a notamment :<br>• **L'information des salariés :**<br>  – Sur les risques pour leur santé et leur sécurité<br>  – Délivrée de manière adaptée et compréhensible<br>  – Dispensée lors de l'entretien d'embauche, et chaque fois que nécessaire<br>• **La formation à la sécurité :**<br>  – Lors de l'embauche, et chaque fois que nécessaire<br>  – Le coût de la formation est à la charge de l'employeur<br>  – Son contenu dépend de la taille de l'établissement, de la qualification, des compétences professionnelles des salariés. |
| **PREVENTION INDIVIDUELLE** | • Elles sont **moins efficaces** que les mesures collectives.<br>• Elles sont **adaptées à chacun** des risques particuliers auquel est exposé le salarié.<br>• Elles concernent les actions que le salarié mène directement sur son lieu de travail pour se protéger des risques auxquels il est exposé. |
| **PREVENTION PRIMAIRE** | • **Eviter les risques**<br>• Pour les risques qui ne peuvent être évités :<br>  - **Evaluer** ces risques<br>  - Les combattre **à la source**<br>  - **Former et informer** les salariés<br>  - Prendre des **mesures de protection collective** en leur donnant la priorité sur les **mesures de protection individuelles** |

| | |
|---|---|
| **PREVENTION SECONDAIRE** | • Surveillance du milieu de travail :<br>- **Evaluation des risques persistants.**<br>- **Evaluation des risques environnementaux.**<br>• Surveillance du salarié :<br>- **Surveillance médicale : dépistage précoce des MP**<br>- **Surveillance médicale renforcée pour certains risques**<br>- **Surveillance post-professionnelle : elle n'est pas du ressort du médecin du travail mais du médecin traitant** |
| **PREVENTION TERTIAIRE** | • Elle **minimise les conséquences** des atteintes à la santé du fait du travail.<br>• Action sur le travail :<br>- Reclassement / mutation / aménagement du poste de travail<br>- Maintien dans l'emploi<br>• Action sur le salarié :<br>- Soins d'urgence, prothèses, ... |

## LES ORGANISMES DE LA PREVENTION EN FRANCE

Réflexes

- **L'ANSES** (Agence nationale de sécurité sanitaire de l'alimentation, de l'environnement et du travail)
- L'**ANACT** (Agence national pour l'amélioration des conditions de travail) :
  - En lien avec les **ARACT** (Associations régionales pour l'amélioration des conditions de travail)
- **L'assurance maladie**
- La **MSA**
- **EUROGIP :**
  - organisme de la branche AT-MP de la sécurité sociale.
  - analyse les évolutions et coordonne les actions au niveau européen, en matière de santé et de sécurité au travail.
- **L'INRS**
- **L'InVS**
- **L'IRSN**
- **L'IRIS-ST :**
  - L'institut de recherche et d'innovation sur la santé et la sécurité au travail
  - Agit essentiellement dans le domaine de l'artisanat du bâtiment.

## C. EXEMPLES DE RISQUES PROFESSIONNELS ET DE MESURES DE PREVENTION

| EXPOSITION AUX SOLVANTS ORGANIQUES | |
|---|---|
| **DEFINITION** | • Les solvants organiques sont des **hydrocarbures** (=molécules formées d'atomes de carbone et d'hydrogène) pouvant servir de **dégraissants** (nettoyage des métaux, textiles..), **adjuvants, diluants ou décapants** (peintures, vernis, colles), **purifiants** (parfums, médicaments).<br>• 8 principaux groupes : hydrocarbures aromatiques (benzène, toluène...), solvants pétroliers, alcools, cétones, esters, éthers, éthers de glycol, hydrocarbures halogénés.<br>• **Secteurs les + touchés** : industrie des peintures et revêtements |
| **RISQUES** | • Pénétration : **cutanée**, **respiratoire** ou **digestive**<br>• La toxicité sur la peau, les muqueuses et le SNC est commune à tous les solvants<br><br>**Risques consécutifs à une forte exposition :**<br>• **Peau et Muqueuses :** irritation, brûlures, conjonctivite<br>• **Voies respiratoires :** irritation VAS<br>• **SNC :** syndrome ébrio-narcotique (ivresse, vertiges, céphalées, nausées) → troubles de la conscience → coma<br>• **Cœur :** arythmies (rare, solvants chlorés et fluorés)<br><br>**Risques liés à une exposition chronique:**<br>• **Peau et Muqueuses :** dermites, eczéma de contact<br>• **SNC :** encéphalopathie toxique (fatigue, troubles du sommeil, de la concentration, de la mémoire, de l'humeur, altération des fonctions cognitives)<br>• **SNP :** Névrites et polynévrites<br>• **Sang** (benzène++) : hypoplasie ou aplasie médullaire, syndrome myéloprolifératif, leucémie<br>• **Foie ou reins :** nécrose, insuffisance rénale<br>• **Reproduction :** chez la femme (retard à la conception, fausse couche, RCIU, malformation), chez l'homme (diminution du poids des testicules, baisse de la spermatogenèse) |
| **DEMARCHES DE PREVENTION** | **Mesures de prévention collective :**<br>• **Substitution** par des produits moins dangereux<br>• **Respect des valeurs limites** d'exposition professionnelle du solvant concerné<br>• **Protection respiratoire collective**: encoffrement, captage au plus près des émissions (évacuation des aérosols et vapeurs), système de ventilation générale. Stockage des solvants dans des locaux adaptés, étiquetage des solvants<br>• **Information** et **formation** des salariés : ex. : lors de la manipulation des solvants (ne pas transvaser, éviter l'inhalation, pas de déversements dans les égouts, se laver fréquemment les mains, surtout avant de boire et manger, ne pas approcher une flamme...), CAT en cas d'accident<br><br>**Mesures de prévention individuelles**<br>• Port de gants, lunettes, masque<br><br>**Droit à réparation dans le cadre des MP**<br>• Tableaux n° 84, 3, 4, 4 bis, 11, 12, 22, 59, 74 |

| EXPOSITION AU PLOMB | |
|---|---|
| **DEFINITION** | • Métal utilisé depuis l'Antiquité dans de nombreuses applications (conduites d'eau, pigment de peinture...)<br>• **Secteurs les plus touchés** : **bâtiment** (interventions sur les peintures et canalisations des bâtiments anciens, travaux de couverture...) **industrie** (fabrication et recyclage de batterie, céramique, peintures, produits électroniques, métallurgie...) et **artisanat** (vitraux, poterie, joaillerie...) |
| **RISQUES** | • Pénétration : **respiratoire** (poussières, fumées) ou **digestive** (mains sales, aliments souillés)<br>• Accumulation dans l'organisme (os), élimination lente<br><br>**Manifestations aiguës et subaiguës :**<br>• **Sang** : Anémie<br>• **Système digestif** : coliques de plomb (douleurs abdominales)<br>• **SNC** : encéphalopathie aiguë<br><br>**Manifestations chroniques**<br>• **SNP** : Neuropathies périphériques<br>• **SNC** : Altération des fonctions cognitives<br>• **Système cardio-vasculaire :** HTA<br>• **Reins** : IRC<br>• **Reproduction** : femme (avortement, accouchement prématuré, RCIU), homme (altération de la spermatogénèse) |
| **DEMARCHES DE PREVENTION** | **Mesures de protection collective :**<br>• **Interdiction** de l'emploi du plomb dans les peintures, utilisation **limitée** dans les produits électroniques, automobiles...<br>• **Remplacer** les produits contenant du plomb par des produits moins toxiques<br>• Respect des **valeurs limites d'exposition** professionnelle<br>• Empêcher **l'inhalation** de plomb (aérosols, poussières): Limiter les émissions de fumée et poussières, opérations en enceinte fermée, captation des émissions au plus près de la source<br>• Empêcher **l'ingestion** de plomb : respect règles hygiène : ne pas boire, ne pas manger, lavage mains, douche après travail et changer de vêtements<br>• **Surveillance médicale renforcée** si concentration de plomb dans l'air élevée ou si plombémie élevée<br><br>**Mesures de protection individuelle :**<br>• **Masque** de protection respiratoire (équipés de filtre type P3)<br><br>**Droit à réparation dans le cadre des MP**<br>• **Tableau N°1** du Régime Général<br>• Symptômes cliniques associés à des **dosages biologiques**<br>– Plombémie (> 80 µg/100 ml de sang pour les manifestations chroniques, > 40 µg/100 ml si aiguës)<br>– Taux d'acide delta aminolévulinique urinaire ou taux de protoporphyrine érythrocytaire |

| EXPOSITION A L'AMIANTE | |
|---|---|
| **DEFINITION** | • L'amiante est une fibre minérale naturelle massivement utilisée pendant plus d'un siècle, dans des milliers de produits à destination industrielle ou domestique, pour ses qualités exceptionnelles associées à un faible coût<br>• Ex : plaques ondulées, conduites ou canalisations en amiante-ciment, dalles ou revêtements de sols en matière plastique, faux-plafonds, mortiers, colles, enduits, mastics, joints, peintures, bitumes, calorifugeages et flocages à base d'amiante qui servaient à isoler des gaines, plafonds, cloisons.<br>• **Secteur les plus touchés** : secteur du **BTP** ++ (peintres, maçons, électriciens, plombiers...)<br>• L'amiante est toxique par **inhalation** |
| **RISQUES** | **Pathologies bénignes :**<br>• **Pleurésie** exsudative bénigne<br>• **Fibrose pleurale diffuse**<br>• **Plaques pleurales** pouvant se calcifier<br><br>**Pathologies malignes :**<br>• **Asbestose**<br>• **Mésothéliome pleural** = Cancer primitif de la plèvre<br>• **Cancer broncho-pulmonaire** |
| **PREVENTION** | **Prévention collective**<br>• **Interdiction de l'amiante et des produits en contenant depuis 1997**<br>• Pour les travailleurs spécialisés dans le traitement de l'amiante en place (déflocage et décalorifugeage), ou exposés à des matériaux contenant de l'amiante :<br>– **Evaluation** des risques par l'entreprise<br>– **Respect des valeurs limites d'exposition** en milieu de travail<br>– Réduire durée et niveau d'exposition<br>– Recommandations relatives au traitement des déchets<br>– **Empêcher l'inhalation d'amiante** : Humidification des matériaux, aspiration des poussières à la source<br>– **Information et formation des salariés**<br>– **Surveillance médicale renforcée** des salariés exposés aux poussières d'amiante. Au moins un examen clinique /an, RxT + EFR /2 ans. Suivi post-professionnel<br><br>**Prévention individuelle :**<br>• Combinaisons de protection jetable à capuche, masques de protection respiratoire adaptés (type P3)<br><br>**Reconnaissance des MP et DO :**<br>• Tableau **30 et 30 bis** (délai de prise en charge : 35 à 40 ans).<br>• Le mésothéliome est une **maladie à DO** depuis 2012 (voir item 75)<br><br>**Mesures de réparation :**<br>• **Allocation de cessation anticipée d'activité** (fonction de l'emploi, de l'âge et de la durée d'exposition)<br>• Indemnisation du préjudice auprès d'un fond spécialement créé, le **Fond d'indemnisation des victimes de l'amiante (FIVA)** |

**MESURES PREVENTIVES CONTRE L'AMIANTE** Réflexes

- **Interdiction d'utilisation de l'amiante** depuis 1997
- **Evaluation des risques**
- **Respect des valeurs limites d'exposition, réduire durée et niveau d'exposition**
- **Information et formation des salariés**
- **Limiter l'inhalation :**
  - **Collective :** humidification des matériaux, aspiration des poussières à la source
  - **Individuelle :** combinaisons à capuche, masques de protection respiratoire adaptés
- **Surveillance médicale renforcée :** clinique, radiologique et par EFR. Suivi post-professionnel

| EXPOSITION AUX BRUITS | |
|---|---|
| **DEFINITION** | • Pour une journée de travail (8 h), on considère que l'ouïe est en danger à partir de **80 dB(A).** Si le niveau de bruit est supérieur, l'exposition doit être de plus courte durée. Si le niveau est extrêmement élevé (supérieur à **135 dB(A)**), toute exposition, même de très courte durée, est dangereuse<br>• Pour info : être exposé 8h à 80 dB(A) est exactement aussi dangereux que d'être exposé 1h à 89 dB(A).<br>• **Secteurs les plus touchés** : l'industrie et la construction |
| **RISQUES** | • **Fatigue auditive** (acouphènes, baisse temporaire de l'acuité auditive)<br>• **Surdité de perception irréversible** (exposition prolongée)<br>• **Surdité brutale**, totale ou partielle, réversible ou non (bruit soudain très intense)<br>• **Effets extra-auditifs** : augmentation du risque d'accident du travail, d'HTA, de troubles du sommeil, d'anxiété, irritabilité, diminution de la performance dans les tâches cognitives |
| **DEMARCHES DE PREVENTION** | **Prévention collective :**<br>• **Réduction du bruit à la source** : conception de machines silencieuses, réduire le bruit dans les locaux<br>• **Actions sur la propagation du bruit** : insonoriser les locaux, cloisonnement des machines, écrans acoustiques, éloignement des travailleurs<br>• **Evaluer les risques** : 2 paramètres sont mesurés : exposition moyenne sur 8h (exposimétrie) et niveau de bruit maximal (à l'aide d'un sonomètre à hauteur d'oreille)<br>• **Information et formation** des salariés sur les risques et les précautions<br>• **Audiogramme préventif** si exposition > seuils définis plus haut<br><br>**Prévention individuelle :**<br>• Cabines insonorisées, protecteurs individuels type casques, bouchons d'oreille<br><br>**Reconnaissance des MP** :<br>• Tableau **N°42** du RG (hypoacousie de perception BL irréversible avec déficit ≥ 35 dB sur la meilleure oreille en audiométrie) |

| EXPOSITION A LA MANUTENTION ET AUX MOUVEMENTS REPETES<br>→ TROUBLES MUSCULO SQUELETIQUES (TMS) | |
|---|---|
| **DEFINITION** | • **TMS** = pathologies multifactorielles à composante professionnelle.<br>• Affectent principalement les **muscles, tendons et les nerfs des membres et de la colonne vertébrale**. Associant douleur (parfois seul symptôme), raideur, perte de force, gêne lors de mouvements<br>• **Problème majeur de santé publique** : les TMS représentent près de **80%** de l'ensemble des MP déclarées. Impact majeur pour les employés mais aussi les employeurs (diminution de productivité, de qualité, absentéisme)<br>• **Secteurs les plus touchés** : agroalimentaire, métallurgie, BTP, soignants... mais aucun secteur n'est épargné !<br>• **FDR = multifactoriel** = contraintes<br>– **Biomécaniques** (port charges lourdes, mouvements répétitifs, forcés ou prolongés, efforts excessifs, posture fixe ou inconfortable, vibrations...)<br>– **Organisationnelles** (manque de pauses ou d'alternance des tâches, durée de travail excessive) et **psychosociales**<br>– **Facteurs individuels** (vieillissement, ATCD fracture ou de diabète) |
| **RISQUES** | **TMS inscrits sur la liste des MP :**<br>• **Gestes et postures de travail** (Tableau 57 et 79) : tendinopathie de la coiffe des rotateurs, épicondylite et épitrochléite du coude, syndrome du canal carpien, tendinite MS ou MI (mouvements répétés ou station prolongée), hygromas, compression N. Cubital (appui prolongé), compression N. Sciatique poplité externe, lésions chroniques du ménisque (position accroupie)<br>• **Vibrations** (Tableau 69) : arthrose du coude, ostéonécrose du semi-lunaire ou du scaphoïde carpien, syndrome de Raynaud<br>• **Manutention de charge lourdes ou vibrations** (Tableaux 97 et 98): Sciatique par hernie discale L4-L5 ou L5-S1 ou radiculalgie crurale par hernie discale L2-L3 ou L3-L4 ou L4-L5 |
| **DEMARCHES DE PREVENTION** | • Prévention **globale**, prenant en compte l'ensemble des FDR<br>• La prévention par **l'organisation du travail** est souvent la plus efficace, mais la plus difficile à mettre en place<br>• **Evaluer** les conditions de travail<br>• **Former** et **informer** les salariés<br>• **Risques liés à l'activité physique** : éliminer ou réduire la contrainte, aménager le poste de travail (améliorer les conditions de posture) ou recours à des systèmes de manutention mécanique<br>• **Vibrations** : Réduire les vibrations à la source, diminuer la transmission des vibrations aux opérateurs, optimiser la posture des opérateurs, modifier l'organisation du travail (techniques de production, durées d'exposition), respect des valeurs limites<br>• **Risques psychosociaux** : voir chapitre stress. |

| LE STRESS AU TRAVAIL | |
|---|---|
| **DEFINITION** | • **Stress au travail** = lorsque qu'une personne ressent un déséquilibre entre ce qu'on lui demande et les ressources dont elle dispose pour y répondre.<br>• Risque majeur auquel les entreprises doivent faire face<br>• Le stress serait à l'origine de 50 à 60 % de l'ensemble des journées de travail perdues<br>• **Secteurs d'activité touchés** : **tous**<br><br>**Principaux facteurs de stress :**<br>• **Liés au travail** (charge de travail, pression, exigence de qualité, monotonie...)<br>• **Liés à l'organisation du travail** (imprécision sur les missions confiées, horaires inadaptés, précarité de l'emploi)<br>• **Liés aux relations de travail = facteurs psychosociaux** (manque de soutien des collègues et/ou des supérieurs, manque de participation dans l'organisation, absence de reconnaissance du travail accompli, absence d'autonomie)<br>• **Liés à l'environnement de travail** (bruit, chaleur, humidité, manque d'espace...)<br>• Ces facteurs de stress sont d'autant plus toxiques qu'ils sont **chroniques, subis et nombreux** |
| **RISQUES** | **Mécanismes physiopathologiques :**<br>• Etat de stress aigu = libération de catécholomines → ↑ FC, TA, vigilance, t°... Si perdure = activation de l'axe corticotrope<br>• Etat de stress chronique = épuisement = SNC moins sensible aux glucocorticoides, organisme en permanence activé → Toujours délétère pour la santé<br>**Pathologies associées au stress chronique :**<br>• **Syndrome métabolique et ↑ du risque cardio-vasculaire, TMS, dépression et anxiété, jusqu'au suicide**<br>• Autres = diminution de la résistance aux infections, maladies immuno-alleriques, accouchement prématuré...<br>**Conséquences pour l'entreprise et la société**<br>• Absentéisme, accident de travail, démotivation, baisse de créativité, de la productivité, dégradation du climat social... |
| **DEMARCHES DE PREVENTION** | **Prévention collective +++**<br>• Les solutions seront fonction de chaque entreprise après un diagnostic approfondi des facteurs de stress et l'implication de tous les acteurs de l'entreprise<br>• De façon générale : Promouvoir au sein des entreprises des modes d'organisation qui soient favorables à la santé physique et mentale des salariés (donner au personnel la possibilité d'utiliser ses compétences, de participer aux décisions, améliorer la communication, faciliter les échanges et le dialogue social...) |

**Références :**


1. INRS : Institut National de Recherche et de Sécurité pour la prévention des accidents du travail et des maladies professionnelles (www.inrs.fr)
2. Le site du Ministère du travail : www.travail-emploi.gouv.fr
3. « Travailler mieux », en lien avec le Ministère du Travail : www.travailler-mieux.gouv.fr
4. Loi du 20 Juillet 2011 relative à l'organisation de la médecine du travail
5. « La prévention en santé travail », OMS.

# ACCIDENTS DU TRAVAIL ET MALADIES PROFESSIONNELLES : DEFINITIONS ET ENJEUX

| Les objectifs du CNCI pour l'*i*ECN 2016 | MOTS-CLES et REFLEXES GENERAUX |
| --- | --- |
| × *Définir un accident du travail, une maladie professionnelle, une incapacité permanente, une consolidation.*<br>× *Rédiger un certificat médical initial.*<br>× *Décrire les procédures de reconnaissance.*<br>× *Expliquer les enjeux médicaux et sociaux de la reconnaissance et d'un suivi post-professionnel.* | × ***Déclaration de l'AT dans les 24 heures à l'employeur***<br>× ***Démarches de reconnaissance en MP : à la charge du salarié***<br>× ***Suivi post-professionnel : si exposition professionnelle à risque*** |

## 1. ACCIDENT DU TRAVAIL

| | |
| --- | --- |
| **BENEFICIAIRES** | • **Salarié ou personne travaillant, à quelque titre ou en quelque lieu que ce soit, pour un ou plusieurs employeurs.**<br>La législation élargie cette mesure à certains bénéficiaires tels que :<br>• Les **élèves des établissements techniques**<br>• Les **demandeurs d'emploi participant à des actions de formation, d'aide à la recherche d'emploi**<br>• Les personnes en **stage de formation professionnelle continue…** |
| **CRITERES DE VALIDITE** | **Critères pour autoriser la qualification d'accident du travail :**<br>• **Caractère accidentel :**<br>– Le caractère soudain de l'événement (éblouissement, coupure, chute...) ou **l'apparition soudaine d'une lésion** (douleur lombaire à l'occasion d'une manutention)<br>– Ces critères distinguent l'accident de la maladie qui apparaît de façon lente et progressive<br>• **Présence d'une lésion corporelle :**<br>– Quelle que soit son importance<br>– Appréciée largement (en effet, il a même été retenu comme un AT l'apparition de troubles psychiques à la suite d'un entretien d'évaluation)<br>• **Caractère professionnel :**<br>– « Par le fait ou à l'occasion du travail »<br>– La victime doit être placée sous la subordination juridique d'un employeur (critère qui exclut par exemple le candidat à une offre d'emploi)<br>– L'accident survient soit au cours de la réalisation de son travail soit à l'occasion de celui-ci<br>– (Accident lors d'un déplacement ou d'une mission effectué pour le compte de l'employeur, blessures à la suite d'une rixe survenue en dehors du temps et du lieu de travail mais pour des motifs liés à l'activité professionnelle) |

| | |
|---|---|
| | • **Lien de causalité :**<br>– **Présomption d'imputabilité** pour la victime<br><br>**Ne sont pas considérés comme des accidents du travail :**<br>• Les accidents qui se produisent **pendant la suspension du contrat de travail** (grève, congés, mise à pied)<br>• Lorsque le salarié s'est **soustrait à l'autorité de l'employeur** (pour accomplir un travail personnel par exemple) |
| **ACCIDENT DE TRAJET** | **Parcours normal aller-retour effectué par le salarié entre :**<br>• **Le lieu de travail et sa résidence principale** - ou sa résidence secondaire si elle présente un caractère de **stabilité** (maison de week-end par exemple), ou encore un lieu de séjour où l'intéressé se rend de façon **habituelle** pour des motifs d'ordre familial<br>• **Le lieu de travail et celui où il prend habituellement ses repas** (restaurant, cantine...)<br><br>**La notion de « parcours normal » :**<br>• N'implique **pas nécessairement le parcours le plus direct**<br>• Exige que le trajet soit **effectué pendant le temps normal** du parcours, compte tenu des horaires habituels du salarié et des nécessités de l'emploi qu'il occupe<br><br>**Les accidents survenus lors d'un détour ou d'une interruption de travail peuvent être qualifiés d'accident de trajet, si** le détour ou l'interruption est motivé par les nécessités :<br>• De la **vie courante** (acheter du pain, effectuer une démarche administrative, accompagner un enfant)<br>• De l'**emploi** (chercher un vêtement destiné à une cérémonie professionnelle, déposer un collègue dans le cadre d'un covoiturage régulier pour aller et revenir du lieu de travail) |
| **IMPUTABILITE** | **Imputabilité :**<br>• Signifie le **lien de causalité** entre l'accident et le travail<br>• L'imputabilité des lésions à l'accident est faite par le **médecin conseil de la CPAM**<br>**Présomption d'imputabilité :**<br>• **La victime bénéficie** de cette présomption et n'a donc pas à apporter la preuve du lien de causalité<br>• Ce sont **les employeurs et la CPAM** qui pourraient **contester l'AT.**<br>• En cas de **litiges :** la **CPAM** doit apporter la preuve d'une cause externe au travail<br>• Cette présomption n'est **pas valable pour les accidents de trajets** |

**VALIDITE : ACCIDENT DU TRAVAIL** **Réflexes**

**Caractère accidentel**

\+

**Présence d'une lésion corporelle**

\+

**Caractère professionnel**

\+

**Lien de causalité**

| | ACCIDENT DU TRAVAIL | ACCIDENT DE TRAJET |
|---|---|---|
| **CRITERES DE VALIDITE** | **« Par le fait ou à l'occasion du travail »** | **« Parcours normal »**<br>(Notion temporelle + spatiale) |
| **PRESOMPTION D'IMPUTABILITE** | **OUI**<br>Le salarié ne doit pas apporter la preuve de sa bonne foi | **NON**<br>Le salarié doit apporter la preuve de sa bonne foi |
| **INDEMNISATION** | **Identique** | |
| **COTISATIONS POUR LES EMPLOYEURS** | Les employeurs paient des **cotisations** à la Sécurité Sociale pour les AT, accidents de trajet et MP survenus dans leur entreprise.<br>Ces cotisations dépendent de :<br>– La taille de l'entreprise<br>– L'activité de l'entreprise (risque)<br>→ Cotisations forfaitaires pour les petites entreprises<br>→ Coûts réels pour les grandes entreprises | |
| **MODALITES DE DECLARATION** | **Victime :**<br>• **Prévient l'employeur dans les 24 heures** suivant l'accident<br>• Se rend chez le praticien de son choix pour faire établir le **certificat médical initial descriptif**<br>**Employeur :**<br>• **Déclare à la CPAM** l'accident du travail dans les **48 heures**<br>– En cas de carence de l'employeur, la victime peut déclarer directement l'accident du travail à la CPAM dans les 2 ans qui suivent l'accident<br>• **Remet à la victime une « feuille d'accident du travail »** (anciennement appelé « triptyque »)<br>– Elle est conservée par la victime<br>– Elle est présentée systématiquement aux soignants qui délivrent les soins (médecin, pharmacien, kiné…)<br>– Elle permet à la victime de bénéficier de la prise en charge à 100% et du tiers payant.<br>• Remet à la victime une **attestation de salaire**<br>**Praticien :**<br>• Etablit un **Certificat Médical Initial (CMI) descriptif :**<br>– Renseignements médicaux (siège et nature des lésions, retentissement fonctionnel)<br>– **Durée de l'arrêt de travail** (aussi appelée durée de **l'ITT= Incapacité Temporaire de Travail**) et **durée des soins**<br>• Les certificats sont rédigés en **4 feuillets**, datés et signés : 2 adressés dans les 24 heures à la CPAM, un est remis à la victime et un est destiné à l'employeur (ce dernier ne comprend pas les renseignements médicaux, mais la durée de l'arrêt de travail et la durée des soins)<br>• **Remplit la « feuille d'accident du travail »** : actes effectués et honoraires.<br>**La CPAM :**<br>• Dispose d'un délai de 30 jours pour instruire le dossier | |

# MODALITES DE DECLARATION D'UN ACCIDENT DU TRAVAIL

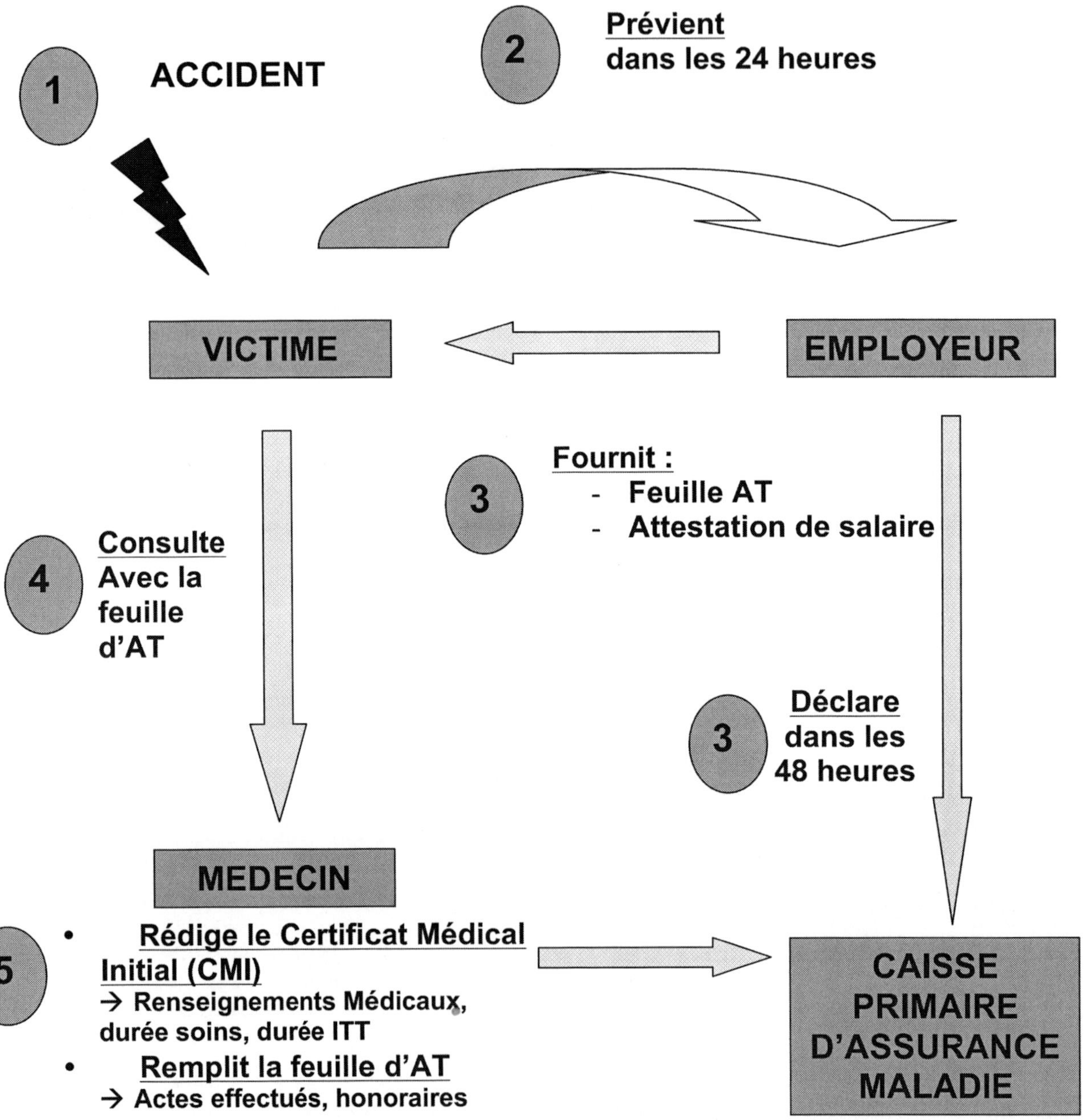

| | |
|---|---|
| **CONSEQUENCES DE L'ACCIDENT DU TRAVAIL** | **La victime bénéficie :**<br>• Si besoin, d'une **incapacité temporaire de travail** (=arrêt de travail) qui débute le jour de l'accident du travail<br>• De **prestations en nature** :<br>– **Exonération du ticket modérateur** = prise en charge à **100%** des soins, médicaments, et examens complémentaires<br>– **Tiers Payant** = dispense d'avance de frais<br>• De **prestations en espèces** :<br>– **Indemnités journalières** en cas d'arrêt de travail, versées dès J1 **(pas de délai de carence)**<br>– Correspondant à 60 % du salaire jusqu'au 28$^{ème}$ jour d'arrêt puis 80%<br>• De son **non licenciement pendant l'arrêt du travail** (à la reprise du travail, le médecin du travail réévalue l'aptitude au poste du travail et si besoin, propose un aménagement du poste ou du temps de travail ou un reclassement professionnel)<br>• Si le salarié est licencié pour inaptitude (impossibilité de reclassement prouvée par l'employeur), **les indemnités légales de licenciement sont majorées**<br><br>**La CPAM :**<br>• Si accident grave, la CPAM informe l'inspection du travail pour débuter une enquête |

**BENEFICES DE LA VICTIME LORS D'UN AT** — Réflexes

**Incapacité temporaire de travail**
(arrêt de travail)
**+**
**Prestations en nature**
(prise en charge à 100% des soins et tiers payant)
+
**Prestations en espèces**
(Indemnités journalières versées dès J1)
**+**
**Non licenciement pendant l'arrêt du travail**

| | |
|---|---|
| **MODALITES DE SUIVI** | A l'issue de chaque période de soins ou d'arrêt de travail prescrit, le patient est examiné (par son médecin traitant):<br>• **Soins non terminés :** le médecin établit un **certificat de prolongation** (d'arrêt de travail ou des soins)<br>• **Soins terminés :** il établit un **certificat médical final indiquant soit** :<br>– Une **guérison** = absence de séquelles<br>– Une **consolidation** = existe de séquelles |

| | |
|---|---|
| | • Dans les deux cas (guérison ou consolidation), **une rechute** peut survenir :<br>- Le médecin rédige un **certificat de rechute**<br>• Si l'arrêt de travail est ≥ 8j, la victime sera examinée par **le médecin du travail** (**visite de reprise**) pour juger de l'aptitude à la reprise du travail<br><br>**Remarques :**<br>• Tous les certificats médicaux (initial, de prolongation, final de guérison ou de consolidation ou de rechute) sont établis sur le **même formulaire** (disponible sur www.ameli.fr), donc même principe pour chaque certificat = **4 volets** : 2 pour la CPAM, 1 pour la victime, et le dernier pour l'employeur (sans les renseignements médicaux) |
| **CONSOLIDATION ET TAUX D'IPP** | • Consolidation = lorsque les conséquences de l'accident prennent un **caractère permanent**, ne nécessitent plus de traitement actif et entraînent une incapacité permanente (= perte définitive, partielle ou totale, de la capacité à travailler).<br>• Dans ce cas, l'assuré est **examiné par le médecin conseil de la sécurité sociale** qui apprécie s'il y a lieu d'envisager une **incapacité permanente partielle (IPP)**.<br>• Le taux de l'IPP est fixé par le médecin conseil de la CPAM<br>• Conséquences pour le salarié :<br>- Si le **taux d'IPP est < 10%**, il pourra bénéficier d'un **capital** (= une somme d'argent versée une fois)<br>- Si le **taux d'IPP est > 10%**, il pourra bénéficier d'une **rente** (mensuelle) calculée en fonction de son taux d'IPP et de son salaire de base<br>• Toute modification de l'état de santé de la victime peut donner lieu à une réévaluation de l'IPP (augmentation ou diminution) : à l'initiative de la victime ou à l'initiative de la CPAM |
| **RECHUTE** | **Survenue sans intervention d'une cause extérieure :**<br>• D'une **aggravation** de la lésion **imputable** à l'accident<br>• D'une **nouvelle lésion imputable** à l'accident<br><br>**Caractéristiques :**<br>• Elle **nécessite un traitement actif** avec ou sans arrêt de travail<br>• Elle suppose un fait nouveau et implique donc l'apparition d'un phénomène qui se distingue de l'évolution normale de la lésion initiale<br>• Elle **ne peut survenir qu'après la consolidation ou la guérison de l'accident initial ou d'une précédente rechute**<br>• L'assuré **ne bénéficie plus de la présomption d'imputabilité.** Il doit donc déposer une demande à sa CPAM avec un nouveau certificat médical décrivant l'aggravation ou les nouvelles lésions<br><br>La rechute **prend fin** :<br>• Soit par la **guérison**, soit par une **consolidation** (avec retour à l'état antérieur à la rechute, avec amélioration ou avec aggravation des séquelles)<br>• La procédure est alors identique à celle prévue pour l'accident initial |

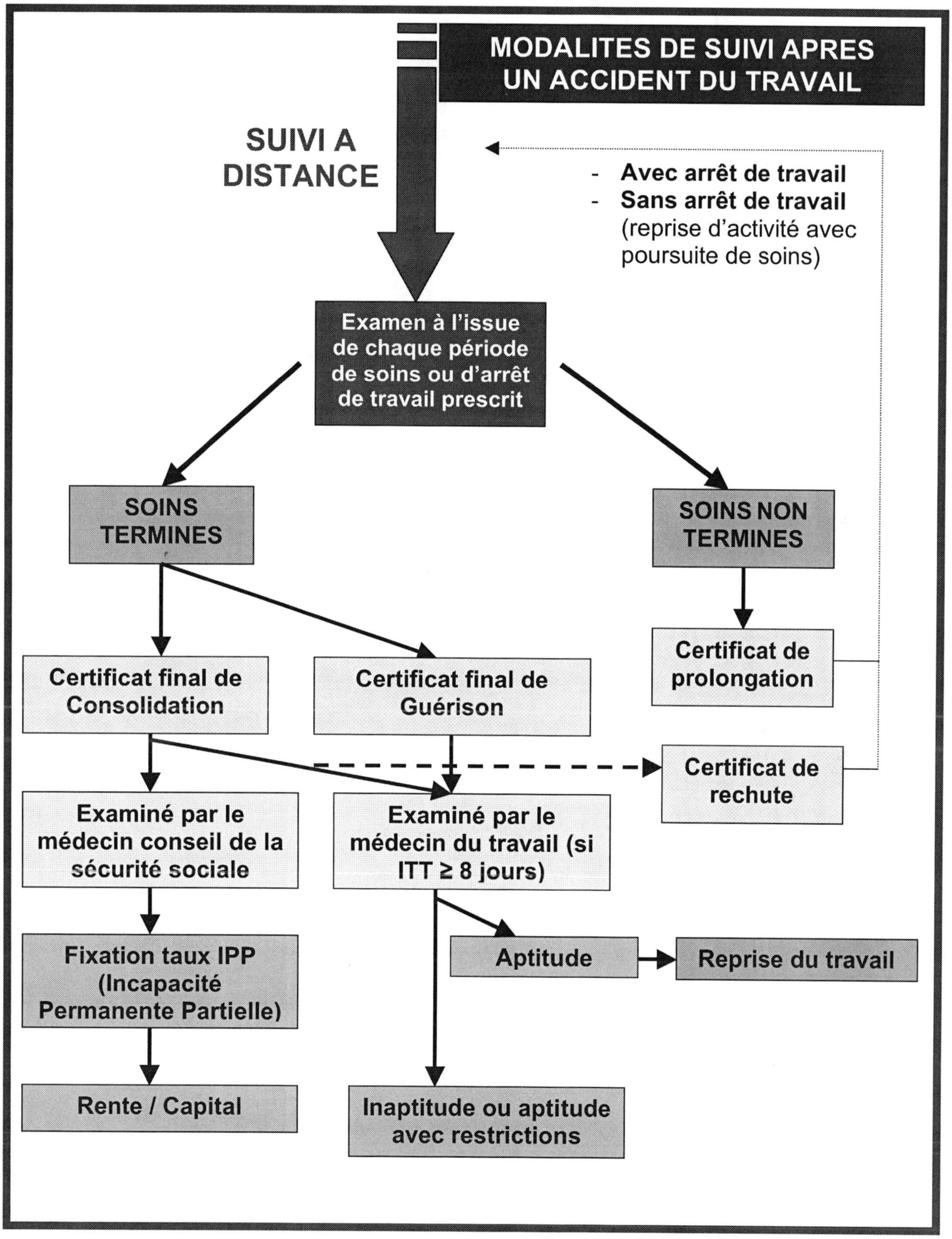
MODALITES DE SUIVI APRES UN ACCIDENT DU TRAVAIL
SUIVI A DISTANCE
- Avec arrêt de travail
- Sans arrêt de travail (reprise d'activité avec poursuite de soins)
Examen à l'issue de chaque période de soins ou d'arrêt de travail prescrit
SOINS TERMINES
SOINS NON TERMINES
Certificat de prolongation
Certificat final de Consolidation
Certificat final de Guérison
Certificat de rechute
Examiné par le médecin conseil de la sécurité sociale
Examiné par le médecin du travail (si ITT ≥ 8 jours)
Aptitude
Reprise du travail
Fixation taux IPP (Incapacité Permanente Partielle)
Rente / Capital
Inaptitude ou aptitude avec restrictions

## 2. MALADIES PROFESSIONNELLES

| | |
|---|---|
| **MALADIES PROFESSIONNELLES** | **Maladie professionnelle :**<br>• Etat **pathologique**<br>• Installation : **progressive et insidieuse**<br>• Résultant de l'exercice normal et habituel d'une profession<br>• **Une maladie est reconnue d'origine professionnelle et indemnisable si elle figure dans l'un des tableaux de MP**<br><br>**Un tableau correspond à un risque professionnel (ex : amiante) et comprend 3 colonnes :**<br>• Désignation de la **maladie** (colonne de gauche) :<br>  – **Enumération** limitative des symptômes ou lésions pathologiques<br>  – **+/- Examens complémentaires** nécessaires au diagnostic<br>• **Délai de prise en charge** (colonne du milieu) : délai maximum écoulé entre la fin de l'exposition au risque et la 1ère constatation médicale de l'affection **+/- durée minimale d'exposition** pour certaines MP<br>• Liste des **travaux responsables** (colonne de droite) **:**<br>  – Soit **limitative** : seuls les travailleurs ayant effectué ces travaux ont droit à réparation<br>  – Soit **indicative** : tous travaux similaires peuvent être pris en compte<br><br>**Si toutes les conditions d'un tableau sont remplies, il y a présomption d'imputabilité.**<br><br>**Exceptions reconnues maladies professionnelles :**<br>• **Contexte :** Maladie figurant dans un tableau mais une ou plusieurs conditions ne sont pas remplies :<br>  – Délai de prise en charge<br>  – Durée d'exposition<br>  – Liste limitative des travaux<br><br>• **Conditions :**<br>  – **Les conditions médicales** (colonne de gauche) **restent d'application stricte**<br>  – **Directement causée par le travail habituel de la victime**<br>  – Après avis motivé d'un **Comité Régional de Reconnaissance des Maladies Professionnelles (CRRMP) qui apprécie le lien de causalité entre la maladie et l'activité professionnelle = Pas de présomption d'imputabilité** |

| | |
|---|---|
| **MALADIES A CARACTERE PROFESSIONNEL** | **D'autres maladies non présentes dans le tableau peuvent être reconnues comme professionnelles.**<br><br>**Caractéristiques :**<br>• Maladies caractérisées<br>• Non désignées dans un tableau de maladies professionnelles<br><br>**Conditions :**<br>• S'il est établi que la maladie est essentiellement et directement causée par le travail habituel du salarié<br>• Et si elle entraîne le **décès** de la victime ou une **incapacité permanente partielle d'un taux au moins égal à 25%**<br><br>**Procédure :**<br>• **Procédure de reconnaissance**<br>• Après **expertise médicale**<br>• Confiée aux **comités régionaux de reconnaissance des MP**<br>• **Pas de présomption d'imputabilité** |

**CRITERES DE RECONNAISSANCE DE MALADIE PROFESSIONNELLE INCLUSE DANS LES TABLEAUX**

Réflexes

**Désignation de la maladie**
(symptômes ou lésions pathologiques +/- examens paraclinique)
**+**
**Délai de prise en charge +/- durée minimale d'exposition**
**+**
Liste des **travaux** responsables

→ **Présomption d'imputabilité**

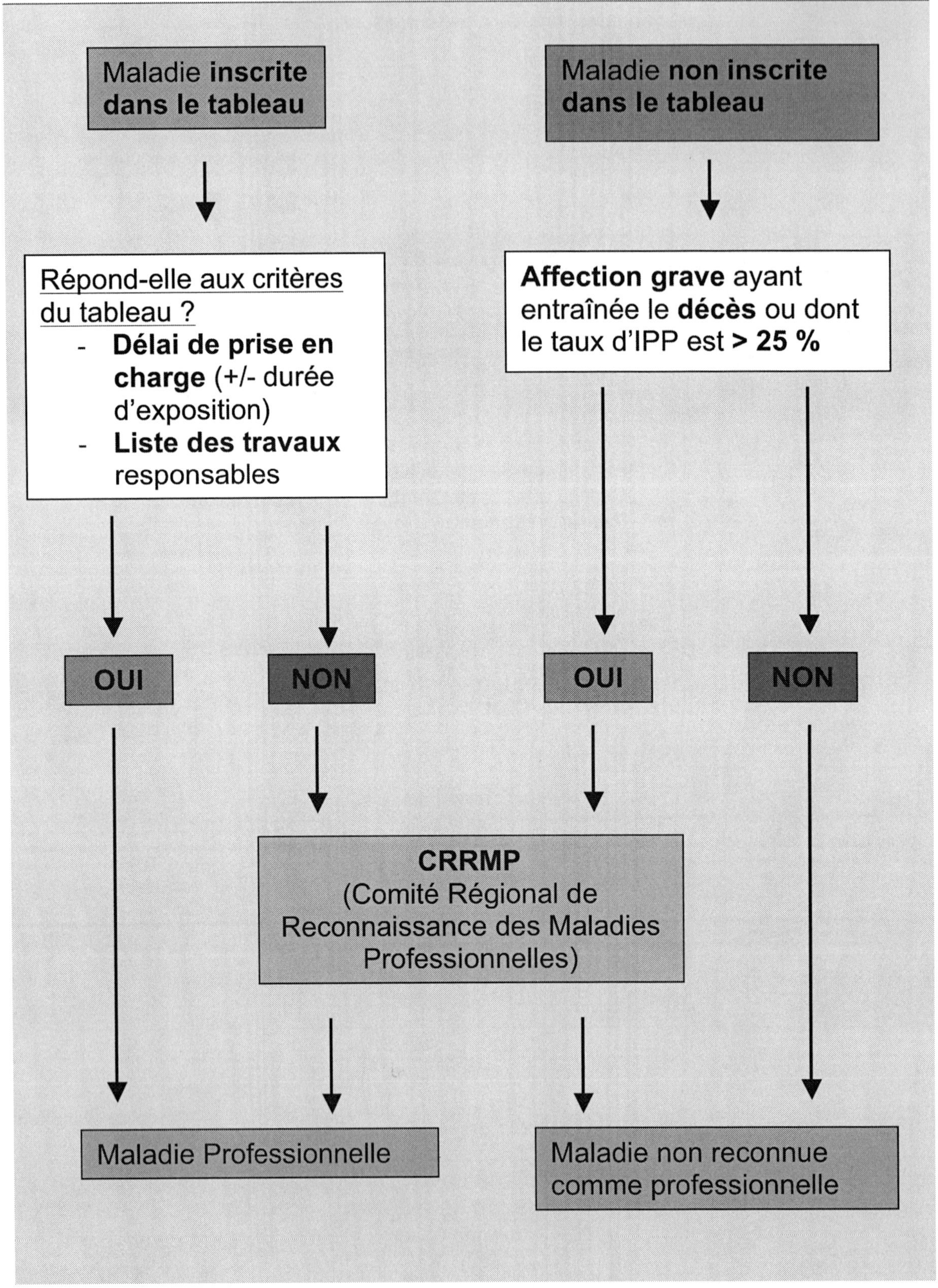
Maladie **inscrite dans le tableau**
Maladie **non inscrite dans le tableau**
Répond-elle aux critères du tableau ?
- **Délai de prise en charge** (+/- durée d'exposition)
- **Liste des travaux** responsables
**Affection grave** ayant entraînée le **décès** ou dont le taux d'IPP est **> 25 %**
OUI
NON
OUI
NON
**CRRMP**
(Comité Régional de Reconnaissance des Maladies Professionnelles)
Maladie Professionnelle
Maladie non reconnue comme professionnelle

| | |
|---|---|
| **MODALITES DE DECLARATION** | **Employeur :**<br>• **Remet une attestation de salaire à la victime**<br><br>**Praticien :**<br>• **Rédige le certificat médical initial en 4 exemplaires, précisant avec référence au tableau :**<br>– Les **renseignements médicaux** (cliniques +/- paracliniques nécessaires) = manifestations constatées imputables au risque professionnel<br>– Les **suites** probables<br>– La **date de la 1ère constatation**<br>– La **durée des soins** et éventuellement la **durée de l'arrêt de travail**<br>**Victime :**<br>• **Prévient l'employeur**<br>• **Remet à la CPAM :**<br>– Sa déclaration sur formulaire spécial en trois exemplaires **(formulaire de déclaration de MP)**<br>▪ Employeurs successifs<br>▪ Postes occupés<br>– Son **attestation de salaire**<br>– Le **certificat médical initial,** rédigé par un praticien au choix<br>• **Dans un délai de 15 jours suivant la cessation du travail ou du diagnostic de maladie professionnelle**<br><br>**Médecin de la caisse primaire d'assurance maladie :**<br>• **Enquête administrative et médicale :**<br>• Consulte le dossier et les pièces justificatives<br>• Examine la victime<br>• Si besoin : rencontre l'employeur, contacte le médecin du travail, demande l'avis de spécialistes ou une enquête à l'inspection du travail<br>• Si séquelles (consolidation) : Fixe le taux d'IPP<br>• Dispose d'un délai de 3 mois pour statuer (+ 3 mois si dossier complexe)<br>• Envoie à la victime **la « feuille de maladie professionnelle »** (anciennement appelée « tryptique ») pour bénéficier du 100% et du tiers payant<br><br>**Remarques :**<br>• Les certificats établis par le médecin traitant sont établis sur le même formulaire que pour les accidents du travail. Des certificats de prolongation, final de guérison ou consolidation ou de rechute pourront être établis afin de permettre à la victime de bénéficier de ses droits. |

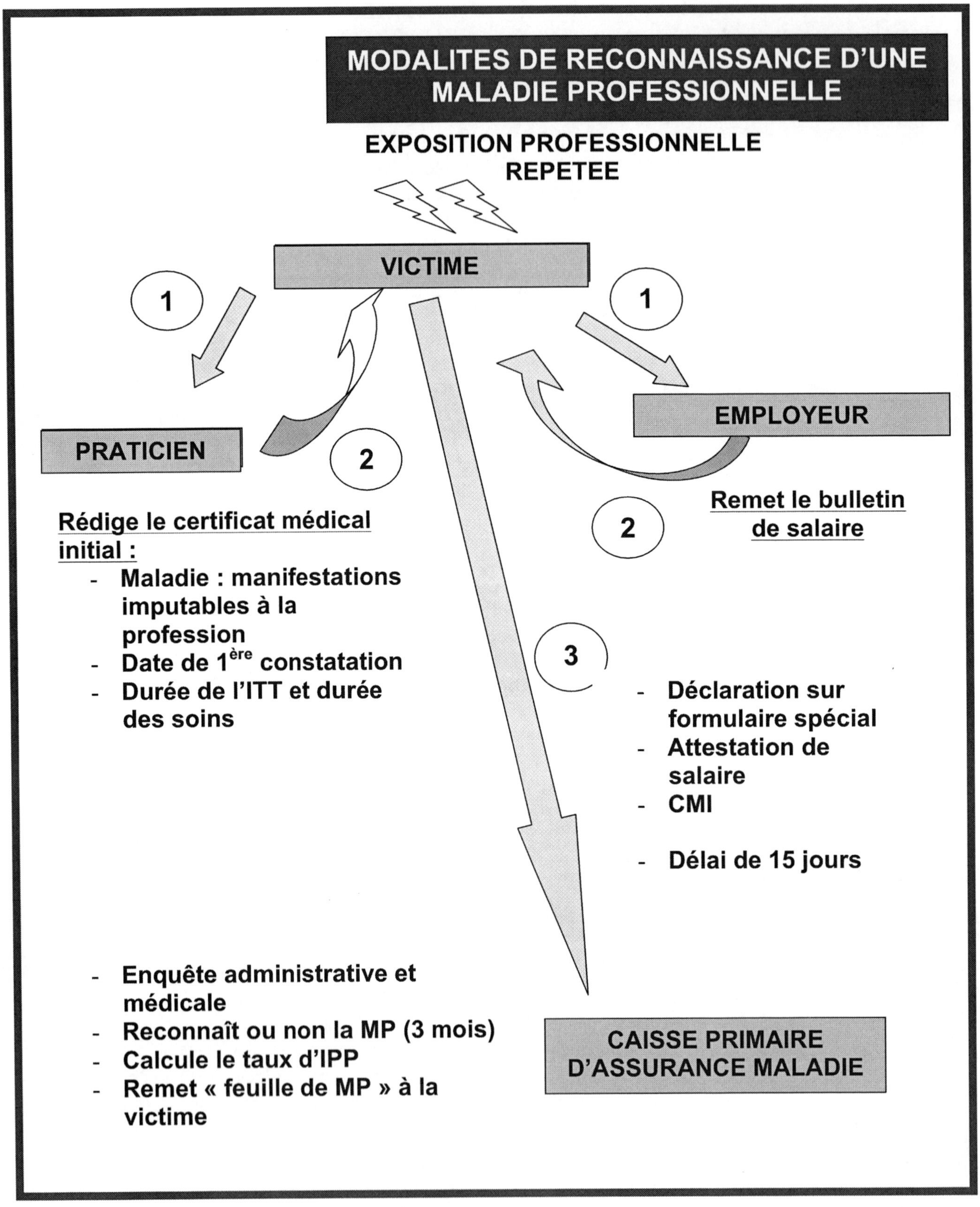
MODALITES DE RECONNAISSANCE D'UNE MALADIE PROFESSIONNELLE
EXPOSITION PROFESSIONNELLE REPETEE
VICTIME
1
1
PRATICIEN
2
EMPLOYEUR
2
Remet le bulletin de salaire
Rédige le certificat médical initial :
- Maladie : manifestations imputables à la profession
- Date de 1ère constatation
- Durée de l'ITT et durée des soins
3
- Déclaration sur formulaire spécial
- Attestation de salaire
- CMI
- Délai de 15 jours
- Enquête administrative et médicale
- Reconnaît ou non la MP (3 mois)
- Calcule le taux d'IPP
- Remet « feuille de MP » à la victime
CAISSE PRIMAIRE D'ASSURANCE MALADIE

| | |
|---|---|
| **LES AVANTAGES DE LA RECONNAISSANCE EN MP POUR LE PATIENT** | **Les prestations sont les mêmes que pour l'accident du travail :**<br>• **Prestations en nature** :<br>– **Prise en charge à 100 %** des soins<br>– **Tiers payant**<br>• **Prestations en espèces :**<br>– **Indemnités journalières,** versées dès J1 en cas d'arrêt de travail (avec régulation rétrospective si besoin)<br>• Si présence de **séquelles** (certificat final de consolidation établi par le médecin traitant), **le médecin de la CPAM attribue un taux d'IPP :**<br>– **< 10% : le salarié peut bénéficier d'un capital**<br>– **> 10% : il peut bénéficier d'une rente**<br>• Avantages vis-à-vis de l'emploi :<br>– **Protection vis-à-vis du licenciement** pour absences répétées (si les arrêts de travail sont en rapport avec la maladie professionnelle)<br>– **Indemnités de licenciement majorées** en cas de licenciement pour inaptitude (impossibilité de reclassement prouvée par l'employeur)<br>• Pour les victimes de maladies professionnelles liées à **l'amiante** :<br>– Allocation de cessation anticipée d'activité<br>– Indemnisation spécifique (Fonds d'Indemnisation des Victimes de l'Amiante) |
| **LES CONSEQUENCES POUR L'EMPLOYEUR** | • **Obligation de reclassement dans l'entreprise si inaptitude** professionnelle à un poste de travail résultant d'une maladie professionnelle<br>• **Conséquences financières** : les taux de cotisation à la Sécurité Sociale pour AT et MP peuvent être majorés |
| **POSSIBILITES DE RECOURS** | **Si litige d'ordre administratif ou médical avec la Sécurité Sociale**<br>• Commission de Recours Amiable (CRA)<br>• Tribunal des Affaires de la Sécurité Sociale (TASS)<br><br>**Si litige sur le taux d'IPP**<br>• Tribunal du contentieux de l'Incapacité (TCI) |

## 3. AUTRES OUTILS DU MAINTIEN DANS L'EMPLOI ET/OU D'INDEMNISATION

<table>
<tr><td>INVALIDITE ET HANDICAP</td><td colspan="2">• Si la personne est victime d'un accident ou d'une maladie survenue en dehors du cadre professionnel, 2 procédures peuvent être activées :<br>– L'invalidité<br>– La reconnaissance du statut de travailleur handicapé<br>Remarques :<br>• Dans le cadre des AT et MP, la reconnaissance du statut de travailleur handicapé peut être activée en parallèle de la demande de reconnaissance d'une MP ou d'un AT.<br>• Une personne ne peut cumuler pension d'invalidité et rente d'incapacité</td></tr>
<tr><td rowspan="4">L'INVALIDITE</td><td>Quand ?</td><td>• Après un accident ou une maladie (d'origine professionnelle ou non) restreignant les capacités d'un individu.</td></tr>
<tr><td>Conditions</td><td>• Avoir moins de 60 ans<br>• Etre salarié depuis au moins 12 mois<br>• capacité de travail ou de revenus réduite d'au moins 2 /3</td></tr>
<tr><td>Comment ?</td><td>• La personne envoie à la CPAM :<br>– Formulaire de demande<br>– Certificat médical (médecin traitant)<br>• Le médecin de la CPAM décide après examen de la personne</td></tr>
<tr><td>Prestations</td><td>• Pension d'invalidité (le montant dépend du salaire et la capacité de travail)<br>• Prise en charge à 100% des soins</td></tr>
<tr><td rowspan="4">TRAVAILLEUR HANDICAPE</td><td>Quand ?</td><td>• A tout moment, dès lors que le salarié présente des problèmes de santé qui le restreignent dans son travail</td></tr>
<tr><td>Conditions</td><td>• « Toute personne dont les possibilités d'obtenir ou de conserver un emploi sont effectivement réduites par suite de l'altération d'une ou plusieurs fonctions physiques, sensorielles, mentales ou psychique ».</td></tr>
<tr><td>Comment ?</td><td>• Demande formulée auprès de la CDAPH = Commission des Droits et de l'Autonomie des Personnes Handicapées (ex-COTOREP)<br>• La personne envoie à la MDPH (Maison Départementale des Personnes Handicapées) un formulaire de demande + certificat médical</td></tr>
<tr><td>Prestations</td><td>• Aides à l'emploi et à la formation :<br>– Obligation d'emploi de travailleurs handicapés dans les entreprises > 20 salariés (6% des effectifs)<br>– Possibilités de reclassement, formation, rééducation ou aménagement du poste de travail financés par un fond spécial</td></tr>
</table>

## 4. LE SUIVI POST-PROFESSIONNEL

| | |
|---|---|
| **DEFINITION** | • Le législateur a prévu, par décrets successifs, **la surveillance et la prise en charge des salariés exposés à diverses substances ayant des effets néfastes pour la santé.**<br>• Il consiste en une **surveillance particulière** des sujets ayant été exposés, au cours de leur vie professionnelle, à des substances ou agents considérés comme cancérogènes.<br>• Ces agents sont **listés**, et les modalités du suivi définies pour chacun de ces agents.<br><br>Objectifs :<br>• **Diagnostiquer plus précocement** les pathologies, notamment cancéreuses, pour améliorer leur prise en charge.<br>• **Améliorer les connaissances** sur l'incidence de ces maladies.<br><br>Enjeux sociaux :<br>• Il n'est pas normal que des salariés travaillant pour la Nation (l'Etat) se retrouvent malades du fait de leur profession.<br>• Le législateur a donc pris les mesures nécessaires pour « assumer » sa part de **responsabilité** dans ces pathologies. |
| **CHAMPS D'APPLICATION (arrêté du 6 décembre 2011)** | La liste des agents cancérogènes concernés :<br>• **Amiante**<br>• Amines aromatiques<br>• Arsenic et dérivés<br>• Bischlorométhyléther<br>• **Benzène**<br>• Chlorure de vinyle monomère<br>• **Chrome**<br>• **Poussières de bois**<br>• Rayonnements ionisants<br>• Huiles minérales dérivées du pétrole<br>• Oxydes de fer<br>• **Nickel**<br>• Nitrosoguanides |

| | |
|---|---|
| **MODALITES** | Bénéficiaires :<br>• Uniquement les **personnes inactives** (retraités, demandeurs d'emploi).<br><br>Procédure :<br>• Remplir une **demande de suivi post-professionnel**<br>• Fournir une **attestation d'exposition** :<br>- remplie par l'employeur et le médecin du travail<br>- elle est fournie au salarié à son départ de l'établissement, quelle qu'en soit la cause<br>• **Analyse** du dossier par le **médecin conseil de la CPAM** :<br>- valide ou non l'exposition et donc le suivi post-professionnel<br><br>• Les **modalités de surveillance** post-professionnelle, cliniques et para-cliniques sont **variables** en fonction de la substance considérée.<br>• Le suivi post-professionnel peut être assuré par **n'importe quel médecin,** le choix étant effectué par le patient.<br>• L'ensemble des examens nécessaires au suivi post-professionnel sont **pris en charge par l'assurance maladie**, dans la branche AT/MP. |
| **Exemple : L'AMIANTE** | Les modalités du suivi sont les suivantes :<br>• Une **consultation médicale** et une **TDM thoracique** :<br>- tous les 5 ans (exposition forte)<br>- tous les 10 ans (exposition intermédiaire) |

## Conférences de consensus - Recommandations

| Année | Source | Titre |
|---|---|---|
| 2011 | HAS | Suivi post-professionnel des personnes exposées à l'amiante. |
| 2011 | Loi | Arrêté du 6 décembre 2011 fixant le modèle d'attestation d'exposition et les modalités d'examen dans le cadre du suivi post-professionnel des salariés ayant été exposés à des agents ou procédés cancérogènes. |

**Autres références :**

1. Site de l'assurane maladie : www.ameli.fr
2. www.legifrance.gouv.fr

Chap. 33

UE7
Item197

# TRANSPLANTATION D'ORGANES : ASPECTS EPIDEMIOLOGIQUES ET IMMUNOLOGIQUES ; PRINCIPES DE TRAITEMENT ET SURVEILLANCE ; COMPLICATIONS ET PRONOSTIC ; ASPECTS ETHIQUES ET LEGAUX

| Les objectifs du CNCI pour l'*i*ECN 2016 | MOTS-CLES et REFLEXES GENERAUX |
|---|---|
| × *Expliquer les aspects épidémiologiques et les résultats des transplantations d'organes et l'organisation administrative.*<br>× *Argumenter les aspects médico-légaux et éthiques liés à aux transplantations d'organes.*<br>× *L'exemple de la transplantation rénale : expliquer les principes de choix dans la sélection du couple donneur-receveur et les modalités de don d'organe. Argumenter les principes thérapeutiques, et les modalités de surveillance d'un sujet transplanté rénal.* | × ***Agence de la Biomédecine***<br>× ***Enjeu de santé publique***<br>× ***Donneurs vivants / donneurs décédés***<br>× ***Transplantés rénaux > sujets dialysés*** |

## 1. ASPECTS EPIDEMIOLOGIQUES (pour l'année 2014 – Agence de la Biomédecine)

| | |
|---|---|
| **PRELEVEMENTS D'ORGANES** | • Donneurs en état de mort encéphalique :<br>– **25 donneurs prélevés par million d'habitants** (pmh)<br>• Taux d'opposition : **33.6%**<br>• L'âge moyen des donneurs est de **57.7 ans** (+1.1 an par rapport à 2013). |
| **LISTE D'ATTENTE** | • En 2014, il y a **20 311** personnes inscrites sur les listes d'attente de greffe dont **7 759 nouveaux inscrits.**<br>• En 2014, **579** personnes sont **décédées** sur les listes d'attente. |
| **ACTIVITE DE GREFFE** | Les activités de greffe en 2014 sont réparties de la manière suivante (greffes à donneur vivant) :<br>• *Cœur : 423*<br>• *Cœur-poumons : 13*<br>• *Foie : 1 280 (12)*<br>• *Intestin : 3*<br>• *Pancréas : 79*<br>• *Poumon : 327*<br>• *Rein : 3 232 (514)*<br>• ***<u>TOTAL :</u> 5357 (526)*** |

## 2. ORGANISATION ADMINISTRATIVE

<table>
<tr>
<td>ETABLISSEMENTS PRELEVEURS</td>
<td>
<ul>
<li>Etablissements de santé autorisés par le Ministère de la Santé, après avis par l'Agence de la Biomédecine (Code de la Santé Publique).</li>
<li>Activités non soumises à planification sanitaire (à la différence des activités de transplantation).
<ul><li><u>Pour les prélèvements sur personnes vivantes</u>, les activités de prélèvements doivent être réalisées dans des établissements également autorisés à réaliser des activités de transplantation d'organes.</li></ul></li>
<li>Cette autorisation est délivrée pour une durée de 5 ans.</li>
</ul>
En 2014 :
<ul>
<li>180 établissements en France sont autorisés au prélèvement d'organes sur donneur décédé en état de mort encéphalique.</li>
</ul>
<u>Personnes habilités à prélever les organes :</u>
<ul>
<li>Le médecin qui prélève est généralement celui qui transplante ensuite l'organe :
<ul><li>Il se déplace pour effectuer le prélèvement</li>
<li>Il doit s'assurer de la meilleure restauration possible du corps.</li></ul></li>
<li>Par ailleurs, les médecins qui établissent le constat de la mort, d'une part, et ceux qui effectuent le prélèvement (ou la greffe), d'autre part, doivent faire partie d'unités fonctionnelles ou de services distincts.</li>
</ul>
</td>
</tr>
<tr>
<td>ETABLISSEMENTS POUR LES GREFES</td>
<td>
<ul>
<li>Les autorisations d'activités de transplantation soient soumises aux règles de la planification sanitaire.</li>
<li>Effectuées dans les établissements de santé autorisés, après avis de l'Agence de la Biomédecine.</li>
</ul>
<u>Personnes réalisant les greffes :</u>
<ul>
<li>Les principes applicables aux praticiens chargés des greffes sont les mêmes que ceux décrits pour les médecins chargés des prélèvements.</li>
<li>La loi prévoit par ailleurs qu'aucune rémunération à l'acte ne peut être perçue par les praticiens effectuant des greffes d'organes au titre de ces activités.</li>
</ul>
</td>
</tr>
<tr>
<td>LISTE D'ATTENTE</td>
<td>
<ul>
<li>La pratique des greffes d'organes nécessite l'inscription des patients sur une liste nationale établie par type de transplantation.</li>
<li>Cette liste est gérée par l'Agence Nationale de la Biomédecine qui remplace depuis 2004 l'Etablissement français des greffes.</li>
<li>Des règles de répartition des greffons ont été élaborées selon un système de score.</li>
<li>Différents critères sont pris en compte :
<ul><li>menace vitale à court terme,</li>
<li>l'âge,</li>
<li>l'ancienneté d'inscription sur la liste d'attente,</li>
<li>l'appariement en âge donneur/receveur,</li>
<li>la compatibilité HLA,</li>
<li>la difficulté d'accès à la greffe…</li></ul></li>
<li>Ces règles permettent notamment aux receveurs pédiatriques (jusqu'à 17 ans), ainsi qu'aux patients hyper immunisés de bénéficier d'une priorité d'accès à la greffe.</li>
</ul>
</td>
</tr>
</table>

# 3. ASPECTS MEDICO-LEGAUX ET ETHIQUES (cf items 8 et 9)

## A. DONNEURS DECEDES

| | |
|---|---|
| **CADRE LEGISLATIF** | • **Loi de bioéthique du 29 juillet 1994** (relative au don et à l'utilisation des éléments du corps humain)<br>• **Loi de bioéthique révisée du 6 août 2004**<br>• **Loi de bioéthique révisée du 7 juillet 2011** |
| **LES 11 PRINCIPES DU DON D'ORGANE** | Voir Item 8 |

**SELECTION DES DONNEURS** — Réflexes

- **Sélection CLINIQUE :**
  - Analyse du **dossier médical**
  - Recherche des **antécédents** personnels et familiaux
  - Objectifs : recherche de **contre-indications** au don d'organes.
- **Sélection BIOLOGIQUE :**
  - Après l'examen clinique.
  - Il s'agit d'éliminer notamment certaines **maladies infectieuses**, en particulier les infections par les virus **VIH 1 et VIH 2, HTLV 1, les hépatites B et C, la syphilis**, ainsi que le dépistage des **infections bactériennes**, **fongiques** et **parasitaires**.
  - Lorsqu'il y a un risque de transmission d'infection, la greffe d'organe n'est pas possible
- **CONTRE-INDICATIONS au don :**
  - **Cancers**
  - **Pathologies infectieuses transmissibles (VIH, VHB, VHC...)**
  - **Encéphalopathies ...**

## B. DONNEURS VIVANTS

| | |
|---|---|
| **LEGISLATION** | • Loi de bioéthique du 29 juillet 1994<br>• Lois révisées du 6 août 2004 et du 7 juillet 2011 |
| **LES PRINCIPES ETHIQUES** | Voir Item 8 |

## C. BIOVIGILANCE (CF ITEM 177)

| | |
|---|---|
| **BIOVIGILANCE** | • Un arrêté du 9 octobre 1997 précise que les patients transplantés ou greffés sont l'objet d'un **suivi médical particulier.**<br>• Tout incident ou accident doit être signalé à **l'Agence de la Biomédecine**<br>• Selon la loi du 6 août 2004, la biovigilance porte sur les éléments et produits du corps humain, mais aussi sur les produits dérivés autres tels que les médicaments, les dispositifs médicaux, et les produits thérapeutiques annexes. |

# 4. TRANSPLANTATION RENALE

| | |
|---|---|
| **EPIDEMIOLOGIE** | • En 2014 : **4 695 nouveaux inscrits** sur la liste de greffe rénale.<br>• **3 232 greffes** rénales réalisées en 2014<br>• Dans le cadre de l'insuffisance rénale chronique, le nombre de patient greffés va dépasser le nombre de patients dialysés. C'est donc un **enjeu majeur de santé publique.** |

| | |
|---|---|
| **CHOIX COUPLE DONNEUR-RECEVEUR** | Pour le don entre vifs :<br>• Le donneur est défini dans la loi (cf supra).<br><br>Choix :<br>• Compatibilité **stricte** pour le **groupe sanguin ABO et Rhésus**.<br>• Compatibilité **maximale dans le système HLA :**<br>– **Absence d'anticorps anti-HLA** chez le receveur<br>– Nombre de **mis-matchs minimal**<br>– **Cross-match test négatif** (compatibilité lymphocytaire) |

| | |
|---|---|
| **DON DE REIN** | Entre vifs :<br>• Cf ci-dessus.<br><br>Donneurs décédés :<br>• **Etat de mort encéphalique**<br>• **Arrêt cardio-circulatoire**<br><br>Le rein est placé dans une **solution de conservation.** |

## A. TRAITEMENTS IMMUNOSUPPRESSEURS

| | |
|---|---|
| **GENERALITES** | • Les traitements immunosuppresseurs sont instaurés dès la réalisation de la greffe et doivent être **poursuivis A VIE.**<br>• Il y a différentes catégories de traitements immunosuppresseurs. |
| **CORTICOIDES** | • **Traitement de base.**<br>• Fortes doses initialement, puis diminution possible des doses. |
| **ANTICALCINEURINES** | • Ex : ciclosporine<br>• **Inhibition de la synthèse d'IL2** et donc inhibition de l'activation des Lymphocytes T. |
| **INHIBITEURS DE PROLIFERATION LYMPHOCYTAIRE** | • Ex : mycophénalte mofétil (Cellcept ®)<br>• **Inhibe la synthèse de l'ADN** et donc la synthèse des Lymphocytes B. |

## B. COMPLICATIONS

| | |
|---|---|
| **INFECTIEUSES** | • Secondaires au **traitement immunosuppresseur.**<br>• **Infections urinaires :** pyélonéphrite sur greffon.<br>• **Infections opportunistes :**<br>– Bactériennes<br>– Parasitaires : pneumocystose<br>– Virales : CMV, EBV, ... |

| | |
|---|---|
| **CARDIO-VASCULAIRES** | • **Première cause de mortalité** chez les patients greffés.<br>• Hypertension artérielle : possiblement d'origine iatrogène (ciclosporine) |
| **NEOPLASIQUES** | • A cause du traitement **immunosuppresseur.**<br>• Notamment cancers cutanés (cancers spinocellulaires)<br>• **Surveillance dermatologique annuelle ++** |
| **DYSFONCTION DE GREFFON** | • C'est **le rejet.**<br>• La confirmation est **anatomo-pathologique.**<br>• **Aigu :**<br>– immédiatement post-greffe<br>– immunisation humorale, présence d'anticorps anti-HLA<br>• **Sub-aigu :**<br>– Dans les 3 mois<br>– Immunisation cellulaire<br>• **Chronique :**<br>– Sur le long cours<br>– systématique, dégénérescence du greffon |

## C. SURVEILLANCE

| | |
|---|---|
| **PRINCIPES** | • La surveillance d'un patient transplanté est une **surveillance à vie.**<br>• Elle concerne à la fois :<br>– **L'efficacité de la greffe**<br>– **L'état du greffon**<br>– La recherche de **complications**<br>– L'évaluation du **traitement immunosuppresseur.** |
| **CLINIQUE** | • Interrogatoire<br>• Examen physique :<br>– Prise de la **tension artérielle**<br>– Examen cardio-vasculaire<br>– Examen de la cicatrice et palpation du greffon<br>– Recherche de signes de **complications**, notamment infectieuses. |
| **PARA-CLINIQUE** | • **Biologie** :<br>– Fonction rénale +++ (urée, créatinine, clairance de la créatinine)<br>– Dosage des immunosuppresseurs.<br>• **Imagerie :**<br>– Echographie rénale |

**Conférences de consensus - Recommandations**

| Année | Source | Titre |
|---|---|---|
| 2014 | HAS | Transplantation rénale : accès à la liste d'attente nationale. |
| 2013 | Agence de la Biomédecine | Les étapes du don de rein. |

**Autres références :**

1. Agence de la biomédecine : www.agence-biomédecine.fr
2. Collège des enseignants en néphrologie : CUEN.

☑ J'inscris mes notes personnelles pour mieux progresser

# PREVENTION PRIMAIRE PAR LA NUTRITION CHEZ L'ADULTE ET L'ENFANT

| Les objectifs du CNCI pour l'*i*ECN 2016 | MOTS-CLES et REFLEXES GENERAUX |
|---|---|
| × *Connaître les effets de l'alimentation et de l'activité physique sur la santé des populations.*<br>× *Argumenter la promotion d'une alimentation équilibrée (définition, modalités, soutien motivationnel).*<br>× *Expliquer les différents types d'activité physique, les évaluer.* | × ***Alimentation équilibrée***<br>× ***Activité physique régulière***<br>× ***MET***<br>× ***Prévention ++*** |

## 1. EFFETS SUR LA SANTE

### A. DE L'ALIMENTATION

| | |
|---|---|
| **GENERALITES** | • L'alimentation est un **déterminant essentiel** de la santé des individus.<br>• Elle permet les apports nutritionnels journaliers nécessaires au **bon fonctionnement de l'organisme.** Ces besoins varient en fonction :<br>– de **l'âge**<br>– du **sexe**<br>– **du niveau d'activité physique**<br>• Homme adulte : 2400-2600 calories/jour<br>• Femme adulte : 1800-2200 calories/jour. |
| **ALIMENTATION EQUILIBREE** | • C'est le gage d'une bonne santé.<br>• Une alimentation équilibrée permet de **protéger contre la survenue de maladies chroniques** comme le diabète ou l'hypertension artérielle.<br>• Elle permet aussi, en lien avec une activité physique quotidienne, de **prévenir le surpoids et l'obésité.**<br>• Elle permet une **croissance harmonieuse chez les enfants** et prévient diverses **carences**, notamment en oligo-éléments ou minéraux. |
| **ALIMENTATION DESEQUILIBREE** | • Elle est le point de départ de **nombreuses pathologies chroniques :**<br>– *Hypertension artérielle :* alimentation trop salée.<br>– *Diabète de type 2 :* alimentation trop sucrée.<br>– *Hypercholestérolémie :* alimentation trop grasse.<br>• A plus long terme, elle favorise également certains **cancers** (cancer du colon pour une alimentation trop riche en protéines par exemple) ainsi que des **pathologies cardio-vasculaires** (IDM, AVC, ...).<br>• Chez les enfants, elle entraine des **troubles de la croissance et des carences.**<br>• Chez les personnes âgées, elle peut être source d'**ostéoporose**. |

## B. DE L'ACTIVITE PHYSIQUE

| | |
|---|---|
| **GENERALITES** | • Effets **bénéfiques sur les maladies chroniques :**<br>– Prévention.<br>– Réduction de leur progression.<br>• Amélioration de la **condition physique.**<br>• Amélioration de la **force musculaire.**<br>• **Diminution de la mortalité.**<br>• Amélioration de la **qualité de vie.**<br>• **Rapport bénéfices/risques favorable** en faveur de la promotion de l'activité physique :<br>– Suivi médical adapté<br>– Respect de précautions élémentaires<br>– Encadrement compétent |
| **MALADIES CARDIOVASCULAIRES** | • **Réduction des risques cardio-vasculaires**<br>• **Prévention des AVC**<br>• **Réduction de l'hypertension artérielle** et de **l'hypercholestérolémie** |
| **SURPOIDS** | • Une activité physique modérée permet de **maintenir un poids stable**<br>• Elle permet aux personnes en surpoids ou obèses de **perdre du poids.** |
| **DIABETE DE TYPE 2** | • **Réduction du risque de Diabète de type 2 :**<br>– Les personnes qui pratiquent une activité physique régulière ont un risque de développer un DT2 30% plus faible que celles qui n'en pratiquent pas. |
| **CANCER** | • Réduction du risque de **cancer** |
| **SANTE MUSCULO-SQUELETTIQUE** | • Maintien de la force et de la souplesse musculaire<br>• **Lutte contre l'ostéoporose**<br>• **Réduction du risque de chute** chez les personnes âgées<br>• Croissance harmonieuse chez l'enfant |
| **PSYCHOLOGIQUE** | • Amélioration de la santé mentale :<br>– **Diminution du stress et de l'anxiété**<br>– **Action antidépressive**<br>• Maintien de l'**autonomie** des personnes âgées. |

# 2. PROMOTION D'UNE ALIMENTATION EQUILIBREE

| | |
|---|---|
| **DEFINITION** | • Une alimentation équilibrée permet d'apporter à tout individu les **apports nutritionnels journaliers** dont il a besoin, **quantitativement et qualitativement.**<br>• On a pour habitude de la décliner de la manière suivante :<br>– **50% de glucides**<br>– **30% de lipides**<br>– **20% de protides**<br>• En réalité, le Programme National Nutrition Santé (PNNS) la décline de la manière suivante :<br>– Fruits et légumes : au moins 5 / jour.<br>– Produits laitiers 3/jour.<br>– Féculents : à chaque repas, selon l'appétit.<br>– Viande/poisson/œuf : 1 à 2 fois/jour.<br>– Matières grasses : limiter. |

| | |
|---|---|
| | - Sel : limiter<br>- Produits sucrés : limiter<br>- Eau : à volonté, pendant et entre les repas.<br>- « ne pas manger trop gras, trop sucré, trop salé ».<br>• L'équilibre est à réaliser **sur plusieurs jours** voire la semaine, pas nécessairement sur chaque journée.<br>• A répartir sur **3 repas +/- une collation.** |
| **PNNS (2011-2015)** | • La loi relative à la santé publique du 9 août 2004 a fixé des objectifs en matière de nutrition.<br>• Ces objectifs ont été évalués par le Haut Conseil de la Santé Publique (HCSP) en 2010, pour fixer des objectifs de santé publique en matière de nutrition, servant de bases au PNNS :<br>- **Réduire l'obésité et le surpoids** dans la population.<br>- **Augmenter l'activité physique** et diminuer la sédentarité à tous les âges.<br>- **Améliorer les pratiques alimentaires** et les apports nutritionnels, notamment chez les populations à risque.<br>- **Réduire la prévalence des pathologies nutritionnelles.**<br><br>**Programme National Nutrition Santé (PNNS) (2011-2015) :**<br>• Le Parlement a institué en 2010 un programme gouvernemental quinquennal **relatif à la nutrition et à la santé** (le Programme National Nutrition Santé ou PNNS - art L.3231.1 du Code de la Santé Publique) ainsi qu'un **programme gouvernemental pour l'alimentation** (PNA - Art L230-1 du Code rural).<br><br>• Le PNNS traite de la nutrition comme **déterminant de la santé.**<br>• Le programme du PNNS est basé sur les **objectifs nutritionnels** de santé publique émis par le Haut Conseil de la Santé Publique (HCSP) :<br>Contenu du PNNS :<br>• ***AXE 1 :*** **réduire par des actions spécifiques les inégalités sociales de santé dans le champ de la nutrition au sein d'actions générales de prévention :**<br>- Améliorer les pratiques alimentaires et les apports nutritionnels, notamment dans les populations à risque.<br>- Réduire l'obésité et le surpoids dans la population.<br>- Diminuer l'hypercholestérolémie et l'hypertension artérielle.<br>• ***AXE 2 :*** **développer l'activité physique et sportive (APS) et limiter la sédentarité :**<br>- Augmenter l'activité physique et diminuer la sédentarité à tous les âges.<br>• ***AXE 3 :*** **organiser le dépistage et la prise en charge du patient en nutrition ; diminuer la prévalence de la dénutrition :**<br>- Réduire la prévalence des pathologies nutritionnelles.<br>• ***AXE 4 :*** **valoriser le PNNS comme référence pour les actions en nutrition ainsi que l'implication des parties prenantes.** |
| **PLAN OBESITE** | • Mis en place en parallèle du PNNS (2010-2013). |
| **PROGRAMME NATIONAL EDUCATION SANTE (2011-2015)** | • Développement de **l'éducation pour la santé** dans les programmes scolaires.<br>• Apprentissage aux élèves d'un **bon comportement alimentaire** (apprentissage de la composition des menus et des actions bénéfiques ou nocives des comportements alimentaires au primaire).<br>• Des actions de **formation au goût** sont organisées dans les écoles.<br>• **Distribution d'un guide de nutrition** (« J'aime manger, j'aime bouger ») aux élèves de cinquième, affiche de promotion des repères nutritionnels dans les écoles primaires. |

| | |
|---|---|
| **PROMOTION** | • La promotion d'une alimentation équilibrée doit **être l'apanage de tout professionnel de santé**, quel que soit son rôle envers le patient (médecin, infirmière, diététicienne, ...).<br>• C'est un **déterminant essentiel de la santé.**<br>• Pour se faire, les professionnels sont appelés à s'appuyer sur les **recommandations du PNNS.**<br>• Il faut faire comprendre aux patients que leur alimentation est un déterminant essentiel de leur santé et qu'ils peuvent agir facilement et quotidiennement dessus pour rester en bonne santé. |

## 3. ACTIVITE PHYSIQUE

| | |
|---|---|
| **MESURE DE L'ACTIVITE** | • Le **MET** (Metabolic Equivalent of Task) permet de mesurer **l'intensité d'une activité physique.**<br>• 1 MET correspond au niveau de dépense énergétique au repos, assis sur une chaise (3,5mL/kg/min). |
| **ACTIVITE PHYSIQUE LEGERE** | • Correspond à une activité **< 3 MET.**<br>*Exemples :* se doucher, repasser, activité sexuelle, cuisiner, ... |
| **ACTIVITE PHYSIQUE MODEREE** | • Correspond à **3-6 MET**<br>• Elle demande un effort moyen.<br>• Elle accélère sensiblement le rythme cardiaque.<br>*Exemples :* marcher d'un pas vif, danser, jardiner, bricoler, soulever des charges lourdes, ... |
| **ACTIVITE PHYSIQUE INTENSE** | • Correspond à une activité **> 6 MET**<br>• Elle demande un effort plus important. La fréquence cardiaque s'accélère considérablement.<br>*Exemples :* courir, faire du vélo, jeux de compétition, ... |
| **RECO** | En France, dans le cadre du PNNS :<br>• **30 minutes** de marche rapide **par jour** au minimum (activité modérée). |

**Conférences de consensus - Recommandations**

| Année | Source | Titre |
|---|---|---|
| 2011 | Ministère de la santé | Programme National Nutrition santé (PNNS) 2011-2015 |
| 2008 | Inserm | Activité physique, contextes et effets sur la santé. Une expertise collective de l'Inserm. |
| 2006 | Ministère de la santé et des sports | Activité physique et santé en Europe : informations au service de l'action. |


**Autres références :**

1. Site de l'OMS : « Stratégie mondiale pour l'alimentation, l'exercice physique et la santé » (www.who.int/fr/)
2. Site du Ministère de la santé : www.sante-gouv.fr
3. Site de l'INPES.
4. Site internet « Manger-Bouger » : www.manger-bouger.fr

Chap. 35

UE 8
Item 247

# MODIFICATIONS THERAPEUTIQUES DU MODE DE VIE (ALIMENTATION ET ACTIVITE PHYSIQUE) CHEZ L'ADULTE ET L'ENFANT

| Les objectifs du CNCI pour l'iECN 2016 | MOTS-CLES et REFLEXES GENERAUX |
|---|---|
| × *Evaluer le comportement alimentaire et diagnostiquer ces différents troubles.*<br>× *Argumenter les bénéfices et les effets cliniques de la pratique de l'activité physique.*<br>× *Identifier les freins au changement de comportement.*<br>× *Savoir prescrire et conseiller en diététique.*<br>× *Promouvoir l'activité physique chez le sujet malade (démarche, orientations).* | × ***Evaluation de l'alimentation avant toute prise en charge diététique***<br>× ***Correction des erreurs***<br>× ***Régime diététique personnalisé***<br>× ***Prescription de l'activité physique*** |

## 1. COMPORTEMENT ALIMENTAIRE

### A. EVALUER LE COMPORTEMENT ALIMENTAIRE

| | |
|---|---|
| **DETERMINANTS DU COMPORTEMENT ALIMENTAIRE** | **Facteurs individuels :**<br>• Signaux **physiologiques :**<br>– Permettent d'adapter les apports alimentaires aux besoins.<br>– Régulent les quantités ingérées lors de la prise alimentaire et le temps séparant deux prises alimentaires.<br>– Faim<br>– Satiété<br>• Signaux **sensoriels :**<br>– De nature différente : tactile, visuelle, auditive, gustative, odorante, irritante.<br>• Facteurs **psychologiques.**<br>• Probablement une **dimension génétique** dans la détermination du comportement alimentaire.<br><br>**Environnement social :**<br>• Les normes sociales<br>• La culture alimentaire<br>• La structuration des repas<br>• Les âges de la vie :<br>– Alimentation des enfants influencée par celle des parents.<br>– Enjeux du vieillissement de la population.<br><br>**Contraintes technico-économiques :**<br>• Conditions de vie<br>• Contrainte temps<br>• Contrainte budget |

<table>
<tr><td>EVALUATION DU COMPORTEMENT ALIMENTAIRE</td><td>Cette évaluation du comportement alimentaire prend en compte :<ul><li>Les <u>caractéristiques de l'individu :</u><ul><li>Sexe</li><li>Age</li><li>Activité physique : pratiquée ou non, à quelle intensité ?</li></ul></li><li>Les <u>caractéristiques de son alimentation :</u><ul><li>Concernant les aliments consommés :</li><li>Quantités ingérées.</li><li>Type d'aliments consommés et les quantités (typologie alimentaire).</li><li>Nombre de repas quotidiens</li><li>Notion de grignotage ou d'autres troubles du cpt, ainsi que leur fréquence de survenue et le vécu des patients.</li></ul></li><li>Elle s'accompagne systématiquement d'une <u>évaluation de l'activité physique</u> (type, fréquence).</li></ul></td></tr>
<tr><td>OUTILS D'EVALUATION DU COMPORTEMENT ALIMENTAIRE</td><td>Plusieurs outils ont été développés pour évaluer les comportements alimentaires des patients :<ul><li>Rappel des 24 heures :<ul><li>rappel des aliments consommés sur les dernières 24 heures.</li><li><u>Inconvénients :</u> prb des troubles de la mémoire et des personnes âgées, pas représentatif de l'alimentation d'une semaine…</li></ul></li><li>Carnet de surveillance sur 3 ou 7 jours :<ul><li>le patient note chaque aliment consommé et la quantité pendant 3 ou 7 jours.</li><li><u>Inconvénients :</u> risque de ne pas tout noter, non exhaustivité des réponses, modifications du cpt alimentaire de l'individu car il sait qu'il doit noter tt ce qu'il mange, …</li></ul></li><li>Le questionnaire de fréquence de consommation :<ul><li>pour un aliment donné, on demande au sujet à quelle fréquence il le consomme sur une période donnée (généralement une semaine).</li></ul></li></ul></td></tr>
<tr><td>CHANGEMENTS DU COMPORTEMENT ALIMENTAIRE</td><td><ul><li>Ne peut se faire par la seule volonté de l'individu.</li><li>Il existe de nombreux freins au changement car l'alimentation ne se résume pas au seul fait de l'ingestion d'aliments au cours des repas.</li><li><u>Freins au changement :</u><ul><li>Motivation du sujet ++</li><li>Absence de volonté de modifier ses habitudes, car elles sont inscrites dans une « routine » de vie.</li><li>Contraintes économiques : familles nombreuses, personnes âgées, étudiants : consommation de produits peu cher et de basse qualité car l'alimentation s'inscrit dans une contrainte budgétaire.</li><li>L'alimentation est source de plaisir : modifier son comportement alimentaire revient à changer cette dimension au plaisir et ne plus envisager alors l'alimentation que comme une contrainte.</li><li>L'alimentation est également une source d'identité pour le sujet : elle lui rappelle des souvenirs.</li><li>La dimension sociale de la nourriture/alimentation : faire un régime nous éloigne de la dimension sociale apportée par la nourriture et la prise des repas.</li></ul></li></ul>Il faut cibler à la fois les changements de comportement alimentaire et l'activité physique pour une meilleure efficacité.</td></tr>
</table>

| | |
|---|---|
| | <u>Entretien motivationnel :</u><br>• **Renforcer la motivation** du sujet<br>• **Ecoute empathique** du sujet<br>• Eviter la discussion<br>• Comprendre les résistances au changement de comportement<br>• **Encourager le sujet** |

## B. TROUBLES DU COMPORTEMENT ALIMENTAIRE

| | |
|---|---|
| **DEPISTAGE** | • La fréquence des troubles du comportement alimentaire (TCA) **augmente** dans les sociétés à haut niveau de vie.<br>• Ils sont généralement sous-tendus par des **problématiques psychologiques ou psychiatriques**.<br>• Leur diagnostic est clinique et repose sur des **critères définis** (en partie dans le DSM-V).<br>• Ils peuvent entraîner de graves **conséquences sur l'état nutritionnel**.<br>• Les troubles du comportement alimentaires ne seront pas détaillés dans cet item (*cf item 69 – Troubles du comportement alimentaire chez l'adolescent et l'adulte*). |
| **HYPERPHAGIES** | Consommation **trop abondante** d'aliments<br>• **Grignotage**<br>• **Compulsions alimentaires :**<br>  - Consommation brutale d'un aliment, en dehors des repas et pour le plaisir plutôt que pour satisfaire une sensation de faim.<br>  - Sentiment de plaisir initial, remplacé par la culpabilité.<br>  - Elles sont fréquentes chez les patients effectuant un régime.<br>• **Accès boulimique :**<br>  - Prises alimentaires massives en dehors d'une sensation de faim<br>  - Besoin irrépressible de manger, ingestion des quantités impressionnantes d'aliments généralement très caloriques<br>  - Satisfaction initiale puis culpabilité amenant à la réalisation de conduites purgatoires (vomissements) |
| **HYPHOPHAGIE** | Consommation **insuffisante** d'aliments.<br>• Elle est représentée essentiellement par **l'anorexie mentale.**<br>• On y trouve également la **restriction alimentaire volontaire** (régime). |
| **AUTRES TROUBLES** | • **Binge eating disorder :**<br>  - Prise alimentaire hautement calorique sous forme de crises alimentaires.<br>  - En parallèle, prise alimentaire continue tout au long de la journée<br>  - Concerne souvent des patients obèses ou en surpoids.<br>• **Troubles alimentaires non spécifiques.** |

## 2. ACTIVITE PHYSIQUE

Cf item 246 sur les bénéfices de l'activité physique pour la santé.

| | |
|---|---|
| **CHEZ LES MALADES** | La promotion de l'activité physique est également essentielle chez les individus malades.<br><br>Elle occupe une **place centrale** dans la prise en charge de certaines pathologies, chroniques ou non :<br>• Pathologies cardio-vasculaires :<br>  – rééducation à l'effort après un IDM par exemple.<br>• Pathologies respiratoires :<br>  – asthme, BPCO, …<br>• Pathologies orthopédiques :<br>  – rééducation après une opération de la hanche chez les personnes âgées ou après prise en charge d'un sportif de haut niveau.<br><br>Cette promotion est **réalisée par l'ensemble des professionnels de santé** en contact avec le patient. |
| **CONTEXTE** | • L'activité physique chez ces individus s'inscrit dans des **programmes** plus vastes de **rééducation.**<br>• Ils sont établis au **niveau national ou localement**, et sont **coordonnées par des médecins.**<br>• Elle s'inscrit dans la démarche **d'éducation thérapeutique** du malade.<br><br>• Les objectifs :<br>  – **Lutter contre la sédentarité**<br>  – **Lutte contre les facteurs de risque cardio-vasculaires.**<br>  – **Augmentation des capacités aérobies** du sujet et de sa résistance aux efforts.<br>  – **Amélioration de la qualité de vie.**<br>  – **Prévention des rechutes.** |

## 3. DIETETIQUE

| | |
|---|---|
| **GENERALITES** | • Rôle central bien évidemment de la **diététicienne.**<br>• La prescription est **personnalisée** au patient en fonction:<br>  – De son niveau de compréhension.<br>  – De la ou des pathologies qu'il présente.<br>• Il faut donner des règles de base :<br>  – **Alimentation équilibrée :**<br>  – 50% glucides, 30% lipides, 20% protides<br>  – Définir les **apports énergétiques recommandés** ainsi que le nombre de prises alimentaires.<br>  – **Rechercher et corriger les erreurs alimentaires ++** (arrêt du grignotage, diminuer la consommation de boissons sucrées, …).<br>  – Limiter les aliments gras, salés, sucrés.<br>  – Limiter la consommation de sel et de boissons alcoolisées.<br>  – Consommation d'eau sans restriction. |

| | |
|---|---|
| | • Y associer des messages :<br>– D'arrêt du tabac.<br>– De promotion de l'activité physique.<br>• **Suivi régulier +++**<br>• Reprendre les conseils.<br>• Reprendre la **motivation du sujet.**<br>• **Evaluer les effets** des mesures diététiques mises en place (poids, IMC). |
| **REGIME DIABETIQUE** | • Limiter les aliments à index glycémique élevé (sucres rapides).<br>• Préférer les aliments à index glycémique bas/faible (sucres lents). |
| **HYPERCHOLESTE-ROLEMIE** | • Limiter les graisses animales, préférer les graisses végétales.<br>• Consommation équilibrée : acides gras mono-insaturés, polyinsaturés, saturés.<br>• Limiter la consommation de cholestérol. |
| **HYPERTENSION ARTERIELLE** | • Limiter la consommation de sel.<br>• Limiter la consommation d'alcool. |
| **CORTICO-THERAPIE** | • Régime pauvre en sucres rapides.<br>• Régime pauvre en sel.<br>• Régime hyper-protidique.<br>• Supplémentation en calcium et en vitamine D. |
| **IRC** | • Régime hyposodé, restriction hydrique.<br>• Régime hypo-protidique (entre 0,7 et 1g/kg/jour). |

## Conférences de consensus - Recommandations

| Année | Source | Titre |
|---|---|---|
| 2012 | Fonds français alimentation et santé | Colloque : « comportement alimentaire : les leviers du changement ». |
| 2010 | INRA | Les comportements alimentaires : quels en sont les déterminants ? quelles actions pour quels effets ? |

**Autres références :**

Site internet de l'EUFIC (European Food Information Council) : motiver le changement des comportements : www.eufic.org

« Peut-on changer les comportements alimentaires », Cahiers de nutrition et de diététique, 40 (2), Saadi Lahlou, 2011.

☑ J'inscris mes notes personnelles pour mieux progresser

Chap. 36

UE 9
Item 287

# EPIDEMIOLOGIE, FACTEURS DE RISQUE, PREVENTION, DEPISTAGE DES CANCERS

| Les objectifs du CNCI pour l'*i*ECN 2016 | MOTS-CLES et REFLEXES GENERAUX |
|---|---|
| × *Décrire l'épidémiologie des cancers les plus fréquents (sein, colon-rectum, poumon, prostate). Incidence, prévalence, mortalité.*<br>× *Connaître et hiérarchiser les facteurs de risque de ces cancers.*<br>× *Expliquer les principes de prévention primaire et secondaire.*<br>× *Argument les principes du dépistage du cancer (sein, colon-rectum, col utérin).* | × ***Première cause de mortalité prématurée***<br>× ***Cancer du poumon : 1ère cause de mortalité par cancer chez l'homme***<br>× ***Cancer du sein : 1ère cause de mortalité par cancer chez la femme***<br>× ***Prévention secondaire = dépistage*** |

## 1. GENERALITES

| | |
|---|---|
| **GENERALITES** | • Le cancer est un problème majeur de santé publique pour tous les pays industrialisés<br>• Les cancers sont en France :<br>  – **La 1$^{ère}$ cause de décès chez les hommes**<br>  – **La 2$^{ème}$ cause de décès chez les femmes**<br>• Les décès sont avant tout dus aux cancers : du poumon, de l'intestin, des VADS, du sein et de la prostate.<br>• **Taux de survie à 5 ans** (tous cancers confondus) **= 53%** |
| **LES PLANS CANCER** | • Depuis 1998, importante mobilisation contre le cancer (malades, professionnels et pouvoirs publics)<br>• Priorité nationale depuis 2002<br>• Trois plans nationaux de lutte contre le cancer : 2003-2007, 2009-2013 et **2014-2019**.<br>• Les thèmes prioritaires du plan 2014-2019 :<br>  – **Guérir toujours plus** de personnes du cancer<br>  – **Préserver la continuité et la qualité de vie**<br>  – **Investir dans la prévention** et dans la **recherche**<br>  – **Optimiser le pilotage du plan et son organisation** avec les acteurs locaux en lien avec les ARS |
| **L'INCa Institut National du Cancer** | • Créé par la loi de santé publique du **9 août 2004**<br>• Sous la tutelle des ministères de la santé et de la recherche<br>• Agence nationale d'objectifs et de moyens en cancérologie<br>• Missions :<br>  – **Coordonne** l'ensemble des acteurs de la lutte contre le cancer en France<br>  – Apporte son **expertise** |

## 2. INCIDENCE ET MORTALITE

| | |
|---|---|
| **LES ACTEURS DE LA SURVEILLANCE DES CANCERS EN FRANCE** | • **L'InVS :** surveillance, veille, alerte, expertise<br>• **L'INCa** : rôle fédérateur, coordonateur (et financeur)<br>• **CépiDc-Inserm = Centre d'épidémiologie sur les causes médicales de Décès** : gère le fichier national des causes médicales de décès (données exhaustives de mortalité)<br>• **Les registres du cancer** = recueil exhaustif et permanent des nouveaux cas. Il existe 26 registres en 2009 :<br>– 14 registres généraux (tous cancers) : couvrent 15 départements et 20% de la population française<br>– 9 registres spécialisés (pour certains organes)<br>– 2 registres nationaux de l'enfant (hémopathies et tumeurs solides de l'enfant)<br>– le registre multicentrique à vocation nationale des mésothéliomes pleuraux (couvre 22 départements)<br>• **Le service de biostatistique des Hospices Civils de Lyon (HCL) :** soutien biostatistique |

**Incidence et mortalité des principaux cancers en France en 2012 (rang) :**

| Site | Hommes | | Femmes | |
|---|---|---|---|---|
| | **Incidence** | **Mortalité** | **Incidence** | **Mortalité** |
| **Poumon** | 28 211 (2ème) | 21 326 (1er) | 11 284 (3ème) | 8 623 (2ème) |
| **Côlon-rectum** | 23 226 (3ème) | 9 275 (2ème) | 18 926 (2ème) | 8 447 (3ème) |
| **Sein** | - | - | 48 763 (1er) | 11 886 (1er) |
| **Prostate** | 53 465 (1er) | 8 876 (3ème) | - | - |
| **Corps utérus** | - | - | 3 028 (11ème) | 1 102 (10ème) |
| **...** | ... | ... | ... | ... |
| **Tous cancers** | **200 000** | **85 000** | **155 000** | **63 000** |

| | |
|---|---|
| **MORTALITE ET INCIDENCE DES CANCERS** | • En 2012, on a recensé :<br>– **355 000 nouveaux cas de cancers (200 000 chez l'homme, 155 000 chez la femme)**<br>– **148 00 décès par cancer (1ère cause de décès chez l'homme, 2ème cause de décès chez la femme).**<br>• Le cancer est la **première cause de mortalité prématurée** (avant 65 ans).<br>• La mortalité par cancer est **deux fois plus importante chez l'homme que chez la femme.**<br><br>Evolution de la mortalité entre 1980 et 2012 :<br>• Le **nombre de décès** dus au cancer **augmente**<br>• Mais si l'on tient compte de l'augmentation du nombre d'habitants et du vieillissement de la population (par des méthodes de standardisation) :<br>– La **mortalité** par cancer chez la **femme diminue régulièrement** depuis 1950<br>– Chez **l'homme**, elle a **augmenté** jusqu'en 1985 **puis diminué** grâce à la lutte contre les addictions |

| | |
|---|---|
| | Evolution de l'incidence entre 1980 et 2012 :<br>• **L'incidence globale des cancers augmente** depuis 1980 (+109% chez l'homme comme chez la femme).<br>• Cette augmentation est due :<br>- **Vieillissement** de la population<br>- **Développement des méthodes de diagnostic et de dépistage +++**<br>- **Modifications de l'environnement et du mode de vie**<br><br>Cette évolution globale (de l'incidence ou de la mortalité) recouvre bien évidement des variations importantes selon le sexe, le type de cancer et l'âge. |

## 3. LES FACTEURS DE RISQUE DE CANCER

| | |
|---|---|
| **Un rapport sur les causes du cancer en France (sept 2007) fait le point sur les facteurs de risque avérés, hypothétiques et ceux pour lesquels les enquêtes épidémiologiques n'ont pu établir de lien. Une expertise collective de l'INSERM (oct 2008) précise l'état des connaissances sur les liens entre environnement et cancer.** | |
| **LES CAUSES AVEREES** | **LE TABAC**<br>• **Principale cause de cancer** (comme dans tous les pays industriels et la majorité des pays du tiers-monde)<br>• Estimation du nombre de décès par cancers attribuables au tabac en France : 44 000 (hors tabagisme passif) en 2004 (Hill, 2012)<br>• 80 % des cancers du poumon sont imputables au tabac.<br>• Le tabac favorise d'autres cancers : cavité buccale, pharynx, larynx, pancréas, vessie, reins, cavité nasale, sinus, œsophage, estomac, foie, col de l'utérus, leucémie myéloïde et plus récemment colon, rectum et ovaire mucineux<br>• 32 % des jeunes de 17 ans fument quotidiennement en 2011<br>• Programme National de Réduction du tabagisme (PNRT) :<br>Lancé en 2014 en parallèle du plan cancer<br>Objectif de réduction de la prévalence du tabagisme sous la barre des 20% d'ici 10 ans.<br>Que les enfants qui naissent aujourd'hui soient la première génération de non-fumeurs.<br>S'articule autour de 3 axes :<br>Protéger les jeunes et éviter l'entrée dans le tabagisme.<br>Aider les fumeurs à arrêter de fumer.<br>Agir sur l'économie du tabac. |

| | |
|---|---|
| **LES CAUSES AVEREES** | **L'ALCOOL :**<br>• A l'origine de 15 000 décès par cancers : 12% des décès par cancer chez l'homme et 6% chez la femme<br>• Cancers de : cavité buccale, pharynx, larynx, œsophage, foie, côlon-rectum et sein chez les femmes<br><br>**LES AGENTS INFECTIEUX :**<br>• Les Papilloma virus : cancers du col utérin et de l'oropharynx<br>• VHB et VHC : cancers du foie<br>• EBV : lymphomes hodgkiniens<br>• Helicobacter Pylori : cancers de l'estomac<br><br>**LES CANCERS PROFESSIONNELS :**<br>• A l'origine de 11 000 à 23 000 nouveaux cas de cancer par an.<br>• Les agents cancérigènes sont nombreux, exemple :<br>– la poussière de bois (cancer des sinus nasaux)<br>– l'amiante (cancers du poumon, de la plèvre et du péritoine)<br>– le caoutchouc (cancers du larynx)<br>– les rayonnements ionisants, le radon…<br><br>**LE SURPOIDS ET L'OBESITE :**<br>• Associés à une augmentation du risque de plusieurs cancers : œsophage, endomètre, rein, côlon-rectum, pancréas, sein (après la ménopause) et vésicule biliaire.<br><br>**L'INSUFFISANCE D'ACTIVITE PHYSIQUE :**<br>• L'activité physique exerce une action préventive pour les cancers du côlon, du sein (après la ménopause) et de l'endomètre, d'autant plus grande que l'activité physique est intense<br>• Inversement, l'insuffisance d'activité physique favorise certains cancers<br><br>**TRAITEMENT HORMONAL SUBSTITUTIF (THS) DE LA MENOPAUSE ET CONTRACEPTIFS ORAUX :**<br>• THS : les œstrogènes seuls favorisent les cancers du corps utérin et les œstrogènes + progestérone, les cancers du sein<br>• Les contraceptifs oraux favorisent le cancer du sein, mais diminuent l'incidence des cancers de l'ovaire et de l'endomètre<br><br>**CANCERS LIES A LA REPRODUCTION :**<br>• Certains facteurs liés à la reproduction favorisent l'incidence de cancers hormono-dépendants : l'âge aux premières règles, le nombre d'enfants, l'âge à la première grossesse, l'allaitement et l'âge à la ménopause<br><br>**LE SOLEIL :**<br>• 1% des décès par cancer (cancers de la peau)<br><br>**LA POLLUTION (EAU, AIR, SOL, ALIMENTS) :**<br>• Le tabagisme passif<br>• La pollution atmosphérique<br>• L'amiante<br>• Le radon (cancer du poumon, leucémies)<br>• Les rayonnements ionisants : X et Gamma (Poumon, Thyroïde, Sein, SNC, leucémie)<br>• Autres : Silice, Cadmium, Arsenic... |

| | |
|---|---|
| | **L'ALIMENTATION :**<br>• La consommation de fruits et légumes est associée à une réduction du risque de plusieurs cancers : cavité buccale, pharynx, larynx, œsophage, estomac.<br>• La consommation de sel et d'aliments salés augmente le risque de cancer de l'estomac.<br>• La consommation de viandes rouges et de charcuteries est associée à une augmentation du risque de cancer colorectal. |
| **LES CAUSES HYPOTHETIQUES** | • De nombreux agents, physiques, chimiques ou biologiques ont été suspectés d'être à l'origine de cancers, sans que leur éventuelle cancérogénicité ait pu être prouvée.<br>• Exemples :<br>– Habitat proche de sources de pollution (industrielles, dépôts de déchets, incinérateurs)<br>– Produits chlorés pour stériliser l'eau<br>– Cannabis<br>– Pesticides<br>– Dioxines<br>– Faibles doses de rayonnements ionisants (<100mSv)<br>– Rayonnements non ionisants autres que les UV<br>– Téléphones portables<br>– Antennes de téléphonie mobile |
| **LES CANCERS DE CAUSE NON IDENTIFIEE** | • **Pour plus de la moitié des cancers, l'épidémiologie ne détecte pas de cause identifiable**<br>• Il est possible qu'une proportion importante de ces cancers puisse être due à des **facteurs d'origine endogène :**<br>– Radicaux oxydants produits par la respiration cellulaire (mutagènes puissants)<br>– Sénescence<br>• L'impact de certains facteurs pourrait être notablement sous-évalué, notamment **les infections et la nutrition**<br>• D'autre part, plusieurs agents cancérogènes qui, isolés, ont peu d'impact peuvent avoir un effet notable quand ils sont administrés **à certaines périodes de la vie ou conjugués à d'autres.**<br>• **Certains polymorphismes du génome** peuvent accroître l'incidence de certains cancers |

## 4. CANCER ET PREVENTION

| | |
|---|---|
| **LES 3 NIVEAUX DE PREVENTION** | La prévention décrit **l'ensemble des actions, des attitudes et des comportements qui tendent à éviter la survenue de maladies ou à maintenir et à améliorer la santé**. Il s'agit d'un concept dont les limites ne font pas l'objet d'un consensus général.<br><br>On distingue classiquement :<br>• **La prévention primaire,** dont l'objectif est d'éviter la survenue des maladies, en diminuant les facteurs de risque<br>• **La prévention secondaire,** qui vise à améliorer le pronostic vital et fonctionnel en dépistant et en traitant précocement les maladies<br>• **La prévention tertiaire,** qui vise à éviter les rechutes, complications ou séquelles liées à la maladie |

**PREVENTION PRIMAIRE DES CANCERS : RECOMMANDATIONS NUTRITIONNELLES** Réflexes

- **Alcool :** déconseiller ou réduire (quantité / fréquence)
- **Activité physique :**
  - Limiter les activités sédentaires
  - 30 min de marche rapide (5j/sem) ou 20 min d'activité d'intensité élevée (3j/sem)
- **Alimentation :**
  - Alimentation équilibrée et diversifiée
  - Consommer au moins 5 fruits et légumes / jour
  - Consommer des fibres tous les jours
  - Limiter la consommation de viandes rouges < 500 g par semaine
  - Limiter la consommation de charcuteries (surtout celles très grasses et/ou très salées)
  - Limiter la consommation de sel
- **Maintenir un poids normal (IMC entre 18,5 et 25 kg/m$^2$)**
- **Allaitement :** idéalement exclusif jusqu'à 6 mois

*<u>Source</u> : PNNS 2010 (Programme National Nutrition Santé)*
Ces recommandations ne tiennent pas compte des autres FDR (tabac, infections, UV...)

| | |
|---|---|
| **LE DEPISTAGE**<br><br>**(Guide méthodologique : comment évaluer a priori un programme de dépistage, ANAES 2004)** | • Selon l'OMS, **le dépistage consiste à identifier de manière présomptive, à l'aide de tests appliqués de façon systématique et standardisée, les sujets atteints d'une maladie** ou d'une anomalie passée jusque-là inaperçue<br><br>Il existe différents types de dépistage :<br>• **Systématique** dit « **de masse** » : la population recrutée est non sélectionnée (hormis un critère d'âge)<br>• **Ciblé :** la population recrutée est sélectionnée sur des critères préalablement définis (facteurs de risque)<br>• **Organisé :** le dépistage est proposé dans le cadre de campagnes de dépistage. Il est pris en charge à 100% par l'assurance maladie. Ex. :<br>  - Le cancer du côlon (Test immunologique)<br>  - Le cancer du sein (mammographie)<br>  - Le cancer du col (FCU) en cours d'expérimentation : dépistage organisé dans 13 départements<br>• **Opportuniste :** la population est recrutée pour le dépistage lors d'un recours aux soins (hospitalisation, visite médicale, médecine du travail...)<br>• **Multiple :** il consiste en la recherche simultanée de plusieurs affections par l'utilisation simultanée de plusieurs tests de dépistage<br>• Dépister n'est pas diagnostiquer ! |
| **LES CRITERES D'UN DEPISTAGE PERTINENT (ANAES** | • Un dépistage est qualifié de pertinent lorsqu'il :<br>  - Améliore la **morbidité** liée à la pathologie (diminution de l'incidence et de la prévalence de la maladie dans la population où le dépistage est réalisé)<br>  - Et améliore la **mortalité** liée à la maladie<br>• Cette pertinence est jugée au travers d'une liste de critères :<br><br>**LA MALADIE :**<br>• C'est un **problème de santé publique** = répercussions sur l'individu et la société importantes en termes de **morbidité**, **mortalité**, **d'impact socio-économique**<br>• Son **épidémiologie et son histoire naturelle sont connues**<br>• Toutes les interventions de prévention primaire ont été mises en œuvre<br>• Un **dépistage précoce** améliore les indicateurs |

| | |
|---|---|
| | **LE DEPISTAGE :**<br>• **Le test** de dépistage utilisé doit avoir les qualités suivantes (voir Q 4)<br>– **Simple** à mettre en œuvre<br>– **Fiable / Reproductible**<br>– **Valide**<br>▪ Validité intrinsèque : **sensibilité** > spécificité<br>▪ Validité extrinsèque : les **VP** (valeurs prédictives) sont relatives à une population donnée<br><br>• **Le programme de dépistage** (qui comprend le test, mais aussi les procédures diagnostiques et les traitements en cas de test positif) doit être (en comparaison avec d'autres alternatives) :<br>– **Efficace** (sur la mortalité ou la morbidité, prouvé par des essais contrôlés randomisés)<br>– **Rapport bénéfice/risque** favorable<br>– **Rapport coût/efficacité** avantageux |

## 5. CANCER DU SEIN

| | |
|---|---|
| **EPIDEMIOLOGIE** | • **Le plus fréquent** des cancers de la femme<br>• **Première cause de décès par cancer** chez la femme<br>• Une femme sur 9 sera concernée au cours de sa vie<br>– **Incidence = 48 763 nouveaux cas estimés** en 2012<br>– **Mortalité = 11 886 décès** en 2012<br>– **Prévalence totale = 645 418** en 2008<br>• Le taux d'incidence est globalement stable depuis plusieurs années<br>• **Taux de survie à 5 ans** (tous stades confondus) **= 86%** |
| **FACTEURS DE RISQUE** | • **Imprégnation hormonale** (notamment œstrogénique) de la femme tout au long de sa vie : âge précoce des 1ères règles, âge tardif de la 1ère grossesse ou de la ménopause, nulliparité, cycles courts<br>– L'allaitement aurait un rôle protecteur<br>• **Antécédents familiaux** (mutation BRCA1 et 2)<br>• **Antécédent personnel** de cancer du sein<br>• Utilisation prolongée du **THS**<br>• Autres facteurs évoqués : **les radiations ionisantes, l'environnement, l'alimentation, l'alcool...** |
| **PREVENTION PRIMAIRE** | • Pas de consensus pour une prévention primaire<br>• Recommandations nutritionnelles générales (cf cadre reflexe) |
| **PREVENTION SECONDAIRE** | • **Dépistage organisé (DO): mammographie** bilatérale, tous les 2 ans, 2 incidences<br>– Pour toutes les femmes âgées de **50-74 ans**<br>– **Sans antécédents** personnels ni familiaux de cancer du sein<br>– Gestion au niveau départemental (la personne est invitée par courrier)<br>– Une **biopsie** est réalisée en cas de mammographie anormale<br>– Garanties de qualité du DO:<br>▪ **Double lecture** des mammographies<br>▪ Agrément et formation continue des radiologues<br>▪ Assurance qualité<br>▪ Suivi des résultats |

| | |
|---|---|
| | • Le recours à ce dépistage organisé pourrait **réduire la mortalité de 15 à 25%** dans l'hypothèse d'un taux de participation de 70%<br>• Les limites de ce dépistage :<br>- Sensibilité de la mammographie = 66 à 90%, Sp = 95%<br>- **VPP = 12%** (sur 100 mammographies positives, moins de 12 femmes présentent réellement un cancer du sein)<br>- Le taux de participation en 2010 était de **53%** (certaines femmes choisissent de se faire dépister en dehors du cadre national = **dépistage individuel,** ≈ 10% des femmes de 50-74 ans ; or ce dépistage est de moindre qualité selon la HAS)<br>• Pour les femmes ayant des antécédents familiaux : **consultation d'oncogénétique** |
| **PREVENTION TERTIAIRE** | **Garantir des soins de qualité en cancérologie :**<br>• Réunions de Concertation Pluridisciplinaire (RCP)<br>• Programme personnalisé de soins<br>• Définition de critères de qualité des établissements de soins en cancérologie |

## 6. CANCER COLORECTAL (CCR)

| | |
|---|---|
| **EPIDEMIOLOGIE** | • **Le 3ème cancer aussi bien chez l'homme que chez la femme :**<br>- **Incidence = 42 152 nouveaux cas** en 2012<br>- **Mortalité = 17 722 décès** en 2012<br>- **Prévalence totale : 318 683 en 2008 (51% d'hommes)**<br>• L'analyse de ce cancer à travers le monde montre que l'incidence est liée au mode de vie occidental<br>• Tendance à la stabilisation de l'incidence et une baisse de la mortalité<br>• **Taux de survie à 5 ans** (tous stades confondus) **= 56%** |
| **FACTEURS DE RISQUE**<br>**(HAS)** | • **Risque élevé :** antécédents personnels d'adénome ou de CCR, parents du premier degré atteints d'un CCR ou d'un adénome de plus de 1 cm, antécédents personnels de maladie inflammatoire intestinale (Crohn, RCH)<br>• **Risque très élevé :** maladies génétiques à transmission héréditaire autosomique dominante (PAF, HNPCC)<br>• Excès calorique, sédentarité, consommation excessive de viandes, charcuteries, et alcool, régime pauvre en fibres |
| **PREVENTION PRIMAIRE** | • **Recommandations nutritionnelles** (cf cadre reflexe)<br>• Ablation endoscopique des polypes et adénomes, voire colectomie totale (PAF) |
| **PREVENTION SECONDAIRE** | • **Dépistage organisé : test immunologique,** qui remplace depuis avril 2015 le test Hemoccult II® :<br>- tous les 2 ans<br>- pour toute personne âgée de 50 à 74 ans<br>- à risque moyen de CCR<br>- sans symptôme évocateur<br>- Test négatif : le refaire 2 ans plus tard.<br>- Test positif : coloscopie<br>• **Dépistage ciblé : coloscopie**<br>- Coloscopie d'emblée, pour les personnes à risque élevé ou très élevé de CCR ou symptômes évocateurs |

| | |
|---|---|
| | • **Consultation d'onco-génétique** proposée en cas de suspicion d'une forme héréditaire du cancer du côlon<br><br>**Le test immunologique : modalités**<br>• Détecte l'hémoglobine humaine dans les selles grâce à l'utilisation d'anticorps monoclonaux ou polyclonaux<br>• Avantages par rapport au test Hémoccult :<br>– **Plus fiable :** Spécifique de l'hémoglobine humaine ; lecture automatisée<br>– **Plus performant :** Se = 70 à 85 % et Sp > 95 % → Détectent 2 à 2,5 fois plus de cancers et 3 à 4 fois plus d'adénomes<br>– **Plus simple d'utilisation :** 1 seul prélèvement de selles est suffisant<br>• Inconvénient : coût + élevé |
| **PREVENTION TERTIAIRE** | • Amélioration de la qualité des soins en cancérologie |

## 7. CANCER DU COL DE L'UTERUS

| | |
|---|---|
| **EPIDEMIOLOGIE** | • Le 11ème cancer le plus fréquent chez la femme<br>– **Incidence = 3 028 nouveaux cas en 2012**<br>– **Mortalité = 1 102 décès en 2012**<br>– **Prévalence totale = 69 821 en 2008**<br>• 10$^{ème}$ cause de mortalité par cancer chez la femme en France<br>• Incidence et mortalité sont en diminution<br>• **Taux de survie à 5 ans** (tous stades confondus) **= 66%** |
| **FACTEURS DE RISQUE** | • **Les Papillomavirus humains (HPV)** constituent la principale cause de cancer du col. HPV 16 et 18 sont présents dans plus de 70% des cas de cancer invasif<br>• Les FDR de cancers du col :<br>– **Absence de dépistage**<br>– **Bas niveau socio-économique**<br>– **Précocité des rapports sexuels** (< 18 ans)<br>– **Nombreux partenaires** (de la femme ou du conjoint)<br>– **Grossesses précoces et nombreuses**<br>– **Prostitution** |
| **PREVENTION PRIMAIRE** | • Le préservatif ne protège pas complètement contre l'infection à HPV<br><br>**Vaccination** :<br>• **Indications : jeunes filles entre 11 et 14 ans** avant la première relation sexuelle, le rattrapage est recommandé jusqu'à 20 ans<br>– **Vaccin quadrivalent (HPV6, 11, 16 et 18 : Gardasil®):** 3 injections (0, 2 et 6 mois)<br>– **Ou vaccin bivalent (HPV16 et 18 : Cervarix®):** 3 injections (0, 1 et 6 mois)<br>• En l'état actuel des connaissances, il n'y a pas lieu de recommander de façon préférentielle l'un des 2 vaccins<br>• Inconvénient : Coût élevé = 136 € / injection pour Gardasil® ou 111 € / injection pour Cervarix® (remboursés à 65%)<br>• Ne dispense pas des FCU |

| | |
|---|---|
| **PREVENTION SECONDAIRE** | • **Dépistage individuel :**<br>– **le frottis cervico-utérin (FCU)** recommandé chez les femmes de 25 à 65 ans tous les trois ans, après deux FCU normaux à 1 an d'intervalle (HAS)<br>– Le taux de couverture est < 60%<br>– Inégalités d'accès au dépistage<br>• **Dépistage organisé :**<br>– En cours d'expérimentation dans 13 départements<br>– Combinaison d'actions de dépistage, de prévention et d'éducation à la santé<br>• **Le Test HPV** (recherche de l'ADN viral des HPV oncogènes au niveau du col utérin) n'est pas recommandé en 1$^{ère}$ intention (il est recommandé à la suite de certains frottis présentant des anomalies malpighiennes de signification incertaine) |

## 8. CANCER DE LA PROSTATE

| | |
|---|---|
| **EPIDEMIOLOGIE** | • **Le plus fréquent** des cancers masculins après 50 ans<br>• **La 3$^{ème}$ cause de mortalité** par cancer chez l'homme (juste derrière le cancer colo-rectal et loin derrière le cancer du poumon)<br>– **Incidence = 56 000 nouveaux cas estimés** en 2012<br>– **Mortalité = 8 876 décès en 2012**<br>– **Prévalence totale : 508 699 hommes en 2008**<br>• Après avoir beaucoup augmenté (+8,5% entre 2000 et 2005, du fait des pratiques du dépistage par dosage de PSA), **le taux d'incidence se stabilise** (conscience du risque de surdiagnostic)<br>• **Taux de survie à 5 ans** (tous stades confondus) **= 84%** |
| **FACTEURS DE RISQUE** | • **Age** (âge moyen au diagnostic = juste avant 70 ans)<br>• **Antécédents familiaux** de cancer prostatique chez les apparentés au 1$^{er}$ degré<br>• **Hommes noirs > caucasiens > asiatiques**<br>• **Antécédents de syphilis ou de gonococcie**<br>• **Alimentation** (régime riche en graisses animales)<br>• Certains **facteurs hormonaux** pourraient également avoir un rôle (androgènes) |
| **PREVENTION PRIMAIRE** | • Pas de consensus pour une prévention primaire |
| **PREVENTION SECONDAIRE** | • **Le dépistage systématique et organisé par dosage du PSA n'est pas recommandé** (HAS 2004 et 2010).<br>– le dépistage systématique n'a pas fait la preuve de ses bénéfices en termes de réduction de la mortalité<br>– ses inconvénients sont importants : fréquence de faux positifs, sur-diagnostic et traitements inutiles<br>• En 2012, la HAS a conclu qu'il n'y a pas non plus de preuve suffisante pour justifier la mise en place d'un dépistage chez les hommes sans symptôme considérés comme à plus « haut risque » |

| | |
|---|---|
| | • Il est recommandé **d'informer les hommes** envisageant la réalisation d'un dépistage individuel du cancer de la prostate (HAS 2004 et 2012)<br>– information claire, objective et hiérarchisée<br>– sur les bénéfices potentiels escomptés<br>– sur les risques auxquels pourrait l'exposer ce choix (effets indésirables, qualité de vie)<br>• Si le dépistage est réalisé individuellement :<br>– pour les hommes de > 50 ans<br>– annuel<br>– toucher rectal + dosage du PSA |
| **PREVENTION TERTIAIRE** | • Compte tenu de la différence d'agressivité des cancers de la prostate et des effets indésirables fréquents des traitements, **l'indication d'un traitement curatif et le choix de ce traitement doivent être discutés individuellement avec le patient**<br>• **Amélioration de la qualité des soins en oncologie** |

## 9. CANCER DU POUMON

| | |
|---|---|
| **EPIDEMIOLOGIE** | • 1ère cause de décès par cancer en France et dans le Monde.<br>• **La 1ère cause de mortalité** par cancer chez **l'homme** (25% de la totalité des décès par cancer) et **la 2ème chez la femme** (après le cancer du sein et avant le CCR)<br>– **Incidence = 39 495 nouveaux cas en 2012** (71% chez l'homme)<br>– **Mortalité = 29 949 décès en 2012**<br>– **Prévalence totale = 79470 cas en 2008 (76% d'hommes)**<br>• **L'incidence** Incidence en **progression constante chez la femme**, elle est passée de 1526 nouveaux cas/an en 1980 à 11284 nouveaux cas par an en 2012 (**x 7** !)<br>• **Taux de survie à 5 ans** (tous stades confondus) **= 14%** |
| **FACTEURS DE RISQUE** | • **Tabagisme** (durée + intensité quotidienne du tabagisme)<br>• **Tabagisme passif**<br>• **Expositions professionnelles et environnementales** (amiante, arsenic, nickel, radiations ionisantes, radon, silice…)<br>• Le rôle du **cannabis** n'est pas encore formellement établi<br>• Il existe probablement des facteurs de prédisposition génétique |
| **PREVENTION PRIMAIRE** | • **Arrêt du tabagisme : campagnes de lutte contre le tabac**<br>– Prix des cigarettes<br>– Information (notamment auprès des jeunes)<br>– Prise en charge des substituts nicotiniques<br>– Interdiction de fumer dans les lieux publics |
| **PREVENTION SECONDAIRE** | • Il n'existe **pas** aujourd'hui **de stratégie recommandée**<br>• La réalisation d'examen radiologique du thorax et, ou, d'examen cytologique de l'expectoration n'a pas démontré son intérêt en routine, y compris dans des populations particulièrement à risque (fumeurs de plus de 40 ans)<br>• D'autres techniques sont en cours de validation comme la **tomodensitométrie thoracique** |
| **PREVENTION TERTIAIRE** | • Amélioration de la qualité des soins en cancérologie |

# 10. MELANOME CUTANE

| | |
|---|---|
| **EPIDEMIOLOGIE** | • Après une forte augmentation de l'incidence depuis les années 50 (en Europe, Australie et Etats-Unis), la tendance actuelle est à une **stabilisation de l'incidence et à une diminution de la mortalité** (probablement liée aux actions massives d'information)<br>- **Incidence = 11 176 nouveaux cas en 2012 ($9^{ème}$ rang des cancers les plus fréquents)**<br>- **Mortalité = 1 672 décès en 2012 ($15^{ème}$ rang des décès par cancer)**<br>- **Prévalence totale (2008) = 105 583**<br>• **Taux de survie à 5 ans** (pour le mélanome, tous stades confondus) = **85%** |
| **FACTEURS DE RISQUE** | • Les **rayonnements ultraviolets,** particulièrement les expositions aiguës intermittentes (coups de soleil). Les UVB mais également les UVA (utilisés en cabine de bronzage) sont incriminés<br>• **Facteurs génétiques / Prédispositions familiales**<br><br>**Selon la HAS, les facteurs de risque à rechercher sont :**<br>• **Nombreux nævus communs** (grains de beauté > 40) ou **nævus atypiques** (≥ 2)<br>• Mode de vie donnant lieu à une **exposition solaire intense**<br>• **Antécédents de coups de soleil** (brûlures solaires)<br>• **Phototype cutané de type I** (coups de soleil et absence de bronzage)<br>• **Antécédents personnels ou familiaux de mélanome**<br>• **Caractéristiques physiques** (cheveux roux ou blonds et peau claire, éphélides) |
| **PREVENTION PRIMAIRE** | • **Réduire l'exposition intense et occasionnelle au soleil, surtout chez les enfants**<br>• **Communication** sur les méfaits du soleil<br>• Incitation à l'usage de **crème solaire**<br>• **Réglementation sur les appareils à UV** |
| **PREVENTION SECONDAIRE** | • **Campagnes d'incitation au diagnostic précoce**<br>• Communication sur **l'auto-surveillance**<br>• **Formation des médecins** au diagnostic précoce<br>- Règle ABCDE<br>- Liste révisée des 7 points du groupe de Glasgow<br>- Méthode cognitive visuelle |
| **PREVENTION TERTIAIRE** | • Qualité des soins en cancérologie |

## Conférences de consensus - Recommandations

| Année | Source | Titre |
|---|---|---|
| 2015 | INCa | Les cancers en France – Edition 2014 |
| 2015 | HAS | Dépistage et prévention du cancer du sein. Actualisation du référentiel de pratique de l'examen périodique de santé. |
| 2013 | HAS | Dépistage et prévention du cancer du col de l'utérus. Actualisation du référentiel de pratique de l'examen périodique de santé. |
| 2013 | HAS | Dépistage et prévention du cancer colo-rectal. Actualisation du référentiel de pratique de l'examen périodique de santé. |
| 2012 | HAS | Cancer de la prostate : identification des facteurs de risque et pertinence d'un dépistage par dosage de l'antigène spécifique prostatique (PSA) de populations d'hommes à haut risque ? |
| 2011 | HAS | La participation au dépistage du cancer du sein chez les femmes de 50 à 74 ans en France : Situation actuelle et perspectives d'évolution |
| 2009 | INCa / NACRe / AFSSA / INPES / InVS | Nutrition et prévention des cancers : des connaissances scientifiques aux recommandations |
| 2007 | HAS | Quelle place pour le vaccin Papillomavirus humain (Gardasil®) dans la prévention du cancer du col ? |
| 2006 | HAS | Stratégie de diagnostic précoce du mélanome, Recommandations en santé publique |
| 2004 | HAS | Eléments d'information des hommes envisageant la réalisation d'un dépistage individuel du cancer de la prostate |
| 2004 | HAS | Opportunité d'étendre le programme national de dépistage du cancer du sein aux femmes âgées de 40 à 49 ans |
| 2004 | ANAES | Guide méthodologique : comment évaluer a priori un programme de dépistage |
| 2001 | ANAES | Le dépistage du cancer colorectal : Quelle place de la coloscopie virtuelle ? |
| 1999 | ANAES | Le dépistage du cancer du sein par mammographie dans la population générale |
| 1999 | ANAES | Opportunité d'un dépistage systématique du cancer de la prostate par le dosage de l'antigène spécifique de la prostate |

**Autres références :**

1. Plan cancer 2014-2019 – Institut National du Cancer (INCa).

☑ J'inscris mes notes personnelles pour mieux progresser

# PRISE EN CHARGE ET ACCOMPAGNEMENT D'UN MALADE CANCEREUX A TOUS LES STADES DE LA MALADIE DONT LE STADE DE SOINS PALLIATIFS EN ABORDANT LES PROBLEMATIQUES TECHNIQUES, RELATIONNELLES, SOCIALES ET ETHIQUES.

| Les objectifs du CNCI pour l'iECN 2016 | MOTS-CLES et REFLEXES GENERAUX |
|---|---|
| × *Expliquer les principes de la prise en charge globale du malade à tous les stades de la maladie en tenant compte des problèmes psychologiques, éthiques et sociaux.*<br>× *Comprendre et intégrer la notion de discussion collégiale pour les prises de décision en situation de complexité et de limite des savoirs.* | × ***Prise en charge globale et personnalisée du patient***<br>× ***Réunion de Concertation Pluridisciplinaire (RCP)***<br>× ***Loi du 22 avril 2005***<br>× ***Soins palliatifs ≠ traitements palliatifs*** |

## 1. ANNONCE DU DIAGNOSTIC

| | |
|---|---|
| **GENERALITES** | • L'annonce d'une maladie grave est toujours un traumatisme pour la personne malade<br>• Il n'existe pas de « bonne » façon d'annoncer un cancer, ni d'attitude stéréotypée mais certaines sont moins traumatisantes que d'autres<br>• **Le dispositif d'annonce** a été mis en place en 2006 (mesure 40 du plan cancer) afin **d'améliorer les conditions d'annonce du diagnostic** de cancer (initial ou rechute) |
| **LE DISPOSITIF D'ANNONCE** | • **Tout patient atteint de cancer doit pouvoir bénéficier, au début de sa maladie et/ou en cas de récidive, d'un dispositif d'annonce organisé**<br>• Tous les établissements de santé traitant des patients atteints de cancer doivent organiser ce dispositif d'annonce<br><br>Le dispositif est construit autour de **quatre temps** :<br>• **Un temps médical :** une ou plusieurs consultations dédiées à :<br>  - l'annonce du diagnostic,<br>  - proposition de traitement<br>• **Un temps soignant** (généralement un infirmier) : soutien (écoute, informe), repère les besoins et oriente si besoin :<br>  - assistante sociale<br>  - psychologue et/ou psychiatre<br>  - associations de patients<br>• **Accès à une équipe impliquée dans les soins de support**<br>• **Un temps d'articulation avec la médecine de ville (médecin traitant)** |

| | |
|---|---|
| **Comment Communiquer ? (ANAES)** | **La primauté de l'information orale (ANAES) :**<br>• « **Adaptée** au cas de chaque personne<br>• Y consacrer du **temps** et de la **disponibilité**<br>• La **moduler** en fonction de la situation du patient<br>• **Environnement** adapté<br>• Climat relationnel alliant **écoute** et prise en compte des **attentes** du patient<br>• Peut nécessiter d'être délivrée de manière **progressive**<br>• De recourir si besoin à un traducteur »<br>• **Laisser le patient poser des questions**<br>• **Assurer l'accompagnement secondaire**<br>• Rester **attentif à la souffrance** provoquée par cette annonce |
| **Phases après l'annonce d'un diagnostic grave**<br><br>**(Non pathologique)** | **Le choc initial**<br>**Le déni :**<br>• Principe : le patient **refuse et ignore** la réalité du diagnostic<br>• Type : **actif ou passif**<br>• Conséquence : **refus de toute prise en charge** (considérée comme inutile)<br>**Le combat :**<br>• Principe : le patient **tente de faire porter la responsabilité** de sa maladie à une autre personne (souvent le médecin)<br>• Conséquence : possibles conduites **agressives**<br>**Le deuil :**<br>• Principe : le patient **commence à accepter** sa maladie et sa réalité<br>• Conséquence : prise en charge **thérapeutique possible et acceptée** |
| **Cas où l'information peut se limiter** | • **Cf. chapitre 1 concernant les cas où l'information du patient peut être limitée** |

## 2. PRISE EN CHARGE : LES 3 PHASES DE LA MALADIE

| | |
|---|---|
| **LES 3 PHASES DE LA MALADIE** | • **Phase curative** :<br>  – Objectif des soins et traitements = **guérison**<br>• **Phase palliative** :<br>  – Objectif prioritaire des soins et des traitements = **amélioration de la qualité de vie**<br>  – Les traitements spécifiques peuvent encore être appliqués avec l'objectif d'une réponse temporaire et/ou partielle ou d'une stabilisation de la maladie<br>• **Phase terminale** = le décès est inévitable et proche.<br>  – Objectif des soins et des traitements = uniquement centré sur la **qualité de la vie** |

## 3. CHOIX DU TRAITEMENT ET SUIVI DU PATIENT

| | |
|---|---|
| **LA REUNION DE CONCERTATION PLURI-DISCIPLINAIRE (RCP)** | • Mesure 31 du Plan Cancer<br>• **Tous les nouveaux patients atteints de cancer doivent bénéficier d'un avis de prise en charge émis lors d'une Réunion de Concertation Pluridisciplinaire (RCP)**<br>• Caractéristiques de la RCP :<br>– **Pluridisciplinaire** (au moins 3 spécialités différentes)<br>– **Avant mise en route du 1$^{er}$ traitement ou avant modification de traitement**<br>– La décision s'appuie sur des **référentiels de pratiques**<br>– **L'avis est communiqué au patient et intégré dans son dossier médical** |
| **LE PROGRAMME PERSONALISE DE SOINS** | • Mesure 31 du plan cancer<br>• Le programme personnalisé de soins (PPS) permet de formaliser la proposition de prise en charge thérapeutique formulée lors de la RCP<br>• **Destiné à être remis à tous les malades dès le début de leur prise en charge**<br>• Document (papier) où sont exposés :<br>– **Le calendrier prévisionnel de soins et de suivi :** la proposition thérapeutique acceptée par le patient, son organisation dans le temps, les différents bilans prévus<br>– **Le bilan social**<br>– **Les contacts utiles :** médecin responsable du traitement, équipe référente, médecin traitant, autres intervenants (infirmier, kiné, HAD…), associations de patients.<br>• Ce document est susceptible d'évolution |
| **SUIVI DU PATIENT** | • **Traitement initial :**<br>– Type : **curatif ou palliatif**<br>– Selon les **référentiels de bonnes pratiques** (HAS / INCa / Sociétés savantes / Guides ALD[12])<br>– Après **RCP**<br>– Après **information et consentement** du patient<br>– **Prévention des effets secondaires**<br>– Prise en charge de la **douleur** du patient<br>• **Suite du traitement :**<br>– **Evaluation des résultats :**<br>▪ Réponse au traitement<br>▪ Tolérance du traitement<br>– Prise en charge des **complications iatrogènes**<br>– Prise en charge des **séquelles du traitement**<br>– **Dépistage précoce des rechutes**<br>▪ Locales<br>▪ Générales et métastatiques<br>• **Soins de support** :<br>– Physique<br>– Psychique<br>– Sociale |

[12] Les guides ALD (Affection Longue Durée) ont été élaborés par le HAS, L'INCa et l'Assurance Maladie, afin d'expliciter pour les médecins traitants la prise en charge optimale et le parcours de soins d'un patient admis en ALD.

**BONNES PRATIQUES COMMUNES A TOUS LES CANCERS** — Réflexes

- **Annonce du diagnostic**
  - Dispositif d'annonce en 4 temps
- **Choix thérapeutiques**
  - Réunion de Concertation Pluridisciplinaire
  - Programme Personnalisé de Soins
  - Recommandations de bonne pratique (HAS/INCa/ Sociétés Savantes)
  - Guides ALD
- **Soins de support :** tout au long de la maladie, objectif = amélioration de la qualité de vie sur les plans :
  - Physique (douleur +++)
  - Psychique
  - Social
- **Soins palliatifs** : Phases palliatives et terminales

# 4. SOINS DE SUPPORT

| | | |
|---|---|---|
| GENERALITES | **Définition** | • Concept d'origine anglo-saxonne *(Supportive Care)*<br>• **« Ensemble des soins et soutiens nécessaires aux personnes malades tout au long de la maladie conjointement aux traitements oncologiques spécifiques »** |
| | **Objectifs** | • Assurer la meilleure **qualité de vie** possible aux patients sur les plans<br>- **physique**<br>- **psychologique**<br>- **social** |
| | **Pour qui ?** | • **Tous les patients atteints de cancer** doivent, **quel que soit leur lieu de prise en charge** y compris au domicile, avoir accès à des soins de support (Plan Cancer) |
| | **Quand ?** | • L'évaluation des besoins est réalisée **dès l'annonce de la maladie** et implique tous les soignants |
| | **Intervenants** | • **Multidisciplinaire**<br>• Recours en fonction des besoins à des **experts** : équipes douleur, psycho-oncologie, nutrition, soins palliatifs, service social, rééducation et réadaptation fonctionnelle, socio-esthétique, ergothérapie… |
| DOMAINES DES SOINS DE SUPPORT | **Physique** | • Prise en charge de la **douleur** ++ (cf)<br>• Prise en charge de la fatigue, troubles digestifs, état nutritionnel…<br>• **Procréation :**<br>- **Fertilité** (CECOS, banque de sperme, transplantations d'ovaires avant radiothérapie pelvienne…)<br>- Revoir une éventuelle **contraception** instaurée de façon préventive à la tératogenèse<br>• **Fonctionnel :**<br>- **Rééducation** fonctionnelle par un kinésithérapeute<br>- **Ergothérapie**<br>• **Reconstruction chirurgicale** (mammaire, testiculaire…) |
| | **Psychique et sexuel** | • **Soutien psychologique**<br>- Personnel<br>- Familial<br>• Prise en charge de l'anxiété et de la dépression<br>• Troubles de la **sexualité** : sexologue |
| | **Social** | • **Reconnaissance en ALD** (Affection Longue Durée) : prise en charge à 100% des soins et examens liés au cancer<br>• Intervention d'une **assistante sociale** si besoin<br>• **Association de malades** |

## 5. SOINS PALLIATIFS

| | | |
|---|---|---|
| **DEFINITION DES SOINS PALLIATIFS**<br>**(Société française d'accompagnement et des soins palliatifs)** | | • « Ce sont des **soins actifs** dans une **approche globale** de la personne en **phase évoluée ou terminale** d'une maladie potentiellement mortelle.<br>• Prendre en compte et viser à **soulager** les douleurs **physiques** ainsi que la souffrance **psychologique**, morale et spirituelle devient alors primordial<br>• Les soins palliatifs et l'accompagnement considèrent le malade comme un vivant et sa mort comme un processus normal. Ils **ne hâtent ni ne retardent le décès**<br>• Leur but est de préserver la meilleure **qualité de vie** possible jusqu'à la mort<br>• Ils sont **multidisciplinaires** dans leur démarche »<br>• Les soins palliatifs correspondent en partie aux soins de support |
| **CARACTERISTIQUES DES SOINS PALLIATIFS** | **Buts** | • **Confort**<br>• **Qualité** de vie |
| | **Quand ?** | • **Phase palliative** : des soins spécifiques (chimiothérapie palliative…) ont une place pour obtenir un ralentissement de l'évolution de la maladie<br>• **Phase terminale** : plus aucun traitement spécifique n'a d'intérêt (acharnement thérapeutique) |
| | **Lieu de prise en charge** | • Domicile - Maisons de retraite :<br>– réseaux de soins palliatifs,<br>– HAD (hospitalisation à domicile) ou<br>– SSIAD (services de soins infirmiers à domicile)<br>• Hôpitaux - Cliniques<br>• **Unités de soins palliatifs** |
| | **Approche** | • **Pluridisciplinaire** |
| | **Dimension psychosociale** | • **Essentielle** |
| | **Présentation de la mort** | • **Evénement naturel** |

| | |
|---|---|
| **DISCUSSION COLLEGIALE** | • Disposition prévue par la Loi Léonetti du 22 avril 2005 et par le décret du 29 janvier 2010.<br><u>Conditions :</u><br>• Dans un contexte de **limitation ou d'arrêt des thérapeutiques actives (LATA).**<br>• Peut être élargie aux situations suivantes :<br>– situations difficiles<br>– situation de limite des savoirs<br><u>Mise en place :</u><br>• A la **demande du médecin**, mais aussi des proches ou de la personne de confiance<br>• Il réunit l'équipe médicale |

| | |
|---|---|
| | • Fait appel à un **collègue médecin** appelé en qualité d'**observateur**<br>• Consultation de la **personne de confiance** et des proches<br>• Consultation des **directives anticipées** du patient s'il les a rédigées<br><br>Décisions :<br>• Sont **discutées**<br>• Notification systématique dans le **dossier médical** du patient<br>• La **décision finale est prise par le médecin.** |

## 6. PRISE EN CHARGE DE LA DOULEUR

| | |
|---|---|
| **GENERALITES** | • Objectif du Plan Cancer et du plan national de lutte contre la douleur<br>• Aspect primordial de la qualité de vie<br>• Souvent considérée à tort comme une fatalité<br>• Prise en charge :<br>- Identifier le mécanisme de la douleur (cf)<br>- Analyser l'intensité (ex : EVA)<br>- Evaluer le retentissement (sommeil, moral, activités quotidiennes)<br>- Réévaluer régulièrement (efficacité des traitements, effets secondaires) |

**TYPE DE DOULEUR EN CANCEROLOGIE**

| Type de douleur | NOCICEPTIVE | NEUROPATHIQUE |
|---|---|---|
| **Fréquence** | 70% | 30% |
| **Physiopath.** | Lésion interne ou externe → Stimulation des nocicepteurs | Lésion nerveuse (centrale ou périphérique) |
| **Cause** | • Tumeur (+ inflammation)<br>• Traitement (ex : mucite radique) | • Tumeur (compression d'un nerf)<br>• Traitement (ex : toxicité neuro d'une chimiothérapie, séquelle de chirurgie) |
| **Sémiologie** | • Rythme mécanique ou inflammatoire | • Brûlure<br>• Décharge électrique<br>• Fourmillements |
| **Localisation** | • Régionale | • Compatible avec une origine centrale ou périph. |
| **Examen clinique** | • Examen neurologique normal | • Hypo- ou anesthésie<br>• Allodynie |
| **Traitement** | • Antalgiques classiques<br>• Pallier 1, 2 à 3 (OMS) | • Résistances fréquentes aux antalgiques classiques<br>• Antidépresseurs<br>• Antiépileptiques |

## Conférences de consensus - Recommandations

| Année | Source | Titre |
|---|---|---|
| 2010 | INCa | La douleur en Cancérologie. Collection : Fiches Repère |
| 2008 | HAS | Annoncer une mauvaise nouvelle |
| 2006 | HAS / INCa | Réunions de concertation pluridisciplinaires. Une démarche d'amélioration de la qualité. |
| 2006 | INCa / Ligue contre le cancer | Le dispositif d'annonce du cancer |
| 2004 | DHOS | Les soins de support dans le cadre du plan Cancer. Rapport du Groupe de Travail |
| 2000 | ANAES | Information des patients. Recommandations destinées aux médecins |

☑ J'inscris mes notes personnelles pour mieux progresser

Chap. 38

UE 10
Item 318

# PRINCIPE DU BON USAGE DU MEDICAMENT ET DES THERAPEUTIQUES NON MEDICAMENTEUSES

| Les objectifs du CNCI pour l'*i*ECN 2016 | MOTS-CLES et REFLEXES GENERAUX |
|---|---|
| × *Définir et évaluer le bon usage du médicament, selon l'autorisation de mise sur le marché (AMM) et hors AMM (y compris recommandations temporaires d'utilisation (RTU) ; autorisations temporaires d'utilisation (ATU)).*<br>× *Définir les bases du suivi thérapeutique médicamenteux : quelle surveillance et quel rythme pour quels médicaments ?*<br>× *Connaître les étapes de la prise en charge médicamenteuse en ville et en établissement et les acteurs de cette prise en charge.*<br>× *Détecter, déclarer et prendre en compte un effet indésirable.*<br>× *Identifier les médicaments essentiels (liste de l'OMS).* | × ***ANSM***<br>× ***AMM***<br>× ***Résumé des Caractéristiques du produit (RCP)***<br>× ***Pharmacovigilance***<br>× ***Médicaments essentiels*** |

## 1. LE BON USAGE DES MEDICAMENTS

Le bon usage d'un médicament, c'est-à-dire son utilisation correcte, est défini dans son **AMM.** Cependant, dans certaines situations, le médicament peut être utilisé différemment ou hors des recommandations : il s'agit alors **d'encadrer cet usage** afin de prévenir les potentiels risques pour les patients.

| | |
|---|---|
| **AUTORISATION DE MISE SUR LE MARCHE (AMM)** | • Tout médicament **fabriqué industriellement** doit bénéficier d'une AMM.<br>• Cette dernière est délivrée par les autorités compétentes :<br>– Nationale : **ANSM**, pour les demandes d'AMM limitées au territoire national.<br>– Européenne : **Commission européenne**, après évaluation par le **Comité des médicaments à usage humain** (CHMP) au sein de **l'EMA** (Agence Européenne du Médicament), selon la procédure centralisée d'autorisation.<br><br>**Constitution du dossier d'AMM :**<br>• **Ensemble des résultats des essais cliniques** menés depuis le développement du médicament en laboratoire jusqu'aux essais cliniques sur les patients.<br>• Y sont associés **les essais relatifs au développement industriel** et au **mode d'administration** du médicament. |

| | |
|---|---|
| | • L'ensemble est reparti en **5 modules :**<br>– Données administratives et propositions relatives à l'information sur le produit<br>– Synthèses des données qualité, précliniques et cliniques<br>– Données chimiques, pharmaceutiques et biologiques relatives au(x) principe(s) actif(s) et au produit fini<br>– Données non cliniques<br>– Données cliniques d'efficacité et de sécurité<br><br>• Le rapport bénéfice/risque du médicament doit être **favorable.**<br>• L'effet thérapeutique **au moins équivalent** à ce qui existe déjà sur le marché.<br>• L'AMM est accompagnée :<br>– Des **résumés des caractéristiques du produit (RCP)**<br>– De la **notice à destination du patient.**<br>• Elle peut être **modifiée**, **suspendue** ou **retirée** à tout moment.<br>• Après obtention de l'AMM et mise sur le marché, le médicament reste sous surveillance (**pharmacovigilance**). |
| **AUTORISATION TEMPORAIRE D'UTILISATION (ATU)** | <u>Pour les spécialités :</u><br>• N'ayant **pas d'AMM**<br>• **Ne faisant pas l'objet d'un essai clinique**<br>• **Utilisation exceptionnelle**<br>• **Efficacité et sécurité d'emploi présumées** en l'état des connaissances scientifiques<br><u>But :</u><br>• Traiter des maladies graves ou rares<br>• En l'absence de traitement approprié<br>• Lorsque la mise en œuvre du traitement ne peut être différée.<br><br>• Elle est **délivrée par l'ANSM**, pour une durée **d'un an renouvelable.**<br>• Les médicaments sont pris en charge à **100% par l'assurance maladie.**<br><br><u>Deux types d'ATU :</u><br>• **ATU de cohorte :**<br>– Demandée par les **laboratoires.**<br>– Accordées pour des médicaments dont l'efficacité et la sécurité sont présumés du fait d'essais cliniques<br>– Précède une demande d'AMM qui doit être déposée dans un délai déterminé<br>• **ATU nominative :**<br>– Demandée par le **médecin.**<br>– Pour un patient donné, ne pouvant participer à une recherche bioclinique. |

| | |
|---|---|
| **RECOMMANDATIONS TEMPORAIRES D'UTILISATION (RTU)** | • Concernent des **prescriptions non conformes à l'AMM** si :<br>– Besoin thérapeutique<br>– Rapport bénéfice/risques favorable pour le médicament<br>• Durée maximale de **3 ans renouvelable.**<br>• Elles concernent :<br>– Une **indication**<br>– Des **conditions d'utilisation** du médicament différentes de l'AMM.<br>– Elle peut concerner **une seule spécialité ou plusieurs.**<br>*Ex RTU en cours :*<br>• Isoptine ®, Thalidomide ®, Remicade ®, Avastin ®… |
| **USAGE HORS AMM (loi du 29 décembre 2011)** | • La prescription d'un médicament hors AMM est autorisée si :<br>– Pas **d'alternative médicamenteuse avec une AMM** ou **ATU**<br>– Il existe **des RTU**<br>• Sinon, le médecin doit justifier :<br>– Que le traitement n'est **pas dangereux** pour le patient (littérature)<br>– Qu'il est **indispensable** pour le patient<br>– Elle est alors **sous la responsabilité** du médecin.<br>• Le patient doit en être **informé**, la décision est **notifiée dans le dossier médical** du patient.<br>• Ce dernier ne sera **pas remboursé.** |

## 2. SUIVI THERAPEUTIQUE MEDICAMENTEUX

| | |
|---|---|
| **GENERALITES** | • La prescription d'un traitement médicamenteux quel qu'il soit s'accompagne systématiquement d'une surveillance.<br>• Cette surveillance concerne :<br>– Son **efficacité**<br>– Sa **tolérance :** effets indésirables ?<br>• Elle est :<br>– **Clinique** (TA, pouls, )<br>– **Paraclinique** (LDL cholestérol, ..) |
| **EFFICACITE** | • C'est ce pour quoi on a prescrit le traitement.<br>• L'effet peut être plus ou moins intense, et survenir plus ou moins rapidement en fonction des pathologies et des traitements.<br>• **Clinique :**<br>– Examen clinique du patient<br>– Prise des constantes…<br>– Exemple : prise de la tension artérielle pour la surveillance d'un traitement antihypertenseur.<br>• **Paraclinique :**<br>– Réalisation de divers examens complémentaires (biologie, imagerie)<br>– Ex : mesure du LDL cholestérol pour la surveillance de l'efficacité d'une statine. |

| | |
|---|---|
| **TOLERANCE** | • Il s'agit de rechercher des **effets indésirables** du traitement prescrit.<br>• Certains effets indésirables peuvent être **imprévus** : ils doivent être **déclarés par tout professionnel de santé.**<br>• Certains sont associés systématiquement à certains traitements et doivent s'accompagner d'une **surveillance systématique** de divers paramètres.<br>• **Clinique :** examen complet du patient.<br>• **Paraclinique :** examens biologiques et d'imagerie.<br>  - Ex : surveillance des transaminases lors d'une quadrithérapie anti-tuberculeuse.<br>• En cas de mauvaise tolérance, les conséquences sont variables :<br>  - **Diminution de la posologie** du traitement<br>  - **Arrêt du traitement** |
| **RYTHME** | • Il est **variable** en fonction des médicaments.<br>• Il peut être de l'ordre de **quelques minutes :**<br>  - Surveillance de l'efficacité d'un traitement vaso-actif.<br>• De **quelques jours :**<br>  - Lithiémie dans le cadre du traitement par sels de lithium.<br>• De **quelques semaines :**<br>  - Evaluation de l'efficacité d'un traitement antihypertenseur au bout de 4 semaines. |
| **EXEMPLES** | <u>Sels de lithium :</u><br>• Bilan pré-thérapeutique.<br>• *Efficacité :*<br>  - lithémie à J5.<br>• *Tolérance :*<br>  - Fonction rénale (urée, créatinine, clairance de la créatinine).<br>  - THSus<br><u>Statine :</u><br>• *Efficacité :* LDL-cholestérol<br>• *Tolérance :* Transaminases, CPK si douleurs musculaires |

## 3. PRISE EN CHARGE MEDICAMENTEUSE

### A. A L'HOPITAL

| | |
|---|---|
| **PRESCRIPTION** | • C'est le rôle du **médecin** (interne, CCA, PH, PU).<br>• Elle engage sa **responsabilité** (pénale, civile/administrative et ordinale).<br>• Chaque prescription doit être **argumentée :**<br>  - Indications<br>  - Bénéfices pour le patient<br>  - Risques éventuels<br>  - Rapport bénéfices/risques<br>• Elle est conforme aux **règles en vigueur :**<br>  - Nom du prescripteur + qualité + signature/cachet<br>  - Date de la prescription<br>  - Détails de la prescription : nom du médicament (DCI), posologie, durée, voie d'administration<br>• Elle est réalisée sur papier ou informatisée.<br>• L'acte doit être **traçable.** |

| | |
|---|---|
| **DISPENSATION** | • Dans les établissements de santé, c'est le rôle de la **pharmacie à usage intérieur** (PUI).<br>• Ses rôles (Code de la Santé Publique) :<br>- Dispensation des médicaments aux malades pris en charge dans l'établissement.<br>- Délivrance des traitements à usage hospitalier seuls.<br>- Délivrance des chimiothérapies<br>- Dispensation de certains équipements stériles<br>- Dispensation (dans certains cas uniquement) des traitements dispensés dans des protocoles de recherche.<br>• Elle est dirigée par un **pharmacien.** |
| **ADMINISTRATION** | Elle peut être réalisée par :<br>• **L'infirmière :**<br>- le médecin lui délègue ce rôle<br>- Elle se fait **uniquement sur prescription.** Une administration sans prescription relève de la responsabilité de l'infirmière (ou de tout autre personne : externe, ...)<br>- le médecin **contrôle la conformité** de l'administration avec sa prescription<br>• Le **médecin lui-même :**<br>- Administration nécessitant un geste technique particulier<br>- Situations d'urgence (arrêt cardiaque, ...)<br>• La délivrance des médicaments est **nominative** et doit être **traçable.** |
| **INFORMATION DU PATIENT** | • Ce dernier est **informé de chaque prescription** ou **modification** thérapeutique.<br>• Il doit recevoir une information sur :<br>- Les **indications** de cette prescription (pourquoi ?).<br>- Les **effets attendus**.<br>- Les **risques** éventuels.<br>- **L'évolution possible** de la pathologie sans traitement.<br>- Le **rapport bénéfices/risques** de cette prescription. |
| **CERTIFICATION** | • La prescription médicamenteuse à l'hôpital et la sécurité du patient dans cette situation est désormais incluse dans le **manuel de certification** des établissements de santé. |

## B. EN VILLE

| | |
|---|---|
| **PRESCRIPTION** | • C'est le **rôle du médecin.**<br>• La prescription est cette fois ci **donnée directement au patient** en main propre.<br>• C'est également à ce moment que le patient est **informé :**<br>- Bénéfices<br>- Risques du traitement et de l'évolution sans traitement<br>- Rapport bénéfices/risques du traitement |

| | |
|---|---|
| **DISPENSATION** | • En **officine/pharmacie**<br>• Elle est dirigée par un **pharmacien** (rôles définis dans le code de santé publique)<br>• La délivrance peut être effectuée par ce dernier ou des préparateurs en pharmacie.<br>• La délivrance est **conforme à la prescription.**<br>    - Il peut exercer son **droit de substitution** (remplacer un médicament de marque par son générique) en en informant le patient (sauf si le médecin a apposé la mention « non substituable » sur sa prescription).<br>• Il délivre des conseils au patient sur :<br>    - Les modalités de prise<br>    - La posologie<br>    - La durée du traitement<br>• Le pharmacien peut réaliser des **préparations magistrales** en officine.<br>• Il contribue à la **sécurité sanitaire** et notamment à la **pharmacovigilance** et à la **prévention de la iatrogénie**.<br>• Il assure également **l'Education Thérapeutique du Patient** (ETP).<br><br>• Il est également un professionnel de **premier recours :**<br>    - Il peut délivrer des conseils et des médicaments **sans ordonnance** (médicaments en libre service, **automédication**). |
| **ADMINISTRATION** | • Par le patient lui-même (ou les parents pour les enfants).<br>• Présuppose :<br>    - Une information préalable sur les modalités de prise du traitement.<br>    - L'absence de troubles cognitifs (oubli de prise, surdosage, ...) |

**PRISE EN CHARGE MEDICAMENTEUSE** — Réflexes

- **Prescription :**
  - Médecin
- **Dispensation / Délivrance :**
  - PUI
  - Officine
- **Administration :**
  - Patient
  - Infirmière

# 4. PHARMACOVIGILANCE

| | |
|---|---|
| **DEFINITION (Code de Santé publique)** | • Elle a pour objet la surveillance du **risque d'effet indésirable résultant de l'utilisation des médicaments et produits à usage humain**.<br>• Les médicaments sont des produits à destinée humaine qui font l'objet d'une **surveillance importante** (*Cf item 177*). |
| **ACTEURS DE LA PHARMACO-VIGILANCE** | **Les professionnels de santé :**<br>• **Obligation de déclaration de tout effet indésirable suspecté d'être dû à un médicament** (art L.5121-25 et R.5121-161 du Code de Santé publique)<br>• S'applique aussi bien aux médecins qu'aux chirurgiens dentistes ou aux sages femmes<br>• Cette déclaration peut aussi être **effectuée par les patients.**<br>• Elle s'effectue sur un **formulaire spécifique** (téléchargeable en ligne).<br>• Elle doit être réalisée au **centre régional de pharmacovigilance.**<br><br>**Centre régional de pharmacovigilance (CRPV) :**<br>• **Recueil des déclarations** d'effets indésirables.<br>• Calcul d'un score d'imputabilité :<br>  - Intrinsèque<br>  - Extrinsèque<br>• **Transmission des informations à l'ANSM**<br>• Information des professionnels en matière de **pharmacovigilance.**<br>• Il y a **31 CRPV** en France.<br><br>**Industriels :**<br>• Toutes les entreprises qui commercialisent un médicament doivent mettre en place un **système de pharmacovigilance** sous la responsabilité d'une personne qualifiée.<br><br>**L'ANSM :**<br>• Elle assure le **suivi et la coordination** nationale du système de pharmacovigilance.<br>2 entités importantes :<br>• **Commission de suivi du rapport entre les bénéfices et les risques des produits de santé :**<br>  - Rend un **avis collégial** sur des questions de bénéfices/risques des produits de santé dont les médicaments.<br>  - Cela peut concerner :<br>  - Extension d'AMM.<br>  - Modifications des conditions de prescription ou délivrance.<br>  - Arrêt de commercialisation…<br>• **Comité technique de pharmacovigilance :**<br>  - **Interface entre la commission de suivi et les CRPV**.<br>  - Veille bibliographique<br>  - Coordonne des enquêtes officielles<br>  - Rend des avis sur les risques de certains médicaments |

| | |
|---|---|
| | **<u>Agence européenne du médicament :</u>**<br>• Recueille les **évaluations au niveau de chaque état membre**.<br>• Elle rend ses avis par l'intermédiaire du **CHMP** (Committee for Medicinal Products for Human Use)<br>• Permet une identification rapide des problèmes.<br>• Une **coopération** entre les états membres.<br>• La création d'une base de donnés européenne de pharmacovigilance : « **EudraVigilance** » |
| **DECLARATION D'UN EFFET INDESIRABLE** | <u>Définition :</u><br>• **Toute réaction nocive et non voulue secondaire à la prise d'un médicament** (dans les cas d'utilisation conforme à l'AMM ou lors de toute autre utilisation dont mésusage ou surdosage).<br>• Il est considéré comme <u>grave</u> s'il a mis en **danger la vie** du patient ou s'il a été **mortel** pour ce dernier.<br>• Il est <u>inattendu</u> s'il **ne correspond pas** (par sa nature ou sa sévérité) aux **informations générales réglementaires** du médicament.<br><br><u>Déclaration :</u><br>• Elle est **obligatoire** pour tout professionnel de santé.<br>• Elle peut être réalisée également par les **patients** ou les **industriels** commercialisant le médicament.<br>• Un **formulaire spécifique** est dédié.<br>• Il est adressé au **centre régional de pharmacovigilance** (CRPV). |
| **CONSEQUENCES DE LA DECLARATION** | Elles sont variables :<br>• **Aucune conséquence :**<br>  - effet indésirable peu grave, connu.<br>• **Modifications de l'AMM :**<br>  - Retrait de certaines indications d'emploi.<br>• **Recommandations d'emploi :**<br>  - non utilisation pour certaines classes d'âge.<br>• Voire **retrait de l'AMM** et donc du médicament du marché (Ex : Mediator ®) |

| | |
|---|---|
| **SURVEILLANCE SPECIFIQUE DE CERTAINS MEDICAMENTS** | • Après leur mise sur le marché, **TOUS les médicaments restent sous surveillance** (pharmacovigilance).<br>• Cependant, certains d'entre eux font l'objet d'une **surveillance spécifique renforcée** (nouvelle substance active, données sur leur utilisation au long terme).<br>• *Ex : Champix ®, Depakine®, Diane 35®, Eliquis®, targocid®, …*<br><br>• Les médicaments avec une nouvelle substance active font également l'objet d'un **Plan de gestion des risques** (PGR). |

**PHARMACOVIGILANCE**

Réflexes

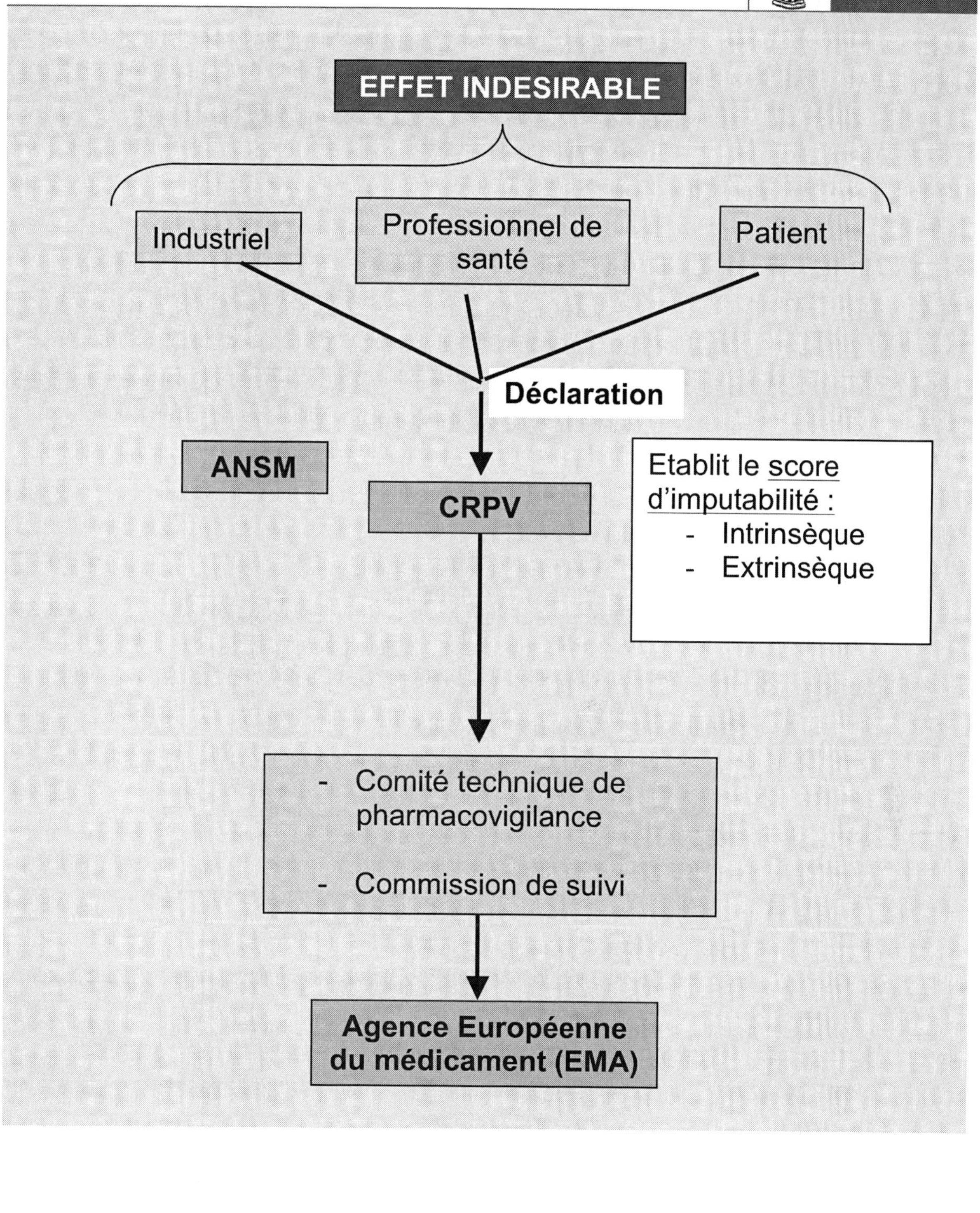

## 5. LES MEDICAMENTS ESSENTIELS

| | |
|---|---|
| **LISTE DE L'OMS** | • Elle a été créée en **1977.**<br>• L'accès aux médicaments dits « essentiels » est **vital** pour assurer la **qualité et la sécurité** des soins dans le Monde.<br>• Cette **liste indicative** fixe pour les pays des repères en termes de médicaments jugés majeurs pour la bonne dispensation **des soins de santé primaire :**<br>  - médicaments ayant la meilleure efficacité, la meilleure innocuité et le meilleur rapport coût/efficacité concernant les maladies prioritaires<br>• Elle s'inscrit dans un Programme plus vaste visant à assurer à la population mondiale l'accès à des **médicaments de qualité aux coûts les plus raisonnables.**<br>• Il existe une liste pour les **adultes** (17ème version), une autre pour les **enfants** (3ème version). Elle est revue **tous les 2 ans.** |
| **EXEMPLES (liste non exhaustive)** | **Anesthésiques :**<br>• Anesthésiques généraux et oxygène :<br>  - Halothane, Isoflurane, Oxygène, Protoxyde d'azote, Kétamine, Propofol<br>• Anesthésiques locaux :<br>  - Bupivacaïne, lidocaïne<br>• Prémédication et sédation :<br>  - Atropine, midazolam, morphine<br>**Analgésiques, antipyrétiques, AINS, antigoutteux et médicaments utilisés pour le ttt de fond des affections rhumatismales :**<br>• Acide acétylsalicylique, ibuprofène, paracétamol, codéine, morphine, allopurinol, chloroquine…<br>**Antiallergiques et anaphylactiques :**<br>• chlorphénamine, dexaméthasone, épinéphrne, hydrocortisone, prednisolone…<br>**Antidotes et autres substances utilisées pour le traitement des intoxications :**<br>• charbon activé, acétylcystéine, atropine, chlorure de méthylthioninium (bleu de méthylène), gluconate de calcium, bleu de Prusse, naloxone, nitrite de sodium, pénicillamine, thiosulfate de sodium…<br>**Anticonvulsivants/antiépileptiques** :<br>• acide valproïque, carbamazépine, diazépam, lorazépam, phénobrabital, phénytoïne, sulfate de magnésium…<br>**Anti-infectieux :**<br>• Anti-helminthiques :<br>  - albendazole, lévamisole, mébendazole, niclosamide, praziquantel, pyrantel<br>• Antifilariens :<br>  - albendazole, diéthylcarbamazine, ivermectine<br>• Schistosomicides :<br>  - praziquantel, triclabendazole<br>**Antibactériens :**<br>• Beta-lactamines :<br>  - amoxicilline, amoxicilline + acide clavulanique, ampicilline, benzthine benzylpénicilline, benzylpénicilline, céfalexine, céfazoline, céfixime, céftriaxone, cloxacilline, phénoxyméthylpénicilline, procaïne benzylpénicilline |

- Autres :
  - azithromycine, chloramphénicol, ciprofloxacine, clarithromycine, doxycycline, érythromycine, gentamicine, métronidazole, nitrofurantoïne, spectinomycine, triméthoprime
- Antilépreux :
  - clofazimine, dapsone, rifampicine
- Antituberculeux :
  - éthambutol, éthambutol + isoniazide, éthambutol + isoniazide + rifampicine, éthambutol + isoniazide + rifampicine + pyraziinamide, isoniazide, pyrazinamide, rifabutine, spectinomycine
- Antifongiques :
  - clotrimazole, fluconazole, griséofulvine, nystatine
- Antiviraux :
  - aciclovir, abacavir, didanosine, emtricitabine, lamivudine, stavudine, zidovudine, ténofovir disoproxil fumarate, éfavirenz, névirapine, atazanavi, indinavir, lopinavir + ritonavir, ritonavir, ribavirine, oseltamivir
- Antiprotozoaires :
  - diloxanide, métronidazole, amphétéricine B, miltéfosine, paromomycine
- Antipaludiques :
  - amodiaquine, artéméther, artémether + luméfantrine, artésunate, chloroquine, doxycycline, méfloquine, primaquine, quinine…

**Antimigraineux :**

- crise :
  - acide acétylsalicylique, ibuprofène, paracétamol
- fond :
  - propranolol

**Antinéoplasiques , immunosuppresseurs et médicaments des soins palliatifs :**

- azathioprine, ciclosporine, bléomycine, docétaxel, étoposide, méthotrexate, paclitaxel… tamoxifène
- Soins palliatifs :
  - dexaméthasone diazépam, fluoxétine, ibuprfène, morphine, …

**Antiparkinsoniens :**

- bipéridène, lévodopa + carbidopa

**Médicaments utilisés en hématologie :**

- acide folique, hydroxocabalamine, sels ferreux
- acide tranexamique, sulfate de protamine, warfarine

**Produits sanguins et substituts du plasma :**

- dextran 70

**Médicaments utilisés en cardio-angéiologie :**

- Antiangoreux :
  - bisoprolol, dinitrate d'isosorbide
- Antiarythmiques :
  - digoxine, lidocaïne, vérapamil
- Antihypertenseurs :
  - amlodipine, bisoprolol, hydrochlorothiazide
- Insuffisance cardiaque:
  - bisoprolol, digoxine, furosémide

- Antithrombotiques :
  - acide acétylsalicylique
- Hypolipémiant :
  - Simvastatine

**Médicaments utilisés en dermatologie :**
- Antifongiques : Miconazole, terbinafine,
- Anti-infectieux : mupirocine, ...
- Anti-inflammatoires et anti-prurigineux : hydrocortisone, ...
- Scabicides : Benzoate de benzyl, perméthrine

**Produits de diagnostic**
- Dont produits de contraste : iohexol, sulfate de baryum

**Désinfectants et antiseptiques :**
- Ethanol, polyvidone iodée, chlorexhidine

**Diurétiques :**
- furosémide, spironolactone

**Médicaments indiqués en gastroentérologie :**
- Antiulcéreux : oméprazole,
- Antiémétiques : dexaméthasone, métochlopramide, ondansétron,
- Anti-inflammatoire
- Antidiarrhéiques : réhydratation orale (sels de réhydratation orale)

**Hormones, autres médicaments indiqués en endocrinologie et contraceptifs:**
- fludrocortisone, hydrocortisone
- Contraceptifs : lévonogestrel, éthinylestradiol, préservatifs masculins...
- Lévothyroxine, iodure de potassium

Insulines et autres antidiabétiques :
- Glucagon, insuline, metformine

**Préparations pour l'immunologie :**
- Dont Vaccins (Choix en fonction des recommandations internationales, priorités nationales et données épidémiologiques): antihépatite A, antihépatite B, antigrippal, antirabique, ...

**Myorelaxants(périphériques) et inhibiteurs de la cholinestérase :**
- néostigmine, atracurium

**Préparations pour l'ophtalmologie :**
- Aciclovir, prednisolone, tétracaïne, ...

**Ocytociques et anticytociques :**

**Solutions pour dialyse péritonéale**

**Médicaments des désordres mentaux et comportementaux :**
- Halopéridol, amitriptyline, fluoxétine, carbamazépine, diazépam, clomipramine, méthadone...

**Médicaments indiqués en pneumologie :**
- béclométsaone, budésonide, salbutamol...

**Correction des troubles acido-basiques : chlorure de potassium, glucose**

**Vitamines et éléments minéraux:**

**Affection de l'oreille du nez, de la gorge**

**Médicaments des soins néonatals**

**Conférences de consensus - Recommandations**

| Année | Source | Titre |
| --- | --- | --- |
| 2011 | OMS | Liste modèle de l'OMS des médicaments essentiels. 17$^{ème}$ liste |

**Autres références :**

1. Site de l'ANSM : www.ansm.sante.fr
2. Site du Ministère de la santé : www.sante.gouv.fr et notamment medicaments.gouv.fr
3. Code de la Santé Publique

☑ J'inscris mes notes personnelles pour mieux progresser

Chap. 39

UE 10

Item 319

# LA DECISION THERAPEUTIQUE PERSONNALISEE : BON USAGE DANS DES SITUATIONS A RISQUE

| Les objectifs du CNCI pour l'iECN 2016 | MOTS-CLES et REFLEXES GENERAUX |
|---|---|
| × *Préciser l'apport de la pharmacogénétique à la prescription médicamenteuse et à la médecine personnalisée.*<br>× *Identifier les sujets à risque : enfants, sujets âgés (voir item 126), femmes enceintes et allaitantes, insuffisants rénaux, insuffisants hépatiques, obèses. Connaître les principes d'adaptation thérapeutique nécessaire.*<br>× *Argumenter une décision médicale partagée avec un malade et son entourage (voir item 3).*<br>× *Argumenter une prescription médicamenteuse, les modalités de surveillance et d'arrêt du médicament, en tenant compte des caractéristiques pharmacodynamiques et pharmacocinétiques du médicament, des caractéristiques du patient, de ses comorbidités, de la polymédication, des risques potentiels, et des objectifs poursuivis.*<br>× *Préciser la conduite à tenir pour le traitement médicamenteux en cas d'intervention chirurgicale ou de geste invasif programmé.*<br>× *Repérer, diagnostiquer et évaluer le retentissement d'une dépendance médicamenteuse (voir items75 et 76) ; dispositifs de déclaration.*<br>× *Définir les indications et principes du sevrage médicamenteux. Planifier le suivi du patient.*<br>× *Interactions médicamenteuses : discuter les aspects positifs et négatifs des associations et interactions médicamenteuses. Argumenter les risques liés aux prises médicamenteuses multiples. Identifier les principaux mécanismes d'interactions et connaître les principales associations médicamenteuses responsables d'accidents et leurs modalités de prévention.* | × ***Personnalisation de la prise en charge thérapeutique (médicamenteuse ou non).***<br>× ***Iatrogénie***<br>× ***Interactions médicamenteuses pharmacocinétiques / pharmacodynamiques***<br>× ***Dépendance médicamenteuse / Addictovigilance*** |

# 1. PHARMACOGENETIQUE

<table>
<tr><td>DEFINITION</td><td>

- C'est l'étude de **l'influence de la variabilité du génome** (i.e. les modifications dans les séquences de notre génome) dans **la réponse aux médicaments :**
  - Elle diffère de la *pharmacogénomique* qui étudie le profil d'expression de nos gènes.
- Historiquement, elle est apparue avec la description d'un phénotype « métaboliseur lent » dans le cadre de l'utilisation de certains médicaments.
- Elle s'est fortement développée secondairement aux découvertes importantes du **fonctionnement des voies métaboliques des médicaments**, et notamment des fameux **cytochromes P450**, avec l'identification des polymorphismes génétiques.
- Les progrès de la génétique humaine ont permis l'analyse des **variants alléliques** de ces voies métaboliques.
- Elle s'attache aujourd'hui à l'étude des **cibles des médicaments.**

- La plupart des tests génétiques concernent aujourd'hui la recherche de **SNP** (« Single Nucleotide Polymorphism) :
  - Ces SNP n'entrainent pas nécessairement un changement fonctionnel de la protéine.

</td></tr>
<tr><td>VARIABILITE INDIVIDUELLE</td><td>

- La variabilité individuelle de la réponse aux traitements peut donner :
  - Une **absence d'effet** ou un **effet trop court** du traitement (métaboliseur rapide).
  - Des effets **trop importants** au regard des connaissances (sensibilité anormale).
  - Voire des **effets indésirables.**

- Le polymorphisme génétique peut avoir des conséquences sur :
  - Les <u>**paramètres pharmacocinétiques :**</u> enzymes du métabolisme ou transporteurs.
  - Les <u>**paramètres pharmacodynamiques :**</u> cibles des médicaments.

</td></tr>
<tr><td>OBJECTIFS</td><td>

Les objectifs de la pharmacogénétique :

- Etudier le **profil génétique** de patients pour les voies métaboliques ou les cibles des médicaments que l'on s'apprête à prescrire.
- **Personnalisation** de la prise en charge médicamenteuse des patients.
- **Améliorer l'efficacité** des traitements
- **Diminuer les effets indésirables**.
- **Améliorer le rapport bénéfices/risques** des traitements.

</td></tr>
<tr><td>EXEMPLES</td><td>

- Les sujets homozygotes UGT1A21*28 sont exposés à un risque accru de neutropénie lors de la prescription d'Irinotécan®.
- Polymorphisme du CYP2C19 avec la résistance au Clopidogrel®.

</td></tr>
<tr><td>PRATIQUE CLINIQUE</td><td>

- Il existe seulement quelques applications en routine de la pharmacogénétique.
- La plupart des tests sont utilisés uniquement dans des protocoles de recherche clinique.

</td></tr>
</table>

## 2. SUJETS A RISQUE

| | |
|---|---|
| **ENFANTS** | Particularités :<br>• **Immaturité** des systèmes d'absorption et d'élimination des médicaments.<br>• **Croissance.**<br>Modalités de prescription :<br>• Adaptation au **poids**<br>• **Doses pédiatriques** et **formes pédiatriques** selon l'âge de l'enfant<br>• **Accord parental** indispensable |
| **SUJETS AGES** | Particularités :<br>• **Dégénérescence des systèmes d'élimination** (hépatique, rénal) avec moindre efficacité.<br>• **Polypathologie.**<br>• **Troubles cognitifs** débutants.<br>• Réactions **paradoxales**<br>Modalités de prescription :<br>• **Diminution des posologies :**<br>  – débuter à la moitié de la posologie adulte (voire au ¼ de posologie chez les > 80 ans).<br>• Privilégier les médicaments à **demi-vie courte.**<br>• **Adaptation des posologies** aux fonctions hépatiques +/- rénales.<br>• **Surveillance rapprochée :** tolérance, efficacité.<br>• **Limiter** au maximum la **polymédication** qui augmente les risques. |
| **FEMMES ENCEINTES** | Particularités :<br>• **Circulation sanguine materno-fœtale** avec possible diffusion de molécules de la mère vers l'enfant.<br>• **Pas de barrière placentaire imperméable à 100%**<br>• **Modification des compartiments de répartition** des médicaments dans l'organisme maternel.<br>• **Augmentation de la clairance rénale.**<br>• Risque **tératogène.**<br>• Risque de **syndrome de sevrage** chez l'enfant à l'accouchement.<br>Modalités de prescription :<br>• **Pas d'automédication +++**<br>• Ne prescrire que des **molécules anciennes** dont les connaissances sur l'innocuité fœtale sont sûres.<br>• En cas de doute : consulter le site internet du **CRAT**<br>• **Modifications thérapeutiques**/changement de traitement si tératogénicité.<br>• Dans les maladies chroniques : **grossesse préparée, programmée.**<br>• CAT si prise médicamenteuse :<br>  – Dépend du **terme** de la grossesse<br>  – Dépend des **molécules** consommées.<br>  – **Consulter un spécialiste** en urgence. |

| | |
|---|---|
| **ALLAITEMENT** | Particularités :<br>• **Passage** de nombreuses molécules **dans le lait** maternel.<br>Modalités de prescription :<br>• Privilégier les molécules de **demi-vie courte.**<br>• Prise **à distance des tétées.**<br>• **Contre-indications** de certains traitements (AVK).<br>• **Information** de la patiente. |
| **INSUFFISANCE RENALE** | Particularités :<br>• **Diminution du débit de filtration glomérulaire.**<br>• **Diminution des capacités de réabsorption tubulaire** de certaines molécules.<br>• **Accumulation** de certains médicaments.<br>Modalités de prescription :<br>• **Contre-indications des traitements néphrotoxiques**.<br>• **Diminution des posologies** en fonction de la clairance de la créatinine.<br>• **Surveillance régulière de la clairance.**<br>• Contre-indications de certains médicaments si **fonction rénale trop dégradée**.<br>• **Eviter** la survenue **d'insuffisance rénale aigue** (pas de produit de contraste iodé, pas d'AINS, IEC...)<br>• Surveillance des **taux de pic** ou **taux résiduels** des traitements. |
| **INSUFFISANCE HEPATIQUE** | Particularités :<br>• **Diminution** de l'action des mécanismes **d'élimination hépatique**.<br>• **Diminution de la synthèse protéique** (albumine) d'où anomalies dans le transport des molécules au niveau sanguin.<br>Modalités de prescription :<br>• **Diminution des posologies** en fonction de la fonction hépatique.<br>• **Contre-indications** de certains traitements, dont les **hépatotoxiques.** |
| **OBESITE** | Particularités :<br>• Contingent adipeux important.<br>• **Répartition hétérogène** des substances actives au sein de l'organisme.<br>• **Risque de surdosage** de certains médicaments rapportés au poids de l'individu.<br>• **Stockage et relargage** de certaines molécules par le tissu adipeux.<br>Modalités e prescription :<br>• **Surveillance spécifique** de certains traitements (taux résiduels).<br>• **Augmentation des posologies** dans certains cas.<br>• **Surveillance rapprochée**. |

## 3. INTERACTIONS MEDICAMENTEUSES

Il y a interaction médicamenteuse lorsque l'administration de deux traitements simultanément minimise ou potentialise l'effet de l'un des traitements.

### A.INTERACTIONS PHARMACOCINETIQUES

| | |
|---|---|
| **DEFINITION** | • La pharmacocinétique concerne **le devenir du médicament dans l'organisme**, c'est-à-dire le comportement de l'organisme vis-à-vis du médicament.<br>• Les interactions pharmacocinétiques peuvent concerner **toutes les étapes du devenir** du médicament dans l'organisme :<br>– Absorption<br>– Distribution<br>– Métabolisme<br>– Elimination<br>• Ce sont les **plus dangereuses.** |
| **CONSEQUENCES** | • Elle entraîne donc une **modification de la concentration** du médicament dans l'organisme.<br>• Il n'y a **pas de modification de l'effet pharmacologique** du médicament (l'action sur les récepteurs est conservée). |
| **MECANISMES** | Les interactions pharmacocinétiques peuvent survenir à tous les niveaux de la prise en charge du médicament dans l'organisme :<br>• **Absorption :**<br>– Diminution de l'absorption intestinale/digestive par exemple.<br>• **Distribution :**<br>– Interaction avec les molécules de transport, et notamment **l'albumine +++**<br>• **Métabolisme :**<br>– **Inducteur** enzymatique.<br>– **Inhibiteur** enzymatique.<br>– Rôle des cytochromes P450++<br>• **Elimination :**<br>– Modification de la clairance rénale, modification de la réabsorption glomérulaire,… |

### B. INTERACTIONS PHARMACODYNAMIQUES

| | |
|---|---|
| **DEFINITION** | • La pharmacodynamie correspond **à l'effet du médicament sur l'organisme :** c'est **l'effet pharmacologique** du médicament.<br>• Les éléments qui entrent en jeu dans les interactions pharmacodynamiques sont les **cibles des médicaments.**<br>• Ce sont **les plus fréquentes.** |
| **CONSEQUENCES** | • Les interactions pharmacodynamiques entraînent des **modifications de la réponse de l'organisme à un traitement donné.**<br>• Il n'y a en revanche **pas de modification de la concentration** plasmatique du médicament. |

| | |
|---|---|
| **MECANISMES** | Il y en a deux classiquement décrits :<br>• **Antagonisme :**<br>– L'action des deux médicaments s'oppose et donc il n'y a plus d'effet de l'un ou l'autre des médicaments.<br>• **Synergie :**<br>– Les effets d'un médicament potentialisent les effets de l'autre.<br>– Cette action peut se faire sur un même récepteur/effecteur ou sur deux récepteurs différents. |

**INTERACTIONS PHARMACOCINETIQUES / PHARMACODYNAMIQUES** Réflexes

| | Interaction pharmacocinétique | Interaction pharmacodynamique |
|---|---|---|
| **Définition** | • Action sur le **devenir du médicament dans l'organisme**<br>• **Les + dangereuses** | • Action sur **l'effet du médicament sur l'organisme**<br>• **Les + fréquentes** |
| **Concentration du médicament** | • **Modifiée** | • **Non modifiée** |
| **Effet pharmacologique** | • **Non modifié** | • **Modifié** |
| **Mécanismes** | • **Absorption :**<br>Modifiée<br>• **Transport :**<br>Rôle de l'albumine<br>• **Métabolisme :**<br>Induction / Inhibition enzymatique<br>• **Elimination :**<br>Modification des mécanismes (rénal, hépatique…) | • **Antagonisme**<br>• **Synergie** |

## C. INTERACTIONS MEDICAMENTEUSES

| | |
|---|---|
| **ASPECTS POSITIFS** | • **Interactions pharmacocinétiques :**<br>– Diminution du risque d'effets indésirables.<br>• **Interactions pharmacodynamiques :**<br>Synergie :<br>– Diminution de la posologie de certains médicaments.<br>– Diminution des coûts des traitements.<br>– Diminution de la durée du traitement.<br>– Augmentation de l'efficacité des traitements (antibiotiques par exemple). |

| | |
|---|---|
| **ASPECTS NEGATIFS** | • **Interactions pharmacocinétiques :**<br>– Diminution d'efficacité du traitement.<br>– Augmentation de la durée du traitement.<br>– Augmentation des posologies pour atteindre un taux efficace.<br>– Inefficacité de certains traitements (pilule contraceptive et rifampicine).<br>• **Interactions pharmacodynamiques :**<br>Antagonisme :<br>– Absence d'effet des traitements.<br>– Aggravation de la pathologie.<br>– Apparition d'effets indésirables. |

## D. LEGISLATION - RECOMMANDATIONS

| | |
|---|---|
| **NIVEAUX DE CONTRAINTE** | • L'ANSM a **répertoriée les interactions médicamenteuses** dans un **thésaurus** mis à disposition des professionnels de santé.<br>• Pour être retenue, cette interaction doit avoir :<br>– Une **traduction clinique** significative<br>– Décrite ou potentiellement **grave**<br>– C'est-à-dire : **majoration d'effets indésirables**<br>– Ou **perte d'efficacité** des traitements.<br>• Elle a définie **4 niveaux de contrainte** à prendre concernant ces interactions médicamenteuses :<br>– **Contre-indication**<br>– **Association déconseillée**<br>– **Précaution d'emploi**<br>– A **prendre en compte**<br>• Pour chaque interaction décrite, doit être précisé :<br>– La **nature du risque** (moindre efficacité, effet indésirable)<br>– Le **niveau de contrainte**<br>– La **conduite à tenir** |
| **PREVENTION** | • Rôle du médecin prescripteur +++<br>• Vérification des données sur chaque médicament ainsi que les recommandations en matière de prévention des interactions.<br>• Rapport bénéfices/risques de chaque prescription.<br>• Lister les pathologies et les traitements éventuels.<br>• Définir des modalités de prise en charge thérapeutique en fonction des pathologies, de leur gravité, et des possibilités thérapeutiques. |
| **CONTRE-INDICATION** | • L'association d'un traitement avec un autre est **strictement interdite.**<br>• Elle revêt un **caractère absolu** et ne doit **pas être transgressée.**<br>*Exemple :* alcaloïdes de l'ergot de seigle + triptans |
| **ASSOCIATION DECONSEILLEE** | • Cette association doit être **le plus souvent évitée.**<br>• Un rapport bénéfice/risques favorable peut justifier la prescription.<br>• Elle impose une **surveillance étroite** du patient.<br>*Exemple :* aliskiren® + jus de pamplemousse |

| | |
|---|---|
| **PRECAUTION D'EMPLOI** | • L'association est **possible** dès lors que les recommandations simples (posologie, voie d'administration, surveillance, ...) sont respectées.<br>• **C'est le cas le plus fréquent.**<br>*Exemple :* aminosides + diurétiques de l'anse |
| **A PRENDRE EN COMPTE** | • Il **existe un risque** d'interaction médicamenteuse.<br>• **Aucune recommandation** pratique n'est proposée.<br>*Exemple :* amphotéricine B + ciclosporine |

## E. EXEMPLES D'INTERACTIONS MEDICAMENTEUSES

| | |
|---|---|
| **PHARMACO-DYNAMIQUES** | Antagonisme :<br>• L-DOPA + antidopaminergique (Métoclopramide) :<br>– Aggravation de la maladie de Parkinson<br>Synergie :<br>• Dérivés de l'ergot de seigle + triptans :<br>– Hypertension artérielle, IDM, AVC |
| **PHARMACO-CINETIQUES** | Absorption :<br>• Antiacides, ralentisseur ou accélérateur du transit.<br>Distribution :<br>• Action sur les protéines de liaison, notamment l'albumine :<br>• Anticoagulants oraux + miconazole :<br>– augmentation de la fraction libre des AVK et donc hémorragie<br>Métabolisme :<br>• Induction enzymatique :<br>– rifampicine + pilule oestro-progestative<br>Elimination :<br>• Diminution du débit de filtration glomérulaire :<br>– Ex : AINS, IEC et lithium (risque de surdosage en lithium) |

## F. RISQUES DE LA POLYMEDICATION

| | |
|---|---|
| **DEFINITION (OMS)** | • Administration de **nombreux médicaments** de **façon simultanée ou administration d'un nombre excessif de médicaments**.<br>• Fréquente chez les personnes âgées du fait de la **polypathologie.** |
| **RISQUES** | • **Interactions médicamenteuses :**<br>– Pharmacocinétiques<br>– Pharmacodynamiques<br>• **Effets indésirables graves**<br>• **Iatrogénie**<br>• **Diminution d'efficacité thérapeutique**<br>• **Décès** |

**INTERACTIONS MEDICAMENTEUSES : 4 NIVEAUX DE CONTRAINTE** — Réflexes

- **Contre-indication**
- **Association déconseillée**
- **Précaution d'emploi**
- **A prendre en compte**

## 4. ARGUMENTER UNE PRESCRIPTION MEDICAMENTEUSE

| | |
|---|---|
| **REGLES DE LA PRESCRIPTION MEDICALE** | • « Dans les limites fixées par la loi, le médecin est **libre de ses prescriptions qui seront celles qu'il estime les plus appropriées en la circonstance** » (Code de Santé Publique)<br><br>• Il doit limiter ses prescriptions **à ce qui est nécessaire à la qualité, à la sécurité et à l'efficacité des soins** : respect<br>– Des **indications et contre-indications**<br>– Des **posologies** et du **mode d'administration**<br>– Des **interactions médicamenteuses**<br><br>• Il doit tenir compte des **bénéfices et des risques** des différentes investigations et thérapeutiques possibles<br><br>• Il revient au médecin d'appliquer ces données générales à un malade particulier ce qui l'amène parfois à nuancer les règles. **Tout écart doit être argumenté par des raisons objectives**<br><br>• Se sont ajoutées plus récemment des **considérations économiques**. « Les médecins sont tenus, dans toutes leurs prescriptions, d'observer, dans le cadre de la législation et de la réglementation en vigueur, la **plus stricte économie compatible avec l'efficacité du traitement** » (Code de la Sécurité Sociale)<br><br>• Par ailleurs, sont définies, conformément au Code de la Sécurité Sociale, des **Références Médicales Opposables** (RMO) qui identifient des soins ou des prescriptions médicalement inutiles ou dangereux, et le non-respect trop fréquent des RMO expose le praticien à des **sanctions financières**<br><br>• Le médecin doit attirer l'attention du patient sur **les risques d'auto-prescription.** Il doit également s'assurer auprès de son malade et de son entourage que ses prescriptions ont été **bien comprises.** Il doit en montrer le bien-fondé pour le motiver à respecter une prescription faite dans son intérêt |

| | |
|---|---|
| **SURVEILLANCE DU TRAITEMENT** | • Elle est à **l'appréciation du médecin.**<br>• Elle **dépend des traitements** prescrits.<br>• Elle concerne aussi bien **l'efficacité** que la **tolérance** du traitement.<br>• Elle est **clinique** et **paraclinique.** |
| **ARRET DU TRAITEMENT** | • Il est décidé par le médecin devant :<br>– La **guérison** de la pathologie concernée.<br>– Son **inefficacité**, devant amener à un changement de traitement.<br>– Des **effets indésirables** : arrêt du traitement, déclaration obligatoire des effets indésirables.<br>• Ses modalités d'arrêt dépendent du traitement :<br>– Arrêt **brutal**<br>– Arrêt **progressif**<br>• Le patient doit être **informé** des modalités d'arrêt du traitement ainsi que de la justification de l'arrêt de ce traitement. |

## 5. CONDUITE A TENIR LORS D'UN GESTE INVASIF PROGRAMME

| | |
|---|---|
| **MODALITES** | • La conduite à tenir vis-à-vis du traitement médicamenteux pour un geste programmé (chirurgical ou invasif) dépend des traitements du patient.<br>• Cette CAT est décidée par **l'anesthésiste** lors de la **consultation d'anesthésie** qui précède tout acte chirurgical ou invasif programmé.<br>• Certains médicaments peuvent augmenter les risques lors de l'anesthésie générale, avec notamment des interactions pharmacocinétiques et pharmacodynamiques. |
| **MEDICAMENTS DU SYSTEME CARDIO-VACULAIRE** | • Bêta-bloquants :<br>– A poursuivre.<br>• Diurétiques :<br>– Arrêt<br>• IEC, ARA 2 :<br>– Arrêt si traitement de l'insuffisance cardiaque<br>– Poursuite si traitement anti-HTA (éviter l'effet rebond).<br>• Les autres traitements ne sont généralement pas arrêtés (antiangoreux, ...) :<br>– risque d'effet rebond lors de leur arrêt. |
| **ANTI-AGREGANTS PLAQUETTAIRE** | • Aspirine :<br>– Prévention primaire : arrêt<br>– Prévention secondaire : JAMAIS d'arrêt +++<br>• Clopidogrel®/Prasugrel ®:<br>– Arrêt avant intervention (7à10 jours avant)<br>– *Si bi-thérapie avec aspirine :* poursuite de l'aspirine.<br>– *Si haut risque thrombotique* (post-IDM précoce) : essayer de reporter l'intervention |

| | |
|---|---|
| **AVK (Reco HAS 2008)** | **<u>Pas d'arrêt des AVK, pas de relais :</u>**<br>• Conditions : INR entre 2 et 3 avant le geste, pas de risque médical associé.<br>• Indications : chirurgie cutanée, chirurgie de la cataracte, extraction dentaire (1 dent), actes rhumatologiques à faible risque hémorragique.<br><br>**<u>Arrêt des AVK, pas de relais :</u>**<br>• Indications :<br>- ACFA sans antécédent embolique<br>- MTEV à risque modéré<br>• Objectif :<br>- INR < 1,5, ou < 1,2 si neurochir<br>• Conditions :<br>- Arrêt des AVK sans relais pré-opératoire par héparine<br>- Reprise des AVK 24-48 heures après le geste<br><br>**<u>Arrêt des AVK, avec relais par héparine :</u>**<br>• Indications :<br>- ACFA avec ATCD embolique<br>- MTEV à haut risque<br>- valves mécaniques.<br>• Objectif :<br>- INR < 1,5, ou < 1,2 si neurochir<br>• Conditions :<br>- Mesure de l'INR 7 à 10 jours avant l'intervention.<br>- Arrêt des AVK à j-5 avant l'intervention.<br>- Relais par héparine 24-48 heures après l'arrêt des AVK.<br>- Mesure de l'INR la veille de l'intervention.<br>- Arrêt des héparines 24-12 ou 6 heures avant l'intervention en fonction des demi-vies.<br>- Reprise des AVK dans les 24-48 heures post-opératoires. |
| **SNC** | • Benzodiazépines :<br>- A poursuivre<br>• Médicaments anti-parkinsoniens :<br>- A poursuivre<br>• Anti-psychotiques :<br>- Arrêt la veille ou poursuite selon évaluation du rapport bénéfices/risques par le médecin. |
| **ADO** | • Souvent arrêt des ADO.<br>• Possible passage transitoire à l'insulinothérapie. |
| **AUTRES** | • Hormones thyroïdiennes : pas d'interruption.<br>• Corticoïdes : idem, pas d'arrêt brutal. |

# 6. DEPENDANCE MEDICAMENTEUSE ET SEVRAGE

## A. DEPENDANCE MEDICAMENTEUSE

| | |
|---|---|
| **DEFINITIONS (DSM-IV)** | **<u>Abus :</u>**<br>• **Utilisation inadéquate** entrainant une **altération du fonctionnement** ou une **souffrance clinique**, avec **au moins une manifestation suivante** au cours des 12 derniers mois :<br>– Incapacité à remplir des obligations majeures<br>– Utilisation dans des situations physiquement dangereuses<br>– Problèmes judiciaires liés à la consommation<br>– Problèmes personnels ou sociaux persistants liés à la consommation de la substance<br>**<u>Dépendance :</u>**<br>• **Au moins 3 critères** au cours des 12 derniers mois :<br>– Tolérance<br>– Syndrome de sevrage<br>– L'usager consomme plus que voulu<br>– Efforts infructueux pour contrôler la consommation<br>– Temps consacré à la recherche du produit de plus en plus important<br>– Abandon des activités classiques menées par l'individu<br>– Poursuite de la consommation malgré la connaissance d e ses effets néfastes |
| **FACTEURS DE RISQUE** | La dépendance médicamenteuse ne se manifeste qu'à la rencontre entre **<u>3 parties :</u>**<br>• **Le sujet :**<br>– âge, sexe, prédispositions génétiques à certaines dépendances, autres dépendances (alcool, tabac).<br>• **L'environnement :**<br>– stress, environnement social, profession ou milieu à risque.<br>• **Le produit** (ici, le médicament)<br><br>• La dépendance s'installe souvent lors de la poursuite d'une prise médicamenteuse en dehors de la prescription. |
| **MEDICAMENTS A RISQUE** | Certains médicaments sont **plus à risque** d'addictions par leurs utilisateurs :<br>• Anxiolytiques / sédatifs :<br>• Psychotropes, Benzodiazépines<br>• Analgésiques :<br>– Morphiniques<br>• Certains excitants :<br>– Amphétamines<br>• Anti-migraineux |
| **PREVENTION** | • **Réévaluation régulière** de la nécessité du traitement.<br>• Respect des **conditions de prescriptions** des médicaments (RMO pour les benzodiazépines par exemple).<br>• **Arrêt progressif** en période favorable.<br>• Prise en charge des **facteurs favorisants** la dépendance : prise en charge du stress, gestion de l'étiologie<br>• **Surveillance et suivi réguliers**, surtout si populations à risque. |

## B. L'ADDICTOVIGILANCE

| | |
|---|---|
| **DEFINITION et ORGANISATION** | • Cf item 177 |
| **LES CEIP** | • Centre d'Evaluation et d'Information sur la Pharmacodépendance-Addictovigilance.<br>• Réseau national de 13 CEIP répartis sur le territoire.<br>• Rôles :<br>– **Recueil et évaluation** des cas d'abus et de pharmacodépendance à des produits psycho-actifs (déclaration obligatoire par les professionnels de santé)<br>– **Formation et information** des professionnels de santé confrontés aux usages d'abus et de dépendance aux médicaments.<br>– Réalisation **d'études cliniques et épidémiologiques** |

## C. LE SEVRAGE MEDICAMENTEUX

| | |
|---|---|
| **DEFINITION** | • Ensemble de symptômes **relatif à l'état de manque** secondaire à l'arrêt d'une prise médicamenteuse.<br>• L'apparition d'un syndrome de sevrage traduit **la dépendance** du sujet à la substance en question. |
| **INDICATIONS** | • Le sevrage peut être **volontaire** (cure de désintoxication, prise en charge médicale) **ou involontaire** (impossibilité de prise d'un traitement secondaire à une chute ou un état pathologique particulier).<br>• Il doit être **encadré par un médecin.**<br>• Il est nécessaire dans les situations de dépendance médicamenteuse voire de toxicomanie (opiacés).<br>• Les règles du sevrage sont variables en fonction des médicaments considérés. |
| **SUIVI** | • **Essentiel +++**<br>• Sur le **long cours**<br>• Pour **prévenir les rechutes** qui sont fréquentes dans ces situations. |

| | |
|---|---|
| **LES BENZODIAZEPINES** | Prescription :<br>• **Pas d'association de 2 benzodiazépines.**<br>• Durée maximale de **12 semaines** (4 semaines pour les hypnotiques).<br>• **Augmentation progressive** des doses.<br><br>Dépendance favorisée par :<br>• La durée de prescription<br>• L'utilisation de benzodiazépines de **demi-vie courte**<br>• L'association à l'alcool |

| | |
|---|---|
| | Modalités du sevrage :<br>• **Progressif ++**<br>• **Diminution progressive** des doses par paliers.<br>• **Risque d'effet rebond** si sevrage trop rapide :<br>  - exacerbation des symptômes précédents la prescription des benzodiazépines<br><br>Symptômes du sevrage :<br>• Anxiété, céphalées, confusion, hallucinations, … |
| **LES OPIACES** | Prescription :<br>• Sur **ordonnance sécurisée.**<br>• En **toutes lettres.**<br>• Durée maximale de prescription : 7, 14 ou 28 jours en fonction de la galénique du produit.<br><br>Sevrage :<br>• Dans le cas de la toxicomanie, il faut chercher avant tout une **substitution** des opiacés par la **méthadone** ou la **buprénorphine.**<br>• Le sevrage n'est pas un objectif à atteindre systématiquement dans cette situation. |

**Conférences de consensus - Recommandations**

| Année | Source | Titre |
|---|---|---|
| 2008 | Inserm | Du déterminisme génétique aux tests. Page Web. |
| 2008 | HAS | Prise en charge des surdosages en anti vitamines K, des situations à risque hémorragique et des accidents hémorragiques chez les patients traités par anti vitamine K en ville et en milieu hospitalier. |
| 2007 | HAS | Arrêt des benzodiazépines et des médicaments apparentés chez le patient âgé. |
| 1998 | HAS | Conférence de consensus – modalités de sevrage chez les toxicomanes dépendant aux opiacés. |

**Autres références :**

1. Site de l'ANSM : www.ansm.fr
2. Site du Ministère de la santé : www.sante.gouv.fr

Chap. 40

UE 10
Item 320

# ANALYSER ET UTILISER LES RESULTATS DES ETUDES CLINIQUES DANS LA PERSPECTIVE DU BON USAGE – ANALYSE CRITIQUE, RECHERCHE CLINIQUE ET NIVEAUX DE PREUVE

| Les objectifs du CNCI pour l'iECN 2016 | MOTS-CLES et REFLEXES GENERAUX |
|---|---|
| × *Argumenter l'évaluation d'un médicament ou d'une thérapeutique non médicamenteuse et les niveaux de preuve des principales sources d'information.*<br>× *Effet placebo et médicaments placebo, expliquer l'importance de l'effet placebo en pratique médicale et argumenter l'utilisation des médicaments placebo en recherche clinique et en pratique médicale.*<br>× *Argumenter une publication d'essai clinique ou une méta-analyse et critiquer les informations sur le médicament.*<br>× *Définir la taille d'effet et la pertinence clinique.*<br>× *Expliquer la transposabilité clinique et l'évaluation des médicaments au-delà des échantillons de population constituant les groupes d'étude.*<br>× *Interpréter une étude en pharmaco-épidémiologie.*<br>× *Sensibiliser aux liens d'intérêt et à leur impact potentiel sur l'information médicale (voir item 14).* | × ***Placebo = substance inerte***<br>× ***Effet placebo : effet positif psychologique***<br>× ***Transposabilité des résultats cliniques à la population d'étude*** |

## 1. EVALUATION D'UN MEDICAMENT

### A. DIFFERENTS NIVEAUX D'EVALUATION

| | |
|---|---|
| **DEVELOPPEMENT INITIAL** | • Evaluation de la **qualité pharmaceutique**, de la **tolérance,** de **l'efficacité** et de **la sécurité** du médicament.<br>• Par l'intermédiaire :<br>  – Des **essais cliniques**<br>• Réalisée par :<br>  – L'**ANSM**<br>  – L'**EMA** (Agence européenne du médicament)<br>• Ces informations sont regroupées dans le **dossier d'AMM** du médicament. |
| **REMBOURSEMENT** | • Evaluation par la **Commission de Transparence** de **la HAS** :<br>  – Evaluation par un comité scientifique **indépendant.**<br>  – Selon des recommandations (Code de la Santé Publique).<br>  – **Service médical rendu** (SMR) et **appréciation du progrès par rapport aux autres thérapeutiques disponibles** (ASMR). |

| | |
|---|---|
| **INSCRIPTION** | • Evaluation du médicament par le **Comité Economique des Produits de santé** (fixe le prix).<br>• Evaluation par **l'UNCAM** (pourcentage de remboursement du médicament). |
| **POST-AMM** | • Rôle des études de **pharmaco-épidémiologie** (cf infra). |

## B. ROLES DE L'EVALUATION

| | |
|---|---|
| **ROLES** | • Le rôle essentiel de l'évaluation du médicament à tous les stades de son développement est d'assurer **la sécurité** du patient qui les utilise.<br>• Le système d'évaluation est un système complet où chaque phase a un rôle clé à jouer :<br>- Lors des *essais cliniques*, les molécules **trop dangereuses** ou ne donnant pas de résultats acceptables sont éliminées.<br>- Les *évaluations médico-économiques* sont essentielles pour assurer **l'équilibre et l'équité** dans les dépenses de santé.<br>- Les *évaluations post-AMM* ainsi que la *pharmacovigilance* permettent de repérer des **effets indésirables non identifiés** jusqu'à présent car trop rares et donc uniquement révélés lors de l'utilisation des médicaments à grande échelle (donc après mise sur le marché). |

## C. BON USAGE DES MEDICAMENTS

| | |
|---|---|
| **REFERENTIELS** | • Résumé des **Caractéristiques du Produit** (RCP) présent dans l'AMM.<br>• Avis de la **Commission de Transparence** de la HAS.<br>• **Fiches du bon usage des médicaments** établies par la HAS.<br>• **Recommandations pour la pratique clinique** (RCP) établies elles aussi par la HAS. |
| **LITTERATURE** | • Cf item 18 |
| **PUBLICITE** | Auprès des professionnels de santé :<br>• Elle est **encadrée depuis juin 2012**<br>• **Demande d'autorisation préalable** adressée par les firmes pharmaceutiques à l'ANSM.<br>• La publicité est **interdite** pour un médicament faisant l'objet d'une **réévaluation du bénéfice/risque suite à une procédure de pharmacovigilance.** |

# 2. CRITIQUE DES INFORMATIONS

## A. ETUDES CLINIQUES

| | |
|---|---|
| **ETUDES CLINIQUES** | • Cf item 18 |

## B. META-ANALYSES

| | |
|---|---|
| **DEFINITION** | • La méta-analyse permet de synthétiser les résultats des essais thérapeutiques répondant à une question thérapeutique donnée<br>• Une méta-analyse est une **synthèse :**<br>- **Exhaustive** (de tous les essais publiés ou non)<br>- **Rigoureuse et reproductible**<br>- **Quantifiée** (elle se base sur des calculs statistiques permettant une estimation précise de la taille de l'effet du traitement) |
| **AVANTAGES** | • Elle permet :<br>- D'augmenter la **puissance** statistique de la recherche d'un effet dû au traitement et **préciser la taille de l'effet**<br>- Accroître la **représentativité des patients**<br>- **Lever le doute** sur des résultats discordants<br>- **Expliquer la variabilité** entre essais<br>- Réaliser des **analyses en sous-groupes** |
| **LIMITES** | • **Sa principale difficulté est d'identifier les études non publiées** (si elles ne sont pas identifiées, le résultat sera biaisé en faveur du traitement expérimental) |

## C. CRITIQUE DES INFORMATIONS

| | |
|---|---|
| **ANALYSE CRITIQUE** | Différents éléments doivent être analysés afin d'émettre un avis personnel critique sur les informations dont nous avons à notre disposition :<br>- **Type d'étude**<br>- **Niveau de preuve** (cf infra)<br>- Les **résultats obtenus** (taille de l'effet, pertinence clinique)<br>- De la **transposabilité clinique** des résultats<br>- La « **notoriété** » de la revue publiant l'étude (Impact Factor)<br>- Des **liens et conflits d'intérêt** éventuels des experts (item 14). |
| **TAILLE D'EFFET** | • Il s'agit de **l'importance de l'effet du médicament étudié par rapport au placebo ou au médicament de référence.**<br>• Cet effet doit être **suffisamment important** pour avoir un impact sur la pratique clinique et donc être considéré comme intéressant dans l'étude. |
| **PERTINENCE CLINIQUE** | • Il s'agit de s'assurer que le bénéfice apporté par le traitement est suffisamment important et concerne un **critère cliniquement pertinent**.<br>• Elle doit être **différenciée de la pertinence statistique :**<br>- un résultat peut être statistiquement pertinent mais n'aura aucun intérêt clinique |

| | |
|---|---|
| **TRANSPOSABILITE CLINIQUE** | • Il s'agit de la **validité externe** de l'étude.<br>• Les résultats d'une étude ne **sont transposables qu'à la population pour laquelle cette étude a été menée**. Il n'y a pas de généralisation possible des résultats.<br>• Pour les médicaments, les études cliniques avant obtention de l'AMM permettent de définir la population à laquelle ce médicament est destiné.<br>• La concordance entre la population cible de l'étude et celle utilisant réellement le médicament est établie par les études pharmaco-épidémiologiques. |

## D. NIVEAUX DE PREUVE ET GRADES DE RECOMMANDATIONS

| | |
|---|---|
| **GENERALITES** | Dans les classifications actuellement publiées, 4 notions apparaissent :<br>• Le **niveau de preuve** d'une étude<br>• **L'évidence scientifique** après synthèse des études disponibles<br>• **Le grade des recommandations** produites par un groupe d'experts sur la base des niveaux de preuve, pour les professionnels de santé<br>• **L'accord professionnel** |
| **NIVEAU DE PREUVE** | • **Le niveau de preuve d'une étude caractérise la capacité de l'étude à répondre à la question posée**<br>• Cette capacité se juge sur :<br>– **L'adéquation du protocole** à la question posée<br>– L'existence ou non de **biais** importants<br>– La **puissance** de l'étude et en particulier la taille de l'échantillon<br>• Un **fort niveau de preuve** correspond à une étude dont :<br>– Le protocole est adapté pour répondre au mieux à la question posée<br>– La réalisation est effectuée sans biais majeur<br>– L'analyse statistique est adaptée aux objectifs<br>– La puissance est suffisante<br>• Un **niveau intermédiaire** est donné à une étude de protocole similaire, mais présentant :<br>– Une puissance nettement insuffisante<br>– Et/ou des anomalies mineures<br>• Un **faible niveau** de preuve peut être attribué aux autres types d'études |
| **EVIDENCE SCIENTIFIQUE** | • **L'évidence scientifique** est appréciée lors de la **synthèse des résultats de l'ensemble des études** sélectionnées. La gradation de l'évidence scientifique s'appuie sur :<br>– Le **niveau de preuve** des études disponibles<br>– La **cohérence de leurs résultats** |
| **GRADE DES RECOMMANDATIONS** | • **Les recommandations** s'adressent aux professionnels, afin de les aider dans leurs choix diagnostiques et thérapeutiques<br>• La **classification en grade (A, B, C)** se base sur le **niveau de preuve** scientifique de la littérature<br>• Une **recommandation de grade A** est fondée sur une preuve scientifique établie par des études de fort niveau de preuve |

| | |
|---|---|
| | • Une **recommandation de grade B** est fondée sur une présomption scientifique fournie par des études de niveau intermédiaire de preuve<br>• Une **recommandation de grade C** est fondée sur des études de moindre niveau de preuve<br>• Cette gradation ne présume pas obligatoirement du **degré de force de ces recommandations**<br>• En effet, il peut exister des recommandations de grade C néanmoins fortes, malgré l'absence d'un appui scientifique. Les raisons de cette absence de donnée scientifique peuvent être multiples (historique, éthique, technique)<br>• L'appréciation de la **force des recommandations** repose donc sur :<br>– Le **niveau d'évidence scientifique**<br>– **L'avis des experts** |
| **ACCORD PROFESSIONNEL** | • Un **accord professionnel** exprime une **opinion quasi unanime des professionnels**. Selon cette opinion, une méthode de dépistage, de diagnostic, de prévention ou de traitement peut être proposée ou non dans une indication donnée<br>• L'efficacité ou l'inefficacité de cette méthode n'a pas toujours été rigoureusement démontrée |

**NIVEAUX DE PREUVE**

Réflexes

| NIVEAU DE PREUVE | GRADE DES RECOMMANDATIONS |
|---|---|
| **Niveau 1**<br>• Essais comparatifs randomisés de forte puissance<br>• Méta-analyse d'essais comparatifs randomisés | **A**<br>**Preuve scientifique établie** |
| **Niveau 2**<br>• Essais comparatifs randomisés de faible puissance<br>• Etudes comparatives non randomisées bien menées<br>• Etudes de cohorte | **B**<br>**Présomption scientifique** |
| **Niveau 3**<br>• Etudes cas-témoin<br>**Niveau 4**<br>• Etudes comparatives comportant des biais importants<br>• Etudes rétrospectives<br>• Séries de cas<br>• Etudes épidémiologiques descriptives | **C**<br>**Faible niveau de preuve scientifique** |

Source : ANAES 2000

## 3. PHARMACO-EPIDEMIOLOGIE

| | |
|---|---|
| **DEFINITION** | • Discipline mettant en **application les méthodes ou raisonnements épidémiologique pour évaluer l'efficacité, le risque et l'usage des médicaments** *(Dictionnaire de pharmaco-épidémiologie, 3ème édition, Bordeaux).*<br>• Les études sont réalisées sur des médicaments **après leur mise sur le marché**. |
| **OBJECTIFS** | • Il s'agit essentiellement d'évaluer **les caractéristiques d'un traitement après sa mise sur le marché** (en conditions réelles d'utilisation), en comparaison aux données obtenues lors des essais thérapeutiques.<br><br>Les questions essentielles sont :<br>• **Efficacité :**<br>– Le bénéfice retrouvé est-il le même dans la population générale par rapport à celle des études cliniques ?<br>• **Tolérance :**<br>– La tolérance du médicament à long terme est-elle bonne ?<br>• **Place dans la stratégie thérapeutique :**<br>– La population utilisant le médicament est-elle différente de la population cible de l'étude ? |
| **IMPACTS** | Santé publique :<br>• Développement de la notion de **sécurité sanitaire**, appliquée ici à l'utilisation des **thérapeutiques médicamenteuses.**<br><br>Economique :<br>• Ce sont des études qui **participent à définir le taux de remboursement des médicaments** (Commission de Transparence de la HAS).<br>• Place dans la **stratégie thérapeutique.** |
| **ETUDE EN PHARMACO-EPIDEMIOLOGIE** | • Elles sont demandées :<br>– Par les autorités de santé (Ministère, HAS).<br>– Par l'ANSM<br>– Par les industriels<br><br>• Ce sont des **études épidémiologiques observationnelles.**<br>• Elles peuvent être de plusieurs types :<br>– Etude de cohorte<br>– Etude cas-témoins<br>– Etude transversale<br>• Interprétation :<br>– C'est celle d'**une étude épidémiologique classique.** |

# 4. EFFET ET MEDICAMENT PLACEBO

## A. DEFINITIONS

| | |
|---|---|
| **GENERALITES** | • Tout résultat thérapeutique résulte de 3 composantes :<br>– L'évolution naturelle de la maladie<br>– L'effet pharmacologique du médicament<br>– Un effet non spécifique (effet placebo) |
| **PLACEBO** | • **Substance inerte**<br>– **Pharmacologiquement inactive**<br>– Dépourvue de propriétés spécifiques |
| **EFFET PLACEBO** | • **Effet (positif) produit par la prise d'une substance inerte**<br>**OU**<br>• Lors de l'administration d'une substance active, c'est **l'écart positif entre le résultat observé et celui prévisible en fonction des données strictes de la pharmacologie** (et de l'évolution naturelle de la maladie) |
| **EFFET NOCEBO** | • **Apparition d'effets indésirables après administration d'une substance inerte**<br>**OU**<br>• Lors de l'administration d'une substance active, **écart négatif** entre le résultat observé et celui prévisible en fonction des données strictes de la pharmacologie (et de l'évolution naturelle de la maladie) |

## B. CATEGORIES DE PLACEBO ET UTILISATION

| | |
|---|---|
| **CATEGORIES DE PLACEBO** | • **Purs :**<br>– Constituants entièrement **inactifs** sur l'organisme<br>– **Aucun effet pharmacologique**<br>– Exemple : sérum physiologique, lactose<br>• **Impurs :**<br>– Possèdent **certaines propriétés pharmacologiques**<br>– Mais sont d'efficacité non prouvée<br>– Exemple : vitamines, anti-fatigue… |
| **UTILISATION DU PLACEBO** | • Utilisé comme **outil :**<br>– Quand ? En recherche clinique (essai thérapeutique de phase III)<br>– Type : **pur**<br>– Apport : permet de mettre en évidence **l'effet pharmacologique propre d'un médicament**<br>• Utilisé comme **thérapeutique** :<br>– Quand ? En intention thérapeutique<br>– Type : **pur et impur**<br>– Apport : **controversé** |

## C. CARACTERISTIQUES DE L'EFFET PLACEBO

| | |
|---|---|
| **GENERALITES** | • Un effet placebo (ou nocebo) est potentiellement présent dans tout traitement<br>• Il est imprévisible<br>• Il est variable pour une même personne<br>• La fourchette d'efficacité du placebo est très vaste (4 à 86% !) |
| **MECANISMES D'ACTION** | • Le mécanisme d'action de l'effet placebo est complexe et encore mal élucidé<br>• **Mécanisme biologique** : activation du système endomorphique et dopaminergique (mise en évidence par imagerie)<br>• **Mécanisme psychologique** : suggestivité et conditionnement |
| **PHARMACO-CINETIQUE** | • Délai d'action : plus court que le médicament actif<br>• Pic d'activité : plus précoce que le médicament actif<br>• Durée de l'effet : variable<br>• Relation dose-réponse parfois observée |

**Réflexes**

- **Effet placebo = Effet psychologique et biologique non spécifique potentiellement induit par tout acte médical**
- **Multifactoriel**
- **Importance de la relation médecin-malade**
- **Apport controversé du placebo en pratique clinique**
- **Intérêt en recherche clinique, sous certaines conditions**

## D. LES FACTEURS INFLUENÇANT L'EFFET PLACEBO

| | |
|---|---|
| **LE MEDICAMENT** | • Caractéristiques macroscopiques :<br>– Voie **d'administration** (injectable)<br>– **Coloration** (ex : bleu clair pour les tranquillisants, rouge et jaune vif pour les stimulants)<br>– **Goût** (amer)<br>– Taille<br>• Caractéristiques techniques :<br>– Délivrance **sur ordonnance**<br>– **Nom**<br>– **Coût** (élevé)<br>– **Nouveauté**<br>– Plusieurs prises |
| **LE MEDECIN** | • **Notoriété,** titres, honoraires élevés<br>• **Relation médecin-malade +++**<br>– Capacité à écouter, communiquer, rassurer, compatir<br>– Croyance dans l'efficacité de son traitement<br>– Enthousiasme<br>– Suggestivité<br>– Temps / disponibilité |
| **LE PATIENT** | • **Attentes et confiance envers le médecin +++**<br>• L'existence de personnalités placebo-sensibles ou placebo-résistantes est controversée. |
| **LE TYPE DE PATHOLOGIE** | • Maladies susceptibles de variations, de guérison ou de rémissions spontanées<br>• L'effet placebo est plus marqué pour des **pathologies à composante subjective** :<br>– Douleur ++ (céphalées, migraines, rhumatismes)<br>– Anxiété, dépression<br>– Asthme<br>• Mais aussi sur des mesures objectives (HTA) |

## E. ASPECTS ETHIQUES

| | |
|---|---|
| **PLACEBO ET PRESCRIPTION THERAPEUTIQUE** | • La prescription d'un placebo en pratique clinique pose un **dilemme éthique**<br>• Si le malade n'est pas informé :<br>– Mensonge, tromperie<br>– Sentiment de trahison chez le malade<br>– Risque de mauvaise relation médecin-malade<br>• Si le malade est informé : l'effet placebo est moindre !<br>• Autre risque de l'utilisation du placebo : mauvaises interprétations au sein des équipes médicales (de type : réponse positive au placebo = simulation du patient)<br>• La Société Américaine de la Douleur s'oppose au traitement de la douleur par l'utilisation de placebo<br>• **La qualité de la relation médecin-malade est le seul « placebo » éthiquement indiscutable** |

| | |
|---|---|
| **PLACEBO ET RECHERCHE CLINIQUE** | Déclaration d'Helsinki de l'Association Médicale Mondiale : **Principes éthiques applicables aux recherches médicales sur des sujets humains (1964).**<br><br>• **Les essais avec témoins sous placebo ne doivent être utilisés qu'avec de grandes précautions et lorsqu'il n'existe pas de traitement éprouvé.**<br>• Toutefois, même s'il existe un traitement éprouvé, les essais avec témoins sous placebo peuvent être éthiquement acceptables si :<br>- **il n'existe pas d'autres moyens** pour déterminer l'efficacité ou l'innocuité du traitement une méthode prophylactique, diagnostique ou thérapeutique<br>- **l'affection est bénigne**<br>- **la participation à l'essai n'expose pas à des risques supplémentaires** de dommages significatifs ou durables<br>• Dans tous les cas : nécessité d'un examen éthique et scientifique approfondi de l'étude |

**Conférences de consensus - Recommandations**

| Année | Source | Titre |
|---|---|---|
| 2000 | ANAES | Guide d'analyse de la littérature et gradation des recommandations |

**Autres références :**

Site de l'ANSM : www.ansm.sante.fr

Chap. 41

UE 10
Item 321

# EDUCATION THERAPEUTIQUE, OBSERVANCE ET AUTOMEDICATION

| Les objectifs du CNCI pour l'iECN 2016 | MOTS-CLES et REFLEXES GENERAUX |
|---|---|
| × *Evaluer l'impact de l'éducation thérapeutique sur le succès du traitement.*<br>× *Expliquer les facteurs améliorant l'observance médicamenteuse et non médicamenteuse lors de la prescription initiale et de la surveillance.*<br>× *Planifier un projet pédagogique individuel pour un porteur d'une maladie chronique avec ou sans comorbidités en tenant compte de ses facteurs de risque (voir item 1).*<br>× *Argumenter une prescription médicamenteuse et l'éducation associée en fonction des caractéristiques du patient, de ses comorbidités, de la polymédication éventuelle, et des nécessités d'observance.*<br>× *Expliquer à un malade les risques inhérents à une automédication.*<br>× *Planifier avec un malade les modalités d'une automédication contrôlée.* | × ***Education thérapeutique du patient (ETP)***<br>× ***Personnalisation de la prise en charge***<br>× ***Automédication contrôlée*** |

## 1. EDUCATION THERAPEUTIQUE

### A. GENERALITES

| | |
|---|---|
| **DEFINITION** | • L'éducation thérapeutique du patient (ETP) vise à **aider les patients à acquérir ou maintenir** les compétences dont ils ont besoin **pour gérer au mieux leur vie avec une maladie chronique.**<br>• C'est un **processus continu**, **intégré à la prise en charge du patient** et **personnalisé.**<br>• Ceci a pour but de les aider à comprendre leur maladie et leur traitement, collaborer ensemble et les responsabiliser dans leur propre prise en charge dans le but de les aider à maintenir et améliorer leur qualité de vie.<br>• Elle est **inscrite dans la loi HPST du 21 juillet 2009.** |
| **CONTENU de L'ETP** | L'ETP doit concerner :<br>• La **physiopathologie** de la maladie.<br>• Les **traitements :** leurs modalités de prise<br>• Les **effets indésirables potentiels**<br>• Les **modalités d'adaptation** des traitements en fonction des situations.<br>• Les situations devant amener à consulter en **urgence.**<br>• La **conduite à tenir dans les situations d'urgence :** crise aiguë, exacerbation, … |

| | |
|---|---|
| **FINALITES** | **L'acquisition et le maintien de <u>compétences d'autosoins :</u>**<br>• **Soulager les symptômes**<br>• Prendre en compte les résultats d'une auto surveillance<br>• **Adapter des doses** de médicaments<br>• Réaliser des **gestes techniques**<br>• Mettre en œuvre des **modifications du mode de vie**<br>• **Prévenir des complications** évitables<br>• Impliquer son entourage dans la gestion de sa maladie<br><br>**L'acquisition de <u>compétences d'adaptation :</u>**<br>• **Se connaître soi-même**<br>• **Savoir gérer ses émotions**<br>• Développer un **raisonnement créatif** et une **réflexion critique**<br>• Développer des **compétences en matière de communication**<br>• Prendre des **décisions et résoudre** un problème<br>• Se fixer des buts à atteindre et faire des choix |
| **STRATEGIE** | • L'ETP doit être **intégrée dans la prise en charge** thérapeutique du patient.<br>• **Elaborer un diagnostic éducatif :**<br>    - Connaître le patient, ses besoins, ses attentes.<br>    - Appréhender les aspects de la vie du patient, ses réactions, ...<br>• Définir un **programme personnalisé d'ETP** avec **priorités** d'apprentissage :<br>    - Formuler avec le patient les compétences à acquérir.<br>    - Négocier avec lui ses compétences afin d'établir un programme personnalisé d'ETP.<br>• **Planifier et mettre en œuvre les séances d'ETP individuelle ou collective, ou en alternance :**<br>    - Sélectionner les contenus à proposer lors des séances d'ETP.<br>    - Réaliser de telles séances.<br>• **Réaliser une évaluation des compétences acquises**, du déroulement du programme :<br>    - Faire le point avec le patient sur ce qu'il sait et ce qu'il lui reste à acquérir.<br>    - Proposer au patient une nouvelle offre d'ETP en fonction de ses attentes. |

## B. DANS LE CADRE DES MALADIES CHRONIQUES

| | |
|---|---|
| **PROGRAMME STRUCTURE D'ETP** | • **Ensemble coordonnée d'activités d'éducation** animées par des professionnels de santé.<br>• Il est mis en œuvre dans un contexte donné pour une période donnée. |
| **REDACTION DU PROGRAMME D'ETP** | • Elle doit être conforme à un **cahier des charges national** (arrêté du 2 août 2010).<br>• Par un **groupe multidisciplinaire** comprenant des usagers.<br>• Etre **scientifiquement fondé** (recommandations professionnelles, ...)<br>• Etre **enrichi** des **retours d'expérience** des patients ou de leurs proches.<br>• Respecter les **critères de qualité d'une ETP structurée**.<br>• Ces programmes d'ETP sont **soumis à autorisation par les ARS.** |

| | |
|---|---|
| **PROGRAMME** | Tout programme d'ETP comporte les éléments suivants :<br>• **Buts** du programme<br>• La **population concernée**<br>• Les **compétences d'autosoins** à acquérir par le patient<br>• Le **contenu des séances d'éducation thérapeutique**<br>• Les **professionnels de santé concernés**<br>• Les **modalités de coordination de professionnels de santé** concernés<br>• Les **modalités d'évaluation individuelle** des acquisitions et des changements.<br><br>Ce programme général est ensuite adapté à chaque patient : **PERSONNALISATION +++**<br>• Concernant le diagnostic éducatif :<br>  – Son projet personnel et professionnel.<br>• Les connaissances que ce dernier a de sa maladie.<br>• Son profil et ses conditions de vie.<br>• Les facteurs de vulnérabilité et de fragilité.<br>• Les troubles psychologiques qu'il présente / les addictions.<br><br>Mise en œuvre de l'ETP :<br>• **Hiérarchisation des priorités d'apprentissage** perçues par le patient et le professionnel de santé.<br>• **Planification des séances** (objectifs, durée, fréquence).<br>• **Type de séances** (individuelle, collectives, en alternance, auto-apprentissage).<br><br>Evaluation de l'ETP individuelle :<br>• **Evaluation des compétences acquises** et du déroulement des séances.<br>• **Evolution des acquisitions** du patient (autosoins)<br>• Difficulté d'autogestion du traitement par le patient.<br>• **Vécu de la maladie** au quotidien.<br>• Evolution du cadre et du mode de vie, équilibre entre la vie et la gestion de la maladie.<br><br>Suivi médical :<br>• **Nombre d'hospitalisations et de consultations** aux urgences.<br>• **Ajustement des traitements** et du plan d'action.<br>• **Evolution** de la maladie.<br>• **Qualité de vie.**<br>• **Fréquence des rechutes.** |
| **IMPACTS SUR LE TRAITEMENT** | Dans le cadre des maladies chroniques notamment, l'ETP permet :<br>• **L'amélioration de l'observance** médicamenteuse.<br>• **L'optimisation du traitement :**<br>  – Diminution des posologies, modification des voies d'administration.<br>  – En responsabilisant le patient et en l'éduquant, l'ETP lui permet de comprendre le fonctionnement des thérapeutiques et surtout l'intérêt de leur utilisation. |

## C. EVALUATION DES PROGRAMMES D'ETP

| | |
|---|---|
| **LEGISLATION** | • Cette évaluation des programmes d'ETP est **prévue par la loi.**<br>• Elle est à la fois **annuelle** et **quadriennale**.<br>• Elle s'inscrit dans une **démarche de promotion de la qualité des soins** pour les patients. |
| **EVALUATION ANNUELLE** | • Réalisée **chaque année** par **l'équipe et le coordonnateur.**<br>• Objectifs :<br>  – **Améliorer les pratiques**, l'organisation, le partage d'informations, la coordination.<br>  – **Ajuster le programme** au cours de son développement.<br>• Modalités :<br>  – Auto-évaluation portant sur **l'activité globale du programme**, le **processus** et les **effets** du programme. |
| **EVALUATION QUADRIENNALE** | • Réalisée par **l'équipe et le coordonnateur** la **4ème année** de fonctionnement du programme.<br>• Objectifs :<br>  – Engager des **modifications de pérennisation** du programme.<br>• Modalités :<br>  – **Auto-évaluation portant sur les effets du programme et les évolutions envisagées pour le programme.** |

## 2. OBSERVANCE THERAPEUTIQUE

| | |
|---|---|
| **DEFINITION** | • Adéquation entre le comportement du patient et les prescriptions (médicamenteuses ou non) de son médecin |
| **GENERALITES** | • L'observance à un traitement au long cours pour les maladies chroniques est très **médiocre** : **50 % en moyenne** *(Source : OMS 2003)*<br>• Une mauvaise observance est souvent la **1ère cause d'échec thérapeutique ou d'efficacité sous-optimale** des traitements<br>• De nombreux facteurs contribuent à l'observance |
| **FACTEURS INFLUENCANT L'OBSERVANCE (facteurs de risque de mauvaise observance)** | **Maladie :**<br>• **Chronique**<br>• **Peu ou pas symptomatique** (diabète, HTA, VIH)<br>• **Maladie psychiatrique**<br>• **Polypathologie**<br><br>**Patient :**<br>• **Age** : > 75 ans ou adolescents<br>• **Troubles cognitifs**<br>• **Précarité socio-économique**<br>• **Isolement social**<br>• **Croyances et représentations de la maladie**<br>  – Croyance envers les traitements et les soins<br>  – Menace que représente la maladie |

| | |
|---|---|
| | • **Expériences antérieures négatives**<br>• Etat psychologique et émotionnel **(anxiété, dépression, faible estime de soi)**<br><br>**Médecin :**<br>• **Relation médecin-malade**<br>• Croyances et expériences<br><br>**Traitement :**<br>• **Caractéristiques générales :**<br>– Traitement **préventif**<br>– Traitement **prolongé**<br>– **Poly-médication**<br>– **Efficacité** du traitement :<br>▪ Différée<br>▪ Nulle ou considérée comme telle<br>– **Effets secondaires**<br>– Absence de **suivi**<br>• **Caractéristiques spécifiques du médicament :**<br>– **Schéma d'administration compliqué**<br>▪ Prises multiples<br>▪ Posologies multiples<br>▪ Horaires contraignants |

| | |
|---|---|
| **TYPES DE NON OBSERVANCE** | • **Les arrêts de traitement**<br>– **Définitif** : forme de non-observance la plus aiguë<br>– **Momentané** : comportement décidé par le patient<br>• **Les oublis ++**<br>– Comportements les plus fréquents<br>– difficilement visibles pour le médecin<br>– La quasi-totalité des patients avoue oublier fréquemment ou occasionnellement leurs médicaments<br>• **Les prises groupées** (moins fréquent)<br>– Ex : prise de la totalité des médicaments en une ou deux prises par jour au lieu de trois<br>• **L'observance par excès** (moins fréquent)<br>– Ex : posologie ou nombre de prises augmentées, durée prolongée |
| **CONSEQUENCES DE LA NON OBSERVANCE** | • **Echec thérapeutique** ou efficacité sous-optimale des traitements<br>• **Complications de la pathologie :**<br>– Aggravation<br>– Rechute<br>– Hospitalisation<br>• **Résistances** (médicaments anti-infectieux)<br>• **Détérioration de la relation médecin-malade**<br>• **Coûts** pour la société |

| | |
|---|---|
| **METHODES DE MESURES DE L'OBSERVANCE** | • Aucune méthode n'est complètement fiable, il n'existe pas de « gold standard » pour mesurer l'observance<br><br>• **Interrogatoire** du patient<br>• **Cahiers d'observance**<br>• **Auto-questionnaire** donné au patient<br>• Décompte des pilules<br>• Piluliers électroniques<br>**Mesure clinique :**<br>• **Examen clinique :**<br>– **Efficacité clinique**<br>– **Effets secondaires caractéristiques** (ex. : coloration des urines)<br>• **Examens paracliniques :**<br>– **Efficacité biologique** (ex : ARV et charge virale)<br>– **Taux sériques et urinaires** du médicament<br>Taux sériques et urinaires du **traceur** (inerte, biologique, couplé au médicament)<br>– **Aspect :**<br>▪ Goût et odeur<br>▪ Taille<br>▪ Conditionnement<br>– **Mauvaise tolérance**<br>– **Coût**<br><br>• Les méthodes efficaces comprennent en général des approches multifactorielles<br>• **Améliorer la qualité des prescriptions :**<br>– Hiérarchiser les prescriptions en fonction de leur rapport bénéfice / risque<br>– Savoir remettre en question une prescription inutile<br>– Simplifier les schémas thérapeutiques<br>– Rédiger de manière claire et précise les ordonnances<br>• **Ecouter le patient :**<br>– Tenir compte de ses préférences, de ses difficultés et de ses croyances<br>– Empathie, encouragements<br>• **Informer, expliquer et éduquer le patient**<br>• **Négocier :**<br>– Rechercher l'adhésion du patient aux objectifs et aux modalités du traitement<br>– Implique sa **participation active** à la sélection et à l'ajustement des prescriptions<br>• **Se coordonner avec d'autres acteurs** (ex : pharmacien)<br>• **Soutien émotionnel**<br>• **Prise en charge sociale si besoin**<br>• **Suivi régulier / disponibilité** |

# 3. AUTOMEDICATION

## A. DEFINITIONS - MODALITES

| | |
|---|---|
| **DEFINITION (Conseil National de l'Ordre des Médecins)** | L'automédication est **l'utilisation, hors prescription médicale**, par des personnes pour elles mêmes ou pour leurs proches et de leur propre initiative, **de médicaments considérés comme tels et ayant reçu l'AMM**, avec la possibilité **d'assistance et de conseils** de la part des pharmaciens.<br><br>• Elle est autorisée en France et totalement légale. |
| **INDICATIONS** | • Il n'y a **pas de spécialités d'automédication** définies dans le Code de la Santé Publique.<br>• Les médicaments d'automédication sont des spécialités :<br>– **Ayant une AMM** (Délivrance non soumise à prescription médicale)<br>– **Hors liste**<br>– Ne nécessitant **pas de prescription** médicale<br>– Ayant a priori un **rapport bénéfices/risques favorable**<br>– Possédant **peu d'effets indésirables**<br>– Souvent des traitements symptomatiques<br><br>• Dans le cadre de l'automédication, ils ne sont **pas remboursés** par la sécurité sociale.<br>– Certains médicaments accessibles en accès libre peuvent toutefois faire l'objet d'un remboursement s'ils sont prescrits (exemple du paracétamol).<br>• **Une partie seulement est en accès libre** dans les pharmacies.<br>• Les médicaments non soumis à prescription médicale ont un **prix libre**, fixé par le pharmacien.<br>– Ceux remboursables sur prescription ont un prix fixé par l'assurance maladie. |
| **RISQUES DE L'AUTOMEDI-CATION** | Les risques inhérents à l'automédication, notamment si elle est anarchique, sont :<br>• **Retard au diagnostic**<br>• **Aggravation** des pathologies sous-jacentes<br>• Traitement **inefficace** et **inadapté**<br>• **Effets indésirables**<br>• **Risques d'interactions médicamenteuses**<br>• **Surdosages**<br>• **Allergies** |

## B. ACTEURS

| | |
|---|---|
| **PATIENT** | • Il peut pratiquer l'automédication.<br>• Il doit **respecter les règles d'utilisation** des médicaments (notice explicative) :<br>  – Posologie<br>  – Voie et modalités d'administration<br>• Il doit **en informer le médecin** et ne pas la cacher.<br>• Il doit connaître les situations dans lesquelles il ne devrait pas pratiquer l'automédication :<br>  – Chez les enfants<br>  – Femmes enceintes<br>  – Personnes atteintes de maladies chroniques ou ayant déjà des traitements en cours.<br>• Il doit connaître les **situations devant amener à consulter** :<br>  – Persistance des symptômes malgré l'automédication.<br>  – Aggravation des symptômes.<br>  – Apparition d'effets indésirables. |
| **MEDECIN** | • Il doit développer avec son malade la notion **d'automédication contrôlée :**<br>  – Relation de confiance avec le patient pour que ce dernier lui communique toute automédication éventuelle.<br>• **EDUCATION du patient :**<br>  – Indications et contre-indications de l'automédication<br>  – Situations devant amener à consulter en urgence<br>  – Modalités de réalisation de cette automédication |
| **PHARMACIEN** | • Rôle central et de **premier plan** dans l'automédication du patient.<br>• Il délivre des **informations et conseils** au patient lors de l'achat de médicaments d'automédication.<br>• Il informe le patient des **risques d'une automédication anarchique et cachée.**<br>• Il doit orienter vers le médecin lorsqu'il le juge nécessaire (récurrence des consommations d'automédication et non disparition des symptômes). |

**Conférences de consensus - Recommandations**

| Année | Source | Titre |
|---|---|---|
| 2014 | HAS | Les évaluations d'un programme d'éducation thérapeutique du patient (ETP). |
| 2008 | ANSM | Les 7 règles d'or de la médication officinale. |
| 2007 | HAS | Education thérapeutique du patient : définition, finalités, organisation. |
| 2007 | HAS/INPES | Structuration d'un programme d'éducation thérapeutique du patient dans le champ des maladies chroniques. |
| 2007 | HAS | Education thérapeutique du patient : comment élaborer un programme spécifique d'une maladie chronique ? |
| 2001 | Conseil National de l'Ordre des Médecins | L'automédication. |

**Autres références :**

1. Site de l'ANSM : www.ansm.sante.fr

Chap. 42

# LECTURE CRITIQUE D'ARTICLE METHODOLOGIE

## 1. INTRODUCTION ET OBJECTIFS DE LA LCA

<table>
<tr><td>INTRODUCTION</td><td>
<ul>
<li>L'apprentissage de la LCA vous sera très utile dans votre exercice futur :
<ul>
<li>Pour la rédaction de votre thèse, les bibliographies qu'on vous demandera quand vous serez internes,</li>
<li>Pour proposer à vos patients les meilleurs soins en accord avec les dernières connaissances scientifiques</li>
<li>Et enfin pour développer un esprit critique pour faire face aux pressions des laboratoires pharmaceutiques…</li>
</ul></li>
<li>Un conseil : lisez un maximum d'articles !</li>
<li>Le plan de ce chapitre reprend les 24 objectifs pédagogiques définis par le CNCI</li>
<li>Il est nécessaire que vous ayez bien intégré les chapitres suivants :
<ul>
<li>Méthodologie de la recherche clinique (Q 2)</li>
<li>Evaluation des examens complémentaires (Q 4)</li>
<li>Enquêtes épidémiologiques (Q 72)</li>
<li>Evaluation thérapeutique et niveaux de preuve (Q 169)</li>
</ul></li>
</ul>
</td></tr>
<tr><td>Qu'est-ce qu'un article original ?</td><td>
<ul>
<li>Un article original est un article qui rapporte les résultats d'une étude visant à confirmer ou à infirmer une hypothèse de travail</li>
<li>Il existe d'autres types d'articles qui requièrent d'autres méthodologies particulières de lecture et qui ne seront pas abordés : revue de la littérature, méta-analyse, éditoriaux, cas cliniques, séries de cas…</li>
</ul>
</td></tr>
<tr><td>OBJECTIF DE LA LCA</td><td>
<ul>
<li>L'objectif de l'analyse d'un article est d'évaluer de manière critique son résultat avant de le mettre, éventuellement, en application</li>
</ul>
</td></tr>
<tr><td>VALIDITE<br>-<br>COHERENCE EXTERNE<br>-<br>PERTINENCE CLINIQUE</td><td>
Pour cela, il convient d'analyser 4 dimensions :
<ul>
<li>La <u>validité interne</u> du résultat : Le résultat final est-il réel ? Non biaisé ?
<ul><li>Elle se juge sur la méthodologie employée</li></ul></li>
<li>La <u>validité externe</u> ou « généralisabilité » des résultats : Dans quelle mesure les résultats d'une étude peuvent être généralisés à d'autres patients en d'autres circonstances ?
<ul>
<li>La validité interne est un pré-requis</li>
<li>Dépend essentiellement des caractéristiques des participants inclus et des conditions de réalisation de l'étude (lieu, interventions réalisées)</li>
</ul></li>
</ul>
</td></tr>
</table>

| | |
|---|---|
| | • **La <u>cohérence externe :</u>** Le résultat est-il concordant avec les connaissances sur le sujet (physiopathologiques, pharmacologiques, épidémiologiques) et avec les résultats d'autres études déjà réalisées ?<br>– L'auteur doit toujours comparer ses résultats à la littérature et s'appuyer sur les connaissances acquises<br><br>• **La <u>pertinence clinique :</u>** Est-ce que cliniquement c'est intéressant en pratique pour les patients ? Une étude peut avoir une bonne validité interne, mais n'avoir aucun intérêt en pratique. La pertinence clinique se juge à tous les niveaux :<br>– Pertinence de l'objectif de l'étude<br>– Pertinence des interventions comparées<br>– Pertinence du critère de jugement<br>– Pertinence de la taille de l'effet<br>– Pertinence des patients inclus<br>– Balance bénéfice/risque<br>– Rapport coût/efficacité |

## 2. STRUCTURE D'UN ARTICLE ORIGINAL

| | |
|---|---|
| **OBJECTIFS**<br><br>**(source : CNCI)** | • Identifier la structure IMRAD, s'assurer que les chapitres de la structure répondent à leurs objectifs respectifs<br>• Effectuer une analyse critique de la présentation des références<br>• Effectuer une analyse critique du titre |
| **STRUCTURE IMRAD** | Les articles originaux doivent suivre un plan et des règles de rédaction structurés, adoptés au niveau international. La structure IMRAD est la structure la plus couramment rencontrée<br>• **Titre**<br>• (Résumé structuré, Mots-clés)<br>• **Introduction**<br>• **Matériels et Méthodes**<br>• **Résultats**<br>• **Discussion**<br>• Références<br>(Introduction, Matériels et Méthodes, Résultats, Discussion : **Structure IMRAD** (A = And))<br>Bien connaître la structure d'un article vous permet de vous repérer facilement et retrouver rapidement les informations essentielles |
| **LE TITRE** | • Il doit être **court, explicatif, complet**<br>• Il doit dire l'essentiel avec un minimum de mots<br>• Il comprend généralement :<br>– **L'objet de l'article**<br>– **Le schéma de l'étude**<br>– **La population** |
| **L'INTRODUCTION** | L'introduction comprend 3 parties qui permettent de décrire <u>**pourquoi**</u> cette étude est réalisée<br>• **Description du contexte** de l'étude :<br>– **Synthèse des connaissances** sur le sujet<br>• **Problématique**<br>• **Objectif(s)** de l'étude +/- **Hypothèse(s)** |

| | |
|---|---|
| **MATERIELS ET METHODES** | • Cette partie de l'article décrit rigoureusement **comment** le travail a été réalisé **pour répondre à la question posée**<br>• Elle doit permettre au lecteur de **reproduire** ou **vérifier** le travail<br>• C'est cette partie qui permet de se rendre compte de la **validité** scientifique (interne et externe) de l'étude<br>• Elle ne comporte ni résultats ni commentaires<br>Elle comporte plusieurs parties : tout doit être décrit précisément :<br>• **La population :**<br>– Les **critères d'inclusion** et de **non-inclusion**<br>– Le **mode de sélection des sujets**<br>– Le **lieu et la date de sélection** |
| **MATERIELS ET METHODES** | • **Le schéma de l'étude :**<br>– **Comparatif** ou non<br>– **Type d'étude :**<br>▪ **Expérimentale** (ex. : essai thérapeutique)<br>▪ **Observationnelle :** cohorte, cas-témoin ou transversale<br>– **Prospective** ou **rétrospective**<br>– **Randomisée ou non**<br>– **En aveugle** (simple, double) **ou non** (ouvert)<br>• **Méthode de randomisation**<br>• **L'intervention réalisée :** décrite précisément : un traitement, l'exposition à un risque, la réalisation d'un examen complémentaire…<br>• **Données recueillies :**<br>– **Critère(s) de jugement** (principaux +/- secondaires)<br>– **Mode de recueil :**<br>▪ Sujet qui recueille les critères<br>▪ Jugement clinique de l'investigateur<br>▪ Examen complémentaire : biologique, radiologique<br>▪ Questionnaire réalisé auprès du patient…<br>• **Nombre de sujets à inclure**<br>• Les **techniques statistiques** utilisées :<br>– **Tests statistiques** utilisés<br>– **Seuil de significativité** (5% généralement)<br>– **Logiciel utilisé**<br>• **Les modalités éthiques :** accords des comités d'éthiques, de la CNIL, modalités d'information et de recueil du consentement des patients… |
| **RESULTATS** | • Les résultats sont présentés sous forme de **textes, de figures et de tableaux**<br>• Ils sont présentés **sans interprétation** selon le plan suivant :<br>– **Description des échantillons étudiés :**<br>▪ **Flux des sujets :** idéalement représenté par un « diagramme de flux » pour les essais thérapeutiques (voir schéma)<br>▪ **Caractéristiques des groupes soumis à comparaison** (sexe, âge, stade de la maladie…)<br>– Résultats sur le **critère de jugement principal**<br>– Résultats sur le(s) **critère(s) de jugement secondaire(s)**<br>• S'il existe une analyse uni- et multivariée, les résultats en univarié sont généralement présentés en 1er, puis les analyses multivariées |

| | |
|---|---|
| **DISCUSSION** | La discussion permet aux auteurs :<br>• De **rappeler les résultats clés :**<br>– Les résultats doivent répondre à la question posée dans l'introduction<br>• D'en proposer une **interprétation**<br>• De les **confronter à ceux d'autres études (cohérence externe) :**<br>– En cherchant à expliquer les différences<br>– En soulignant l'apport original<br>• De discuter de façon critique et objective :<br>– Les **forces** de l'étude<br>– Les **limites** et les **biais** de l'étude **(validité interne)** :<br>▪ Le plan de l'étude<br>▪ La population étudiée<br>▪ Les critères d'évaluation…<br>– La **validité externe** (généralisabilité des résultats)<br>• De conclure sur leur **implication** pour la pratique clinique ou une ouverture sur d'autres voies de recherche<br>**La conclusion** n'est pas toujours individualisée. Elle peut parfois se confondre avec le dernier paragraphe de la discussion. |
| **REFERENCES** | • **Elles justifient tout fait énoncé**<br>• Elles permettent au lecteur de différencier ce qui est **l'opinion de l'auteur** et ce qui est **reconnu scientifiquement**<br>• Elles permettent :<br>– Dans l'introduction : expliciter les faits ayant amené les auteurs à formuler leurs objectifs et hypothèses<br>– Dans la partie matériels et méthodes : renvoyer aux méthodes déjà décrites<br>– Dans la discussion : argumenter les résultats |

## 3. IDENTIFIER L'OBJET ET LA QUESTION POSEE

| | |
|---|---|
| **OBJECTIFS**<br><br>**(source : CNCI)** | Savoir identifier l'objet d'un article médical parmi les suivants :<br>• Evaluation d'une **procédure diagnostique**<br>• Evaluation d'un **traitement**<br>• Evaluation d'une **opération de dépistage**<br>• Estimation d'un **pronostic**<br>• **Enquête épidémiologique…**<br>Savoir identifier la question posée |
| **LA QUESTION POSEE =**<br><br>**L'OBJECTIF DE L'ETUDE** | Il est fondamental d'identifier rapidement et de bien comprendre l'objectif de l'étude.<br>Il est généralement situé en fin d'introduction.<br>Il doit être :<br>• **Précis**<br>• **Unique,** sinon on définit :<br>– **L'objectif principal**<br>– **Un ou des objectif(s) secondaire(s)**<br>Précis c'est-à-dire qu'il doit être formulé dans toutes ses composantes :<br>• **Facteur ou intervention étudié** (médicament, procédure thérapeutique, test diagnostique, facteur de risque…)<br>• **La population d'étude**<br>• **Le schéma de l'étude**<br>• **Critère de jugement** |

| Objet de l'article | Type de questions |
|---|---|
| **Evaluation d'une procédure diagnostique** | • Evaluer la validité d'un test diagnostique par rapport au gold standard<br>• Comparer plusieurs tests diagnostiques<br>• Comparer un test sur plusieurs populations |
| **Evaluation d'un traitement** | • Comparer un traitement à un placebo ou à un traitement de référence<br>• Comparer 2 stratégies thérapeutiques |
| **Estimation d'un pronostic** | • Evaluer l'évolution (complications, survie ou récidive…) d'un groupe de malades |
| **Evaluation d'une opération de dépistage** | • Evaluer l'efficacité d'un programme de dépistage (sur l'incidence et le taux de mortalité d'une maladie par ex.) |
| **Enquête épidémiologique** | • Décrire une population (incidence, prévalence d'une maladie) : épidémiologie descriptive<br>• Déterminer si un facteur d'exposition (facteur de risque) est responsable d'une maladie : épidémiologie analytique |

## 4. CRITIQUER LA METHODOLOGIE

| | |
|---|---|
| **OBJECTIFS**<br><br>**(source : CNCI)** | **Population étudiée :**<br>• Identifier les caractéristiques de la population étudiée<br>• Analyser les modalités de sélection des sujets, critères d'inclusion et critères d'exclusion<br>• Analyser la technique de randomisation<br>• Discuter la comparabilité des groupes soumis à comparaison<br>• Vérifier le choix des effectifs étudiés. S'assurer que le choix des effectifs est identifiable dans la totalité de l'article<br><br>**Méthode :**<br>• S'assurer que la méthode employée est cohérente avec le projet du travail, que la méthodologie est effectivement susceptible d'apporter « une » réponse à la question posée dans l'introduction<br>• Vérifier le respect des règles d'éthique (Voir Q 2) |

<table>
<tr>
<td>POPULATION</td>
<td>
• Il est important de garder en tête le schéma et les définitions détaillés Q 72 (population cible / population source / échantillon)<br>
• Le choix de la population source et la méthode de sélection de l'échantillon sont importants pour :<br>
– Interpréter les résultats<br>
– Apprécier la validité externe (généralisabilité)<br>
• Les auteurs doivent préciser (partie méthode) :<br>
– Les critères d'éligibilité : critères d'inclusion et de non inclusion<br>
▪ Critères liés au sujet : âge, sexe...<br>
▪ Critères liés à la maladie : critères diagnostiques, comorbidités associées...<br>
▪ Les critères de non-inclusion ont généralement un objectif de sécurité (exclusion des plus à risque)<br>
– Le mode de sélection des sujets :<br>
▪ Recrutement aléatoire (randomisation) ou<br>
▪ Série consécutive de patients (c'est-à-dire tous les nouveaux patients sont soumis aux critères d'éligibilité) ou<br>
▪ Sujets volontaires (source de biais de sélection)<br>
– Le lieu de sélection :<br>
▪ Type de structure : hôpital (privé, public, universitaire) ou ambulatoire<br>
▪ Mono- ou multicentrique (les essais multicentriques offrent une meilleure puissance)<br>
– La période de l'étude<br>
– Le calcul du nombre de sujets nécessaire (Q 2)<br>
<br>
• Dans la partie résultats, les auteurs doivent :<br>
• Décrire le devenir des sujets de l'échantillon : idéalement représenté par un « diagramme de flux » (voir schéma)<br>
• Comparer les groupes (généralement sous forme de tableau) :<br>
– Dans les essais thérapeutiques randomisés, il est normal de retrouver 2 groupes similaires en tous points. Pour certains auteurs, il n'est pas utile de réaliser des tests statistiques de comparaison à cette étape. En effet, si les groupes sont significativement différents pour une variable et si la randomisation a été bien faite, cela peut être simplement dû au hasard
</td>
</tr>
<tr>
<td>SCHEMA EXPERIMENTAL</td>
<td>
• Pour une même question, on pourra envisager plusieurs schémas expérimentaux<br>
• Certains sont meilleurs que d'autres pour répondre au mieux à l'objectif de l'étude<br>
• Le tableau ci-dessous fait correspondre les différents plans expérimentaux pour des objets différents
</td>
</tr>
</table>

| | |
|---|---|
| **TECHNIQUE DE RANDOMISATION** | • Les techniques de randomisation ont été détaillées **Q 2**<br>• En résumé (pour les essais thérapeutiques) :<br>• Les techniques de randomisation doivent être **décrites en détail**<br>• Les participants doivent être assignés dans les groupes de l'essai sur la base d'un **processus aléatoire** (au hasard) caractérisé par **l'imprévisibilité**<br>– La meilleure façon de générer la séquence de randomisation est soit une **liste de nombres aléatoires générés par ordinateur** soit **des tables de nombres aléatoires**<br>– Pour garantir **l'imprévisibilité** : enveloppes scellées individuelles ou **randomisation centralisée** (pour chaque patient inclus, l'investigateur contacte un centre spécialisé par téléphone qui lui communique un numéro aléatoire)<br>– **Randomisation restreinte** :<br>▪ **Randomisation par blocs** : permet d'équilibrer le nombre de sujets par groupe<br>▪ **Randomisation stratifiée** : permet d'équilibrer les groupes à comparer au sein de states (ex. : dans les essais multicentriques : stratification sur le centre)<br><br>**Attention !** il ne faut pas confondre le recrutement aléatoire des patients (tirage au sort au sein de la population source), possible pour les enquêtes épidémiologiques, et l'allocation aléatoire des traitements, possible uniquement pour les études expérimentales ! |

# DIAGRAMME DE FLUX

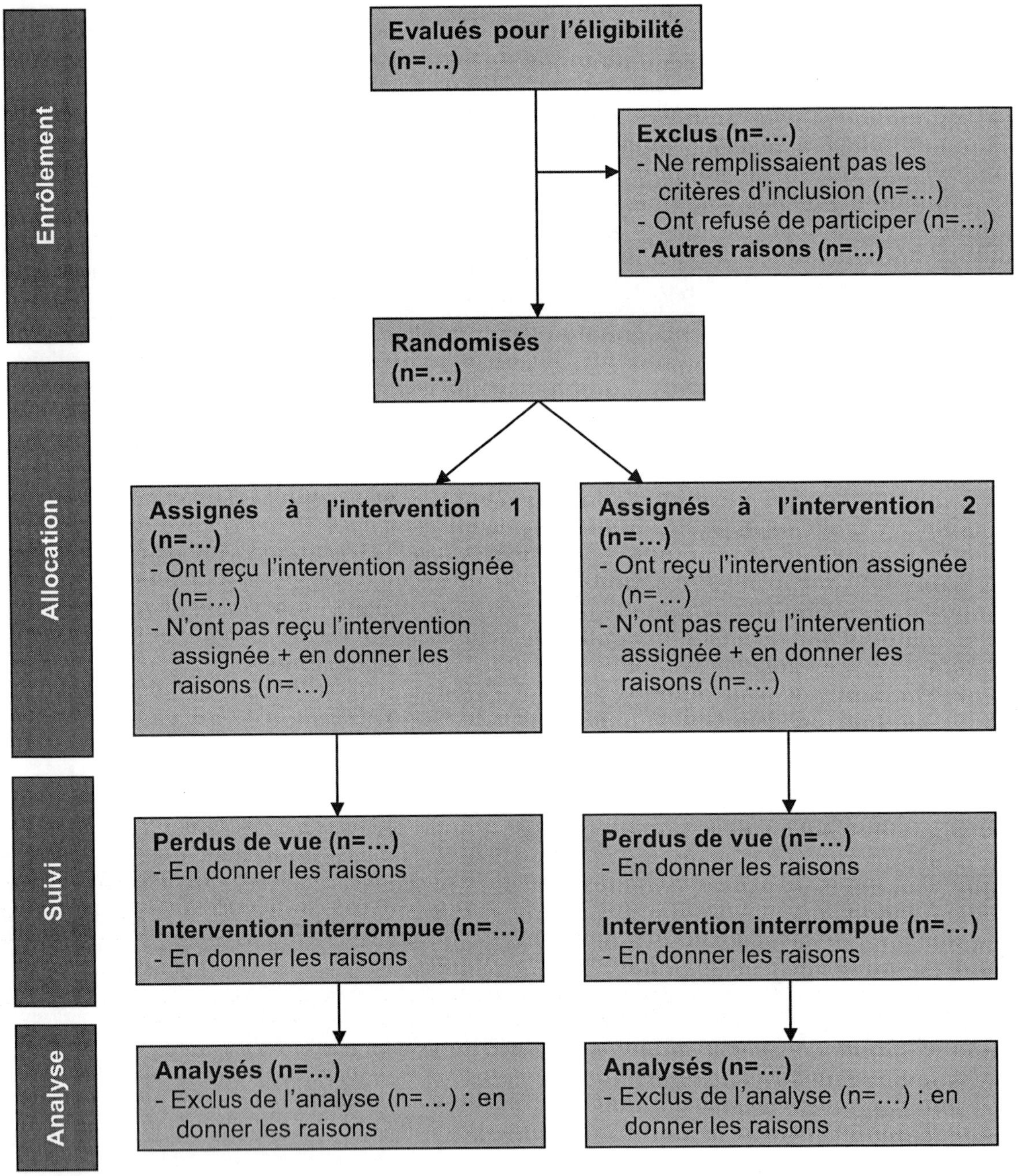


**Diagramme de flux du CONSORT (Consolidated Standards of Reporting Trials) : Flux des participants à chaque étape de l'essai randomisé**

| | Objet de l'article | Plan expérimental préférentiellement proposé |
|---|---|---|
| **EPIDEMIOLOGIE DESCRIPTIVE** | Incidence | Suivi de population (suivi de cohorte ou registre) |
| | Prévalence | Transversal (sur échantillon représentatif) |
| **THERAPEUTIQUE** | Efficacité | Etude expérimentale comparative randomisée |
| | Sécurité | Etude expérimentale comparative randomisée ou suivi de cohorte |
| **DIAGNOSTIC** | Reproductibilité/Variabilité | Transversal comparatif avec répétition de mesure |
| | Sensibilité/Spécificité | Transversal comparatif (comparaison avec »gold standard ») |
| | Efficacité/Utilité (ex. : efficacité d'un nouveau test diagnostique) | Etude expérimentale comparative randomisée |
| | Stratégie (ex. : évaluation de l'efficacité/utilité d'un dépistage) | Etude expérimentale comparative randomisée |
| **CAUSALITE** | Exposition contrôlable et maladie fréquente | Etude expérimentale comparative randomisée |
| | Exposition non contrôlable et maladie fréquente | Suivi de cohorte (exposés/non exposés) |
| | Maladie rare | Etude cas-témoin |
| **PRONOSTIC** | Maladie fréquente | Etude expérimentale comparative randomisée ou suivi de cohorte |
| | Maladie rare | Etude cas-témoin |

**Source** : Guide d'analyse de la littérature et gradation des recommandations, ANAES, Janvier 2000

## 5. ANALYSES STATISTIQUES

| | |
|---|---|
| **OBJECTIFS (source : CNCI)** | • Vérifier si les analyses statistiques sont cohérentes avec le projet du travail ; discuter leur interprétation en fonctions des notions élémentaires acquises en PCEM et DCEM |
| **CHOIX D'UN TEST STATISTIQUE** | Le choix d'un test statistique dépend de :<br>• **La nature de la variable qu'on cherche à expliquer ou variable réponse (critère de jugement) :**<br>– Qualitative (ex. : récidive d'IDM : oui/non)<br>– Quantitative (ex. : taux de LDL)<br>• **La nature des variables explicatives :**<br>– Qualitative (ex. : fumeur : oui/non, traitement : A ou B)<br>– Quantitative (ex. : âge, tension artérielle…)<br>• **Le type de séries à comparer :**<br>– **Appariées** (comparaison du critère chez un même patient par exemple avant et après traitement)<br>– **Indépendantes** (comparaison du critère entre 2 groupes de patients différents)<br><br>• Les tests les plus couramment utilisés sont **des tests paramétriques**. Mais ils ne peuvent être utilisés que sous certaines conditions (conditions d'application)<br>• **Si ces conditions ne sont pas remplies, il faut utiliser des tests non paramétriques.** |

<u>**Principaux tests univariés utilisés (séries indépendantes) :**</u>

| **Analyse univariée (Séries indépendantes)** | | **Variable explicative** | |
|---|---|---|---|
| | | Quantitative (Age) | Qualitative (Traitement) |
| **Variable à expliquer (critère de jugement)** | Qualitative (IDM) | **Test de comparaison de 2 moyennes = Test de Student**<br><br>Cond. Application = distribution normale des variables, égalité des variances (ou n > 30)<br><br>Sinon → Test non paramétrique = Test de Mann-Whitney | **Test de comparaison de 2 (ou plus) pourcentages = Test du Chi2**<br><br>Cond. Application = effectifs théoriques > 5<br><br>Sinon → Test non paramétrique = Test de Fisher |
| | Quantitative (LDL) | **Coefficient de corrélation de Pearson**<br><br>Cond. Application = distribution normale des variables<br><br>Sinon → Test non paramétrique = Coeff de Corrélation de Spearman | **Test de comparaison de 2 moyennes = Test de Student**<br><br>Cond. Application = distribution normale des variables, égalité des variances<br><br>Sinon → Test non paramétrique = Test de Mann-Whitney |

**Principaux tests univariés utilisés (séries appariées) :**

| **Séries appariées** (données chez un même patient)<br>(ex. : comparaison du critère de jugement avant et après traitement) | |
|---|---|
| **Variable à expliquer :** | **Test** |
| Qualitative (2 classes) | Test de **MacNemar** (Chi2 apparié) |
| Quantitative (distribution normale) | **Test t apparié** |
| Quantitative (non normale) | **Test de Wilcoxon apparié** |

| | |
|---|---|
| **ANALYSES UNIVARIEES OU MULTIVARIEES** | Les analyses peuvent être :<br>• **Univariées** = une seule variable explicative pour la variable à expliquer : il s'agit des tests précédemment décrits.<br>• **Multivariées** = elles permettent de prendre en compte plusieurs variables explicatives (ou plusieurs facteurs de confusion). Des logiciels statistiques permettent de faire ce type d'analyse. Les résultats obtenus sont des **résultats ajustés**. Exemple de modèles mutlivariés classiquement utilisés en épidémiologie :<br>– Régression logistique (variable à expliquer qualitative)<br>– Régression linéaire (variable à expliquer quantitative) |
| **ANALYSE DE SURVIE** | **Analyse de données de survie :**<br>• C'est s'intéresser à l'apparition d'un événement (décès ou complication) au cours du temps<br>• Ces analyses prennent en compte 2 paramètres : des durées de suivi différentes selon les sujets, l'existence de données censurées<br>• On a des données censurées lorsque la date de survenue de l'événement n'est pas connue pour tous les sujets (ex. : pour les sujets non décédés en fin d'étude, on ne connaît pas leur date de décès) |

| **Analyse de données censurées : Analyse de survie**<br>(ex. : risque de survenue d'un IDM) | |
|---|---|
| **Analyse univariée**<br>(ex. : étude du risque de survenue d'IDM en fonction du traitement reçu) | Comparaison des courbes de survie par le **test du log rank** |
| **Analyse multivariée**<br>(prise en compte d'autres variables : âge, sexe, autres FDR...) | Modèle de survie de **Cox** |

Les analyses de survie et les courbes de survie (c'est-à-dire par exemple la représentation du risque de survenu de l'IDM en fonction du temps) peuvent être réalisées par la **méthode de Kaplan-Meier ou la méthode actuarielle**

| | |
|---|---|
| **TEST UNILATERAL OU BILATERAL ?** | • Rappel : **test bilatéral**<br>– H0 (hypothèse nulle) : A = B<br>– H1 (hypothèse alternative): A ≠ B<br>• **Test unilateral:**<br>– H0 : A = B<br>– H1 : A > B (ou H1 : B > A)<br>• **Les tests utilisés sont généralement bilatéraux**<br>• Utiliser un test unilatéral augmente la puissance de l'étude et donc diminue le nombre de sujets à inclure<br>• Mais le choix d'un test unilatéral doit être justifié (il faut être certain que A > B) |
| **INFLATION DU RISQUE ALPHA** | • Il faut se méfier des analyses trop nombreuses<br>• **Multiplier les analyses augmente le risque d'observer un résultat significatif dû au hasard (= « inflation du risque de première espèce alpha »)**<br>• Ce problème peut survenir à plusieurs niveaux : multiplicité des critères de jugement, analyses en sous groupe, analyses intermédiaires<br>• Pour y remédier : **Diminuer le seuil de significativité des tests** (ex : choisir un seuil de significativité à 0.01 plutôt que 0.05, afin que le risque alpha global c'est-à-dire le risque d'erreur global de tous les tests soit = 0.05)<br>• En pratique le seuil de significativité est très rarement abaissé ! |

## 6. CRITIQUER LA PRESENTATION DES RESULTATS

| | |
|---|---|
| **OBJECTIFS**<br><br>**(Source : CNCI)** | Savoir analyser la présentation, la précision et la lisibilité des tableaux et des figures, leur cohérence avec le texte et leur utilité<br>Vérifier la présentation des indices de dispersion (valeurs extrêmes, quantiles, écarts types) des données numériques, et celle de l'imprécision des estimations (moyennes, risque, taux de guérison, rapport des cotes…) |
| **GENERALITES** | • Les données peuvent être présentées de plusieurs façons<br>• Les tableaux et figures permettent de donner **un maximum d'information sous une forme synthétique et claire**<br>• Ils doivent pouvoir se lire isolément :<br>– Un **titre informatif**<br>– Une **légende explicative**<br>– Une **taille raisonnable**<br>– **Pas d'abréviations** ou sinon elles doivent être expliquées<br>• Leur présentation obéit à des règles standard |
| **POUR UN TABLEAU** | • Pour les variables :<br>– Les **effectifs** sont-ils systématiquement présentés ?<br>– La **variabilité** est-elle systématiquement présentée ? (écart type, intervalle de confiance...)<br>– **Redondances** ?<br>• **Utilité** du tableau ? |

| | |
|---|---|
| **POUR UNE FIGURE**<br><br>**(courbe de survie, histogramme ...)** | • Axes de la figure :<br>– Sont-ils **légendés** ?<br>– Les **échelles et unités** sont-elles indiquées ?<br>– S'il y a plusieurs figures, ont-elles la même présentation ?<br>• La **variabilité** est-elle présentée ? (écart type, IC...) |
| **INDICES DE DISPERSION** | • Les indices de dispersion permettent de caractériser la variation des observations autour de la valeur centrale<br>• Il s'agit le plus souvent de l'écart type et l'intervalle de confiance<br>• **L'écart type** est un indice qui caractérise la dispersion d'une distribution normale, autour de sa moyenne<br>– **La variance** est le carré de l'écart type. C'est la somme des carrés des écarts à la moyenne<br>• **Intervalle de confiance** (IC) :<br>– Pour chaque paramètre estimé (RR, OR), les auteurs doivent fournir l'IC (généralement à 95% c'est-à-dire au risque alpha = 5%)<br>– **C'est l'intervalle de valeurs qui inclut la vraie valeur du paramètre avec une probabilité de 0,95**<br><br>D'autres indices de dispersion peuvent être utilisés :<br>• **Valeurs extrêmes** (minimum et maximum)<br>• **Quantiles :**<br>– Ex. : les quartiles sont les 3 valeurs qui divisent les données en 4 parts égales, de sorte que chaque partie représente 1/4 de l'échantillon |

## 7. CRITIQUER L'ANALYSE DES RESULTATS ET LA DISCUSSION

| | |
|---|---|
| **OBJECTIFS**<br><br>**Source : CNCI** | • Discuter la nature et la précision des critères de jugement des résultats.<br>• Relever les biais qui ont été discutés. Rechercher d'autres biais éventuels non pris en compte dans la discussion et relever leurs conséquences dans l'analyse des résultats.<br>• Vérifier la logique de la discussion et la structure. Reconnaître ce qui relève des données de la littérature et ce qui est opinion personnelle de l'auteur.<br>• Discuter la signification statistique des résultats.<br>• Discuter la signification clinique des résultats.<br>• Vérifier que les résultats offrent une réponse à la question annoncée.<br>• Vérifier que les conclusions sont justifiées par les résultats.<br>• Indiquer le niveau de preuve de l'étude (grille de l'ANAES, voir Q 169) |
| **LE(S) CRITERE(S) DE JUGEMENT** | • Le critère de jugement est une **variable d'évaluation** à laquelle on s'intéresse **pour répondre à l'objectif d'une étude**<br>• **Le critère de jugement principal** est la variable la plus importante<br>• **Des critères de jugement secondaires** sont utiles pour évaluer des effets supplémentaires des interventions<br>• On préfèrera des **critères de jugement cliniques** (Ex. : survenue d'un IDM), plutôt que des **critères de jugement « intermédiaires »** (ex. : taux de LDL, tension artérielle)<br>• **Un critère de jugement** doit être :<br>– **Défini précisément**<br>– **Pertinent cliniquement** |

| | |
|---|---|
| | – **Unique** (la prise en compte de plus d'un critère principal, multiplie les analyses statistiques et provoque une augmentation du risque d'erreur « **inflation du risque alpha** »)<br>– **Objectif,** si possible (le seul critère de jugement totalement objectif est le décès)<br>– **Consensuel**<br>• **Les méthodes de mesure des critères de jugement doivent aussi être définies.** De nombreuses maladies offrent la possibilité de multiples critères de jugement qui peuvent être mesurés différemment. |
| **LE(S) CRITERE(S) DE JUGEMENT** | • **Critères de qualité de la mesure des critères de jugement** :<br>– **Simple**<br>– **Fiable = reproductible** (dans le temps, d'un évaluateur à l'autre…)<br>– **Valide** : exemples :<br>▪ Pour un jugement clinique : il doit s'appuyer sur des recommandations<br>▪ Pour une échelle ou un score : il doit avoir été validé (références)[1]<br>▪ Pour un examen complémentaire : il doit être sensible et/ou spécifique…<br>– **Objective**<br>– **Pertinente cliniquement**<br>– **Similaire dans les groupes à comparer**<br>• Enfin le **moment de la mesure** doit aussi être défini précisément, **et la ou les personne(s) qui recueille(nt) les critères de jugement** (ex. : ont-ils reçu une formation adéquate?)<br>• Enfin, si l'on s'intéresse à l'évolution du critère de jugement au cours du temps, il faut aussi fixer le nombre optimum de mesures à faire et les intervalles de temps qui les séparent. |
| **LES BIAIS** | • Les biais doivent être discutés dans la partie discussion<br>• Vous devez comprendre les biais discutés par les auteurs mais aussi discuter les biais omis par les auteurs<br>• Vous devez vous poser les questions suivantes :<br>– **Existe-t-il un biais ?**<br>– **Quelle est son influence sur les résultats ?**<br>– **Qu'ont fait les auteurs pour les contrôler ou en atténuer les effets ?**<br>• Généralement, les biais sont classés en 3 types :<br>– **Biais de sélection**<br>– **Biais de classement**<br>– **Biais de confusion**<br>• Voir Q 2 et Q 72 |
| **SIGNIFICATION STATISTIQUE - SIGNIFICATION CLINIQUE** | • **Un résultat est statistiquement significatif lorsque le degré de significativité du test (p) est < risque alpha** (5% le plus souvent).<br>• **La valeur de p** représente la probabilité que les données observées le soient par hasard, quand il n'y a pas de différence entre les groupes<br>• Attention à ne pas conclure que plus p est petit, et plus la relation est forte. Ce raisonnement est faux.<br>• **La signification clinique** d'un résultat est le jugement porté sur la **taille de l'effet** de l'indicateur de résultat et sur **sa précision** (intervalle de confiance)<br>• Globalement, plus l'indicateur de résultat est grand et précis (intervalle de confiance petit) et plus la signification clinique est grande.<br>• Encore faut-il que les critères de jugement soient pertinents |

[1] Les méthodes de validation des échelles/scores (validation psychométrique) sont complexes et hors programme

| Choix des indicateurs de résultats suivant l'objectif de l'étude et le plan expérimental | |
|---|---|
| **Etude expérimentale** | • Différence de risque ou Réduction Absolue du Risque (RAR)<br>• RR (Risque Relatif) ou OR (Odds Ratio=Rapport des cotes)<br>• NST (Nombre de Sujets à Traiter)<br>• RRR (Réduction Relative du Risque)<br>• Analyse de survie |
| **Etude de causalité** | • RR (Cohorte)<br>• OR (Cas-Témoins) |
| **Etude diagnostique** | • Sensibilité, spécificité<br>• VPP, VPN<br>• Rapports de vraisemblance |

## 8. EVALUER LES APPLICATIONS CLINIQUES

| | |
|---|---|
| **OBJECTIFS Source : CNCI** | • Discuter la ou les décisions médicales auxquelles peuvent conduire les résultats |
| **APPLICATIONS CLINIQUES** | • Les applications cliniques doivent être discutées au regard de (voir début du chapitre) :<br>– La **validité interne** de l'étude : méthodologie<br>– La **validité externe** : généralisabilité des résultats fonction de :<br>▪ La population<br>▪ Le lieu<br>▪ Les conditions de réalisation de l'étude<br>– Sa **cohérence externe** : cohérence avec les résultats d'autres études<br>– Sa **pertinence clinique** |

## 9. GRILLES DE LECTURE

### A. ARTICLE THERAPEUTIQUE

| | |
|---|---|
| **OBJECTIF** | • Les objectifs et hypothèses sont-ils clairement définis ? |
| **METHODES** | • **Schéma expérimental de l'essai :**<br>– Etude **comparative** ? **prospective** ?<br>– Essai **en parallèle ou cross-over** ?<br>– Essai de **supériorité** ou **d'équivalence** ?<br>– Etude **randomisée** ?<br>▪ Procédure de randomisation valide ?<br>– Procédure **d'aveugle** ?<br>▪ **La répartition des traitements au sein des groupes** est-elle en aveugle ? Simple, double ou ouvert ?<br>▪ **L'évaluation des critères de jugement** est-elle réalisée en aveugle ?<br>• **Durée de suivi** : pertinente ?<br>• **Où ? Quand ?** |

| | |
|---|---|
| | • **Population :**<br>– La population correspond-elle à la population **habituellement traitée ?**<br>– Description précise des **critères de sélection, d'inclusion et de non-inclusion ?**<br>– Calcul du **nombre de sujets nécessaire**?<br>• **Critères de jugement** :<br>– Toutes les variables cliniquement pertinentes sont-elles prises en compte ?<br>– **Un** critère de jugement principal (défini, pertinent) +/- critères de jugement secondaires<br>– **Mesure** : Fiable (reproductible), pertinente cliniquement, objective, valide ?<br>• **Type d'analyse** :<br>– **Analyse en intention de traiter** ?<br>– Analyse statistique adéquate ? |
| **RESULTATS** | • **Résultats cohérents avec l'objectif déclaré** ?<br>• RAR ? RRR ? NST ?<br>• Effets secondaires ? |
| **DISCUSSION** | • Quelle est l'applicabilité clinique des résultats ?<br>– Les résultats s'appliquent-ils à mes patients ?<br>– Sont-ils cliniquement importants ?<br>– Notion de bénéfice/risque ?<br>– Les modalités de traitement sont applicables en routine? |

## B. ARTICLE DIAGNOSTIQUE

| | |
|---|---|
| **OBJECTIF** | • Les objectifs sont-ils clairement définis ? |
| **METHODES** | • **Méthode d'évaluation du nouveau test** : est-elle valide ?<br>– Le test étudié est-il comparé à un **test de référence** (gold standard) ?<br>– Le test de référence est-il ?<br>▪ **Fiable** (ou reproductible)<br>▪ **Valide** (il permet de classer les sujets en malades et non malades)<br>▪ **Déterminé *a priori***<br>▪ **Décrit précisément**<br>▪ **Appliqué à tous les sujets**<br>– Méthode d'interprétation des 2 tests :<br>▪ Sont-ils interprétés **indépendamment** ?<br>▪ Sont-ils interprétés **en aveugle** ?<br>• **La méthode de sélection des sujets** est décrite ? Les échantillons sélectionnés sont-ils **représentatifs** d'une population sur laquelle le test sera appliqué ?<br>– La **population source** est-elle définie ?<br>– Le **lieu** et le **moment** de l'étude sont-ils décrits ?<br>– La **méthode de sélection** de l'échantillon au sein de la population source est-elle définie ?<br>▪ Critères d'inclusion et de non-inclusion<br>▪ Randomisation ou non<br>– La **prévalence de la maladie** dans l'échantillon est-elle en accord avec les données épidémiologiques connues ? |

| | |
|---|---|
| | • **Définition claire des malades et non malades, définition d'un seuil (critère quantitatif) :**<br>– La maladie doit être clairement définie par le test de référence<br>– L'attribution d'un diagnostic avec le nouveau test est effectuée à partir d'un seuil à déterminer |
| **RESULTATS** | • **Les performances du test** sont-elles fournies ?<br>– Reproductibilité<br>– Sensibilité, spécificité, courbe ROC<br>– VPP, VPN<br>– Rapports de vraisemblance<br>• Quelle est la **précision des indicateurs** ? (intervalles de confiance) |
| **DISCUSSION** | • Quelle est l'applicabilité du test en pratique clinique ?<br>– Décision diagnostique ou thérapeutique ?<br>• Quel est l'impact en termes de santé publique ? |

## C. ARTICLE DE CAUSALITE

| | |
|---|---|
| | La grille de lecture d'un article de causalité permet de répondre à 2 grandes questions :<br>• L'association existe-t-elle entre un facteur de risque et la maladie ?<br>• Le facteur de risque peut-il être considéré comme causal ? |
| **OBJECTIF** | • Les objectifs sont-ils clairement définis ? |
| **METHODES** | • **Schéma de l'étude :**<br>– Etude **comparative** ?<br>– **Type d'étude :**<br>▪ Essai randomisé, cohorte (prospective, rétrospective), cas-témoin, transversale<br>– Le type d'étude est-il le plus **adapté** à l'objectif ?<br>• **Maladie étudiée :**<br>– **Définition précise, standardisée ?**<br>– Méthode de **mesure** de la maladie :<br>▪ Valide, reproductible / fiable, pertinente → Biais de mesure ?<br>▪ Mesurée de manière identique dans les 2 groupes ?<br>• **Population :**<br>– **Mode de sélection** décrit (critères inclusion, non inclusion, lieu) ?<br>▪ Des cas et des témoins (enquête CT)<br>▪ Des exposés/non exposés (cohorte)<br>– **Biais de sélection ?**<br>• **Facteur(s) de risque (ou facteur d'exposition) :**<br>– Sont-ils bien **définis** ?<br>– Comment ont-ils été **mesurés** ? : méthode de mesure :<br>▪ Valide, reproductible / fiable, pertinente → Biais de mesure ? Ces biais sont-ils différentiels ?<br>▪ Rythme de mesure<br>• **Facteurs de confusion :**<br>– Y-a-t-il des facteurs de confusion connus ?<br>– Ont-ils été pris en compte ? |

| | |
|---|---|
| **RESULTATS** | • Les groupes initiaux sont-ils comparables ?<br>• Comment est mesurée l'association entre le facteur de risque et la maladie ? (OR, RR, analyse univariée, multivariée…)<br>• La relation est-elle **significative** (IC 95%) ?<br>• La **causalité** de l'association est-elle étudiée ? (Voir Q 72)<br>• Les **biais** sont-ils décrits et pris en compte ? |
| **DISCUSSION** | • Quelle est **l'applicabilité** des résultats ? |

## D. ARTICLE DE PRONOSTIC

| | |
|---|---|
| | • Pour fournir des éléments de réponse à une question pronostique, les articles à analyser sont :<br>– Soit une étude contrôlée randomisée<br>– Soit une étude de cohorte (seule détaillée ici) |
| **OBJECTIF** | • Les objectifs sont-ils clairement définis ? |
| **METHODES** | • Les modalités de constitution de la cohorte sont précisées ?<br>– **Cohorte prospective, rétrospective**<br>• Les **critères d'inclusion et de non-inclusion** sont-ils spécifiés et adéquats ?<br>– Caractéristiques démographiques<br>– Critères diagnostiques, critères de sévérité<br>– Moment de l'inclusion dans le cours de la maladie<br>• Tous les patients sont-ils identifiés **au même stade de la maladie** ?<br>– **La définition des stades** de la maladie est unanime<br>– Les patients sont initialement **tous au même stade**<br>– Le début du suivi doit être le même pour tous les patients<br>• Les **biais** possibles sont-ils pris en compte ?<br>• Le **suivi** est-il complet et correctement réalisé ?<br>– **Durée de suivi** suffisante compte tenu de l'évolution naturelle de la maladie<br>– **Nombre de perdus de vue faible** (si taux > 10-15% de perdus de vue cela devient préjudiciable à l'interprétation des résultats)<br>• Les **critères de jugement** de l'évolution sont-ils ?<br>– Pertinents (ex. : survie, mortalité, récidive…)<br>– Fiables / Reproductibles<br>– Valides<br>– Mesurés par un (des) clinicien(s) compétent(s)<br>– Répondent-ils à l'objectif de l'étude ? |
| **RESULTATS** | • **L'interprétation des critères de jugement** est-elle objective ?<br>– Elle tient compte de la comparabilité des groupes<br>– La mortalité doit être appréciée de façon brute et après ajustement sur des facteurs généraux (âge, sexe, autres déterminants propres à la pathologie)<br>• **Les résultats sont-ils ajustés sur les autres facteurs pronostiques ?**<br>– Ex. : maladies associées, âge de début de la maladie… (analyses multivariées) |